呼吸专科护士应知应会解答

主编　武淑萍　杨　阳　于江丽

科学出版社
北　京

内 容 简 介

本书共 9 章，以问答的形式分别介绍了呼吸系统生理与常见症状护理、呼吸系统常见疾病及传染性疾病护理、呼吸系统常见诊疗与护理技术、机械通气的治疗与护理、呼吸系统疾病的药物与康复治疗等内容。本书以工作中最常遇到的问题为线索，紧密结合临床实际，采用一问一答的形式，对呼吸系统专项护理问题进行深入归纳、提炼和总结，内容清晰、直观，实用性强。对解决临床实践中的护理疑难问题、促进专项护理理论及技能的提升具有指导作用。

本书可作为岗前培训、继续教育及专科护士培训辅导用书，也适用于呼吸专科护理人员及其他相关专业人员学习参考。

图书在版编目（CIP）数据

呼吸专科护士应知应会解答 / 武淑萍，杨阳，于江丽主编. —北京：科学出版社，2021.10

ISBN 978-7-03-069805-6

Ⅰ. ①呼… Ⅱ. ①武… ②杨… ③于… Ⅲ. ①呼吸系统疾病－防治－问题解答 Ⅳ. ①R56-44

中国版本图书馆CIP数据核字(2021)第185168号

责任编辑：郝文娜 / 责任校对：张 娟
责任印制：赵 博 / 封面设计：吴朝洪

科学出版社 出版
北京东黄城根北街 16 号
邮政编码：100717
http://www.sciencep.com
北京富资园科技发展有限公司印刷
科学出版社发行 各地新华书店经销
*
2021 年 10 月第 一 版 开本：787 × 1092 1/16
2025 年 10 月第五次印刷 印张：17 3/4
字数：406 000

定价：98.00 元

编者名单

主　审　侯惠如　勇琴歌　杨　晶

主　编　武淑萍　杨　阳　于江丽

副主编　顾月琴　袁熹娜　高艳红　赵　明

编　委　（按姓氏笔画排序）

于江丽　马雪薇　王　薇　王元元　王志燕　王晓倩
田玉洁　冯丽燕　庄春晓　孙　蔚　孙美红　杜　建
杨　阳　杨　娉　杨晓庆　李　涛　李双燕　李宜真
李春燕　来纯云　谷红俊　张　力　张琳琳　陈　艳
陈少华　武淑萍　周冬蕊　赵　明　赵　瑛　赵　静
赵杏丽　袁熹娜　顾月琴　徐梦林　高艳红　郭　莹
郭利利　涂国红　崔冬华　崔伯艳　梁秀婷　梁锦湄
韩亚亮　鲁元雪　温江丽　窦轲轲　阚　庭　潘　静
魏缨霁

前　言

呼吸系统疾病是危害人类健康的常见病和多发病，近年来，呼吸系统疾病的发病率呈逐年上升趋势，病死率高。随着医疗技术的飞速发展，呼吸系统疾病诊疗技术水平与救治能力不断提高，与之相匹配的专项护理新技术、新理念、新方法广泛应用于临床。呼吸专科护理作为呼吸与危重症学科的重要组成部分，在相关疾病的预防、诊治、抢救与康复中发挥着不可替代的作用。

为进一步推进呼吸护理学科的发展，提高护理人员对呼吸专科疾病的护理知识及技能水平，特组织相关专业人员编撰《呼吸专科护士应知应会解答》，结合当前呼吸专科护理的前沿进展，以问答的形式详细阐述。

本书共 9 章，包括呼吸系统生理与常见症状护理、呼吸系统相关疾病护理与诊疗技术、人工气道与机械通气护理、呼吸功能康复与呼吸系统常用药物治疗等方面内容。本书遵循“科学、实用、通俗、易懂”的基本原则，紧密结合临床实际，以工作中最常遇到的问题为线索，采用问答形式，对专项护理问题进行深入归纳、提炼和总结，条理清晰，内容丰富，图文并茂，便于护理人员学习掌握。

本书的编写人员是国家老年疾病临床医学研究中心和解放军总医院呼吸与危重症医学科的护理骨干，长期工作在临床护理和教学第一线，积累了呼吸专科疾病及危重症救治护理方面的丰富经验，结合临床工作中遇到的问题，广泛查阅国内外相关文献，汇编而成。本书可作为各类医疗机构专业技术人员职称晋升、在职培训的参考用书，也可作为呼吸专科护士培训教材。

本书的编写得到了各级领导、医疗专家、药师和护理界同仁的大力支持和帮助，在此表示由衷感谢！限于编者的学术水平和经验，书中难免有不完善之处，敬请各位专家、同行和广大读者不吝赐教，以便我们在今后的工作中不断改进！

编　者

2021 年 5 月

目　　录

第 1 章　呼吸系统生理与常见症状护理 …… 1

第一节　呼吸系统结构功能与生理特点 …… 1

第二节　呼吸系统常见症状与护理 …… 2

第 2 章　呼吸系统常见疾病与护理 …… 15

第一节　支气管炎 …… 15

第二节　慢性阻塞性肺疾病 …… 17

第三节　支气管哮喘 …… 22

第四节　支气管扩张 …… 30

第五节　肺炎 …… 32

第六节　肺癌 …… 37

第七节　间质性肺疾病 …… 43

第八节　胸膜疾病 …… 47

第九节　肺脓肿 …… 52

第十节　睡眠呼吸暂停低通气综合征 …… 54

第十一节　急性呼吸窘迫综合征 …… 57

第十二节　呼吸衰竭 …… 60

第十三节　肺血栓栓塞症 …… 63

第 3 章　呼吸系统传染性疾病与护理 …… 67

第一节　急性上呼吸道感染 …… 67

第二节　流行性感冒 …… 69

第三节　人禽流行性感冒 …… 72

第四节　肺结核 …… 75

第五节　严重急性呼吸系统综合征 …… 81

第六节　新型冠状病毒肺炎 …… 88

第 4 章　呼吸系统常用护理技术 …… 94

第一节　氧疗技术 …… 94

第二节　吸入治疗技术 …… 97

第三节　排痰技术 …… 100

第四节　动脉采血技术 …… 107

第五节　结核菌素试验 …… 109

第六节　痰液标本留取技术 …… 110

第 5 章　呼吸系统诊疗技术与护理 …… 113

第一节　肺功能检查技术 …… 113

第二节 纤维支气管镜检查术 ······ 117
第三节 胸腔穿刺技术 ······ 120
第四节 内科胸腔镜检查术 ······ 123
第五节 CT 引导下经皮肺穿刺活检术 ······ 125
第六节 超声内镜引导下经支气管镜针吸活检术 ······ 128
第七节 支气管肺泡灌洗 ······ 131
第八节 支气管热成形术 ······ 133
第九节 经支气管镜单向活瓣肺减容术 ······ 135
第十节 体外膜肺氧合技术 ······ 137
第 6 章 人工气道的建立与护理 ······ 143
第一节 人工气道的建立 ······ 143
第二节 人工气道的护理 ······ 159
第三节 人工气道并发症预防与处理 ······ 168
第 7 章 机械通气治疗与护理 ······ 176
第一节 简易呼吸器的应用 ······ 176
第二节 有创机械通气护理 ······ 177
第三节 无创机械通气护理 ······ 180
第四节 应用呼吸机监测 ······ 183
第五节 呼吸机报警与处理 ······ 190
第六节 机械通气撤离与拔管 ······ 194
第七节 机械通气的感染防控管理 ······ 199
第 8 章 呼吸系统常用药物 ······ 204
第一节 镇咳、祛痰、平喘药物 ······ 204
第二节 吸入治疗药物 ······ 212
第三节 抗菌药物 ······ 220
第四节 降温药物 ······ 226
第五节 抗结核病药物 ······ 229
第六节 化疗药物 ······ 234
第七节 糖皮质激素类药物 ······ 241
第八节 靶向药物 ······ 246
第九节 呼吸兴奋药 ······ 250
第十节 促凝血药 ······ 251
第 9 章 呼吸系统疾病的康复与护理 ······ 255
第一节 常见呼吸疾病康复训练方法 ······ 255
第二节 机械通气患者康复训练方法 ······ 260
第三节 呼吸系统疾病营养支持与饮食护理 ······ 266
主要参考文献 ······ 274
中英文对照（二维码） ······ 275

第1章

呼吸系统生理与常见症状护理

第一节　呼吸系统结构功能与生理特点

1. 呼吸系统包括哪几部分？

呼吸系统由呼吸中枢、传导神经、呼吸肌、支气管和肺组成，包括鼻、咽、喉、气管、支气管及肺等呼吸器官。

2. 呼吸道的解剖生理特点是什么？

呼吸道是传送气体的管道，包括鼻、咽、喉、气管和各级支气管，通常以环状软骨为界分为上、下呼吸道。

（1）上呼吸道：上呼吸道由鼻、咽、喉构成。鼻腔内鼻甲呈弯曲结构，具有鼻毛，表面富于血管和纤毛上皮的黏膜。主要功能是滤过、湿化、加温吸入的空气。吸入空气的温度可在黏膜层达到37℃左右，相对湿度可达95%，符合生理需求。鼻腔分泌物含有溶菌酶，可起到灭菌作用。鼻、咽和喉部富含淋巴组织，包括增殖体和扁桃体，起防卫作用。会厌、声门、声带都有保护性反射作用，有助于避免口腔分泌物和食物误入呼吸道。

（2）下呼吸道：环状软骨以下的气管、主支气管及肺内的各级支气管称下呼吸道。气管在第4胸椎水平分为左、右两主支气管。右主支气管与气管的夹角比左侧大，管径也较大，因此误吸物易进入右主支气管。两主支气管的角度为50°～100°。右主支气管又分右上叶、中叶和下叶支气管，左主支气管分为左上叶、下叶支气管。叶支气管再分为段支气管，段支气管逐渐向外分支，经过6～15级后，成为终末支气管。肺段与肺段间常仅在外周有纤维间隔划分，其分布具有临床意义。如肺部感染或肺不张常呈叶、段分布，右肺上叶后段和下叶背段为吸入性肺炎和肺脓肿好发部位，左肺舌段是支气管扩张症最易发生部位。

3. 肺的解剖生理特点是什么？

肺位于胸腔内、纵隔两侧，左、右各一，右肺通常大于左肺，两肺占据胸腔的大部分。左、右两肺都有3个面（肋面、纵隔面和膈面）和3个缘（背缘、后缘和腹缘）。左肺由斜裂分为上叶和下叶，右肺由斜裂和水平裂分为上、中、下三叶。肺表面覆盖光滑、湿润的浆膜称为肺胸膜，膜下的结缔组织伸入肺内，将肺实质分隔成许多肉眼可见的肺小叶，直径1～2.5cm。每叶肺有50～80个肺小叶。肺小叶是以细支气管为轴心，由更细的逐级支气管和所属肺泡管、肺泡囊、肺泡构成的相对独立的肺结构体，一般呈锥体形，锥底朝向肺表面，锥尖朝肺门。

4. 胸廓和膈的解剖生理特点是什么？

胸廓由12块胸椎、12对肋骨、1块胸骨和它们之间的连结共同构成。胸廓上窄下宽，前后扁平，整个胸廓构成胸部的大小和宽窄。胸廓上端被胸大肌等肌肉所覆盖，下端由左、右肋骨相互交成肋弓，是胸、腹部的分界线，显于皮下。当吸气或两臂上举时肋弓外形更加明显。构成胸廓的主要关节有肋椎关节和胸肋关节。儿童胸廓前后径与左右径相等，呈圆筒状，成人呈扁圆形。纵隔是两侧的纵隔胸膜及其之间所有器官和组织的总称。纵隔呈矢状位，位于胸腔正中偏左，上窄下宽，前短后长。纵隔的前界为胸骨，后界为脊柱，两侧为纵隔胸膜。正常情况下，纵隔位置较固定。

5. 肺的血液循环是如何进行的？

含氧少而二氧化碳较多的静脉血，从右心室经肺动脉至肺泡周围的毛细血管网，在此与肺泡进行气体交换，血液中的二氧化碳进入肺泡，同时自肺泡中摄取氧，氧气与红细胞中的血红蛋白结合，血液就由含氧较少、颜色暗红的静脉血，变为含氧丰富、颜色鲜红的动脉血，经由各级肺静脉，最后注入左心房。如上路径的血液循环称肺循环，又称为小循环。肺循环的特点是路程短，只通过肺，主要是使静脉血转变成含氧丰富的动脉血。

6. 呼吸过程包括哪三个环节？

（1）外界空气与肺泡之间及肺泡与肺毛细血管血液之间的气体交换，称为外呼吸。

（2）气体在血液中的运输，一方面把肺摄取的氧及时运送到组织细胞，另一方面又把组织细胞产生的二氧化碳运送到肺毛细血管以便排出体外。

（3）血液与组织细胞之间进行的气体交换称为内呼吸。

7. 呼吸系统有哪些功能？

（1）呼吸功能：呼吸是指机体与外环境的气体交换，是肺最基本和最重要的功能。

（2）防御功能：呼吸系统的防御功能通过物理机制（鼻部加温过滤、咳嗽、打喷嚏、支气管收缩、纤毛运动等）、化学机制（如溶菌酶、乳铁蛋白、蛋白酶抑制剂等）、细胞吞噬和免疫机制等发挥作用。

（3）代谢功能：呼吸系统的代谢功能与肺内的生物活性物质、脂质及蛋白、结缔组织、活性氧等物质有关，呼吸系统具有代谢功能。某些病理情况可导致肺循环的代谢异常，引起肺部疾病恶化或全身性疾病，如α_1抗胰蛋白酶缺乏引起肺气肿。

（4）神经内分泌功能：肺组织内存在一种特殊类型的具有神经内分泌功能的细胞称K细胞或神经内分泌细胞。这种细胞与皮质醇增多症、肥大性骨关节病、抗利尿激素分泌过多症、成年男性乳腺增生等有关。

（顾月琴　袁熹娜）

第二节　呼吸系统常见症状与护理

一、发热

1. 什么是发热？

发热（fever）是指当机体在致热原作用下或各种原因引起体温调节中枢功能障碍时，

产热过程增加，而散热不能相应随之增加或散热减少，体温升高超过正常范围。正常人腋下体温一般为 36 ～ 37℃。腋温超过 37.3℃为发热，超过 38℃为中度发热，超过 39℃为高热。

2. 发热的原因有哪些？

（1）感染性发热：包括各种病原体如细菌、病毒、肺炎支原体、立克次体、真菌、螺旋体及寄生虫等侵入后引起的发热。

（2）非感染性发热

1）无菌性坏死组织吸收：包括物理因素、化学因素或机械性损伤，如大面积烧伤、内出血、创伤或大手术后的组织损伤；组织坏死或细胞破坏，如恶性肿瘤、白血病、急性溶血反应等。

2）变态反应：如风湿热、血清病、药物热、结缔组织病及某些恶性肿瘤等。

3）内分泌与代谢疾病：如甲状腺功能亢进时产热增多，使体温升高。

4）心力衰竭或某些皮肤病：慢性心力衰竭时由于心排血量降低，尿量减少，以及组织水肿隔热作用，使皮肤散热减少，体温升高。某些皮肤病如广泛性皮炎、鱼鳞病等也可使皮肤散热减少，引起发热。

5）体温调节中枢功能失常：常见于物理性因素，如中暑；化学性因素，如重度催眠药中毒；机械性因素，如脑震荡、颅骨骨折、脑出血及颅内压升高等。

6）自主神经功能紊乱。

3. 发热的临床过程及特点有哪些？

（1）体温上升期：此期主要表现为皮肤苍白、干燥，畏寒或寒战，口唇发绀，自觉外界非常寒冷。

体温上升有两种方式。①骤升型：体温在数小时内达到 39 ～ 40℃或以上，常伴有寒战，小儿易伴有惊厥。常见于肺炎球菌性肺炎、疟疾、败血症、急性肾盂肾炎、输液反应或某些药物反应等。②缓升型：体温缓慢上升，数日内才达高峰，多不伴寒战。常见于伤寒、结核病等。

（2）高热持续期：是体温达高峰并保持于一定水平的时期。临床上主要表现为皮肤潮红而灼热，呼吸加快加深，头痛，烦躁和口渴等。此期可有少量出汗。

（3）体温下降期：由于机体的自卫作用致热原已被清除，或因患者接受了治疗，体温调节中枢使机体产热减少、散热增多，从而导致体温逐渐下降，达到正常水平。此期多大量出汗。

体温下降的方式有两种。①骤降：体温于数小时内迅速下降至正常，常伴有大汗。见于疟疾、肺炎球菌性肺炎、急性肾盂肾炎等。②缓降：体温于数日内逐渐降至正常，如伤寒、风湿热等。

4. 各型发热有哪些特点？常见于哪些疾病？

（1）稽留热：是指体温恒定地维持在 39 ～ 40℃或以上的高水平，达数天或数周，24h 内体温波动范围不超过 1℃。常见于大叶性肺炎、斑疹伤寒及伤寒高热期。

（2）弛张热：又称败血症热型。体温常在 39℃以上，波动幅度大，24h 内波动范围超过 2℃，但都在正常水平以上。常见于败血症、风湿热、重症肺结核及化脓性炎症等。

（3）间歇热：体温骤升达高峰后持续数小时，又迅速降至正常水平，无热期（间歇期）可持续 1d 至数天，如此高热期与无热期反复交替出现。常见于疟疾、急性肾盂肾炎等。

（4）波状热：体温逐渐上升达39℃或39℃以上，数天后又逐渐下降至正常水平，持续数天后又逐渐升高，如此反复多次。常见于布鲁菌病。

（5）回归热：体温急剧上升至39℃或39℃以上，持续数天后又骤然下降至正常水平。高热期与无热期各持续若干天后规律性交替一次。可见于霍奇金病等。

（6）不规则热：发热的体温曲线无一定规律，可见于结核病、支气管肺炎、渗出性胸膜炎等。

5. 发热患者有哪些护理要点？

（1）提供舒适的环境：为患者提供良好的住院环境，保持房间适宜的温度、湿度，定时通风。

（2）卧床休息，减少活动：高热患者由于新陈代谢率升高，消耗大而进食少，体质虚弱，发热期间应尽量卧床休息。

（3）定时监测体温：加强对高热患者体温的监测，每4小时测量体温1次，待体温恢复正常3d后，可减至每日1次，同时密切观察发热的热型。

（4）物理降温：体温超过38℃时，用冷毛巾敷头部物理降温。体温超过38.5℃时，可用30%～50%乙醇或温水擦浴，必要时药物降温或应用电冰毯物理降温。实施降温措施30min后须监测体温变化，并及时记录。

（5）补充营养、保证充足入量：高热时，分解代谢增加，营养物质大量消耗，同时由于迷走神经兴奋性降低，使胃肠活动减慢及消化吸收减弱，易引起消瘦、衰弱和营养不良。因此，应鼓励患者进高热、高蛋白的流质或半流质饮食。对不能经口进食者，必要时用鼻饲补充营养。高热时应保证每日入量3000ml，鼓励患者多饮水，饮水量1000～2000ml/d。必要时经静脉补充液体、营养物质和电解质等。

（6）观察并记录用药效果：遵医嘱应用退热药、抗生素，观察并记录用药效果。老年患者肝、肾功能下降，注意观察有无药物不良反应。

（7）做好基础护理：发热患者，唾液分泌减少，口腔内食物残渣易于发酵，促进细菌繁殖，同时由于机体抵抗力降低及维生素缺乏，易引起口腔溃疡，因此应加强口腔护理，减少并发症的发生。退热过程中大量出汗，应及时擦干汗液并更衣以防感冒。应用冰袋、电冰毯降温时，应加强皮肤护理，防止冻伤或局部皮肤压伤。

（8）密切观察生命体征：高热患者体温骤降时，常伴有大量出汗，易造成体液大量丢失，年老体弱及心血管疾病患者极易出现血压下降、脉搏细速、四肢冰冷等虚脱或休克表现，应密切观察。同时观察患者有无咳嗽、咳痰、喘息、胸痛、呼吸困难等呼吸系统症状，一旦出现上述情况，应配合医师及时处理。

6. 高热患者有哪些护理措施？

（1）患者寒战、高热时，应立即给予低流量吸氧。氧流量为2～4L/min，病房通风，保持室内空气流通。

（2）当患者寒战时，全身表面及肌肉高度收缩，体温处于上升期，如果此时采取物理降温，就会产生对抗性刺激，导致体温继续上升。此期应给予加盖棉被等保暖，让患者处于安静状态。待寒战消失，遵医嘱使用温水擦浴、冰袋或电冰毯物理降温。长期高热者遵医嘱使用冬眠合剂药物降温。

（3）建立静脉通路，补液。遵医嘱抽血培养或行血常规、血生化检查。

（4）监测体温、血压等生命体征的变化，密切观察用药后患者的反应，防止体温骤降引起虚脱或休克。

（5）发生寒战抽搐时立即平卧位或侧卧位，头偏向一侧，保持呼吸道通畅，防止舌咬伤及舌后坠。

7. 使用控温毯降温时有哪些注意事项？

（1）使用控温毯降温时应密切监测患者体温、心率、呼吸、血压的变化，每 30 分钟测量 1 次体温，按照体温下降的速度、效果及机体反应，适当调节毯温。清醒患者不宜将温度调得过低，使用时嘱患者和家属切勿随意调节按钮。

（2）密切观察患者情况，如发生寒战、面色苍白或呼吸、脉搏、血压变化时应立即停止使用；发现皮肤发绀时，表示静脉血淤积，血供不良，应立即停止使用。

（3）毯面应铺于患者肩部到臀部之间，不要触及颈部，以免因副交感神经兴奋而引起心率过缓。为保证患者体表与毯面的接触时间，平卧位的时间最好大于侧卧位时间。

（4）毯上不铺任何隔热用物，以免影响降温效果。可用单层吸水性强的床单，及时吸除因存在温差而产生的水分。床单一旦浸湿，要及时更换，以免引起患者的不适。

（5）患者出现寒战时可加用冬眠药物，防止肌肉收缩影响降温效果。

（6）定时翻身擦背，以每小时翻身 1 次为宜，避免低温下皮肤受压，血流循环速度减慢，局部循环不良而产生压疮。

（7）当患者不需持续降温时，应及时撤去控温毯，防止皮肤受损。

8. 使用控温毯降温时有哪些并发症？

（1）压疮：使用控温毯降温治疗时机体处于低代谢状态，低温使皮肤血管收缩，血液循环减慢，极易引起皮肤压疮、冻疮等并发症，尤其是骶尾部、枕部、耳郭等部位。应加强翻身，翻身时注意观察局部皮肤情况，如皮肤有发红、发紫现象，及时停机复温。

（2）腹泻：使用控温毯降温过程中如腹部受凉可发生腹泻，应观察患者大便的颜色、性状、量。及时给予清洁擦拭，保护肛周皮肤，及早给予皮肤保护膜涂抹肛周皮肤。遵医嘱应用止泻药。

（3）寒战：可能和降温速度过快有关，降温速度以每小时 0.5 ～ 1℃为宜。出现寒战的患者可静脉滴注冬眠合剂治疗。

（4）呼吸系统感染：患者长期卧床易发生坠积性肺炎，低温状态下，血液循环缓慢，患者全身抵抗力下降，易诱发呼吸系统感染。因此，必须加强呼吸道管理，做好呼吸道湿化，按时翻身叩背，促进痰液排出。

二、咳嗽与咳痰

1. 什么是咳嗽、咳痰？

咳嗽（cough）是呼吸道常见症状之一，是一种突然、暴发性的呼吸运动，由气管、支气管黏膜或胸膜受炎症、异物、物理或化学性刺激引起。临床表现为声门关闭、呼吸肌收缩、肺内压升高，然后声门张开，肺内空气喷射而出，冲击声门裂缝而发生咳嗽动作与声响，呼吸道内的分泌物或异物等随之排出。引起咳嗽的感觉神经末梢主要分布于咽部和第二级气管之间的气管和支气管黏膜。分布于上呼吸道的神经末梢对异物敏感，故属于机械感受器；分布于较小气道内的神经末梢对化学物质敏感，故属于化学感受器。引起咳嗽的神经传导通路为刺激源——迷走神经、舌咽神经、三叉神经等传入延髓的咳嗽中枢——激动后通过舌下神经、膈神经和脊神经下传，其中喉返神经引起声门闭合，膈神经和脊神经引起膈肌及其他呼吸肌收缩，产生肺内高压，相互配合引起咳嗽的产生。

咳嗽具有清除呼吸道异物和分泌物的保护性作用，同时也有不利的一面。剧烈咳嗽可导致呼吸道出血、肋骨骨折，如长期频繁、剧烈咳嗽，不仅影响工作和休息，甚至引起咽痛、声音嘶哑和胸痛等。痰是气道的分泌物或肺泡的渗出物，利用咳嗽将其排出体外称之为咳痰。

2. 咳嗽、咳痰有哪些常见原因？

（1）呼吸道疾病：感染、结核、出血、肿瘤等。其中以细菌和病毒感染最为常见。支气管哮喘、气道阻塞、肺间质性疾病也可引起咳嗽。

（2）理化因素：异物、灰尘、刺激性气体、过冷或过热空气等理化因素吸入或刺激。

（3）胸膜疾病：胸膜炎、自发性气胸引起胸膜受刺激。

（4）心血管疾病：左心衰竭、肺水肿、肺淤血等。

（5）其他因素：中枢神经病变、慢性咽喉炎、鼻窦炎、胃食管反流也会引起咳嗽。

3. 咳嗽有哪些伴随症状？主要见于哪些疾病？

（1）咳嗽伴发热：多考虑急性感染性疾病、急性渗出性胸膜炎或脓胸等。

（2）咳嗽伴胸痛：考虑胸膜疾病，或者肺部和其他脏器疾病，如肺癌、肺炎、自发性气胸及肺梗死等。

（3）咳嗽伴呼吸困难：多见于支气管哮喘、慢性阻塞性肺疾病、重症肺炎、肺结核、气胸和肺淤血等。

（4）咳嗽伴脓痰：伴咳黄痰者多考虑支气管炎、肺炎等；如咳大量脓痰多考虑肺脓肿、支气管扩张、肺囊肿继发感染等；如咳嗽伴咳果酱色痰考虑肺阿米巴病和肺吸虫病等。

（5）咳嗽伴咯血：伴大量咯血者应考虑支气管扩张或空洞性肺结核，小量咯血或痰中带血考虑肺癌、肺结核等。

（6）咳嗽伴哮鸣音：多见于支气管哮喘、慢性喘息性支气管炎、心源性哮喘、气管与支气管异物等。

4. 咳嗽分为哪几类？主要见于哪些疾病？

咳嗽按时间分为三类：急性咳嗽、亚急性咳嗽和慢性咳嗽。

（1）急性咳嗽：是指3周以内的咳嗽。病因包括病毒、支原体或细菌导致的急性支气管炎、肺炎、上呼吸道感染、肺结核、气管异物等。

（2）亚急性咳嗽：是指持续时间在3～8周的咳嗽。原因较为复杂，见于感冒后咳嗽、急性支气管炎、支气管哮喘、支气管扩张、肺脓肿等。

（3）慢性咳嗽：是指咳嗽持续时间超过8周，可持续数年甚至持续数十年。慢性咳嗽的原因较为复杂，常分为两类，一类在胸部影像学检查时发现病变，如肺炎、肺癌、肺间质疾病；另一类胸部影像学检查时未发现明显异常，称为不明原因的慢性咳嗽，如咳嗽变异性哮喘、上呼吸道咳嗽综合征（过敏性鼻-支气管炎）、胃食管反流、嗜酸细胞性支气管炎、慢性支气管炎等，其中以咳嗽变异性哮喘和上呼吸道咳嗽综合征最常见。

咳嗽还可分为干性咳嗽和湿性咳嗽：干性咳嗽指咳嗽时无痰或痰量甚少，湿性咳嗽指咳嗽有明显的痰液。

5. 咳嗽、咳痰患者有哪些护理要点？

（1）环境与休息：为患者提供安静、舒适的病室环境，保持室内空气清新、洁净，注意通风。保持合适的室温和相对湿度，以充分发挥呼吸道的自然防御功能。使患者保持舒适体位，采取坐位或半坐位有助于改善呼吸和咳嗽排痰。

（2）饮食：慢性咳嗽使能量消耗增加，应给予足够热量的饮食；适当增加蛋白质和维生素，尤其是维生素 C 和维生素 E 的摄入；避免油腻、辛辣刺激的食物；如患者无心、肾功能障碍，应给予充足的水分，使每天饮水量达到 1500 ～ 2000ml，有利于呼吸道黏膜的湿润，使痰液稀释。

（3）促进有效排痰：包括深呼吸、有效咳嗽、胸部叩击、体位引流和机械吸痰等一组胸部物理治疗措施。痰液黏稠不易咳出者，可给予雾化吸入。

6. 咳嗽性晕厥有哪些应急措施？

咳嗽性晕厥（cough syncope）又称咳嗽晕厥综合征，是指由于剧咳引起一过性意识丧失的临床综合征，发生后多能在短时间内自行恢复，不留后遗症。它属于单纯性晕厥，是一种呼吸系统疾病影响神经系统的临床表现。咳嗽性晕厥临床上不多见，患者多为中年男性，常有慢性肺部疾病史。发生咳嗽性晕厥时应做以下处理。

（1）如发作时患者处于立位或坐位，要立即让患者平卧，同时把头转向一侧，防止舌后坠，保持呼吸道通畅，防止发生摔伤等意外。

（2）立即通知医师，给予患者吸氧、心电监护，建立静脉通路。严密监测患者血压、脉搏、脉搏氧饱和度及病情的变化。

（3）注意检查晕厥后有无头部外伤和骨折，及时给予相应的处理。

（4）神志完全恢复前不宜进食，以免呛入气道。神志恢复后切勿让患者立即站立，待充分休息后，才能逐渐站立和步行。

（5）积极治疗原发性呼吸道疾病。咳嗽性晕厥的治疗首先强调病因处理，当确认为呼吸道感染性咳嗽导致的晕厥后，应以抗感染、镇咳、改善脑微循环为基础治疗方案。一旦气道炎症减轻或消除，痰液得到引流或排出，咳嗽症状缓解后，咳嗽性晕厥的发作则可得到控制。

（6）做好心理护理，缓解患者紧张、焦虑、恐惧的情绪。

（7）对于过去曾有反复发作咳嗽性晕厥的患者，如有条件可在卫生间、浴缸和浴室地面上覆以保护性软垫，并在居室内使用地毯，以防咳嗽性晕厥发作时导致外伤。

三、咯血

1. 什么是咯血？咯血量是如何界定的？

咯血（hemoptysis）是指喉部及喉部以下呼吸道和肺组织出血，血液随咳嗽动作从口腔排出。小量咯血指每日咯血量小于 100ml；中等量咯血指每日咯血量在 100 ～ 300ml；大量咯血指咯出满口血液或短时间内咯血不止，每日咯血量在 500ml 以上或一次咯血超过 100ml。咯血量的多少与病变严重程度并不完全一致，肺功能严重障碍或发生血块阻塞窒息时，即使少量咯血也可致命。

2. 咯血有哪些常见病因？不同疾病咯血的特点是什么？

呼吸系统疾病是咯血的常见病因。肺结核患者常有痰中带血、咯血；支气管肺癌患者以咯血为首发症状；肺结核、支气管扩张、肺脓肿和出血性疾病等所致的咯血，颜色多为鲜红；急性左心衰竭肺水肿所致的咯血为粉红色泡沫痰；铁锈色痰主要见于典型的肺炎球菌性肺炎，也可见于肺吸虫病和肺泡出血；砖红色胶冻痰见于典型的肺炎克雷伯菌肺炎；二尖瓣狭窄所致的咯血多为暗红色；肺梗死引起的咯血为黏稠暗红色痰。

3. 如何鉴别咯血与呕血？

咯血和呕血是常见的临床症状，由不同的疾病所致，需注意鉴别。两者区别主要在于临床表现的不同，具体见表 1-1。

表 1-1　咯血与呕血的鉴别要点

鉴别点	咯血	呕血
病因	肺结核、肺癌、支气管扩张、肺炎、肺脓肿等	消化性溃疡、肝硬化、胃癌、急性胃黏膜病变等
出血前症状	喉部痒感、胸闷、咳嗽等	上腹部不适、恶心、呕吐等
出血方式	咯出	呕出，可呈喷射状
血色	鲜红色	棕色或暗红色，偶鲜红色
血中混有物	痰液、泡沫	食物残渣、胃液
酸碱反应	碱性	酸性
黑粪	如没有咽下血液，则无黑粪	有，可为柏油样
出血后痰的性状	常有血痰数日	无痰

4. 咯血有哪些治疗要点？

（1）病因治疗：如病因明确，应积极治疗原发疾病。全身性出血性疾病患者，可少量多次输新鲜血；肺结核引起的咯血，应抗结核治疗；肺炎或支气管扩张症引起的咯血，应选用敏感的抗生素控制感染；肺肿瘤所致的咯血，有手术适应证时应及时手术。

（2）对症处理：少量咯血，如痰中带血，一般无须处理，适当减少活动量，注意休息即可；中等量咯血应卧床休息，患侧卧位或平卧位；大量咯血者应绝对卧床休息。对精神紧张、恐惧不安者，必要时可给予少量镇静药，如地西泮或苯巴比妥肌内注射，或口服地西泮或艾司唑仑。对剧烈咳嗽者可给予可待因对症处理。年老体弱肺功能不全者，咯血时慎用镇咳药，以免抑制咳嗽反射和呼吸中枢，使血块不能咳出而窒息。

（3）止血治疗：视病情选用止血药、垂体后叶素及血管扩张药。可用纤维支气管镜局部止血，选择性支气管动脉栓塞术。

（4）并发症的治疗

1）窒息：窒息是咯血患者致死的主要原因，应及早识别和抢救，抢救的重点是保持呼吸道通畅和纠正缺氧。

2）出血性休克：应迅速补充血容量（输液或输血），适当使用血管活性药，但血压不宜升得太高，以免诱发或加重咯血。

3）肺不张或肺炎：因大咯血血块堵塞支气管，或因镇静药、镇咳药用量过大，妨碍支气管内分泌物或血液的排出，阻塞支气管且合并感染，导致肺不张或肺炎。一旦出现应鼓励患者咳嗽，并行体位引流，停用镇静药、镇咳药，应用祛痰药及解痉药，并适当应用抗生素，也可在纤维支气管镜下吸出血块。

5. 咯血患者有哪些护理要点？

（1）协助患者卧床休息，侧卧位或去枕平卧，头偏向一侧。大量咯血患者避免搬动，绝对卧床休息。

（2）保持呼吸道通畅。鼓励患者轻轻将血和痰液咳出。嘱患者不要屏气，以免诱发喉头痉挛，使血液引流不畅形成血块，导致窒息。痰液黏稠无力咳出者，可经口鼻腔吸痰。

（3）观察患者咯血的颜色、性状、量及出血的速度，必要时留取标本送检。密切观察患者的生命体征及意识变化，尤其是血压、脉搏、呼吸；观察患者有无胸闷、气促、呼吸困难、面色苍白、出冷汗、烦躁不安等窒息征象；有无阻塞性肺不张、肺部感染及休克等并发症的表现。年老体弱、肺功能不全者应用镇静药和镇咳药后，注意观察呼吸中枢和咳嗽反射受抑制的情况。

（4）饮食护理。大量咯血者应禁食，小量咯血停止后可进食少量温凉流质、高蛋白、高维生素、易消化的食物，多饮水，保持大便通畅。

（5）做好心理护理，及时清理血迹，消除患者恐惧、焦虑等心理问题，必要时适当应用镇静药。

（6）做好窒息的抢救准备，床旁备好急救器械和药品，如止血药、呼吸兴奋药、负压吸引装置、开口器、金属吸引器、气管插管及气管切开包等。

6. 大咯血时有哪些急救措施？

（1）立即协助患者取侧卧位或平卧位，头偏向一侧。嘱患者不要屏气，将血块咳出，清理口腔内积血。如患者出现窒息征象，立即取头低足高位，头偏向一侧，必要时用吸痰管进行机械吸引，迅速清除气道、口咽部的血块，保持呼吸道通畅。

（2）立即通知医师，同时迅速建立两条静脉通路，连接心电监护，并给予高浓度吸氧。

（3）密切观察患者生命体征及神志的变化，观察咯血的颜色、量及伴随症状并记录。遵医嘱使用止血药、呼吸兴奋药等药物，留取标本送检，必要时交叉配血。

（4）准备急救用品、药品、负压吸引、气管插管等抢救用物，做好急救准备。必要时配合医师行纤维支气管镜引导下气管插管。

（5）做好患者心理疏导，缓解其紧张、焦虑情绪。

（6）严密观察患者病情变化，加强巡视，重点交班。

四、胸痛

1. 什么是胸痛？

胸痛（chest pain）是临床上常见症状，指胸部的感觉神经纤维受到某些因素（如炎症、缺血、缺氧、物理和化学因子）刺激后产生冲动，传至大脑皮质的痛觉中枢而引起的局部疼痛。可由多种疾病所致，胸痛的部位和严重程度，并不一定与病变的部位和严重程度相一致。

2. 常见疾病引起的胸痛有哪些特点？

（1）心绞痛引起的胸痛：为压迫性、紧缩性疼痛，多位于胸骨后、心前区，可放射至左肩及左臂。多在体力活动、情绪激动、饱餐、寒冷时发生，也可于睡眠中发病，持续1～5min，休息或含服硝酸甘油后迅速缓解。

（2）急性心肌梗死引起的胸痛：性质、部位与心绞痛相似，但持续时间更长，休息和含服硝酸甘油不能迅速缓解，可伴有大汗、恶心、呕吐、心律失常，严重者出现休克、心力衰竭。

（3）急性心包炎引起的胸痛：往往较剧烈，局限在胸骨下或心前区，可放射至左肩背部及颈部，可呈持续性或间歇性发作，深呼吸、咳嗽、吞咽、左侧卧位时加重，坐位、前倾位或右侧卧位减轻，常伴有发热。

（4）主动脉夹层分离引起的胸痛：起病突然，剧烈难忍，呈刀割或撕裂样，迅速放射至胸前、背部，并可扩展至腹部、下肢、臂和颈部。多有高血压或动脉粥样硬化病史。

（5）胸膜疾病引起的胸痛：为尖锐痛、钝痛或烧灼样痛，可向上腹部、同侧颈肩部放射。深呼吸、咳嗽、弯腰、翻身时疼痛加剧。一侧剧烈胸痛骤然起病，并伴有呼吸困难应考虑气胸、肺栓塞；急性起病伴发热、寒战提示肺炎、脓胸；持续性钝痛提示胸膜肿瘤。

（6）食管疾病引起的胸痛：多为烧灼样疼痛，也可呈压榨样、针刺样，常位于胸骨后，也可向喉、上腹部等部位放射，常伴有吞咽困难、吞咽疼痛。

（7）胸壁疾病引起的胸痛：常固定于病变所在部位，有明显压痛，深呼吸对疼痛影响小，咳嗽、举臂等躯体运动可刺激胸痛加剧。

3. 如何对胸痛患者进行护理评估？

（1）病史：评估有无与胸痛相关的病史。

（2）疼痛的部位：疼痛部位常为病变所在部位，但应注意某些内脏疾病可伴有放射痛。

（3）疼痛的性质、程度与持续时间：疼痛的性质与病因及病变部位密切相关。胸痛程度可呈剧烈、轻微和隐痛。护理人员应记录胸痛的持续时间。

（4）诱发、加重或缓解因素：评估有无咳嗽、深呼吸等可致胸痛加剧的因素。

（5）伴随症状和体征：评估有无咳嗽、呼吸困难等伴随症状或体征。

（6）其他：有无焦虑、愤怒、恐惧等对日常生活产生不良影响的情绪；是否对睡眠产生影响。

4. 胸痛有哪些伴随症状？常见于哪些疾病？

（1）胸痛伴有咳嗽、咳痰和（或）发热，常见于气管、支气管和肺部疾病。

（2）胸痛伴呼吸困难，常提示病变累及范围较大，如自发性气胸、渗出性胸膜炎和肺栓塞等。

（3）胸痛伴咯血，主要见于肺栓塞、支气管肺癌。

（4）胸痛伴面色苍白、大汗、血压下降或休克时，多见于心肌梗死、夹层动脉瘤和大块肺栓塞。

（5）胸痛伴吞咽困难，提示食管疾病，多见于反流性食管炎等。

5. 胸痛有哪些护理要点？

（1）观察胸痛的性质、部位、持续时间，有无伴随症状及放射痛。

（2）密切观察生命体征及神志的变化，发现异常及时报告医师。

（3）指导患者采取减轻疼痛的体位，因肺部疾病所致胸痛的患者，宜取患侧卧位。伴有胸闷、气急的胸痛者宜取半卧位。

（4）指导患者在咳嗽和深呼吸时，用手按压疼痛部位以减轻疼痛。对胸痛剧烈者，遵医嘱使用镇痛药或麻醉性镇痛药。必要时应用约束带固定胸部，以减轻疼痛。

（5）心理护理，指导患者采取放松疗法，如局部按摩、穴位按压、听音乐等，以转移注意力，配合治疗和护理。

6. 突发胸痛有哪些应急护理措施？

（1）患者突然出现胸闷、剧烈胸痛时，应立即协助患者卧床休息，采取侧卧位或平卧位，头偏向一侧，保持呼吸道通畅。吸氧，氧流量为 4 ～ 6L/min。

（2）立刻通知值班医师。建立静脉通路，遵医嘱用药。

（3）连接心电监护，密切监测患者生命体征及脉搏氧饱和度变化，做好记录。

（4）监测血气变化，遵医嘱留取血标本。

（5）备好急救用物。根据病情配合医师进行胸腔穿刺、引流、抗凝、溶栓等急救处理。

（6）安抚患者，减轻患者心理负担。

五、发绀

1. 什么是发绀？

发绀（cyanosis）也称紫绀，是指血液中还原血红蛋白增多（≥ 50g/L），致皮肤和黏膜出现弥漫性青紫。发绀常发生在皮肤较薄、色素较少和毛细血管丰富的部位，如口唇、鼻尖、颊部与指（趾）甲床等处。

2. 发绀有哪些病因？

（1）中枢性发绀的病因：有支气管哮喘、肺炎、支气管急性梗阻、肺动脉栓塞、急性肺水肿、重症肺炎、肺纤维化、慢性阻塞性肺疾病、呼吸衰竭等。

（2）周围性发绀的病因：有血栓性静脉炎、下肢静脉曲张、弥散性血管内凝血等。

（3）化学性发绀的病因：有高铁血红蛋白血症、硫化血红蛋白血症。

3. 如何判断缺氧的程度？

（1）轻度缺氧：发绀及呼吸困难不明显，神志清，PaO_2 50 ～ 60mmHg，SO_2 ＞ 80%，可给予低流量吸氧。

（2）中度缺氧：发绀及呼吸困难明显，神志正常或烦躁不安，PaO_2 40 ～ 50mmHg，SO_2 60% ～ 80%，需给氧。

（3）重度缺氧：显著发绀，呼吸困难严重，“三凹征”明显，PaO_2 ＜ 40mmHg，SO_2 ＜ 60%，是给氧的绝对适应证。

4. 急性低氧血症有哪些应急处理措施？

（1）协助患者采取坐位或半坐卧位，保持呼吸道通畅，立即给予面罩吸氧。

（2）通知医师，迅速建立静脉通路，遵医嘱用药。

（3）密切监测患者神志、生命体征、脉搏氧饱和度的变化，观察血气分析指标。

（4）准备抢救物品、药品及气管插管用物等。必要时协助医师行气管插管，呼吸机辅助呼吸。

六、呼吸困难

1. 什么是呼吸困难?

呼吸困难（dyspnea）是指呼吸系统疾病引起患者自感空气不足、呼吸不畅、呼吸费力及窒息等呼吸不适感的主观体验，并伴有呼吸的频率、深度与节律异常，引起缺氧和（或）二氧化碳潴留。

呼吸困难的临床表现有端坐呼吸，鼻翼扇动，张口耸肩，讲话不连贯，辅助呼吸肌参与呼吸运动，常有烦躁，大汗淋漓，呼吸＞30 次 / 分，出现“三凹征”，发绀，心率＞120 次 / 分，神志不清甚至出现昏迷。

2. 根据发病机制呼吸困难分为哪几类?

（1）肺源性呼吸困难：肺通气、换气功能障碍导致缺氧和（或）二氧化碳潴留。

（2）心源性呼吸困难：左心衰竭所致的肺淤血、肺泡弹性减低和肺循环压力增高等。

（3）中毒性呼吸困难：血液中代谢产物增高刺激颈动脉窦、主动脉体化学感受器或直接兴奋呼吸中枢，增加呼吸通气量，表现为深而大的呼吸困难；中枢抑制药物（吗啡类、巴比妥类）或有机磷杀虫剂直接抑制呼吸中枢引起的呼吸困难。

（4）神经精神性呼吸困难：呼吸中枢受增高的颅内压和供血减少的刺激，多为过度通气而发生呼吸性碱中毒所致，常见于重症颅脑疾病。

（5）血源性呼吸困难：红细胞携氧量减少，血氧含量减低，表现为呼吸浅、心率快。病因较多，常见于重度贫血、高铁血红蛋白血症等。

3. 呼吸困难有哪些伴随症状?

（1）发作性呼吸困难伴哮鸣音：见于支气管哮喘、急性左心功能不全等。

（2）骤发严重呼吸困难：见于喉头水肿、气管异物、大块肺栓塞、气胸等。

（3）呼吸困难伴一侧胸痛：见于肺炎、急性胸膜炎、急性心肌梗死、肺癌等。

（4）呼吸困难伴发热：见于肺炎、胸膜炎、心包炎、肺脓肿等。

（5）呼吸困难伴咳嗽咳痰：见于慢性支气管炎、慢性阻塞性肺疾病、支气管扩张、肺脓肿等。

（6）呼吸困难伴意识障碍：见于脑出血、尿毒症、糖尿病酮症酸中毒、急性中毒等。

4. 肺源性呼吸困难分为哪几类? 病因及临床表现是什么?

肺源性呼吸困难可分为吸气性、呼气性和混合性呼吸困难 3 种类型。

（1）吸气性呼吸困难：常见于喉头水肿、痉挛、气管异物、气管受压或肿瘤等引起的上呼吸道狭窄梗阻。临床表现为吸气费力，重症者可出现“三凹征”，即胸骨上窝、锁骨上窝及肋间隙在吸气时明显下陷，干咳及高调的吸气性哮鸣音。“三凹征”的出现主要是由于呼吸肌极度用力，胸腔负压增加所致。

（2）呼气性呼吸困难：常见于支气管哮喘、喘息性慢性支气管炎、慢性阻塞性肺气肿等。临床表现为呼气费力时间延长，呼气缓慢，伴有广泛哮鸣音。主要是由于肺泡弹性减弱和（或）小支气管的痉挛或炎症所致。

（3）混合性呼吸困难：常见于重症肺炎、重症肺结核、大量胸腔积液、气胸等。临床表现为吸气和呼气均感费力，呼吸浅而快，常伴有呼吸音减弱或消失。主要是由于肺或胸膜腔病变使肺呼吸面积减少导致换气功能障碍所致。

5. 心源性呼吸困难有哪些临床特点？

心源性呼吸困难为混合性呼吸困难，活动时呼吸困难出现或加重，休息时减轻或消失，卧位明显，坐位或立位减轻。肺部体征为两肺底或全肺出现湿啰音。应用强心药、利尿药和血管扩张药改善心功能后呼吸困难随之好转。

6. 呼吸困难严重程度如何进行评估？

通过呼吸困难与日常生活活动能力水平的关系来评估呼吸困难的程度，呼吸困难可分为轻度、中度和重度。轻度呼吸困难为重体力活动时出现呼吸困难；中度呼吸困难为轻微体力活动如日常活动、走路时出现呼吸困难；重度呼吸困难为在安静休息状态下出现呼吸困难，表现为端坐呼吸，平卧时呼吸困难加重。

7. 根据病程，呼吸困难分为哪几类？

呼吸困难按病程分为急性呼吸困难与慢性呼吸困难。急性呼吸困难是指病程 3 周以内的呼吸困难。急性呼吸困难可见于气胸、急性肺水肿、急性左心衰竭、肺血栓栓塞等，数分钟或数小时内发生的发作性呼吸困难可见于支气管哮喘发作等。慢性呼吸困难是指持续 3 周以上的呼吸困难。慢性呼吸困难可见于慢性阻塞性肺疾病，特别是急性加重时。

8. 患者突发呼吸困难时，应急处理要点是什么？

（1）立刻通知值班医师，清理口咽部及呼吸道分泌物，保持呼吸道通畅。

（2）协助患者取坐位或半坐位，给予高流量吸氧，可采用面罩吸氧。

（3）迅速建立静脉通路，遵医嘱用药。

（4）连接多功能重症监护仪，严密观察患者神志、心率、血压、呼吸、脉搏氧饱和度及末梢循环情况。

（5）备急救物品与药品，必要时配合医师行气管插管。

（6）遵医嘱抽血查血气、血常规、生化等。

9. 呼吸困难有哪些护理措施？

（1）保持室内空气新鲜，温、湿度适宜。哮喘患者室内避免尘螨、花粉、刺激性气体等过敏原。

（2）指导患者有效咳嗽、排痰，及时清理呼吸道分泌物，保持呼吸道通畅。必要时负压吸引协助排痰。

（3）严重呼吸困难者取半坐位或端坐位。避免衣服过紧或被盖过厚而加重患者的胸部压迫感。

（4）摄入高热量、高维生素、易消化的食物，避免刺激性强、易于产气的饮食，防止便秘、腹胀影响呼吸，补充足够水分，防止痰液黏稠。

（5）根据病情及血气分析结果合理用氧，遵医嘱应用抗生素、解痉平喘、止咳祛痰药物及雾化吸入治疗。

（6）减少不必要的谈话和活动，降低耗氧量。对于轻、中度呼吸困难的患者应合理安排休息和活动量，有计划地增加运动量和选择适宜的运动方式，如散步、慢跑、打太极拳等，提高肺活量，逐渐恢复正常活动。

（7）密切观察病情进展，呼吸困难患者可有烦躁不安、紧张、焦虑、恐惧等不良心理，加强巡视次数，倾听患者的诉说，安抚患者，以缓解其紧张情绪，增加安全感。

（8）随时做好应急抢救准备，病情危重时建立人工气道行呼吸机辅助呼吸。

（张　力　于江丽）

第2章

呼吸系统常见疾病与护理

第一节 支气管炎

1. 什么是急性气管支气管炎？

急性气管支气管炎（acute tracheobronchitis）是一种自限性下呼吸道疾病，是由病毒、细菌感染，物理、化学刺激或过敏所引起的气管 - 支气管黏膜的广泛急性炎症。常发生在上呼吸道病毒感染的基础上，由细菌引起了气管、支气管黏膜的继发性炎症。受凉为主要原因，秋冬季为本病多发季节，儿童和老年人在流行性感冒过程中，常易并发肺炎球菌或葡萄球菌所致的急性气管支气管炎。

2. 急性气管支气管炎的主要病因有哪些？

（1）感染：是本病最常见的病因，可由病毒和细菌直接感染所致。病毒包括流感病毒、副流感病毒、柯萨奇病毒、鼻病毒、腺病毒、冠状病毒。痰液中也能培养出细菌（肺炎链球菌、流感杆菌），支原体和衣原体引起者少见，可在病毒感染的基础上继发细菌感染。

（2）变态反应：吸入花粉、有机粉尘或对细菌蛋白质过敏等，均可引起气管 - 支气管的变态反应。

（3）理化因素：患者受凉或吸入过冷空气、粉尘、刺激性气体等均可损害呼吸道黏膜，诱发或加重咳嗽而引起本病。吸烟也是急性支气管炎的重要病因。

3. 急性气管支气管炎有哪些临床表现？

（1）呼吸道症状：常见有急性上呼吸道症状如鼻塞、流清鼻涕、咽痛和声音嘶哑等。当炎症波及气管、支气管黏膜时，出现咳嗽、咳痰，初始为频繁干咳，伴胸骨后不适，2 ～ 3d 后痰由黏液性转为黏液脓痰，偶有痰中带血。如伴有支气管痉挛时，可有胸闷、气喘。

（2）全身症状：可有发热，伴全身乏力。全身症状在 4 ～ 5d 消退，咳嗽、咳痰可延续 2 ～ 3 周才消失。

（3）典型体征：听诊呼吸音正常或增粗，并可听到散在的干、湿啰音。啰音部位不固定，咳嗽后可减少或消失。支气管痉挛时可闻及哮鸣音。

4. 如何预防急性气管支气管炎？

（1）生活要有规律，平时应加强耐寒锻炼，增强体质。活动量以无明显气急、心搏加速及过分疲劳为度。

（2）避免受凉、淋雨、过度劳累、受寒等诱发因素，寒冷季节或气候骤然变化时注意保暖，积极预防和治疗上呼吸道感染。症状改变或加重时应及时就诊。

（3）饮食宜清淡，忌辛辣刺激。改善生活卫生环境，戒烟，避免过度吸入变应原和污染物。

5. 什么是慢性支气管炎？

慢性支气管炎（chronic bronchitis）是气管、支气管黏膜及其周围组织的慢性非特异性炎症，简称慢支。患者每年咳嗽、咳痰或伴喘息持续 3 个月以上，并连续 2 年或 2 年以上，不一定伴有气流受限。排除具有咳嗽、咳痰、喘息症状的其他疾病。慢性支气管炎治疗不及时可对呼吸、循环系统造成损害，严重者可出现呼吸衰竭或窒息，甚至危及生命。

6. 慢性支气管炎的常见病因有哪些？

慢性支气管炎病因较为复杂，可能是多种环境因素与机体自身因素长期相互作用的结果。

（1）吸烟：为最重要的环境因素。吸烟与慢性支气管炎的发生密切相关，吸烟时间越长，患病率越高，戒烟后病情可减轻。

（2）感染因素：病毒、支原体、细菌等感染因素是造成慢性支气管炎起病、加重和复发的基本原因。感染造成气管-支气管黏膜的损伤和慢性炎症。病毒感染以流感病毒、鼻病毒、腺病毒和呼吸道合胞病毒最为常见。细菌感染常继发于病毒感染，常见病原体为肺炎链球菌、流感嗜血杆菌、卡他莫拉菌和葡萄球菌等。

（3）职业粉尘和化学物质：接触刺激性烟雾、变应原、工业废气及室内污染空气等浓度过高或时间过长时，均可使呼吸道局部防御功能降低，引发支气管炎。

（4）空气污染：大气中的有害气体如二氧化硫、二氧化氮、氯气、臭氧等的慢性刺激使气道净化能力下降、黏液分泌物增多，为细菌感染创造条件。

（5）其他因素：免疫功能低下、气道高反应性、年龄增长等机体因素和气候等环境因素均与慢性支气管炎的发生和发展有关。如老年人因肾上腺皮质功能减退、细胞免疫功能下降、溶菌酶活性降低等，容易造成呼吸道的反复感染。寒冷空气可以刺激腺体黏液分泌增加，纤毛运动减弱，黏膜血管收缩，局部血液循环障碍，易引起继发感染。

7. 慢性支气管炎有哪些主要临床表现？

（1）症状：慢性支气管炎缓慢起病，病程长，常因反复急性发作而使病情加重。主要症状为慢性咳嗽、咳痰，或伴有喘息。寒冷季节、吸烟、劳累及感冒可引起急性发作或症状加重。重症患者四季不断发病，冬春季加重。

1）咳嗽：长期、反复、逐渐加重的咳嗽是慢性支气管炎最突出的表现。一般晨间咳嗽为主，睡眠时有阵咳。

2）咳痰：一般为白色黏液和浆液泡沫痰，清晨排痰较多，常因黏稠而不易咳出。在感染或受寒后症状迅速加剧，痰量增多，黏度增加，或呈黄色脓痰或伴有喘息，偶因剧咳而痰中带血。

3）喘息或气短：以喘息为突出表现的类型称为喘息性支气管炎，部分可能伴发支气管哮喘。若伴肺气肿，可表现为劳动或活动后气短。

4）反复感染：由于患者抵抗力差，寒冷季节或气温骤变时容易发生反复的呼吸道感染，表现为咳嗽、咳痰加重，呈脓性痰，常伴畏寒、发热等。

（2）体征：早期多无异常体征。急性发作期可在背部或双肺底听到散在干、湿啰音，咳嗽后可减少或消失，如伴发哮喘可闻及广泛哮鸣音并伴呼气期延长。

8. 慢性支气管炎临床如何分期？

按病情进展可分为急性发作期、慢性迁延期和临床缓解期。

（1）急性发作期：指在 1 周内出现脓性或黏液脓性痰，痰量明显增加或伴有发热等炎症表现，或咳、痰、喘等任何一项症状明显加剧。

（2）慢性迁延期：指不同程度的咳、痰、喘症状迁延 1 个月以上者。

（3）临床缓解期：经治疗或临床缓解，症状基本消失或偶尔有轻微咳嗽或少量痰液，保持 2 个月以上者。

9. 慢性支气管炎有哪些常见并发症？

（1）阻塞性肺气肿：是慢性支气管炎最常见的并发症。患者肺泡壁纤维组织弥漫性增生，加之管腔狭窄或痰液阻塞，呼气不畅，故可发生阻塞性肺气肿。

（2）支气管肺炎：慢性支气管炎症蔓延至支气管周围肺组织可发生支气管肺炎，患者有寒战、发热，咳嗽剧增，痰量增多，且呈脓性症状。化验检查可见血白细胞及中性粒细胞升高，X 线检查两肺下叶有斑点或小片状阴影。

（3）支气管扩张：慢性支气管炎反复发作，支气管黏膜充血、水肿，形成溃疡，管壁纤维组织增生，管腔变性、扩张或狭窄，有反复大量脓痰和咯血症状。

（4）其他并发症：支气管哮喘、肺结核等。

10. 预防慢性支气管炎应如何进行指导？

（1）疾病预防指导：增强体质、预防感冒、戒烟、腹式呼吸等均是防治慢性支气管炎的重要措施。根据自身情况选择合适的体育锻炼方式，如步行、慢跑、上下楼梯、呼吸操、健身操、打太极拳、跑步等。增加耐寒训练，如用冷水洗脸等以提高机体抗病能力。注意劳逸结合，活动量以无明显气短、心搏加速及过分疲劳为度，保证充足睡眠。

（2）疾病知识指导：指导患者及其家属了解本病的相关知识，积极配合治疗，减少急性发作。平时多饮水，进食清淡、富有营养、易消化的食物，忌辛辣刺激性食物。保持室内适宜的温、湿度，通风良好。避免被动吸烟，避免烟雾、化学物质等有害理化因素的刺激。寒冷季节外出时适当增加衣物，防止受寒。

（郭利利　赵　明）

第二节　慢性阻塞性肺疾病

1. 什么是慢性阻塞性肺疾病？

慢性阻塞性肺疾病（chronic obstructive pulmonary disease，COPD）简称慢阻肺，是一种以持续气流受限为特征的常见慢性气道炎症性疾病，气流受限为不完全可逆，常呈进行性发展。与气道和肺组织对烟草烟雾等有害气体或有害颗粒的慢性炎症反应增强有关。多由慢性呼吸道疾病，如慢性支气管炎、支气管扩张发展而来，可进一步发展为肺源性心脏病和呼吸衰竭。

2. COPD 的危险因素有哪些？

引起 COPD 的危险因素主要包括个体易感因素和环境因素两个方面，两者互相影响。

（1）个体易感因素

1）遗传因素：遗传性 α_1 抗胰蛋白酶的缺乏，可致肺泡弹性纤维破坏，诱发肺气肿和气道阻塞，增加 COPD 的发病风险。

2）气道高反应性：支气管哮喘和气道高反应性被认为是发展成 COPD 的重要危险因素。

（2）环境因素

1）吸烟：是 COPD 最重要的发病因素。吸烟可导致支气管上皮纤毛变短且不规则，使纤毛运动发生障碍，局部抵抗力降低，还可削弱肺泡吞噬细胞的吞噬、灭菌作用，引起支气管痉挛，增加气道阻力。被动吸烟也可能导致呼吸道症状和 COPD 的发生。

2）感染：反复长期的病毒、细菌和支原体感染是慢性支气管炎发生、发展的重要因素，也是本病急性发作的重要因素。病毒感染对 COPD 的发生起重要作用，肺炎球菌和流感嗜血杆菌可能为 COPD 急性加重的主要病原菌。

3）空气污染：化学气体（氯、氧化氮和二氧化硫等）对支气管黏膜有刺激和细胞毒性作用，可刺激支气管黏膜，使气道清除功能遭受损害。大气中直径 2.5 ～ 10μm 的可吸入颗粒物可能与 COPD 的发生有一定关系。

4）职业性粉尘和化学物质：当职业性粉尘（二氧化硅、煤尘、棉尘等）及化学物质（烟雾、过敏原、工业废气和室内空气污染等）的浓度过大或接触时间过久，均可导致 COPD 的发生，也可使气道反应性增加。

5）生物燃料：生物燃料是指柴草、木头、木炭、庄稼秆和动物粪便等，其燃烧产生的大量烟雾中的有害成分可能是不吸烟妇女发生 COPD 的重要原因。

6）社会地位：COPD 的发生与患者的社会经济地位相关，可能和低社会经济状态与室内及室外空气污染暴露、拥挤、营养状态差或其他因素有关。

3. COPD 有哪些临床症状？

（1）咳嗽、咳痰：慢性咳嗽为首发症状，冬春季加重。COPD 患者支气管黏膜充血、水肿，或因异物刺激，分泌物积聚于气管内，引起咳嗽。慢性咳嗽以隐匿出现咳痰为特点，最初在清晨出现，可发展到整日咳痰，痰量在夜间或清晨体位变动时较多。痰液多为白色黏痰，细菌感染时呈脓痰，若咳嗽剧烈使支气管黏膜微血管破裂则出现血痰。

（2）气短、呼吸困难：由支气管痉挛、支气管黏膜水肿、管壁肥厚和痰液阻塞引起，表现为用力呼吸、胸闷、憋气、气喘、运动耐力下降。早期在较剧烈活动时出现，在呼吸道感染时症状加重，日常活动甚至休息时也会出现，呼吸困难加重时会出现二氧化碳潴留，严重者导致酸中毒、休克等。

（3）全身症状：晚期患者有体重减轻、营养不良、骨骼肌功能异常等肺外效应及全身性效应。此外，还有食欲缺乏、精神抑郁、焦虑等。

4. COPD 严重程度如何分级？

COPD 严重程度分级是基于气流受限程度。肺功能检查是确诊 COPD 的必备条件，应用支气管舒张剂后，第一秒用力呼气量（forced expiratory volume in first second，FEV_1）/

用力肺活量（forced vital capacity，FVC）< 70% 表明患者存在持续气流阻塞，即 COPD。由于 FEV_1 下降与气流受限有较大的相关性，故 FEV_1 的变化是严重程度分级的主要依据。此外，还应考虑临床症状、急性加重风险及合并症。COPD 严重程度分为 4 级。

（1）Ⅰ级（轻度 COPD）：特征为轻度气流受限（$FEV_1/FVC < 70\%$，但 $FEV_1 \geq 80\%$ 预计值），通常可伴有或不伴有咳嗽、咳痰。

（2）Ⅱ级（中度 COPD）：特征为气流受限进一步恶化（$50\% \leq FEV_1 < 80\%$ 预计值）并有气短和症状进展，运动后气短更为明显。此时，由于呼吸困难或疾病的加重，患者常去医院就诊。

（3）Ⅲ级（重度 COPD）：特征为气流受限进一步恶化（$30\% \leq FEV_1 < 50\%$ 预计值），气短加剧，并且反复出现急性加重，影响患者的生活质量。

（4）Ⅳ级（极重度 COPD）：特征为严重的气流受限（$FEV_1 < 30\%$ 预计值）或 $FEV_1 < 50\%$ 预计值合并慢性呼吸衰竭。此时，患者的生活质量明显下降，如果出现急性加重则可能有生命危险。

5. 如何治疗稳定期 COPD？

稳定期 COPD 治疗的主要目的是减轻症状，改善运动耐量及健康状况；降低未来风险，包括防止疾病进展、预防和治疗急性加重及减少病死率。主要治疗方法有以下几种。

（1）避免诱发因素：督促患者戒烟，增强体质，提高机体抵抗力。控制职业性或环境污染，避免或防止粉尘、烟雾及有害气体吸入。有高危职业因素的人员，做好防护。环境污染严重时，减少外出，做好必要的防护措施。

（2）药物治疗：根据患者临床症状、肺功能分级、呼吸困难评分等进行综合评估，针对严重程度的不同给予相应治疗（表 2-1）。

表 2-1　稳定期 COPD 患者病情严重程度的综合性评估及其主要治疗药物

患者综合评估分组	特征	肺功能分级	上一年急性加重次数	呼吸困难评分分级	首选治疗药物
A 组	低风险，症状少	GOLD1～2 级	≤ 1 次	0～1 级	SAMA 或 SABA，必要时
B 组	低风险，症状多	GOLD1～2 级	≤ 1 次	≥ 2 级	LAMA 或 LABA
C 组	高风险，症状少	GOLD3～4 级	≥ 2 次	0～1 级	ICS 加 LABA，或 LAMA
D 组	高风险，症状多	GOLD3～4 级	≥ 2 次	≥ 2 级	ICS 加 LABA，或 LAMA

注：SAMA. 短效抗胆碱能药；SABA. 短效 β_2 受体激动药；LAMA. 长效抗胆碱能药；LABA. 长效 β_2 受体激动药；ICS. 吸入糖皮质激素

1）支气管舒张药：是控制症状的主要措施，依据症状、肺功能和急性加重风险等，综合评估稳定期 COPD 患者的病情严重程度，并依据评估结果选择主要治疗药物。

2）糖皮质激素：研究显示对高风险患者长期吸入糖皮质激素与长效 β_2 肾上腺素受体激动药的联合制剂可增加运动耐量、减少急性加重发作频率、提高生活质量。

3）祛痰药：常用盐酸氨溴索、乙酰半胱氨酸等。

（3）长期氧疗：可提高 COPD 伴慢性呼吸衰竭患者的生活质量和生存率，对血流动力学、运动能力、精神状态均产生有益影响。

(4) 康复训练：康复训练可促进患者气道分泌物排除，改善患者快速、浅表的呼吸，包括呼吸功能训练、肌肉训练等多方面措施，如步行、慢跑、登楼梯、脚踏车等全身性运动及腹式呼吸锻炼等。

(5) 营养支持：由于机体能量消耗增加和摄入不足等原因，COPD 患者常伴有营养不良、体重减轻。应加强营养支持，保证摄入足够的热量和蛋白质，避免高糖类的摄入，以免产生过多二氧化碳，加重呼吸负荷。

6. 慢性阻塞性肺疾病急性加重期有哪些临床表现？

慢性阻塞性肺疾病急性加重（acute exacerbation of chronic obstructive pulmonary disease，AECOPD）为呼吸症状急性恶化，最常见的原因是上呼吸道病毒感染和气管 - 支气管感染，气道内细菌负荷增加或气道内出现新菌株。感染引起的特异性免疫反应及中性粒细胞、$CD8^+T$ 淋巴细胞为主的炎症，AECOPD 发病与气道炎症加重有关。细菌、病毒感染及空气污染均可诱发急性加重，肺部病毒、细菌的感染和定植常伴随 COPD 气道炎症的加剧。主要临床表现如下。

(1) 患者呼吸系统症状急性加重，典型表现为短期内气促加重，常伴有喘息、胸闷、咳嗽加剧、痰量增多（呈脓性或黏脓痰）及发热等炎症加重的表现。

(2) 可出现活动受限、全身不适、失眠、嗜睡、疲乏、抑郁和精神紊乱等全身症状。早期症状可不明显，表现为轻微流涕、发热、浑身酸痛、头痛等，因患者肺功能不同而异。当患者出现运动耐力下降、发热和（或）胸部 X 线异常时可能为 AECOPD 的征兆。

(3) AECOPD 症状通常持续 7 ～ 10d，可能持续更久，若急性加重后恢复缓慢则更可能加速疾病进展。当患者症状明显加重，如突然出现静息时呼吸困难或出现发绀、外周水肿时应入院治疗，当患者出现精神紊乱、嗜睡或昏迷等，应收入 ICU 治疗。

7. COPD 的氧疗方式是什么？长期家庭氧疗的指征是什么？

(1) COPD 氧疗方式宜给予持续低流量吸氧，一般采用鼻导管吸氧，氧流量 1 ～ 2L/min，吸氧时间为 10 ～ 15h/d。目的是使患者在静息状态下，达到 $PaO_2 \geq 60mmHg$ 和（或）使 SaO_2 升至 90% 以上，从而维持重要器官功能，保证周围组织氧供。

(2) 长期家庭氧疗对具有慢性呼吸衰竭的患者可提高其生存率，对血流动力学、血液学特征、运动能力、肺生理和精神状态都会产生有益的影响。长期家庭氧疗应在Ⅲ级重度 COPD 患者应用，具体指征（具有以下任何一项）如下。

1）静息时，$PaO_2 < 55mmHg$ 或 $SaO_2 < 88\%$，伴或不伴高碳酸血症。

2）$55mmHg < PaO_2 < 60mmHg$ 或 $SaO_2 < 89\%$，并有肺动脉高压（平均肺动脉压 $\geq 25mmHg$）、右心功能不全所致水肿或红细胞增多症（血细胞比容 $> 55\%$）。

8. COPD 有哪些并发症？

(1) 呼吸系统并发症

1）支气管肺癌：肺癌是 COPD 患者常见的并发症，是轻度 COPD 患者死亡的重要原因。

2）肺炎：由于 COPD 患者存在下呼吸道气流受限和细菌寄存，因此易合并肺炎。并发肺炎是 COPD 患者的一个重要死亡原因。

3）慢性呼吸衰竭：常在 AECOPD 时发生，呼吸功能严重受损，出现低氧血症和二氧化碳潴留的临床表现。呼吸道感染、分泌物干结潴留、不适当氧疗等使通气和换气功能障碍进一步加重，可诱发呼吸衰竭。

4）气胸：如有突然加重的呼吸困难并伴有明显的发绀，患侧肺叩诊为鼓音，听诊呼吸音减弱或消失应考虑并发自发性气胸，应参考胸部 X 线片，以明确诊断。

（2）心血管系统并发症

1）心力衰竭：是 COPD 常见的并发症，约 30% 稳定期患者会并发不同程度的心力衰竭。

2）心房颤动：是 COPD 较常见的并发症，COPD 并发心房颤动的患者应谨慎使用大剂量 β 受体激动药。

3）高血压：也是 COPD 患者常见的并发症，对 COPD 病程的进展有明显影响。

（3）骨质疏松症：COPD 患者常合并骨质疏松症。当合并椎体骨折时，对肺功能、身体活动、生活质量等会产生消极影响。对于重度骨质疏松患者，咳嗽可导致肋骨骨折，进一步阻碍痰液清除，增加 AECOPD 的风险。

（4）焦虑症与抑郁症：COPD 患者经常出现焦虑、抑郁等不良情绪，与病情的进展密切相关。呼吸康复特别是运动治疗对 COPD 患者并发焦虑症和抑郁症是有益的。

（5）代谢综合征和糖尿病：COPD 患者常并发代谢综合征和糖尿病，影响疾病的预后。一般情况下对重度 COPD 合并糖尿病的患者，不主张将患者的 BMI 控制在 $21kg/m^2$ 以下。

9. COPD 有哪些预防措施？

COPD 的预防应包括预防 COPD 的发生和防止慢性支气管炎、肺气肿等疾病进展。主要措施包括以下几个方面。

（1）提高患者对疾病的认知及治疗的依从性。

（2）戒烟是预防 COPD 的重要措施，在疾病的任何阶段戒烟都有益于防止 COPD 的发生和发展，故吸烟者应立即戒烟。

（3）控制职业和环境污染，避免或减少有害粉尘、烟雾或气体吸入，减轻气道和肺的异常炎症反应。

（4）预防呼吸道感染，包括病毒、支原体、衣原体或细菌感染，流感疫苗和肺炎球菌疫苗等对于易受流感病毒或肺炎球菌感染者的预防有一定意义。

（5）对慢性支气管炎患者监测肺通气功能（FEV_1、FEV_1/FVC 及 $FEV_1\%$），及早发现慢性支气管炎患者气流受阻以便及时采取措施。

（6）定期检查、反复强化患者正确使用吸入装置。

（7）根据患者的病情制订并实施肺康复计划，指导其进行腹式呼吸训练、缩唇呼吸训练及呼吸操、步行、慢跑、练气功等锻炼。

（8）指导家庭氧疗，使患者及其家属了解氧疗的目的、必要性及注意事项；安全用氧做到供氧装置周围严禁烟火，氧疗装置定期更换、清洁、消毒。

（9）进行饮食指导，制订足够热量和蛋白质的饮食计划，少量多餐，达到理想的体重，避免高糖类的摄入及高热量饮食，以免产生过多的二氧化碳。

（10）改善患者的心理、睡眠、情绪状态等。

10. COPD 有哪些护理措施？

（1）病情观察：密切观察患者咳嗽、咳痰及呼吸困难的程度，监测动脉血气及水、电解质、酸碱平衡情况。

(2) 协助患者排痰：年老体弱及卧床患者要协助其叩背、翻身，嘱其深呼吸，痰液黏稠时可给予雾化吸入治疗。

(3) 用药护理：遵医嘱应用抗生素、支气管扩张药和祛痰药，注意观察药物疗效及不良反应。急性发作期要保证及时、准确应用抗生素及平喘祛痰药。

(4) 氧疗护理：呼吸困难伴低氧血症者，遵医嘱给予吸氧。一般采用鼻导管吸氧，氧流量 1 ～ 2L/min，避免吸入浓度过高的氧气引起二氧化碳潴留。提倡长期家庭氧疗，氧疗的有效指征为：患者呼吸困难减轻、呼吸频率减慢、发绀减轻、心率减慢、活动耐力增加。

(5)呼吸功能锻炼：指导患者采用缩唇呼吸、腹式呼吸，以改善呼吸功能。每天训练 3 ～ 4 次，每次重复 8 ～ 10 次。腹式呼吸需要增加能量消耗，适用于疾病恢复期患者。

(6) 饮食护理：给予高蛋白、高维生素清淡食物，保证充足的水分摄入，以利于痰液排出。

(7) 适当活动：以不感到疲劳为宜，注意保暖，预防感冒，吸烟者劝其戒烟。

（郭利利　赵　明）

第三节　支气管哮喘

1. 什么是支气管哮喘？

支气管哮喘（bronchial asthma）简称哮喘，是一种常见气道慢性炎症性疾病，以嗜酸性粒细胞、肥大细胞和 T 淋巴细胞等多种炎症细胞参与的气道慢性炎症为基础，可引起气道高反应性及可逆性气道阻塞。哮喘患者常表现呼气样的呼吸困难和气喘，可通过支气管激发试验和舒张试验确诊。

2. 哮喘的病因有哪些？

哮喘是一种具有多基因遗传倾向的疾病，患者个体的过敏体质与外界环境的相互影响是发病的重要因素。

(1) 遗传因素：哮喘与多基因遗传有关，有明显的家族聚集倾向。

(2) 环境因素：①变应原因素，如室内变应原（尘螨、家养宠物、真菌、蟑螂等）、室外变应原（花粉、草粉等）、职业性变应原（油漆、饲料、活性染料等）、高蛋白食物（鱼、虾、蛋类、牛奶等）、药物（阿司匹林、抗生素、碘造影剂、各种蛋白制剂或血清制剂等）。②非变应原因素，如大气污染、吸烟、运动、肥胖、刺激性食物等。

(3) 感染因素：尤其是急性上呼吸道感染，如细菌、病毒、支原体、寄生虫感染等。

(4) 其他因素：哮喘还受气候变化、妊娠、情绪波动大等因素影响。

3. 哮喘有哪些临床表现？

(1) 症状

1) 哮喘起病急，发作前可有干咳、打喷嚏、流清涕、流泪等先兆，随之很快发作哮喘。典型表现为发作性呼气性呼吸困难，或发作性胸闷和咳嗽，伴有哮鸣音。

2) 严重者不能平卧，被迫采取坐位或端坐呼吸，出现发绀、干咳或咳大量白色泡沫样痰。症状可在数分钟内发作，并持续数小时至数日，可自行缓解或用支气管舒张药后缓解。

在夜间及凌晨发作和加重是哮喘的特征之一。

3）临床上还存在无喘息症状的不典型哮喘，表现为反复咳嗽、胸闷或其他呼吸道症状。以咳嗽为唯一症状的不典型哮喘称为咳嗽变异性哮喘（cough variant asthma，CVA）。以胸闷为唯一症状的不典型哮喘称为胸闷变异性哮喘（chest tightness variant asthma，CTVA）。

4）有些青少年表现为运动性哮喘，症状为运动时出现胸闷、咳嗽和呼吸困难。

（2）体征

1）哮喘发作时胸廓饱满，胸部叩诊呈过清音，典型体征为双肺可闻及广泛哮鸣音，甚至不用听诊器亦可听到，呼气音延长。

2）当气道严重阻塞时，哮鸣音可减弱或消失，表现为“沉默肺”，是病情危重的表现。若伴有感染，则可闻及湿啰音。

3）严重发作时可有颈静脉怒张、发绀、大汗淋漓、心率增快、奇脉及意识障碍等。

4）非发作期体检可无异常，此时不能排除哮喘。

4. 哮喘如何分期？

（1）急性发作期：指喘息、气促、胸闷或咳嗽等症状突然发生或加重，常有呼吸困难，以呼气流量降低为特征，常因接触变应原等刺激物或治疗不当所致。一般发作持续数分钟至数十分钟，可自行或经药物治疗后缓解，偶有数分钟内危及生命者，严重时可持续 1 ～ 2d，应正确评估病情并及时治疗。

（2）非急性发作期（慢性持续期）：许多哮喘患者在非急性发作期仍有不同频率和（或）不同程度的症状（如喘息、气急、胸闷、咳嗽等）出现，肺通气功能下降。

（3）临床缓解期：指经过治疗或未经治疗，症状、体征消失，肺功能恢复到急性发作前水平，并维持 1 年以上。

5. 哮喘的诊断标准是什么？

（1）可变的呼吸道症状和体征

1）反复发作的喘息、气急、胸闷或咳嗽，夜间及晨间多发，多与接触变应原、冷空气、物理或化学性刺激、病毒性上呼吸道感染和运动等有关。

2）发作时双肺可闻及散在或弥漫性、以呼气相为主的哮鸣音，呼气相延长。

3）上述症状可经平喘药物治疗后缓解或自行缓解。

（2）可变的呼气气流受限客观证据：有气流受限的客观证据（在随访过程中，至少有 1 次气流受限的证据，$FEV_1/FVC < 75\%$），同时具备以下气流受限客观检查中的任意 1 条。

1）支气管舒张试验阳性（吸入支气管舒张药后，FEV_1 增加 $> 12\%$ 且绝对值增加 $>$ 200ml）。

2）呼气峰值流速（peak expiratory flow，PEF）平均每日昼夜变异率 $> 10\%$（每日监测 PEF 2 次，至少 2 周）。

3）抗炎治疗 4 周后，肺功能显著改善（与基线值比较，FEV_1 增加 $> 12\%$ 且绝对值增加 $>$ 200ml）。

4）运动激发试验阳性（与基线值比较，FEV_1 降低 $> 10\%$ 且绝对值降低 $>$ 200ml）。

5）支气管激发试验阳性（使用标准剂量的乙酰甲胆碱或组胺，FEV_1 降低 $\geq 20\%$）。

符合上述第（1）、（2）两条，并除外其他疾病所引起的喘息、气急、胸闷和咳嗽，可以诊断为哮喘。

6. 如何判断哮喘的病情严重程度？

（1）严重程度分级：初始治疗时即对哮喘严重程度进行判断，根据白天发作、夜间哮喘症状（喘息、咳嗽、胸闷）出现的频率和肺功能进行评估，将慢性持续期哮喘病情严重程度分为间歇发作、轻度持续、中度持续和重度持续 4 级，见表 2-2。

表 2-2 哮喘患者病情严重程度分级

分级	临床特点
间歇发作（第 1 级）	症状＜每周 1 次 短暂出现 夜间哮喘症状≤每个月 2 次 FEV_1 占预计值 % ≥ 80% 或 PEF ≥ 80% 个人最佳值 PEF 或 FEV_1 变异率＜ 20%
轻度持续（第 2 级）	症状≥每周 1 次，但＜每日 1 次 可能影响活动和睡眠 夜间哮喘症状＞每个月 2 次，但＜每周 1 次 FEV_1 占预计值 % ≥ 80% 或 PEF ≥ 80% 个人最佳值 PEF 或 FEV_1 变异率 20% ～ 30%
中度持续（第 3 级）	每日有症状 影响活动和睡眠 夜间哮喘症状≥每周 1 次 FEV_1 占预计值 % 为 60% ～ 79% 或 PEF60% ～ 79% 个人最佳值 PEF 或 FEV_1 变异率＞ 30%
重度持续（第 4 级）	每日有症状 频繁出现 经常出现夜间哮喘症状 体力活动受限 FEV_1 占预计值 % ＜ 60% 或 PEF ＜ 60% 个人最佳值 PEF 或 FEV_1 变异率＞ 30%

注：一名患者只要具备某级严重度的一个特点即可列入该级中

（2）急性发作病情严重程度分级：哮喘急性发作时其程度轻重不一，病情加重可在数小时或数天内逐渐出现，偶尔也可在数分钟内危及生命，故应正确评估，并及时进行有效治疗。哮喘急性发作时按病情严重程度可分轻度、中度、重度及危重度 4 级，见表 2-3。

表 2-3 哮喘急性发作时病情严重程度的分级

临床特点	轻度	中度	重度	危重
气短	步行、上楼时	稍事活动	休息时	—
体位	可平卧	喜坐位	端坐呼吸	—
讲话方式	连续成句	常有中断或单词	单字	不能讲话
精神状态	可有焦虑，尚安静	时有焦虑或烦躁	常有焦虑、烦躁	嗜睡或意识模糊

续表

临床特点	轻度	中度	重度	危重
出汗	无	有	大汗淋漓	—
呼吸频率	轻度增加	增加	常＞ 30 次 / 分	—
辅助呼吸肌活动或“三凹征”	常无	可有	常有	胸腹矛盾运动
哮鸣音	散在，呼吸末期	响亮、弥漫	响亮、弥漫	减弱，乃至无
脉率	＜ 100 次 / 分	100 ～ 120 次 / 分	＞ 120 次 / 分	脉率变慢或不规则
奇脉	无，＜ 10mmHg	可有，10 ～ 25mmHg	常有，10 ～ 25mmHg（成人）	无，提示呼吸肌疲劳
使用 β_2 受体激动药后 PEF 占预计值或个人最佳值	＞ 80%	60% ～ 80%	＜ 60% 或 ＜ 100L/min，或作用时间＜ 2h	—
PaO_2（吸空气）	正常	＞ 60mmHg	＜ 60mmHg	＜ 60mmHg
$PaCO_2$	＜ 45mmHg	≤ 45mmHg	＞ 45mmHg	＞ 45mmHg
SaO_2（吸空气）	＞ 95%	91% ～ 95%	≤ 90%	≤ 90%
pH	—	—	—	降低

注：只要符合某一严重程度的某些指标，而不需满足全部指标，即可提示为该级别的急性发作。“—”表示无反应或无变化

7. 哮喘控制水平如何分级？

哮喘患者即使没有急性发作，但在相当长的时间内仍有不同频率或不同程度的喘息、咳嗽、胸闷、肺通气功能下降等表现。根据症状、用药情况、肺功能检查结果等综合指标将哮喘患者控制水平分为哮喘症状良好控制（或临床完全控制）、部分控制和未控制（表 2-4）。

表 2-4　哮喘控制水平分级

临床特征	完全控制（满足以下所有条件）	部分控制（任何 1 周出现以下 1 项临床特征）	未控制（在任何 1 周内）
日间症状	无（或≤ 2 次 / 周）	＞ 2 次 / 周	出现≥ 3 项哮喘部分控制特征
活动受限	无	有（任何 1 次）	
夜间有症状 / 憋醒	无	有（任何 1 次）	
使用缓解药或急救药物治疗次数	无（或≤ 2 次 / 周）	＞ 2 次 / 周	
肺功能（PEF 或 FEV_1）	正常或≥正常预计值 / 本人最佳值的 80%	＜正常预计值或本人最佳值的 80%	
急性发作	无	≥ 1 次 / 年	出现 1 次

注：肺功能检查对于 5 岁以下儿童可靠性差

8. 嗥喘的治疗方法有哪些？

目前哮喘无特效治疗方法，但长期规范化治疗可使大多数哮喘患者达到良好或完全的临床控制，减少复发至不发作。哮喘治疗的目标是控制症状，预防发作，即在使用最小有效剂量药物治疗的基础上，或不用药物能使患者活动不受限制。哮喘治疗应采取综合治疗手段，包括避免接触变应原及其他触发哮喘的因素、规范化的药物治疗、特异性免疫治疗及加强患者教育。

（1）确定并减少危险因素刺激：持续暴露于哮喘诱发因素是某些哮喘患者症状控制差的重要原因，脱离变应原并长期避免接触危险因素是防治哮喘最有效的方法。

（2）规范化的药物治疗：治疗哮喘的药物可以分为控制药物和缓解药物。控制药物是指需要长期使用的药物，主要通过抗炎作用使哮喘维持在临床控制水平。缓解药物是指按需使用的药物，通过迅速解除支气管痉挛从而缓解哮喘症状。

（3）特异性免疫疗法：通过皮下或舌下含服给予常见吸入变应原（如尘螨、猫毛、豚草等）提取液，可减轻哮喘症状和降低气道高反应性，适用于变应原明确但难以避免的哮喘患者。

（4）加强教育：在患者就诊时，与其一起探讨其对药物治疗的依从性，为患者建立个体化长期治疗计划和个体化控制哮喘加重的治疗计划。进行定期随访监护，对新出现的问题及时评价和正确指导。

9. 治疗哮喘的药物有哪些？使用时应注意哪些事项？

治疗哮喘的药物分为控制类药物和缓解类药物。控制类药物即需要长时间维持应用的药物，主要通过其抗炎作用，使哮喘患者维持在临床控制状态。缓解类药物，急性发作时可按需使用，主要通过迅速解除支气管痉挛从而缓解哮喘症状。药物分类见表 2-5。

表 2-5 哮喘治疗药物分类

缓解性药物	控制性药物
短效口服 β_2 受体激动药（SABA）	吸入型糖皮质激素（ICS）
短效吸入型抗胆碱能药物	白三烯调节剂（LTRA）
短效茶碱	长效 β_2 受体激动药（LABA）
全身性激素	全身性激素
	缓释茶碱
	抗 IgE 单克隆抗体
	联合用药（如 ICS/LABA）

（1）糖皮质激素：糖皮质激素（以下简称激素）是控制气道炎症最有效的药物，给药途径包括吸入、口服和静脉用药等。

1）吸入给药：是目前哮喘长期治疗的首选药物，吸入激素可直接作用于呼吸道，局部抗炎作用强，所需剂量小，全身性不良反应少。多数成人患者吸入小剂量激素即可较好地控制哮喘。由于吸烟可减弱激素的效果，故吸烟者需戒烟并予以较高剂量的吸入激素。吸入激素的剂量与预防哮喘严重急性发作的作用强度之间有明显相关性，所以严重哮喘患者长期大剂量吸入激素是有益的。少数患者可出现口腔念珠菌感染及声音嘶哑，指导患者吸药后及时用清水含漱口咽部，选用干粉吸入剂或加用除雾器可减少上述不良反应。通常成人患者每日吸入低至中等剂量的激素，不会出现明显的全身不良反应。长期高剂量吸入可能出现皮肤瘀斑、肾上腺功能抑制和骨密度降低等全身不良反应。常见的吸入剂及剂量见表 2-6。

表 2-6　常用吸入型糖皮质激素的每日剂量与互换关系

药物	低剂量（μg）	中剂量（μg）	高剂量（μg）
二丙酸倍氯米松	200 ～ 500	500 ～ 1000	＞ 1000 ～ 2000
布地奈德	200 ～ 400	400 ～ 800	＞ 800 ～ 1600
丙酸氟替卡松	100 ～ 250	250 ～ 500	＞ 500 ～ 1000
环索奈德	80 ～ 160	160 ～ 320	＞ 320 ～ 1280

2）口服给药：常用口服激素药物有泼尼松、泼尼松龙等，泼尼松的起始剂量为每天 30 ～ 60mg，症状缓解或肺功能达到个人最佳值后，逐渐减量至每天≤ 10mg，然后停用，改为吸入剂，指导患者不得自行减量或停药，口服给药宜在饭后服用，以减少胃肠黏膜刺激。

3）静脉用药：严重哮喘发作时，经静脉给予琥珀酸氢化可的松（100 ～ 400mg/d）或甲泼尼龙（80 ～ 160mg/d）。哮喘症状控制后改为口服给药，并逐渐减少激素用量。

（2）β_2 受体激动药：通过对气道平滑肌和肥大细胞等细胞膜表面的 β_2 受体起作用，舒张气道平滑肌、减少肥大细胞和嗜碱性粒细胞脱颗粒和介质的释放、降低微血管的通透性、增加气道上皮纤毛摆动等，从而缓解哮喘症状。β_2 受体激动药分为短效 β_2 受体激动药（SABA）和长效 β_2 受体激动药（LABA）。

1）短效 β_2 受体激动药（SABA）：为控制哮喘急性发作的首选药物，作用时间为 4 ～ 6h。有吸入、口服、静脉 3 种制剂，首选吸入给药。包括定量气雾剂（metered dose inhaler，MDI）、干粉剂和雾化液。常用药物有沙丁胺醇和特布他林，如每次吸入 100 ～ 200μg 沙丁胺醇（舒喘宁）或 250 ～ 500μg 特布他林（博利康尼、喘康速）。口服制剂如沙丁胺醇 2 ～ 4mg，特布他林 1.25 ～ 2.5mg，每日 3 次。SABA 应按需间歇使用，不宜长期、单一使用。

2）长效 β_2 受体激动药（LABA）：与 ICS 联合使用，是目前最常用的哮喘控制性药物，作用时间为 10 ～ 12h。常用药物有沙美特罗和福莫特罗，目前常用 ICS/LABA 的复合制剂、氟替卡松 / 沙美特罗吸入干粉剂和布地奈德 / 福莫特罗吸入干粉剂。LABA 不能单独用于哮喘治疗。

（3）白三烯调节剂（LTRA）：包括白三烯受体拮抗药和 5- 脂氧化酶抑制剂，临床常用白三烯受体拮抗药，具有抗炎和舒张支气管平滑肌的作用，可减轻哮喘症状、改善肺功能、防止哮喘的恶化。通常口服给药，常用药物有扎鲁司特（20mg，每日 2 次）或孟鲁司特（10mg，每日 1 次）。

（4）茶碱类药物：具有舒张支气管平滑肌及强心、利尿、兴奋呼吸中枢和呼吸肌的作用，低浓度茶碱具有一定的抗炎作用。可作为症状缓解药。

1）口服给药：常用药物有氨茶碱和缓释茶碱，一般剂量为每日 6 ～ 10mg/kg，口服缓释茶碱尤其适用于控制夜间哮喘症状。小剂量缓释茶碱与 ICS 联合是目前常用的哮喘控制性药物之一。

2）静脉给药：主要用于重症和危重症哮喘。氨茶碱首剂负荷剂量为 4 ～ 6mg/kg，加入葡萄糖溶液中缓慢静脉注射，注射速度不宜超过 0.25mg/(kg•min)，维持剂量为 0.6 ～ 0.8mg/(kg•h)。每日最大剂量不超过 1.0g（包括口服和静脉给药）。临床上应监测其血药浓度（茶碱有效、安全的血药浓度范围为 6 ～ 15μg/ml）。

（5）抗胆碱药物：具有舒张支气管及减少黏液分泌的作用，分为速效抗胆碱药（SAMA，维持 4 ～ 6h）和长效抗胆碱药（LAMA，维持 24h）。SAMA 主要用于哮喘急性发作的治疗，多与 β_2 受体激动药联合应用。LAMA 主要用于哮喘合并慢性阻塞性肺疾病及慢性阻塞性肺疾病患者的长期治疗。

10. 哮喘急性发作期的治疗有哪些？如何护理急性发作期的患者？

（1）治疗：哮喘急性发作期的治疗以减轻症状，纠正低氧血症，恢复肺功能，防止恶化，预防并发症为目标，具体治疗方法如下。

1）轻度：每日定时吸入糖皮质激素，出现症状时吸入短效 β_2 受体激动药，可间断吸入，效果不佳可加服 β_2 受体激动药控释片或茶碱缓释片，或加用抗胆碱药（如异丙托溴铵）气雾剂吸入。

2）中度：糖皮质激素吸入剂量增大，规律吸入 β_2 受体激动药或口服其他长效药，症状不缓解者加用抗胆碱药气雾剂吸入，或加服白三烯受体拮抗药，或口服糖皮质激素每日＜60mg，必要时可加用氨茶碱静脉滴注及氧气吸入。

3）重度至危重度：持续雾化吸入 β_2 受体激动药，或合用抗胆碱药；沙丁胺醇吸入或氨茶碱静脉滴注，加用口服白三烯受体拮抗药；糖皮质激素如琥珀酸氢化可的松或甲泼尼龙静脉滴注，病情好转后逐渐减量，改为口服；适当补液，维持水、电解质及酸碱平衡；如氧疗不能改善症状可行机械通气治疗。其机械通气指征包括：呼吸肌疲劳、严重低氧血症（PaO_2 ＜ 60mmHg）、$PaCO_2$ ＞ 50mmHg、重度呼吸性酸中毒，动脉血 pH ＜ 7.25 和意识障碍等。

（2）护理措施

1）对症护理：帮助患者取舒适体位，如坐位，身体微向前倾斜，呼吸大量新鲜空气，缓解呼吸困难；迅速为患者准备好药物及吸入装置并协助患者应用；根据动脉血气结果给予鼻导管或面罩吸氧，氧流量 2 ～ 4L/min；保持呼吸道通畅，指导患者有效咳嗽、咳痰。

2）病情观察：密切监测生命体征、神志、尿量，观察药物作用及不良反应，观察患者有无自发性气胸、脱水、酸中毒、电解质紊乱、肺不张等并发症或伴随症状。

3）一般护理：病室保持空气清新、流通，维持良好的温、湿度，避免存放易诱发哮喘的物品，备齐必需的抢救药物及设备。

4）心理护理：哮喘急性发作时应安慰患者，消除其紧张情绪。

11. 哮喘的长期治疗方案是什么？

以哮喘严重程度为基础，在评估和监测患者哮喘控制水平的基础上，及时调整适当的治疗方案，以维持控制水平。哮喘患者长期治疗方案分为 5 级（表 2-7），对以往未经规范治疗的初诊哮喘患者选用第 2 级治疗方案，哮喘患者症状明显者，治疗直接从第 3 级方案开始。从第 2 级到第 5 级的治疗方案中都有不同哮喘控制药物可供选择。在每一级中都应按需选择缓解药物，以迅速缓解哮喘症状。对哮喘患者进行健康教育、有效控制环境和避免诱发因素的原则要贯穿整个治疗过程。

表 2-7 哮喘患者长期治疗方案

治疗方案	第1级	第2级	第3级	第4级	第5级
首选控制药物	不需使用药物	低剂量ICS	低剂量ICS/LABA	中/高剂量ICS/LABA	添加治疗，如噻托溴铵、口服激素、IgE单克隆抗体、抗IL-5药物
其他可选控制药物	低剂量ICS	LTRA/低剂量茶碱	中/高剂量ICS、低剂量ICS/LTRA（或加茶碱）	加用噻托溴铵中/高剂量ICS/LTRA（或加茶碱）	—
缓解药物	按需使用SABA或ICS/福莫特罗复合制剂	按需使用SABA或ICS/福莫特罗复合制剂	按需使用SABA或ICS/福莫特罗复合制剂	按需使用SABA或ICS/福莫特罗复合制剂	按需使用SABA或ICS/福莫特罗复合制剂

注：1）推荐选用的治疗方案，也要考虑患者的实际状况（包括经济收入及当地医疗资源等）。

2）低剂量ICS指每天吸入布地奈德200～400μg，中等剂量ICS指每天吸入布地奈德＞400～800μg，高剂量ICS指每天吸入布地奈德＞800～1600μg。

3）如使用某级治疗方案不能够控制哮喘，治疗方案升级至达到哮喘控制为止；达到哮喘控制并维持至少3个月以上时，可考虑降级治疗

12. 哮喘患者的护理要点有哪些？

（1）一般护理：有明确变应原患者，应尽快脱离变应原。提供安静、舒适、冷暖适宜的休息环境，保持室内空气流通，不宜放置花草、地毯，避免使用皮毛、羽绒或蚕丝织物等，床单位定时除尘处理等。根据病情提供舒适体位，如为端坐呼吸者提供床旁桌以作支撑，减少体力消耗。

（2）饮食护理：为患者提供清淡、易消化、足够热量的饮食，避免进食硬、冷、油煎食物，不宜食用鱼、虾、蟹、蛋类、牛奶等易过敏食物。哮喘急性发作时，患者呼吸增快、出汗，常伴脱水、痰液黏稠，易形成痰栓阻塞小支气管，加重呼吸困难，应确保患者液体入量，每日至少2500～3000ml，以补充丢失的水分，稀释痰液，改善呼吸功能。

（3）用药护理：指导患者按医嘱规律用药，观察药物疗效及不良反应，如使用β_2受体激动药后偶有头痛、头晕、心悸、手指震颤等症状，可引起严重心律失常，甚至猝死。指导患者或其家属掌握正确的药物吸入技术，吸入剂使用后及时漱口。多种气雾剂同时使用时，先用支气管扩张剂，后用抗炎气雾剂，需吸入2喷时，应间隔至少1min。

（4）病情观察：观察哮喘发作前驱症状，如鼻咽痒、打喷嚏、流涕、眼痒等黏膜过敏症状。动态观察呼吸困难、呼吸音、哮鸣音及血气分析等变化，警惕气胸、呼吸衰竭等并发症。

（5）对症护理：遵医嘱鼻导管或面罩吸氧，氧流量2～4L/min，吸氧浓度一般不超过40%。指导患者有效咳嗽，叩背，必要时氧气雾化吸入，以促进痰液排出。

（6）心理护理：耐心解释病情及治疗措施，鼓励并安慰患者，使其避免紧张，积极配合治疗。保持情绪稳定，对减轻哮喘症状和控制病情有重要意义。

（郭利利　赵　明）

第四节 支气管扩张

1. 什么是支气管扩张？

支气管扩张（bronchiectasis）是指由于各种原因引起的支气管管壁的肌肉和弹性组织破坏或支气管及其肺周围组织的慢性炎症和阻塞，导致扩张和变形的慢性化脓性疾病。临床特点为慢性咳嗽、咳大量脓痰和反复咯血。根据病理结果将支气管扩张症分为柱状支气管扩张、囊柱型支气管扩张和囊状支气管扩张 3 种基本类型。

2. 支气管扩张的病因有哪些？

（1）支气管 - 肺组织感染和支气管阻塞：支气管 - 肺组织感染是支气管扩张最常见的原因。因反复感染破坏支气管壁各层组织，尤其是平滑肌和弹性纤维的破坏，削弱了对管壁的支撑作用。支气管炎症引起的支气管黏膜充血、水肿和分泌物阻塞管腔，致使引流不畅而加重感染。另外，肺结核纤维组织增生和收缩牵引，或因支气管结核引起管腔狭窄、阻塞，均可引起支气管扩张，好发于上叶尖后段或下叶背段。异物吸入或气道内肿瘤引起支气管阻塞也可导致支气管扩张，但相对少见。感染引起支气管阻塞，阻塞又加重感染，两者互为因果，促使支气管扩张的发生与发展。

（2）支气管先天性发育缺损和遗传因素：此类支气管扩张较少见，如支气管先天性发育障碍、肺囊性纤维化、先天性丙种球蛋白缺乏症和低免疫球蛋白血症等患者所发生的支气管扩张。

（3）全身性疾病：如类风湿关节炎、系统性红斑狼疮、克罗恩病、溃疡性结肠炎等疾病可同时伴有支气管扩张。心脏移植术后可因慢性肺移植物排斥发生支气管扩张。另外，支气管扩张可能与机体免疫功能失调有关。

3. 支气管扩张有哪些临床表现？

（1）症状

1）慢性咳嗽伴大量脓痰：咳嗽是支气管扩张最常见的症状，常为阵发性咳嗽，痰量与体位改变有关，如晨起或入夜卧床时咳嗽、痰量增多。其严重程度可用痰量估计，每日＜ 10ml 为轻度；每日 10 ～ 150ml 为中度；每日＞ 150ml 为重度。呼吸道感染急性发作时，黄绿色脓痰明显增多，每日可达数百毫升。痰液静置后有分层现象，上层为黏液泡沫，下悬脓性黏液，中层为浑浊浆液，底层为坏死组织沉淀物。若有厌氧菌感染时，痰液有恶臭味。

2）反复咯血：50% 的患者可出现不同程度的咯血，咯血量多少不等，可为痰中带血、少量或大量咯血。咯血量与病变范围和病情严重程度可不一致，部分患者以反复咯血为唯一症状，平时无咳嗽、咳脓痰等症状，临床上称为“干性支气管扩张”。病变多位于引流良好的肺上叶支气管，且不易感染。

3）反复肺部感染：支气管引流不畅，痰不易咳出，患者可感到胸闷不适。炎症扩散到病变周围肺组织可出现全身毒血症状，如发热、食欲缺乏、盗汗、消瘦、贫血等，且咳嗽加剧、痰量增多，一旦大量脓痰排出后，全身症状可明显改善。

（2）体征

1）早期或干性支气管扩张可无异常肺部体征。

2）病变重或继发感染时常可闻及两肺底部、背部固定而持久的局限性粗湿啰音，是支气管扩张的特征性表现。结核引起的支气管扩张，湿啰音多位于肩胛间区。

3）有些患者可见杵状指（趾），部分患者可出现发绀，晚期合并肺源性心脏病的患者可出现右心衰竭的体征。

4. 支气管扩张有哪些治疗方法？

支气管扩张的治疗目的是确定并治疗潜在病因以阻止疾病进展，维持或改善肺功能，减少急性加重，减少日间症状和急性加重次数以改善生活质量。

（1）治疗基础疾病：对于活动性肺结核伴支气管扩张应积极抗结核治疗，低免疫球蛋白血症可用免疫球蛋白替代治疗。

（2）控制感染：控制感染是急性感染期的主要治疗措施。应根据临床表现和痰培养结果，选用有效抗生素。症状轻者常用阿莫西林或头孢菌素口服治疗。喹诺酮类药物和磺胺类药物也有一定疗效。重症患者常静脉给药，如头孢他啶、头孢吡肟和亚胺培南等。如有厌氧菌混合感染，加用甲硝唑、替硝唑或克林霉素。

（3）保持呼吸道通畅

1）清除气道分泌物：应用祛痰药如溴已新每次 8 ～ 16mg 或盐酸氨溴索每次 30mg，每日 3 次，口服。振动、叩背、雾化吸入等胸部物理治疗方法以清除气道分泌物。

2）改善气流受限：支气管舒张药可改善气流受限，伴有气道高反应及可逆性气流受限的患者疗效明显。可使用 β_2 受体激动药或异丙托溴铵喷雾吸入，或口服氨茶碱及其缓释制剂。

3）体位引流：应根据病变部位采取相应体位进行引流，有助于排除积痰，减少继发感染和全身中毒症状。对于痰多且黏稠者，其作用尤为重要。

4）纤维支气管镜吸痰：如体位引流排痰效果不理想，可经纤维支气管镜吸痰并用生理盐水冲洗痰液，也可局部注入抗生素。

（4）咯血的处理：出血量少时对症处理，出血量大，经内科治疗无效时可考虑介入栓塞或手术治疗。

（5）手术治疗：适用于经内科治疗后仍有反复大量咯血或急性感染发作，病变局限在一叶或一侧肺组织且全身状况良好者，可考虑手术切除病变肺段或肺叶。

5. 如何预防支气管扩张？

（1）疾病预防指导：支气管扩张与感染密切相关，应积极防治百日咳、麻疹、支气管肺炎、肺结核等呼吸道感染，及时治疗上呼吸道慢性病灶（如扁桃体炎、鼻窦炎、龋齿等）。避免受凉、预防感冒和减少刺激性气体吸入。劝告患者戒烟，对预防支气管扩张有重要意义。

（2）疾病知识指导：指导患者及其家属了解疾病相关知识，并与其制订长期防治计划。加强全身锻炼，增加营养，保证适当的休息，增强机体的抵抗力，减少急性发作。

（3）自我监测：观察体温变化；观察痰液的颜色、性状、气味和量的变化，必要时留痰标本送检；观察病情变化，如有无感染与咯血；了解各种药物的作用和不良反应。

（4）康复指导：强调清除痰液对减轻症状、预防感染的重要性。指导患者掌握体位引流、雾化吸入和有效排痰的方法，长期坚持，以控制病情发展。一旦病情加重，应及时就诊。

（赵　明　徐梦林）

第五节 肺 炎

一、肺炎的基础知识

1. 什么是肺炎？

肺炎（pneumonia）是指终末气道、肺泡和肺间质的炎症，可由感染、理化因素、免疫损伤、过敏及药物等多种病因引起。肺炎是一种严重危害人体健康的常见病、多发病，其中细菌性肺炎是最常见的肺炎，也是最常见的感染性疾病之一。

2. 肺炎如何分类？

（1）按病因分类

1）细菌性肺炎：①需氧革兰氏阳性球菌，肺炎链球菌、金黄色葡萄球菌、甲型溶血性链球菌等。②需氧革兰氏阴性杆菌，肺炎克雷伯杆菌、流感嗜血杆菌、铜绿假单胞菌等。③厌氧杆菌，棒状杆菌、梭形杆菌等。

2）非典型病原体所致肺炎：常由支原体、军团菌和衣原体等引起。

3）病毒性肺炎：由冠状病毒、腺病毒、呼吸道合胞病毒、流感病毒、麻疹病毒、巨细胞病毒、单纯疱疹病毒等引起。

4）真菌性肺炎：由白念珠菌、曲霉菌、放线菌等引起。

5）其他病原体所致肺炎：由立克次体、弓形虫、原虫（如卡氏肺囊虫）、寄生虫（如肺包虫、肺吸虫）等引起。

6）理化因素所致肺炎：放射性损伤可引起放射性肺炎；胃酸吸入可引起化学性肺炎，吸入刺激性气体、液体等化学物质亦可引起化学性肺炎。

（2）按患病环境分类

1）社区获得性肺炎（community acquired pneumonia，CAP）：也称医院外获得性肺炎，是指在医院外罹患的感染性肺实质（含肺泡壁，即广义上的肺间质）炎症，包括有明确潜伏期的病原体感染而在入院后平均潜伏期内发病的肺炎。传播途径为飞沫传播、空气传播、血行传播。肺炎链球菌仍为最主要的病原体，非典型病原体所占比例在增加，耐药菌普遍。

2）医院获得性肺炎（hospital acquired pneumonia，HAP）：也称医源性肺炎，指患者在入院时既不存在，也不处于潜伏期，而是在住院 48h 后发生的感染，也包括出院后 48h 内发生的肺炎。目前呼吸机相关性肺炎（ventilator associated pneumonia，VAP）被认为是 HAP 的特殊类型。

（3）按解剖分类

1）大叶性肺炎：致病菌以肺炎链球菌最为常见。病原体先在肺泡引起炎症，经肺泡间孔向其他肺泡扩散，致使病变累及部分肺段或整个肺段、肺叶，又称肺泡性肺炎。主要表现为肺实质炎症，通常不累及支气管。

2）小叶性肺炎：致病菌有肺炎链球菌、葡萄球菌、病毒、肺炎支原体等。病变起于支气管或细支气管，继而累及终末细支气管和肺泡，又称支气管性肺炎。常继发于其他疾病，如支气管炎、支气管扩张、上呼吸道病毒感染及长期卧床的危重患者。X 线显示病灶融合成不规则的斑片状阴影，边缘密度深浅不一，不受肺叶和肺段限制，常累及肺下叶。

3）间质性肺炎：可由细菌、支原体、衣原体、病毒或肺孢子菌等引起，是以肺间质为主的炎症，病变主要累及支气管壁及其周围组织。由于病变在肺间质，呼吸道症状较轻，异常体征较少。X 线通常表现为一侧或双侧肺下部的不规则条索状阴影。

3. 肺炎有哪些临床表现？

肺炎疾病急骤，常有淋雨、受凉、劳累等诱因，约 1/3 的患者有上呼吸道感染史。

（1）寒战、高热：典型症状为突然寒战、高热，体温高达 39 ～ 40℃，伴有头痛、全身肌肉酸痛、食欲缺乏，年老体弱者仅有低热或不发热。

（2）咳嗽、咳痰：早期为刺激性干咳，继而出现白色黏液痰或带血丝痰。肺炎球菌肺炎患者常咳铁锈色痰，克雷伯杆菌和金黄色葡萄球菌肺炎患者常咳脓痰和咯血，克雷伯杆菌肺炎患者还可咳棕红色胶冻样痰。

（3）胸痛：常有剧烈胸痛，呈针刺样，随咳嗽或深呼吸而加重，可向肩或腹部放射。

（4）呼吸困难：少部分患者病情严重，极度衰竭，因肺实变致通气不足、气体交换障碍、动脉血氧饱和度降低而出现发绀、呼吸困难和末梢循环衰竭，尤其是当老年人患金黄色葡萄球菌肺炎和克雷伯杆菌肺炎时，如不及时治疗，病情会急骤进展，出现谵妄、昏迷，甚至引起死亡。

（5）其他症状：少数患者有恶心、呕吐、腹胀、腹泻等胃肠道症状，重症时可出现神志模糊、烦躁、嗜睡、昏迷等。

4. 肺炎有哪些并发症？

（1）体液不足：由于感染引起发热、出汗、呼吸浅快，易导致体液不足。

（2）肺功能损害：肺炎加重，可出现肺功能损害，如呼吸衰竭，需要使用呼吸机维持呼吸功能。

（3）肾功能损害：可导致肾功能损害，引起少尿、无尿，甚至导致肾衰竭。

（4）血压下降：感染加重引起感染性休克致血压下降，需用药物将血压维持正常值，以免血压过低危及生命。

（5）心脏损害：可出现中毒性心肌炎、脓毒症心肌炎等，引起心脏损害、心肌酶增高，甚至心力衰竭。

（6）神经系统损害：可出现意识障碍、嗜睡，严重者可导致昏迷。

（7）血液系统损害：造成白细胞减低、血小板减少、贫血等。

（8）肝功能损害：可出现肝功能不全、黄疸等。

二、各种肺炎的特点

1. 支原体肺炎有哪些特点？

（1）支原体可经口、鼻分泌物在空气中传播，主要在儿童和青少年中感染。支原体肺炎起病缓慢，常有 2 ～ 3 周潜伏期，以秋冬季节多发。

（2）表现为乏力、咽痛、头痛、发热、肌痛、咳嗽等。咳嗽多为刺激性干咳，咳少量黏痰或黏脓痰。

（3）实验室检查示白细胞总数可正常或略高，以中性粒细胞增多为主。

（4）X 线检查可见肺部多种形态浸润影，呈节段性分布，以肺下叶多见或自肺门向外伸展。

（5）支原体抗体测定和冷凝集试验可用于回顾性诊断。肺炎支原体抗体直接测定有助于早期诊断。

2. 病毒性肺炎有哪些特点？

（1）多发生于冬春季节，常为吸入性感染，通过空气飞沫及密切接触传染，以暴发或散发流行。儿童常见，婴幼儿、老年人、原有慢性心肺疾病者及妊娠期女性病情较重。

（2）大多数患者为急性起病，但症状较轻，咽痛、发热、头痛、全身酸痛倦怠较突出。累及肺部后出现干咳、咳少量白色黏痰，肺部常无明显体征，病程 1 ～ 2 周。严重者由于肺泡间质和肺泡内水肿可发生急性呼吸窘迫综合征。

（3）实验室检查示白细胞计数正常，稍高或偏低，中性粒细胞增多。病毒分离、血清学检查（常用检测特异性 IgM 抗体）及病毒核酸、病毒抗原检测可明确病原诊断。

（4）X 线胸片示肺纹理增多，小片状浸润或广泛浸润。病情严重者呈现弥漫性浸润，胸腔积液少见。

（5）巨细胞病毒肺炎人群普遍易感，常表现为间质性肺炎，进展较迅速，往往伴有进行性加重的呼吸困难。

3. 真菌性肺炎有哪些特点？

随着广谱抗生素的使用、化疗的广泛开展、器官移植及糖皮质激素和免疫抑制剂的使用等，真菌感染的发生率显著升高。致病真菌以念珠菌、曲霉菌最为常见，其次为新型隐球菌等。

临床诊疗过程中，真菌性肺炎往往在治疗晚期才能明确诊断，抗细菌感染治疗 96h 无效时应考虑真菌感染。真菌性肺炎无特征性临床表现，大多具有呼吸道感染症状，如咳嗽、咳痰、发热、气急，甚至咯血。对有感染可能的患者应多次进行痰培养检查以确定。

曲霉菌感染在影像学上可表现为靠近胸膜分布的新浸润影，可出现“晕征”和空洞形成；肺孢子菌肺炎则主要表现为间质性肺炎，伴进行性加重的低氧血症。

4. 放射性肺炎有哪些特点？

放射性肺炎是由于肺癌、乳腺癌、食管癌、恶性淋巴瘤或胸部其他恶性肿瘤经放射治疗后，在放射野内的正常肺组织受到损伤而引起的炎症反应。放射性肺炎的发生、肺部损伤的严重程度与放射面积、放射量、放射速度和放射的方法均有密切关系。通常发生于放射治疗 3 个月内，轻者无症状，炎症可自行消散，重者可发生广泛肺纤维化，导致呼吸功能损害，甚至呼吸衰竭。

临床表现为气急和刺激性干咳，活动后加剧，伴有心悸和胸痛，不发热或低热，偶有高热，后期随肺纤维化加剧逐渐出现发绀、呼吸困难，发生呼吸功能减退、呼吸衰竭，严重者死亡。急性期表现为在照射肺野出现片状或溶合成大片、致密的模糊阴影，其间隐约可见网状阴影，与支气管肺炎或肺水肿极为相似。慢性期表现为肺纤维化，呈网状、条索状或团块状收缩阴影，主要分布于肺门或纵隔两侧。

5. 老年肺炎有哪些特点？

（1）起病隐匿：老年肺炎常表现为健康状况逐渐恶化，如食欲缺乏、厌食、精神萎靡、体重减轻等。原有基础疾病的，多表现为基础疾病的突然恶化。

（2）症状不典型：老年肺炎患者常无发热、咳嗽、咳痰等典型症状。可表现为呼吸频率增加、呼吸急促或呼吸困难，全身中毒症状较常见并可早期出现。老年人咳嗽无力，痰多为白黏痰或黄色脓性。少数老年肺炎表现为胃肠道症状，如恶心、呕吐、腹痛、腹泻、消化不良等，与呼吸道症状伴随发生。

（3）体征无特异性：早期肺部无明显异常体征，随病情加重可出现患侧呼吸运动减弱，叩诊音稍浊，听诊可有呼吸音减弱及胸膜摩擦音，肺实变期有典型实变体征，消散期可闻及湿啰音。

（4）并发症多：常见的并发症有休克、严重败血症或脓毒血症、心律失常、水电解质紊乱和酸碱失衡、呼吸衰竭、心力衰竭及多器官功能衰竭。

（5）发病率和病死率高：肺炎是导致老年人死亡的最常见感染。因老年人机体老化、全身和呼吸系统防御、免疫功能低下，加之老年肺炎患者起病隐匿、症状不典型，容易延误诊治，故发病率高、病死率高。

三、肺炎的治疗与预防

1. 肺炎的诊断依据有哪些？

（1）症状和体征：起病急，典型表现有寒战、高热，或先有短暂上呼吸道感染史，随后咳嗽、咳痰或原有呼吸道症状加重，并出现脓痰、血痰或铁锈色痰，可伴有胸痛。病变范围大者可有呼吸困难、发绀。早期肺部体征不明显，典型体征为肺实变体征、湿啰音。

（2）实验室及其他检查

1）血常规：细菌性肺炎可见血白细胞增多和中性粒细胞增高，并有核左移，或细胞内见中毒颗粒。年老体弱、酗酒、免疫力低下者白细胞计数可不增高，但中性粒细胞比例仍高。病毒性肺炎和其他类型肺炎，白细胞计数可无明显变化。

2）胸部 X 线或 CT：可为肺炎发生的部位、严重程度和病原学提供重要线索。新出现或进展性的浸润影、实变影或磨玻璃影。如呈肺叶、段分布的片状浸润影，高度提示为细菌性肺炎，实变区内可见含气的支气管影；呈斑片状或条索状非均匀片状阴影，密度不均匀，沿支气管分布，则多见于细菌或病毒引起的支气管肺炎；空洞性浸润，常见于葡萄球菌或真菌感染。

3）呼吸道分泌物：做病原菌培养确定细菌种类。

2. 肺炎有哪些治疗原则？

（1）抗感染治疗：是肺炎治疗的最主要环节。初始采用经验治疗（根据 HAP 或 CAP 选择抗生素），初始治疗后根据临床反应、细菌培养和药物敏感试验，给予特异性的抗生素治疗。抗生素治疗后 48 ～ 72h 应对病情进行评价，治疗有效表现为体温下降、症状改善、白细胞逐渐降低或恢复正常，而 X 线胸片病灶吸收较迟。

（2）对症和支持治疗：肺炎患者除经验性和目标性抗感染治疗外，还包括祛痰、降温、吸氧、机械通气、维持水电解质平衡、改善营养及加强机体免疫功能等治疗。

（3）并发症治疗：肺炎球菌肺炎、葡萄球菌肺炎、革兰氏阴性杆菌肺炎等出现严重脓毒血症可并发感染性休克，应及时给予抗休克治疗；并发脓胸时应及时进行胸腔穿刺引流胸腔积液；呼吸衰竭应及时给予相应的抢救处理。

3. 肺炎患者选用抗菌药物时应注意哪些问题？

正确选用抗菌药物是肺炎治疗的关键。肺炎确诊后，在用药前应及时采集痰标本进行痰培养，明确病原学诊断，以便针对性使用抗菌药物治疗肺炎。大多数细菌性肺炎在细菌病原学未分离出来前，为不延误病情多采取经验性治疗。使用抗菌药物时应注意以下几点。

（1）正确选用抗菌药物：根据患者的相关病情及有关化验结果正确选用抗菌药物。

（2）选择适当的给药途径：根据患者的病情、药物的代谢途径及给药方式采取适当的给药途径。

（3）掌握药物的剂量及疗程：抗菌药物的剂量一般按体重或体表面积计算，但也应根据患者的生理、病理状态适当调整。一般抗菌药物使用至体温正常，症状消失后 3 ～ 4d。如果急性感染在用药 48 ～ 72h 后临床效果欠佳，可考虑调整药物。禁忌频繁调整抗菌药物，不仅达不到治疗效果，还会导致患者对抗菌药物产生耐药性。

（4）联合应用抗菌药物：合理的联用可以增加疗效，降低毒性。

（5）注意不良反应：在使用期间，注意不良反应的发生。如出现可疑情况，要及时采取措施，减少药量、停药或进行针对性治疗。

4. 如何预防肺炎？

（1）注意室内通风，保持空气流通，戒烟，避免吸入粉尘和一切有毒或刺激性气体。

（2）保证充足的睡眠，不要过度疲劳，注意防寒保暖，避免上呼吸道感染、受凉、淋雨等。特别是免疫力差的老年人和儿童，上呼吸道感染后及时就医，避免病情加重。

（3）加强体育锻炼，强身健体，维持良好的身体功能，增加营养，保证每日各种营养的摄入。

（4）对于免疫力低下、慢性病患者（慢性支气管炎、间质性肺病、支气管扩张等）及老年人需要进行预防性保护。接种疫苗是一种安全、有效预防肺炎的方法，如接种流感疫苗、肺炎疫苗等。

（5）防误吸，避免吸入性肺炎的发生。长期卧床患者应注意经常变换体位、翻身、叩背，排出痰液。

5. 肺炎患者有哪些护理措施？

（1）基础护理

1）环境与休息：为患者提供安静、舒适的病房环境；保持室内清洁，空气新鲜，室内温度一般以 18 ～ 20℃为宜，湿度以 50% ～ 60% 为宜，以充分发挥呼吸道的自然防御功能。使患者保持舒适体位，采取半坐位或坐位有助于改善呼吸和咳嗽排痰。

2）饮食护理：给予患者营养丰富、热量充足的饮食。适当增加蛋白质和维生素，尤其是维生素 C、维生素 E 的摄入；避免油腻、辛辣刺激的食物。如无心、肾功能障碍应给予充足的水分，使每天饮水量达到 1500 ～ 2000ml，有助于呼吸道黏膜的湿润，使痰液稀释容易排出。

（2）专科护理

1）高热护理：高热时应卧床休息，定时监测体温，选用合适的物理降温方法。必要时遵医嘱使用退热药物，患者出汗后及时协助擦干、更换衣服，避免受凉。大量出汗时给予补水，失水明显需要补液时应注意补液速度。

2）促进排痰：指导患者有效咳嗽、咳痰，或采用胸部叩击、体位引流、雾化吸入、气道湿化和机械吸痰等治疗措施。密切观察咳嗽、咳痰情况，详细记录痰液的颜色、量和性状。

3）胸痛护理：协助患者取舒适卧位，避免诱发和加重疼痛因素，及时评估，必要时遵医嘱予镇痛药。

（3）用药护理：遵医嘱使用抗菌药物及止咳祛痰药物，用药期间注意观察药物的疗效和不良反应。

（4）并发症护理：重症肺炎出现中毒性休克时的护理措施如下。

1）严密观察病情：密切观察意识状态，血压、脉搏、呼吸、尿量、体温、皮肤黏膜色泽及温湿度。及早发现休克征象，及时抢救。

2）合理氧疗：遵医嘱给予合理氧疗，改善组织缺氧状态。

3）建立静脉通路：尽快建立两条静脉通路，保持通畅，遵医嘱使用扩容、血管活性药物等，维持有效血容量，改善微循环功能，控制感染。

（5）心理护理：主动询问和关心患者的需求，鼓励患者说出内心感受，与患者进行积极有效的沟通。

（赵 明 于江丽）

第六节 肺 癌

1. 什么是肺癌？如何分类？

肺癌（lung cancer）即原发性支气管肺癌（primary bronchogenic carcinoma），是起源于支气管黏膜或腺体的恶性肿瘤。常用的分类方法如下。

（1）按解剖学部位分类

1）中央型肺癌：指发生在肺段支气管至主支气管的肺癌，约占3/4，主要为鳞状上皮细胞癌、小细胞癌及大细胞癌，以鳞状上皮细胞癌和小细胞癌较多见。中央型肺癌可引起支气管狭窄或阻塞后发生一系列继发改变。

2）周围型肺癌：发生在肺段支气管以下的肺癌，约占1/4，以腺癌较为多见。

3）弥漫型肺癌：弥漫型肺癌在肺内弥漫性分布，一般为细支气管肺泡癌。

（2）按组织病理学分类

1）非小细胞肺癌（non small cell lung cancer，NSCLC）：包括鳞状上皮细胞癌（简称鳞癌）、腺癌、大细胞癌和伴有多形性、肉瘤样、肉瘤成分的癌等。

2）小细胞肺癌（small cell lung cancer，SCLC）：包括燕麦细胞型、中间细胞型、复合燕麦细胞型，较早出现淋巴和血行转移，是肺癌中恶性程度最高的一种。一般起源于较大支气管，多为中央型肺癌。

2. 肺癌相关的危险因素有哪些？

（1）吸烟：吸烟是肺癌发生率和死亡率进行性增加的首要原因。烟雾中的苯并芘、尼古丁和亚硝胺等均有致癌作用，尤其易致鳞状上皮细胞癌和未分化小细胞癌的发生。吸烟量与肺癌之间存在着明显的量 - 效关系，开始吸烟年龄越小、吸烟时间越长、吸烟量越大，肺癌的发病率越高。被动吸烟也是肺癌的病因之一。

（2）职业致癌因子：已被确认的致癌的职业因素包括工作中长期接触石棉、砷、铬、镍、铍、煤焦油、芥子气、三氯甲醚及烟草的加热产物，镭等放射物质衰变时产生的氡和氡子气，电子辐射和微波辐射等。这些因素可使肺癌发生危险性增加 3 ～ 30 倍。石棉接触者肺癌、胸膜和腹膜间皮瘤的发病率明显增高，接触石棉的吸烟者其肺癌死亡率为非接触吸烟者的 8 倍。职业暴露和肺癌发生也有密切关系，特别是小细胞肺癌，吸烟可明显加重这一危险。

（3）空气污染：空气污染包括室内小环境和室外大环境污染。室内被动吸烟、燃料燃烧和烹饪过程均能产生致癌物。室外大环境污染包括城市中汽车尾气、工业废气、沥青等，其中主要是苯并芘。

（4）电离辐射：大剂量电离辐射可引起肺癌，不同射线的辐射产生的效应不同。

（5）遗传和基因突变：肺癌患者常有第三条染色体短臂部分位点发生基因变异或缺失，正常细胞发生癌变前常有一系列的基因改变。肺癌可能是一种外因通过内因发病的疾病，外因可诱发细胞的恶性转化和不可逆的基因改变。有证据表明，一级亲属被诊断为肺鳞状细胞癌的个体患肺癌的风险度明显升高。

（6）其他：结核病被美国癌症学会列为肺癌的发病因素之一。肺纤维化患者患肺癌风险较高。此外，病毒感染、真菌感染（黄曲霉）等对肺癌的发生可能也起一定作用。

3. 肺癌有哪些临床表现？

多数患者在就诊时已有症状，仅 5% ～ 15% 的患者无症状。临床表现与肿瘤所在部位、大小、类型、发展阶段、有无并发症或转移有密切关系。

（1）原发肿瘤引起的症状和体征

1）咳嗽：为早期症状，表现为无痰或少痰的刺激性干咳。当肿瘤引起支气管狭窄时，咳嗽加重，多为持续性，呈高调金属音性咳嗽或刺激性呛咳。肺泡细胞癌可咳大量黏液痰。继发感染时，痰量增多，呈黏液脓性。50% ～ 75% 的肺癌患者在就诊时存在咳嗽，最常见于鳞癌和小细胞肺癌。

2）血痰或咯血：多见于中央型肺癌，肿瘤向管腔内生长可有间断性或持续性痰中带血。表面糜烂严重侵蚀大血管时，可引起大咯血。

3）气短或喘鸣：肿瘤向支气管内生长，或转移到肺门淋巴结导致肿大的淋巴结压迫主支气管、隆突或引起部分气道阻塞时，可出现呼吸困难、气短、喘息、偶尔表现为喘鸣，听诊时有局限或单侧哮鸣音。

4）发热：肿瘤组织坏死可引起发热，但多数发热由肿瘤引起的阻塞性肺炎所致。

5）体重减轻：消瘦为恶性肿瘤的常见症状之一。肿瘤发展到晚期，由于肿瘤毒素、消耗、合并感染、疼痛等原因，可导致患者食欲缺乏，表现为消瘦或恶病质。

（2）肺外胸内扩展引起的症状和体征

1）胸痛：近 50% 患者有模糊或难以描述的胸痛，若肿瘤位于胸膜附近，可产生不规则的钝痛或隐痛，于呼吸、咳嗽时加重。侵犯肋骨和脊柱时，则有压痛点，与呼吸、咳嗽无关。肿瘤压迫肋间神经时，胸痛可累及其分布区。

2）声音嘶哑：肿瘤直接压迫或转移至纵隔淋巴结压迫喉返神经（多见左侧）可引起声音嘶哑。

3）吞咽困难：肿瘤侵犯或压迫食管，可引起吞咽困难，严重者可引起气管 - 食管瘘，导致肺部感染。

4）胸腔积液：约 10% 的患者有不同程度的胸腔积液，往往提示肿瘤转移累及胸膜或淋巴回流受阻。恶性积液通常为渗出液，可能为浆液性、血清血液性或明显血性。大量的胸腔积液可引起气促。

5）上腔静脉阻塞综合征：是由于上腔静脉被附近肿大的转移性淋巴结压迫或有右上肺原发肺癌侵犯，或腔静脉内癌栓阻塞静脉回流引起，临床症状有头部胀满感和呼吸困难。咳嗽、疼痛及吞咽困难少见。体格检查可见颈静脉扩张、胸壁静脉明显、面部水肿和多血质。

6）Pancoast 综合征：即肺尖肿瘤综合征（Pancoast syndrome），是指由于位于肺尖和肺上沟的肺肿瘤导致臂丛神经和颈交感神经受累，表现为疼痛（常为肩痛，前臂、肩胛骨和手指痛少见）、霍纳综合征（Horner syndrome，HS）、骨质破坏及手部肌肉萎缩。其中 HS 为病侧眼睑下垂、瞳孔缩小、眼球内陷、同侧额部与胸壁少汗或无汗。也常有压迫臂丛神经造成以腋下为主、向上肢内侧放射的火灼样疼痛，在夜间尤甚。

（3）胸外转移引起的症状和体征：肺癌可播散到全身任何组织。转移性播散可能导致首发症状，也可能在病程后期出现。3% ～ 10% 的患者有胸腔外转移的症状和体征，以小细胞肺癌居多，其次为未分化大细胞肺癌、腺癌、鳞癌。

1）转移至中枢神经系统：可引起颅内高压的症状如头痛、恶心、呕吐、精神异常。少见症状为癫痫发作、偏瘫、共济失调、定向力和言语障碍。还可有外周神经病变、肌无力及精神症状。

2）转移至骨骼：引起骨痛和病理性骨折；转移到脊柱后可压迫椎管引起局部压迫和受阻症状；也常见股骨、肱骨和关节转移，甚至引起关节腔积液。

3）转移至腹部：转移至肝脏、胰腺，可引起肝区疼痛、胰腺炎症状或阻塞性黄疸。也可转移到胃肠道、肾上腺和腹膜后淋巴结，多无临床症状，依靠 CT、MRI 或 PET 做出诊断。

4）转移至淋巴结：锁骨上淋巴结是肺癌转移的常见部位，可无症状。

（4）胸外表现：指肺癌非转移性胸外表现，又称副癌综合征。常见表现如下。

1）肥大性肺性骨关节病引起的杵状指（趾）和肥大性骨关节病。

2）异位促性腺激素引起的男性乳房发育和增生性骨关节病。

3）分泌促肾上腺皮质激素样物质导致促肾上腺皮质激素增高。

4）不适当的抗利尿激素分泌可出现低钠（血清钠＜ 135mmol/L）和低渗透压（血浆渗透压＜ 280mOsm/L）。

5）神经肌肉综合征导致小脑皮质变性、脊髓小脑变性、周围神经病变、重症肌无力和肌病等。

6）类癌综合征出现皮肤、心血管、胃肠道和呼吸功能异常。

7）高钙血症出现嗜睡、厌食、恶心、呕吐等。

4. 肺癌的诊断检查有哪些？

（1）影像学检查

1）胸部 X 线检查：是诊断肺癌最基本的方法，通过正、侧位 X 线胸片发现肺部阴影。

因为胸部X线摄片的分辨率较低，且有检查盲区，所以不常规推荐用于肺癌的筛查和检查。需要了解显示影像的细节，或寻找其他对影像学诊断有帮助的信息时，应有针对性地选择CT检查等影像学检查方法。

2）CT检查：具有更高的分辨率，可发现更小和特殊部位的病灶，可检出直径仅2mm的微小结节及隐秘部位（如心影后、横膈上、纵隔旁、锁骨及肋骨下）肺癌。了解病灶对周围脏器、组织侵犯程度，还可显示早期肺门及纵隔淋巴结肿大，识别肿瘤有无侵犯邻近器官。是目前肺癌诊断、分期、疗效评价及治疗后随诊中最重要和最常用的影像学检查手段。

3）磁共振显像（MRI）：判断胸壁或纵隔受侵情况、显示肺上沟瘤与臂丛神经及血管的关系，特别适用于判定脑、椎体有无转移。在明确肿瘤与大血管之间的关系上优于CT，但在发现小病灶（< 5mm）方面则不如CT敏感。

4）正电子发射体层显像（PET）：用于肺癌及淋巴结转移的定性诊断，是诊断肺癌、分期与再分期、放疗靶区勾画、评估疗效和预后的最佳方法之一。PET扫描对肺癌的敏感度可达95%，特异度可达90%，对发现转移病灶也很敏感，但对肺泡细胞癌的敏感性较差。

（2）血液肿瘤标志物检查：目前尚无特异性肺癌标志物应用于临床诊断，故不作为常规检查项目，可作为肺癌诊断或评估肺癌疗效的参考。

1）胃泌素释放肽前体（pro-GRP）：可作为小细胞肺癌诊断和鉴别诊断的首选标志物。

2）神经特异性烯醇化酶（NSE）：用于小细胞肺癌的诊断和治疗的监测。

3）癌胚抗原（CEA）：目前血清中CEA的检查主要用于判断肺癌预后及治疗过程的监测。

4）细胞角蛋白片段19（CYFRA21-1）：对肺鳞癌诊断的敏感度和特异度具有一定的参考意义。

5）鳞状细胞癌抗原（SCC）：对肺鳞状细胞癌疗效监测和预后判断具有一定的价值。

（3）支气管镜检查：对诊断、明确手术指征与方式有帮助，是诊断中央型肺癌的主要方法，经活检及刮片阳性率达80%～90%。经支气管镜也可行肺活检、肺泡灌洗等，故对周围型肺癌也有一定的诊断价值。

（4）痰脱落细胞检查：是目前诊断肺癌简单方便的无创性诊断方法之一，连续3d留取清晨深咳后的痰液进行痰细胞学涂片检查可获得细胞学诊断。可使中央型肺癌的诊断率提高到80%，周围型肺癌的诊断率达50%。若配合免疫组织化学阳性率可进一步提高。

（5）其他：经皮肺穿刺术、针吸细胞学检查、纵隔镜检查、胸腔镜检查、开胸肺活检等。

5. 肺癌的TNM分期标准是什么？

肺癌的TNM分期用来确定疾病进展，指导治疗，是恶性肿瘤判断预后最重要的指标。国际肺癌TNM分期标准（第8版）见表2-8。

6. 肺癌的临床分期是什么？

根据TNM分期确立正确的临床分期，是指导临床治疗的主要依据。具体分期见表2-9。

7. 肺癌有哪些治疗方法？

肺癌的治疗应根据患者的全身健康状况、病理类型、临床分期，遵循循证医学证据，选择不同方法。目前主要治疗手段有手术治疗、放射治疗、化学治疗、分子靶向治疗、免疫治疗等。

表 2-8　肺癌 TNM 分期标准

原发肿瘤（T）	Tx：原发肿瘤大小无法测量；或痰脱落细胞或支气管冲洗液找到癌细胞，但影像学或支气管镜检查未发现原发肿瘤
	T_0：没有原发肿瘤的证据
	T_{is}：原位癌
	T_1：①肿瘤最大径≤ 3cm，周围包绕肺组织及脏层胸膜；②支气管镜见肿瘤侵及叶支气管，未侵及主支气管
	T_{1a}：肿瘤最大径≤ 1cm
	T_{1b}：肿瘤最大径＞ 1cm，≤ 2cm
	T_{1c}：肿瘤最大径＞ 2cm，≤ 3cm
	T_2：①肿瘤最大径＞ 3cm，≤ 5cm；②侵犯主支气管（不常见的表浅扩散型肿瘤，不论体积大小，侵犯限于支气管壁时，虽可能侵犯主支气管，仍为 T_1），但未侵及隆突；③侵及脏层胸膜；④有阻塞性肺炎或者部分肺不张。符合以上任何一个条件即归为 T_2
	T_{2a}：肿瘤最大径＞ 3cm，≤ 4cm
	T_{2b}：肿瘤最大径＞ 4cm，≤ 5cm
	T_3：肿瘤最大径＞ 5cm，≤ 7cm。直接侵犯以下任何一个器官，包括胸壁（包含肺上沟瘤）、膈神经、心包；全肺肺不张、肺炎；同一肺叶出现孤立性癌结节。符合以上任何一个条件即归为 T_3
	T_4：肿瘤最大径＞ 7cm；无论大小，侵及以下任何一个器官，包括纵隔、心脏、大血管、隆突、喉返神经、主气管、食管、椎体、膈肌；同侧不同肺叶内孤立癌结节
区域淋巴结（N）	Nx：区域淋巴结转移无法评估
	N_0：无区域淋巴结转移
	N_1：同侧支气管周围和（或）同侧肺门淋巴结及肺内淋巴结有转移，包括直接侵犯而累及的
	N_2：同侧纵隔内和（或）隆突下淋巴结转移
	N_3：对侧纵隔、对侧肺门、同侧或对侧斜角肌或锁骨上淋巴结转移
远处转移（M）	Mx：远处转移不能被判定
	M_0：无远处转移
	M_1：远处转移
	M_{1a}：局限于胸腔内，包括胸膜播散（恶性胸腔积液*、心包积液或胸膜结节）以及对侧肺叶出现癌结节
	M_{1b}：远处气管单发转移灶
	M_{1c}：多个或单个器官多处转移

注：*大部分肺癌患者的胸腔积液是由肿瘤引起的，但如果胸腔积液多次细胞学检查未能找到癌细胞，胸腔积液又是非血性和非渗出性，临床判断该胸腔积液与肿瘤无关，这种类型的胸腔积液不影响肿瘤分期

（1）手术治疗：通过外科手术切除癌症病灶来进行治疗，如无手术禁忌，手术治疗是首选的主要治疗措施，有可能使患者痊愈。

（2）放射治疗：是应用各种不同的能量射线和照射方法照射癌肿，以达到抑制和杀死癌细胞的目的，是消灭局部肿瘤的有效方法之一。放射治疗作为综合治疗的一部分与化疗、手术等方法联合使用。

（3）化学治疗：是用化学药物杀死肿瘤细胞的一种方法，是目前全身治疗中应用最广泛和成熟的治疗方法。联合化疗是指通过应用多种作用机制不同的化疗药物以增加对肿瘤

表 2-9 肺癌分期

临床分期	TNM 分期
隐性癌	$T_x N_0 M_0$
原位癌 0 期	$T_{is} N_0 M_0$
Ⅰ A 期	$T_1 N_0 M_0$
Ⅰ B 期	$T_2 N_0 M_0$
Ⅱ A 期	$T_1 N_1 M_0$
Ⅱ B 期	$T_2 N_1 M_0$；$T_3 N_0 M_0$
Ⅲ A 期	$T_{1\sim3} N_2 M_0$；$T_3 N_{1\sim2} M_0$
Ⅲ B 期	$T_{1\sim4} N_3 M_0$；$T_4 N_{0\sim2} M_0$
Ⅳ期	$T_{1\sim4} N_{0\sim3} M_1$

细胞的杀伤力，是非小细胞肺癌或小细胞肺癌的常用方案。

（4）靶向治疗：是利用肿瘤细胞与正常细胞在生物学特性上的不同，选择关键突变基因或新生血管生成过程中重要部位作为靶点来治疗肿瘤，具有高选择性，能够稳、准、狠地打击肿瘤细胞。可通过基因检测获知患者靶点，其中表皮生长因子受体（epidermal growth factor receptor，EGFR）基因突变阳性的肺癌患者最适合接受靶向治疗。

（5）免疫治疗：是指使用可与机体抗感染系统（免疫系统）共同作用的药物来阻断癌症生长。包括两种方法：①注射阻断检查点 CTLA-4 或 PD-1 的抗体，可以使 T 细胞恢复杀伤肿瘤的活力并保证其持续发挥作用。这一疗法在非小细胞肺癌治疗中取得显著效果。②通过对 T 细胞进行基因改造，使之能够同时承担识别、锁定、杀伤癌细胞等一系列任务，提升治疗的强度和效率。

8. 肺癌患者有哪些护理要点？

（1）基础护理

1）环境与休息：保持室内空气流通与新鲜，维持适宜温、湿度，尤其在化疗期间，必要时用紫外线消毒灯照射，以避免发生感染。为患者创造安静、舒适、清洁、整齐的良好环境。

2）饮食护理：提供清淡、易消化、高蛋白、高热量、富含维生素的饮食。避免进食冷、硬、刺激性食物，鼓励患者多摄入新鲜蔬菜、水果等。化疗期间饮食宜少量多餐，避免粗糙、过热、酸、辣等食物。

3）口腔护理：患者机体抵抗力下降，易引起口唇干裂、口腔溃疡等，应在餐后、睡前进行口腔清洁，保持口腔湿润、舒适。

（2）化疗的护理

1）骨髓抑制的护理：化疗药物不仅杀伤癌细胞，对机体正常的白细胞也有杀伤抑制作用，应注意观察骨髓抑制情况，每周检查 1 ～ 2 次血白细胞总数，当白细胞计数降至 $3.5\times10^9/L$ 时应及时报告医生，当白细胞计数降至 $1\times10^9/L$ 时，遵医嘱输白细胞及使用抗生素以预防感染，并做好保护性隔离。

2）胃肠道反应的护理：化疗前后 2h 应避免进餐。当出现恶心、呕吐时应暂停进食，及时清除呕吐物，保持口腔清洁。遵医嘱使用止吐药物，记录出入液量，补充足够的液体。若出现血性腹泻、严重腹痛等肠黏膜坏死及穿孔情况时及时报告医生。

3）静脉护理：因化疗药物刺激性强，疗程长，要注意保护和合理使用静脉血管，最好采用中心静脉或深静脉留置导管，防止药液外渗。注射完毕用无药液体冲洗，减少药物对局部血管的刺激。一旦出现药物外渗现象，立即停止输液，迅速用 0.9% 氯化钠注射液加利多卡因注射液和地塞米松注射液局部封闭注射，同时可冰敷以减轻局部组织损伤。

4）口腔护理：化疗后常出现口干、口腔 pH 下降，易致牙周病和口腔真菌感染，需要进行口腔护理。不宜进食硬食物，用软毛牙刷刷牙，以避免口腔黏膜损伤。

（3）放疗的护理

1）皮肤的护理：放疗处皮肤避免刺激，禁止抓挠，保持记号线的清晰。用温水清洗皮肤，清洗时禁止使用香皂、肥皂、沐浴乳等。尽可能选用柔软舒适的毛巾，禁止用力擦拭。患者应穿舒适宽松的棉质内衣，禁止在放疗区皮肤上使用过冷或过热的物品。

2）注意全身反应：患者可出现全身反应，如头晕、头痛、乏力、恶心或呕吐，故照射前不宜进食，照射后应卧床休息 30min。宜进食清淡、易消化食物，多食蔬菜、水果，每日饮水 2000ml 以上。有放射性食管炎发生时，可出现吞咽困难、疼痛、黏液增多，嘱患者注意保持口腔清洁，饭后漱口，饮食宜流食或半流食，避免刺激性饮食。放疗后易并发放射性肺炎，应严密观察患者有无发热、气促、咳嗽、呼吸困难、胸痛等症状，遵医嘱对症处理。放疗中应每周复查血常规，如血常规明显降低，应暂停放疗。

（4）疼痛护理

1）非药物止痛：减少可诱发和加重疼痛的因素，采用局部按摩或冷敷、针灸、经皮肤电刺激止痛穴位等物理手法降低疼痛的敏感性。指导患者放松、深呼吸等技巧，听音乐、看电视、阅读等分散患者注意力。小心搬运患者，防止用力不当引起病变部位疼痛，指导协助胸痛患者用手或枕头护住胸部以减轻疼痛。

2）药物镇痛：遵循三阶梯镇痛用药原则，遵医嘱按需按时给药。三阶梯治疗方案为：①轻中度疼痛时应用非甾体抗炎药，如阿司匹林、对乙酰氨基酚、布洛芬等。②疼痛持续存在或加重时，采用弱阿片类药物如可待因、曲马多、布桂嗪等。③疼痛未缓解或出现重度疼痛时，用强阿片类药物如吗啡、哌替啶、美沙酮等。

（5）心理护理：通过语言与非语言的方式解除患者因知识缺乏而带来的心理问题，营造轻松、舒适的环境，减少对患者的不良刺激，多安慰、陪伴患者以缓和紧张、恐惧不安的情绪。鼓励患者采用积极乐观的心态面对疾病，树立战胜病魔的信心。

（赵　明　武淑萍）

第七节　间质性肺疾病

1. 什么是间质性肺疾病？

间质性肺疾病（interstitial lung disease，ILD）是指肺间质损伤而产生的一类疾病。病变涉及肺泡壁和肺泡周围组织。病变主要发生在肺间质，累及肺泡上皮细胞、肺毛细血管内皮细胞和肺动静脉。一般而言，肺间质包括肺实质的大部分，由位于肺泡之间的组织所组成，故现在也称为弥漫性肺实质疾病（diffuse parenchymal lung disease，DPLD）。

2. 间质性肺疾病是如何分类的？

根据美国胸科协会（the American Thoracic Society，ATS）和欧洲呼吸病协会（European Respiratory Society，ERS）提出的ILD/DPLD分类的概念，将ILD/DPLD分为4类。

（1）已知病因的DPLD：如药物诱发性、职业或环境有害物质诱发性（铍、石棉）DPLD或胶原血管病的肺表现等。

（2）特发性间质性肺炎（idiopathic interstitial pneumonia，IIP）：包括3种类型。

1）主要特发性间质性肺炎：①特发性肺纤维化（idiopathic pulmonary fibrosis，IPF）；②特发性非特异性间质性肺炎（idiopatic nonspecific interstitial pneumonia，iNSIP）；③呼吸性细支气管炎-间质性肺疾病（respiratory bronchiolotitis-associated interstitial lung disease，RB-ILD）；④脱屑性间质性肺炎（desquamative interstitial pneumonia，DIP）；⑤隐源性机化性肺炎（cryptogenic organizing pneumonia，COP）；⑥急性间质性肺炎（acute interstitial pneumonia，AIP）。

2）罕见的特发性间质性肺炎：①特发性淋巴细胞间质性肺炎（LIP）；②特发性胸膜肺实质弹性纤维增生症（PPFE）。

3）无法分类的特发性间质性肺炎。

（3）肉芽肿性DPLD：如结节病、外源性过敏性肺泡炎、韦格纳肉芽肿（Wegener granulomatosis，WG）等。

（4）其他少见的DPLD：如肺泡蛋白质沉积症、肺出血-肾炎综合征、肺淋巴管平滑肌瘤病、朗格汉斯细胞组织增多症、慢性嗜酸性粒细胞性肺炎、特发性肺含铁血黄素沉着症等。

3. 间质性肺病有哪些临床特点？

（1）进行性呼吸困难：是ILD患者最具特征性的症状，最初只发生在运动时，随着病情的进展，呼吸困难也可发生于静息时，表现为呼吸浅而快，伴有发绀，一般无端坐呼吸。

（2）干咳、咯血：早期不严重，晚期有刺激性干咳，可因劳动或用力呼吸而诱发。继发感染时可有脓痰，少数患者有血痰。ILD累及气道时常伴有干咳，多见于结节病、肺组织细胞增生症、过敏性肺炎或淋巴管癌等。弥漫性肺泡细胞癌可产生黏液样盐味痰。弥漫性肺泡出血综合征患者可有咯血表现，或无咯血而有呼吸困难和缺铁性贫血的表现。ILD患者新出现咯血症状应考虑恶性疾病的可能性。

（3）胸痛：不常见，但类风湿关节炎、系统性红斑狼疮（systemic lupus erythematosus，SLE）、混合结缔组织病和某些药物诱发的间质性肺疾病，可发生胸膜胸痛。结节病患者常有胸骨后疼痛。

（4）体征：主要为浅快呼吸、以双下肺为主的爆裂音、唇指发绀及杵状指（趾），晚期可出现肺动脉高压和右心室肥厚，可发展为呼吸衰竭和（或）心力衰竭。

4. 什么是特发性肺间质纤维化？

特发性肺间质纤维化（IPF）是一种原因不明、以弥漫性肺泡炎和肺泡结构紊乱最终导致肺间质纤维化为特征的疾病。是特发性间质性肺炎（IIP）中的一种间质性肺疾病。易发于中老年人，男性多于女性，病变局限在肺脏。主要表现为进行性加重的呼吸困难，伴限制性通气功能障碍和气体交换障碍，导致低氧血症、甚至呼吸衰竭，预后差，其肺组织学和高分辨率 CT（high resolution computerized tomography，HRCT）表现为普通型肺间质性肺炎（usual interstitial pneumonia，UIP）。

5. 如何诊断特发性肺间质纤维化？

（1）临床表现：发病年龄多为中年及中年以上的男性，起病隐匿，主要表现为干咳、进行性呼吸困难，活动后明显。大多数患者双下肺可闻及吸气末爆裂音，超过 50% 可见杵状指（趾）。终末期可出现发绀、肺动脉高压、肺源性心脏病和右心功能不全的征象。

（2）胸部 HRCT：特征性表现为胸膜下、基底部分布为主的网格影和蜂窝影，伴（或不伴）牵拉性支气管扩张，磨玻璃样改变不明显，其中蜂窝影是诊断确定 UIP 的重要依据。

（3）肺功能：主要表现为限制性通气功能障碍、弥散量降低伴低氧血症或 I 型呼吸衰竭。

（4）组织病理学：IPF 的特征性组织病理学改变是 UIP，其主要病变为纤维化，病变的程度及分布不均一。低倍显微镜下观察，同时可见伴有蜂窝肺改变的瘢痕纤维化区域和病变较轻甚至正常的肺组织区域。病变通常以胸膜下和间隔旁肺实质为著。

6. 特发性肺间质纤维化如何治疗？

（1）药物治疗：目前认为 IPF 尚无肯定显著有效的治疗药物。某些药物可能适用于一些特定的 IPF 患者，可以酌情使用以下药物。

1）酌情使用的药物：①吡非尼酮。具有抗炎、抗纤维化和抗氧化特性，推荐轻到中度肺功能障碍的 IPF 患者应用吡非尼酮治疗。②尼达尼布。能够抑制血小板衍化生长因子受体、血管内皮生长因子受体及成纤维细胞生长因子受体。能够显著减少 IPF 患者 FVC 下降的绝对值，在一定程度上缓解疾病进程。③抗酸药物。慢性微吸入包括胃食管反流是继发气道和肺炎症的危险因素，可能引起或加重 IPF。应用抗酸药物可能降低胃食管反流相关肺损伤的风险，可规律应用抗酸治疗。④ N- 乙酰半胱氨酸。N- 乙酰半胱氨酸单药治疗可以改善 IPF 患者的咳痰症状，与吡非尼酮联合治疗中晚期 IPF 患者优于单用吡非尼酮。

2）不推荐使用的药物治疗方案：①糖皮质激素治疗。曾认为对于有激素使用适应证的患者，应用小至中等剂量的泼尼松治疗（0.5mg/kg，治疗 4 周，然后减量），可联合使用硫唑嘌呤和 N- 乙酰半胱氨酸。目前学者认为多数 IPF 患者不应该应用这种联合治疗方案。②抗凝血药物。对于没有合并静脉血栓栓塞症或心房颤动的 IPF 患者，不推荐长期应用抗凝血药物治疗。

（2）非药物治疗

1）长期氧疗：可以改善患者的缺氧状态，有静息低氧血症（$PaO_2 \leqslant 55mmHg$，或 $SaO_2 \leqslant 88\%$）的 IPF 患者应该接受长期氧疗，氧疗时间 > 15h/d，根据病情可利用高流量湿化治疗仪吸氧。

2）机械通气：无创正压通气可能改善部分 IPF 患者的缺氧，延长生存时间。

3）肺康复：大多数 IPF 患者应该接受肺康复治疗，内容包括呼吸生理治疗、呼吸肌锻炼、营养支持等。

4）肺移植：肺移植可以改善 IPF 患者的生活质量，提高生存率，符合肺移植适应证的患者可进行肺移植治疗。

7. 特发性肺间质纤维化有哪些预防和护理措施？

（1）呼吸功能锻炼：IPF 患者常呈浅快呼吸，呼吸频率增加使呼吸肌做功多，患者多感呼吸费力。应指导患者进行呼吸功能锻炼，如进行腹式呼吸功能锻炼，根据患者的情况每次坚持 5 ～ 10min，每天上、下午各 1 次。

（2）促进排痰：指导患者进行有效咳嗽、咳痰，对于痰液黏稠、咳嗽费力的患者可进行雾化吸入，以利于将痰液排出。

（3）正确氧疗：大部分 IPF 患者都有不同程度的缺氧而无二氧化碳潴留，因此吸氧浓度一般可调为中高浓度吸氧，指导患者选择适合的氧疗方法。

（4）保证足够的水分：因患者张口呼吸，出汗多，易发生失水，并使痰液黏稠不易咳出，因此需要及时补充水分，增加液体摄入量。伴有心力衰竭患者饮水要适量。

（5）增强体质：避免交叉感染，特别是流感季节，避免到公共场所，做好保护性隔离。

8. 结节病有哪些临床表现？

结节病（sarcoidosis）是一种多系统受累的以非干酪样坏死性肉芽肿为病变特征的慢性炎症性疾病，可累及全身所有器官，肺和胸内淋巴结受累最为常见。结节病可能与遗传因素、免疫学因素、感染、环境与职业有关。临床有以下表现。

（1）非特异的临床表现：将近 50% 的结节病患者无临床症状，约 33% 的患者有非特异性的全身症状，如发热、体重减轻、乏力、不适和盗汗。

（2）呼吸系统的临床表现：肺内结节病占结节病的 90% 以上，呼吸道症状一般比较轻，以干咳多见。33% ～ 50% 的结节病患者表现为呼吸困难、干咳和胸痛，有些患者可有运动后呼吸困难。胸痛常定位于胸骨后，一般表现为胸部紧缩感。气道受累可导致气道梗阻和支气管扩张。20% 的结节病患者有气道高反应性，可出现喘鸣音。

（3）肺外结节病临床表现：结节病累及其他器官，可发生相应的症状和体征。周围淋巴结肿大占结节病的 30%，受累以颈前、颈后、锁骨上淋巴结多见；腹股沟、腋窝、肘窝次之。结节病皮肤受损占 11% ～ 25%，最常见为结节性红斑，多见于面颈部、肩部或四肢。心脏结节病是结节病死亡的重要原因，表现无特异性，主要有心力衰竭、休克、心律失常、心包疾病、瓣膜病变等。眼部结节病约占全身结节病的 21%，其中 33% 急性起病，常伴有眼部疼痛和视力障碍。如累及关节、骨骼、肌肉等，可有多发性关节炎等。部分患者有肝脾大等。

（4）其他表现：少数情况下，结节病也可以急性起病，如以双侧肺门淋巴结肿大、关节炎和结节性红斑为特征表现，通常伴有发热、肌肉痛、不适，85% 的患者于 1 年内自然缓解，这种临床综合征被称为急性结节病，多见于白种人。

9. 结节病呼吸系统有哪些临床特征？

（1）肺门、纵隔淋巴结肿大：肺门、纵隔淋巴结肿大以双侧对称性肿大为特征，肺内改变早期为肺泡炎表现，继而发展为肺间质浸润，以及晚期肺间质纤维化。根据胸部 X 线表现可分为 5 期。① 0 期：无异常 X 线表现。② Ⅰ 期：双侧肺门淋巴结肿大，常伴有右气管旁淋巴结肿大，而肺部无异常。③ Ⅱ 期：肺部弥漫性病变并伴有肺门淋巴结肿大。④ Ⅲ 期：肺部弥漫性病变但不伴肺门淋巴结肿大。⑤ Ⅳ 期：肺纤维化伴有蜂窝肺形成、肺囊肿和肺气肿等改变。

（2）肺实质的改变：较常见，早期为肺泡炎表现，中期则有肺间质浸润，表现为肺纹理增厚、粗乱及网状结节阴影。晚期除有结节样改变外，还可有肺间质纤维化，病变严重时可见肺大疱或蜂窝肺。

（3）支气管病变：结节病也可累及咽部、气管、支气管。支气管镜检查可发现气管、支气管黏膜有弥漫性小结节。晚期由于支气管壁的破坏、肺间质纤维化或肉芽肿阻塞，部分患者可发生气道阻塞和支气管扩张。

（4）胸膜病变：约 10% 的患者可发生胸腔积液，多在发病后数月内出现。胸腔积液性质为渗出性，分类以淋巴细胞增高为主。

（5）不典型表现：支气管狭窄或压迫，有时会造成肺不张，特别是右肺中叶，肺内孤立阴影，空洞病变，单侧或双侧肺实变，双肺粟粒样结节，胸腔积液，液气胸，单侧纵隔和（或）肺门淋巴结肿大，双侧肺门淋巴结不对称肿大及淋巴结钙化等。

10. 结节病如何治疗？

（1）治疗结节病首选药物是糖皮质激素，抑制炎症反应，减轻症状，促进肺部结节吸收，改善肺功能。泼尼松的初始剂量为 30 ～ 40mg/d，3 ～ 6 个月逐渐减量，再小剂量维持 9 个月，6 个月内逐渐停药。

（2）对于结节红斑和关节痛，可给予非皮质激素类抗感染药如萘普生或吲哚美辛，皮肤和黏膜结节病可选用氯喹。对于有复发倾向的患者，可适当增加糖皮质激素剂量或加用细胞毒性药物如甲氨蝶呤、环磷酰胺等，根据患者情况调整药物使用剂量及维持时间。

11. 肺结节病有哪些护理要点？

（1）心理护理：本病大多预后良好，应做好患者的心理护理，消除患者的顾虑，使患者树立信心，积极配合治疗。

（2）饮食方面：指导患者吃清淡、易消化、高蛋白、高热量、富含维生素的饮食。避免进食硬、冷刺激性食物。鼓励患者多摄入新鲜蔬菜、水果等。通过控制饮食可以有效缓解自身症状，提高自身体质。

（3）药物治疗：对应用激素治疗的患者做好健康宣教，并密切观察患者是否出现药物的不良反应，及时做好护理。指导患者严格遵医嘱服药，避免少服、漏服等。

（4）呼吸功能锻炼：通过腹式呼吸、缩唇呼吸、呼吸体操等改善患者的呼吸功能，同时加强呼吸道耐寒能力训练，预防上呼吸道感染。

（赵　明　于江丽）

第八节　胸膜疾病

一、胸腔积液

1. 什么是胸腔积液？

在肺和胸壁之间有一潜在腔隙称为胸膜腔。正常情况下，胸膜腔内仅有微量液体在呼吸运动时起润滑作用，胸腔内液体简称胸液，其形成与吸收处于动态平衡状态，任何原因导致胸液形成过多或吸收过少时，均可使胸液异常积聚，称为胸腔积液（pleural effusion）。

2. 胸腔积液形成的原因有哪些?

许多肺、胸膜和肺外疾病均可引起胸腔积液。根据其发生机制和化学成分不同分为漏出液、渗出液、血液（称为血胸)、脓液（称为脓胸）和乳糜液（称为乳糜胸)。

(1）胸膜毛细血管内静水压增高：充血性心力衰竭、缩窄性心包炎、血容量增加、上腔静脉或奇静脉受阻等因素均可使胸腔毛细血管内静水压升高，使胸液形成增加，产生胸腔漏出液。

(2）胸膜毛细血管通透性增加：发生炎症时毛细血管通透性增加，毛细血管内液体漏出或渗出到胸膜腔而产生胸腔积液。

(3）胸膜毛细血管内胶体渗透压降低：低蛋白血症、肝硬化、肾病综合征、急性肾小球肾炎等可导致毛细血管内胶体渗透压降低，产生胸腔漏出液。

(4）壁胸膜淋巴引流障碍：淋巴导管阻塞、发育性淋巴引流异常等导致壁胸膜淋巴引流障碍可产生胸腔渗出液。

(5）损伤所致胸腔内出血：主动脉瘤破裂、食管破裂、胸导管破裂等，可产生血胸、脓胸和乳糜胸。

(6）其他：放射治疗、液体负荷过大、中心静脉置管穿破胸膜和腹膜透析等，可引起渗出性或漏出性胸腔积液。

3. 胸腔积液有哪些临床表现?

(1）临床症状

1）呼吸困难：是最常见的症状，多伴有胸痛和咳嗽。少量胸腔积液常无症状，当胸腔积液量超过 500ml 时，由于胸腔积液可使胸廓顺应性下降、膈肌受压、纵隔移位和肺容量下降，可出现胸闷和呼吸困难，并随积液量的增多而加重。

2）胸痛：多为单侧锐痛，并随呼吸或咳嗽加重，可向肩、颈或腹部放射。随着胸腔积液增多，胸痛可缓解。

3）伴随症状：病因不同，其伴随症状不同。结核性胸膜炎多见于青年人，常有发热、干咳；恶性胸腔积液多伴有消瘦和呼吸道或原发部位肿瘤的症状；炎性积液多为渗出性，伴有咳嗽、咳痰和发热；心力衰竭所致胸腔积液为渗出液，伴有心功能不全的其他表现；肝脓肿所致的右侧胸腔积液可为反应性胸膜炎，亦可为脓胸，常伴有发热和肝区疼痛。

(2）体征：与积液量有关，少量积液时，可无明显体征，中、大量积液时，可见患侧呼吸运动受限，肋间隙丰满，气管向健侧移位，患侧语音震颤减弱或消失，或可触及胸膜摩擦感、闻及胸膜摩擦音。

4. 胸腔积液有哪些治疗方法?

胸腔积液的治疗以病因治疗为主。漏出性胸腔积液在纠正病因后可自行吸收。渗出性胸膜炎为常见病，其中结核病、癌症和肺炎为最主要病因。以下是常见病因的治疗方法。

(1）结核性胸膜炎

1）一般治疗：休息、营养治疗和对症治疗。

2）胸腔穿刺抽液治疗：结核性胸膜炎患者胸腔积液中蛋白含量高，易引起胸腔粘连，故应尽早进行抽液治疗，防止或减轻粘连，使压迫的肺迅速复张，改善呼吸，减轻结核中毒症状。首次排液量不宜超过 700ml，之后每次不超过 1000ml，操作过程中注意患者是否有头晕、冷汗等反应。

3）抗结核药物治疗：结核性胸膜炎需配合抗结核病药物进行治疗，常用药物有异烟肼、利福平、乙胺丁醇、吡嗪酰胺、左氧氟沙星等。

4）糖皮质激素治疗：全身中毒症状严重、有大量胸腔积液者，可在有效抗结核药物治疗的同时，加用糖皮质激素，常用泼尼松每天 30mg，分 3 次口服。

（2）肺炎性胸腔积液和脓胸：一般胸腔积液量较少，经有效抗生素治疗后可吸收，大量胸腔积液时需行胸腔穿刺抽液或胸腔闭式引流。脓胸治疗原则是控制感染、引流胸腔积液、促使肺复张、恢复肺功能。

1）抗生素治疗：原则是足量，急性期可联合抗厌氧菌的药物，全身及胸腔内给药，需体温正常后继续用药 2 周以上，以防复发。

2）胸腔闭式引流：为脓胸最基本的治疗方法，可采取反复抽脓或闭式引流。用 2% 碳酸氢钠或生理盐水反复冲洗胸腔，然后注入链激酶，使脓液稀释易于引流。支气管胸膜瘘的患者不宜冲洗胸腔，以防细菌散播。

3）支持治疗：给予高能量、高蛋白、富含维生素的饮食，纠正水、电解质、酸碱平衡紊乱。

（3）恶性胸腔积液

1）去除胸腔积液：恶性胸腔积液是晚期恶性肿瘤的常见并发症，胸液生长迅速且持续存在，常因大量积液压迫引起严重呼吸困难，甚至死亡。恶性胸腔积液需胸腔穿刺并留置导管行持续闭式引流。

2）减少胸腔积液的产生：反复抽液和持续引流使蛋白质大量丢失，造成低蛋白血症，使胸膜毛细血管内胶体渗透压降低，导致胸腔积液的产生。可在抽吸胸腔积液或胸腔插管引流后，向胸腔内注入博来霉素、顺铂、丝裂霉素等抗肿瘤药物或生物免疫调节，以抑制恶性肿瘤细胞，减缓胸腔积液的产生。

3）外科治疗：经上述治疗仍不能使肺复张者，可行胸 - 腹腔分流术或胸膜切除术。

5. 胸腔积液患者有哪些护理措施？

（1）疾病知识指导：向患者及其家属做好知识宣教和指导。加强营养是胸腔积液治疗的重要组成部分，指导胸腔积液患者选择高热量、高蛋白、富含维生素的饮食，增强机体抵抗力。指导患者合理安排休息与活动，逐渐增加活动量，避免过度劳累。

（2）氧疗：大量胸腔积液会影响呼吸，按患者的缺氧情况给予低、中流量持续吸氧，增加氧气吸入以弥补气体交换面积的不足，改善患者缺氧状态。

（3）促进呼吸功能

1）体位：按照胸腔积液的部位采取适当体位，一般取半卧位或患侧卧位，减少胸腔积液对健侧肺的压迫。

2）病情观察：观察患者胸痛及呼吸困难程度、体温的变化；监测血氧饱和度或动脉血气分析的改变。

3）康复锻炼：胸膜炎患者在恢复期，应每天进行缓慢的腹式呼吸。经常进行呼吸锻炼可减少胸膜粘连的发生，提高通气量。待胸腔积液抽吸或吸收后，鼓励患者逐渐下床活动，增加肺活量，积极排痰，保持呼吸道通畅。

(4) 缓解疼痛：胸腔积液的患者常有胸痛，并随呼吸运动而加剧，为了减轻疼痛，患者常采取浅快的呼吸方式，导致加重缺氧或肺不张，因此，协助患者取患侧卧位，必要时用宽胶布固定胸壁，以减轻胸廓活动幅度，减轻疼痛，或遵医嘱给予镇痛药。

二、气胸

1. 什么是气胸？

胸膜腔为不含气体的密闭潜在腔隙，当气体进入胸膜腔，造成积气状态时，称为气胸(pneumothorax)。气胸可分为自发性、外伤性和医源性。

2. 自发性气胸临床分为哪几种类型？

根据脏胸膜破裂口的情况和气胸发生后对胸膜腔内压力的影响，自发性气胸通常分为以下 3 种类型。

(1) 闭合性（单纯性）气胸：胸膜破裂口较小，随肺萎陷而闭合，气体不再继续进入胸膜腔。胸膜腔内压力的正负取决于进入胸膜腔内的气体量，抽气后压力下降且不再复升。

(2) 交通性（开放性）气胸：胸膜破裂口较大或两层胸膜间有粘连或牵拉，使破口持续开放，吸气与呼气时气体自由进出胸膜腔。患侧胸膜腔内压在 $0cmH_2O$ 上下波动，抽气后可恢复负压，但数分钟后压力又复升至抽气前水平。

(3) 张力性（高压性）气胸：胸膜破裂口呈单向活瓣或活塞作用，吸气时因胸廓扩大、胸膜腔内压变小而开启，空气进入胸膜腔；呼气时因胸膜腔内压升高压迫活瓣而关闭，使气体不能排出，致使胸膜腔内气体不断积聚，压力持续升高，可高达 $10 \sim 20cmH_2O$，抽气后胸膜腔内压可下降，但又迅速复升。此型气胸对呼吸循环的影响最大，可迅速危及生命，应紧急抢救处理。

3. 气胸常见的临床表现有哪些？

(1) 症状：通常为胸痛与呼吸困难症状。患者突感一侧针刺样或刀割样胸痛，持续时间较短，继而出现胸闷。多数患者发生在正常活动或安静休息时，偶有在睡眠中发生，部分患者可能有抬举重物、用力过猛、剧咳或屏气等诱因存在。呼吸困难与胸痛可同时发生，其严重程度与有无肺基础疾病、肺功能状态、气胸发生速度、胸膜腔内积气量及压力有关。张力性气胸常有进行性呼吸困难，甚至呼吸衰竭、休克、昏迷等。

(2) 体征：少量气胸（$< 25\%$）缺乏体征，不易被发现。气胸量多时表现为心动过速、呼吸急促，患侧胸廓饱满，肋间隙增宽，呼吸动度减弱，叩诊呈鼓音，语颤音和呼吸音减弱或消失。大量气胸时，气管和心尖波动可移动向对侧，右侧气胸时肝浊音区下移，左侧气胸时心浊音界缩小或消失。左侧气胸并发纵隔气肿时常表现为纵隔区听到与心脏收缩同步的噼啪声，称为 Hamman 征，并发皮下气肿时触之可有“捻发音”或“踏雪感”。

4. 如何判断是否发生气胸？

可根据症状判断，突发一侧胸痛，伴有呼吸困难，同时查体发现气胸体征，可进行初步诊断。通过 X 线胸片检查和胸部 CT 可以确诊，X 线胸片可见被压缩肺边缘呈外凸弧形线状阴影，称为气胸线，线外透光度增强，无肺纹理，大量积气时，肺组织被压向肺门，呈高密度影，纵隔和心脏向健侧移位。合并积液或积血时，可见气液平面。胸部 CT 表现为胸膜腔内极低密度气体影，伴有肺组织不同程度的萎缩改变，对于小量气胸、局限性气胸，胸部 CT 比 X 线胸片更敏感和准确。若病情危重，无法行 X 线胸片检查时，可在患侧胸腔体征最明显处试验穿刺，如抽出气体，可确诊气胸。

5. 气胸有哪些治疗方法？

气胸的治疗目的是促进患侧肺复张，消除病因及减少复发。

（1）非手术治疗：适用于稳定型小量闭合性气胸。具体方法包括严格卧床休息，高浓度吸氧，酌情给予镇静和镇痛等药物。治疗过程中需密切观察病情，尤其是在气胸发生后 24 ～ 48h。

（2）排气疗法

1）胸腔穿刺排气：①适用于小量气胸（积气量＜ 20%）、呼吸困难、心肺功能尚好的闭合性气胸患者。②部位通常选用患侧锁骨中线外侧第二肋间作为穿刺点（局限性气胸除外）。③方法是消毒皮肤，用胸穿针穿刺入胸腔，并用胶管（便于抽气时钳夹，防止空气进入）将针头与注射器相连接进行抽气，直到患者呼吸困难缓解为止。④注意胸腔气体较多时，一次抽气量不宜超过 1000ml。

2）胸腔闭式引流：①适用于呼吸困难明显、肺压缩程度较大的不稳定型气胸患者；交通性气胸、张力性气胸和气胸反复发作的患者。②部位一般选取锁骨中线外侧第二肋间或腋前线第四、五肋间（局限性气胸和有胸腔积液的患者需经 X 线胸片定位）。③方法是在局部麻醉下将引流导管经胸部切口插入胸膜腔；导管固定后，另一端连接胸腔闭式引流装置进行引流。④注意胸膜腔内压力保持在 1 ～ 2cmH_2O 以下；肺复张欠佳时可采用负压吸引；对于肺压缩严重、时间较长的患者，应夹闭引流管分次引流，避免胸膜腔内压力骤降产生肺复张后肺水肿。

（3）化学性胸膜固定术：适用于气胸反复发生，肺功能欠佳，不宜手术治疗的患者。在胸腔内注入硬化剂，如多西环素、无菌滑石粉等，产生无菌性胸膜炎症，使两层胸膜粘连，胸膜腔内闭合，达到预防气胸复发的目的。

（4）手术治疗：适用于复发性气胸、长期气胸、张力性气胸引流失败、双侧自发性气胸、血气胸、胸膜增厚致肺膨胀不全或影像学有多发肺大疱的患者。可经胸腔镜直视下行黏带烙断术，促使破口关闭。也可开胸行破口修补术、肺大疱结扎术或肺叶肺段切除术。

6. 自发性气胸患者如何进行日常保健？

（1）保持心情愉快、情绪稳定。养成良好的饮食、排便习惯，保持大便通畅。改变不良的生活方式，如戒烟。

（2）积极治疗控制原发病，预防气胸发生。预防上呼吸道感染，以免剧烈咳嗽而引起肺泡破裂。适当进行腹式呼吸训练，促进肺复张。

（3）注意劳逸结合，在气胸痊愈后的 1 个月内不要进行剧烈运动，避免抬、提重物及屏气等防止增加胸腔压力。避免坐飞机或潜水。

（4）日常生活中如若感到胸闷、突发性胸痛或气急，立即取侧卧位，不要过多移动，有条件时吸氧，并及时就诊。

（杨晓庆　袁熹娜）

第九节 肺 脓 肿

1. 什么是肺脓肿？

肺脓肿（lung abscess）是由多种病原体引起的肺实质坏死性病变，组织坏死、液化继而形成空洞，在影像学上表现为空洞伴气液平面。肺脓肿早期主要因误吸、免疫力低下、基础疾病等导致致病菌阻塞细支气管，形成小的炎性病灶，致病菌进一步繁殖扩大形成肺组织化脓性病灶，即形成脓肿，继而病灶发展破溃到支气管，脓液部分排出，形成有气液平面的脓腔。

2. 肺脓肿是如何发生的？

肺脓肿的发生途径主要为吸入性感染，其次是血源性和继发性。急性肺脓肿的主要病原体是细菌，常为上呼吸道和口腔的定植菌，包括厌氧、需氧和兼性厌氧菌。厌氧菌感染占主要地位，免疫力低下者，如接受化学治疗、白血病或艾滋病患者其病原体也可为真菌。根据不同病因和感染途径，肺脓肿可分为以下 3 种类型。

（1）吸入性肺脓肿：是临床最多见的类型，误吸是最主要的原因，多为厌氧菌感染。多数情况下肺脓肿是口腔厌氧菌引起的吸入性肺炎的并发症。

（2）继发性肺脓肿：在某些细菌性肺炎、支气管扩张、支气管脓肿、支气管肺癌、肺结核空洞等疾病基础上继发感染所致，由于病原菌毒力强、繁殖能力快，肺组织广泛化脓、坏死而形成肺脓肿。也可由肺外病变扩散，邻近脏器病变等引起。

（3）血源性肺脓肿：因皮肤外伤感染、疖、痈、骨髓炎所致菌血症，病原菌、脓栓经血行播散到肺，引起小血管栓塞、肺组织化脓性炎症、坏死而形成肺脓肿。

3. 肺脓肿有哪些临床表现？

（1）急性吸入性肺脓肿：起病急骤，患者畏寒、发热，体温可高达 39 ～ 40℃，伴咳嗽、咳黏液性痰或黏液脓痰。炎症波及局部胸膜可引起胸痛。病变范围较大时可出现气急，可伴有乏力、盗汗、食欲缺乏，后逐渐发展为明显咳嗽、咳大量脓臭痰，每日可达 300 ～ 500ml。咳出大量脓痰后，体温即下降，全身毒性症状随之减轻。

（2）慢性肺脓肿：为急性肺脓肿治疗不及时，迁延 3 个月以上发展而来，表现为反复不规则的发热、咳脓性痰、咯血、消瘦、贫血等慢性消耗症状。

（3）血源性肺脓肿：多表现为由原发病灶引起的肺外感染症状，如畏寒、高热等全身脓毒血症的症状。经 1 ～ 2 周出现较轻的呼吸道症状，如咳嗽、咳痰等。通常痰量不多，极少咯血。

（4）继发性肺脓肿：多有原发病表现，起病比较缓慢，突然咳出大量脓臭痰的典型症状较少见。

4. 如何治疗肺脓肿？

（1）抗生素治疗：一般初始治疗 48 ～ 72h 后病情有所改善，约 1 周后体温可降至正常。抗生素治疗疗程一般为 6 ～ 10 周。

1）吸入性肺脓肿：多为以厌氧菌为主的混合性感染，一般对青霉素敏感（脆弱拟杆菌除外），故经验性治疗首选青霉素。开始给药可采用分次静脉滴注，体温一般在治疗 3 ～ 10d 降至正常，可改为肌内注射或口服。对青霉素不敏感、青霉素疗效不佳者可选林可霉素、克林霉素或甲硝唑等药物。

2）血源性肺脓肿：多为金黄色葡萄球菌、链球菌感染，可选用耐 β- 内酰胺酶的青霉素或头孢菌素。耐甲氧西林金黄色葡萄球菌感染应使用万古霉素静脉滴注。

3）其他类型肺脓肿：若为革兰氏阴性菌感染，可选用第二、三代头孢菌素，喹诺酮类，必要时联用氨基糖苷类抗生素。若为阿米巴原虫感染，可选用甲硝唑每日 1 ～ 1.5g 静脉滴注。

（2）痰液引流

1）身体状况较好的患者可采取体位引流，保持脓肿处于高位，每日 2 ～ 3 次，每次 10 ～ 15min。

2）痰液黏稠不易咳出者可用祛痰药、雾化吸入 0.9% 氯化钠注射液、支气管舒张药以促进痰液排出。

3）有条件者可尽早应用纤维支气管镜冲洗及吸引治疗。

（3）手术治疗：可根据病情选择肺叶切除术或全肺切除术。手术适应证包括：病程超过 3 个月，内科治疗脓腔不缩小，或脓腔过大不宜愈合者；出现大咯血经内科治疗无效或危及生命者；伴有支气管胸膜瘘或脓胸经抽吸脓液疗效不佳者；支气管阻塞限制了气道引流者。

5. 肺脓肿患者有哪些护理措施？

（1）一般护理：急性期应卧床休息，保持环境安静舒适。患者采取半坐卧位，以利呼吸和引流，卧床休息时可将双手上举放于床垫上，以助胸部扩张，促进痰液排出。增加营养，给予高蛋白、高维生素、高热量、易消化的食物，以增强机体抵抗力。做好口腔护理，在晨起、饭后、体位引流后、临睡前协助患者漱口。

（2）病情观察与护理：密切监测体温变化，高热者给予冷敷、酒精擦浴等物理降温措施，鼓励患者多饮水，必要时应用药物降温。观察并记录痰液的量、颜色、性状、气味；如发生咳血，应及时报告医师，咯血量大时需严密观察病情变化，准备好抢救药品和物品，嘱患者取患侧卧位，头偏向一侧，警惕大咯血窒息的发生。

（3）保持呼吸道通畅：指导患者进行有效咳嗽、体位引流的方法，促使痰液咳出。体位引流时抬高患部位置，引流支气管开口向下，有利于滞留的分泌物随重力作用流入支气管和气管排出。必要时可采用雾化吸入、叩击振动等胸部物理治疗促进痰液的咳出，保持呼吸道通畅。

（4）用药护理：遵医嘱合理应用抗生素，肺脓肿患者应用时间较长，应向患者强调坚持治疗的重要性、疗程及可能出现的不良反应，使患者坚持治疗。用药期间密切观察药物疗效及不良反应。

（5）心理护理：肺脓肿患者经常因咳出大量脓痰而对个体产生不良刺激，导致患者出现焦虑、忧郁。应对患者提供个体化心理支持，并给予心理疏导和安慰，以增强其战胜疾病的信心。

6. 如何预防肺脓肿？

（1）误吸是肺脓肿的重要病因。对于吞咽功能较差的患者，建议尽早留置胃管。卧床患者进食时床头抬高≥ 30°。

（2）预防口腔、上呼吸道感染。重视口腔清洁，经常漱口，多饮水，预防口腔炎发生。彻底治疗龋齿、化脓性扁桃体炎、鼻窦炎、牙周溢脓等口腔、上呼吸道慢性感染病灶，防止病灶分泌物吸入肺内诱发感染。

（3）痰液多的患者，鼓励咳嗽咳痰，指导患者咳嗽训练，加强雾化，促进排痰。

（4）积极治疗皮肤外伤感染、痈、疖等化脓性病灶，不挤压痈、疖，防止血源性肺脓肿的发生。

（5）避免受寒、醉酒和极度疲劳导致的机体免疫力低下与气道防御清除功能减弱而诱发的吸入性感染。注意劳逸结合，避免过度劳累，适当进行体育锻炼，以增强体质，保证营养摄入，提高机体免疫力。

（杨晓庆　徐梦林）

第十节　睡眠呼吸暂停低通气综合征

1. 什么是睡眠呼吸暂停低通气综合征？

睡眠呼吸暂停低通气综合征（sleep apnea hypopnea syndrome，SAHS）是多种原因引起的上气道阻塞和（或）中枢性呼吸抑制，睡眠过程中上气道反复塌陷引起的，以阻塞性呼吸暂停和低通气为特征的疾病。临床上表现为睡眠中伴有打鼾，且鼾声不规律，患者自觉憋气，甚至反复被憋醒，常伴有夜尿增多，晨起头痛、头晕和口咽干燥等。

呼吸暂停（apnea）是指在睡眠过程中，口鼻呼吸气流停止或明显减弱，持续时间≥10s。低通气（hypopnea）是指睡眠时呼吸气流较基线水平降低 30% 以上，并伴有血氧饱和度（SpO_2）下降≥ 3%，或者伴有微觉醒，持续时间≥ 10s。低通气指数（apnea hypopnea index，AHI）即平均每小时睡眠中呼吸暂停与低通气次数之和≥ 5 次 / 小时。

2. 睡眠呼吸暂停低通气综合征有哪几种类型？

临床上根据睡眠过程中呼吸暂停时胸腹呼吸运动的情况，将睡眠呼吸暂停综合征分为中枢型、阻塞型和混合型。这三种类型中以阻塞型最为常见，目前，把阻塞型和混合型统称为阻塞型睡眠呼吸暂停低通气综合征（obstructive sleep apnea hypopnea syndrome，OSAHS）。

（1）中枢型睡眠呼吸暂停（central sleep apnea，CSA）：亦称膈肌型，指口鼻气流与胸腹式呼吸同时消失。是由呼吸中枢神经功能调节异常引起，呼吸中枢神经不能发出有效指令，呼吸运动消失，口鼻气流停止。

（2）阻塞型睡眠呼吸暂停（obstructive sleep apnea，OSA）：亦称周围型，是指口鼻气流消失，胸腹式呼吸仍然存在。是因上气道阻塞而出现呼吸暂停，但中枢神经系统呼吸驱动功能正常，继续发出呼吸运动指令兴奋呼吸肌，因此胸腹式呼吸运动仍存在。OSA 是最常见的类型。在成年人中，OSA 定义为每夜 7h 睡眠过程中呼吸暂停及低通气反复发作 30 次以上，或 AHI ≥ 5 次 / 小时。

（3）混合型睡眠呼吸暂停（mixed sleep apnea，MSA）：是指 1 次呼吸暂停过程中，开始口鼻气流与胸腹式呼吸同时消失，数秒或数十秒后出现胸腹式呼吸运动，仍无口鼻气流。即 1 次呼吸暂停过程中，先出现 CSA，后出现 OSA。

3. 睡眠呼吸暂停低通气综合征的主要危险因素有哪些？

（1）肥胖：体重超过标准体重的 20% 或以上，即体重指数（body mass index，BMI）≥ $28kg/m^2$。

（2）年龄：成年后随年龄增长患病率增加；女性绝经期后患病率增多，有资料显示 70 岁以后患病率趋于稳定。

（3）性别：女性绝经前发病率显著低于男性，绝经后与男性无显著差异。

（4）上气道解剖异常：包括鼻腔阻塞（鼻中隔偏曲、鼻甲肥大、鼻息肉及鼻部肿瘤等）、Ⅱ度以上扁桃体肥大、软腭松弛、悬雍垂过长或过粗、咽腔狭窄、咽部肿瘤、咽腔黏膜肥厚、舌体肥大、舌根后坠、下颌后缩及小颌畸形等。

（5）具有 SAHS 的家族史。

（6）长期大量饮酒和（或）服用镇静催眠类或肌肉松弛类药物。

（7）长期吸烟可加重 OSA。

（8）其他相关疾病：包括甲状腺功能减退、肢端肥大症、心功能不全、脑卒中、胃食管反流及神经肌肉疾病等。

4. 阻塞性睡眠呼吸暂停低通气综合征的临床表现有哪些？易造成什么危害？

（1）白天表现：嗜睡、头晕乏力、认知行为功能障碍、头痛、易激惹、记忆力差、性格改变、性欲减退等。

（2）夜间表现：大声打鼾、倒吸气、哼鼻或呼吸中断等现象，夜间唤醒、睡眠期间的窒息发作、夜尿、睡眠行为异常、多汗、多动不安、缺氧等。

（3）继发危害：患者因长期休息不好，出现不同程度的各个系统疾病损害。

1）心血管系统：心律失常、高血压、心力衰竭、冠心病、夜间猝死。

2）呼吸系统：肺源性心脏病、呼吸衰竭、夜间哮喘。

3）神经系统：脑血管疾病、痴呆症、精神和行为异常、认知障碍、视力障碍、癫痫。

4）内分泌和性功能障碍：糖尿病、肢端肥大症、性功能障碍、垂体和甲状腺功能障碍。

5）肾脏损害：蛋白尿、肾病综合征、肾功能障碍。

6）其他：头痛、红细胞增多症、胃食管性反流、免疫功能下降。

5. 如何诊断阻塞性睡眠呼吸暂停低通气综合征？

阻塞性睡眠呼吸暂停低通气综合征（OSAHS）的诊断依据主要是病史、体征和多导睡眠图（polysomnography，PSG）监测结果。PSG 监测是诊断的最佳方法。

（1）典型症状：如夜间打鼾伴呼吸暂停、日间嗜睡明显，即嗜睡量表（epworth sleepiness scale，ESS）评分≥ 9 分，查体可见上气道存在狭窄及阻塞，伴 AHI ≥ 5 次 / 小时可诊断为 SAHS。

（2）对日间嗜睡不明显（ESS 评分＜ 9 分）者，AHI ≥ 10 次 / 小时或 AHI ≥ 5 次 / 小时，但存在高血压、冠心病、脑血管疾病和糖尿病等 1 项或 1 项以上 SAHS 合并症也可以确立诊断。

（3）病情程度：根据 AHI 和夜间最低 SpO_2 分为轻、中、重度三级。其中 5 ≤ AHI ≤ 15 为轻度，15 ＜ AHI ≤ 30 为中度，AHI ＞ 30 为重度。夜间最低 SpO_2：85% ～ 89% 为轻度，80% ～ 84% 为中度，＜ 80% 为重度。

6. 如何治疗阻塞性睡眠呼吸暂停低通气综合征？

治疗 OSAHS 的目标是缓解症状和体征、改善睡眠质量、使睡眠呼吸暂停低通气指数（AHI）和含氧血红蛋白氧和度水平恢复正常。应将 OSAHS 作为一种需长期、多学科管理的慢性疾病进行治疗。

（1）病因治疗：纠正引起 OSAHS 或使之加重的基础疾病，如应用甲状腺素治疗甲状腺功能减退等。

（2）矫正治疗：对存在可矫正性危险因素的 OSAHS 患者均应进行多方面的指导。包括：①减肥、控制饮食和体重、适当运动。②戒酒、戒烟、慎用镇静催眠药物及其他可引起或加重 OSAHS 的药物。③适当抬高床头、非仰卧位（如侧卧位）睡眠。④白天避免过度劳累。

（3）初始治疗：无创正压通气（non-invasive positive pressure ventilation，NIPPV）是成人 OSAHS 患者的首选治疗方法。除行为矫正治疗外，所有患者应将气道正压通气（positive airway pressure，PAP）作为初始治疗。NIPPV 包括普通型及智能型持续气道正压通气模式（auto continuous positive airway pressure，auto-CPAP）和双水平气道正压通气模式（bi-level positive airway pressure，BiPAP），以持续气道正压通气模式（continuous positive airway pressure，CPAP）最为常用，二氧化碳潴留明显者建议使用 BiPAP。

（4）替代治疗：对于不能耐受 CPAP、不能手术或手术效果不佳者，口腔矫正器是一种可改善 OSAHS 症状和体征的替代疗法，适用于单纯鼾症及轻中度的 OSAHS 患者，特别是有下颌后缩者。重度颞下颌关节炎或功能障碍，严重牙周病，严重牙列缺失者不宜使用。

（5）外科治疗：通常手术不宜作为本病的初始治疗手段，仅适用于手术确实可解除上气道阻塞的患者，需严格掌握手术适应证。可选用的手术方式包括悬雍垂腭咽成形术及其改良术、下颌骨前徙术及颌面部前徙加舌骨肌切断悬吊术。

（6）药物治疗：选择性阻断 5- 羟色胺再摄取的药物，如氟西汀、帕罗西汀等。抑制快速动眼睡眠的药物如普罗替林。

（7）鼻部扩张剂：短效的鼻黏膜充血消除药，如羟甲唑啉，不建议长期使用；鼻局部皮质激素治疗，用于 OSAHS 的辅助治疗或基本治疗。

（8）吸氧治疗：仅在合并 COPD 伴低氧时可用。吸氧可以增加肺内氧的“储备”，在呼吸暂停时缓解氧饱和度的严重程度，使唤醒阈提高，但不能从本质上中止呼吸暂停。

7. 阻塞型睡眠呼吸暂停低通气综合征患者行气道正压通气治疗时应注意哪些问题？

（1）保证夜间治疗时间：加强对患者的教育和培训，提高 CPAP 治疗的依从性。指导患者坚持长期佩戴 CPAP 呼吸机，经常（≥ 70%）夜晚使用，每晚使用≥ 4h。当患者体型肥胖、病情重，需要的 CPAP 压力较高时，有些患者在睡梦中将鼻罩去掉而中断治疗，应调整合适的 CPAP 压力，或使用 BiPAP 呼吸机增加舒适度。

（2）选择合适的面罩：鼻罩比口鼻全面罩更为舒适，可选择鼻枕来进行 CPAP 治疗，其不良反应小、漏气少、对睡眠干扰小，经口漏气者可采用全面罩治疗。

（3）气道湿化：CPAP 治疗时使用湿化器可减轻口咽鼻部的不适症状（鼻塞、通气不畅、鼻内干燥），从而提高患者对 CPAP 治疗的依从性。

（4）防止皮肤破损：在每次用鼻罩之前应洗脸，清洗鼻罩，可防止皮肤过敏。使用气泡型鼻罩、额部垫海绵垫等防止鼻背溃疡。

（5）心理护理：CPAP 呼吸机只是一种呼吸辅助装置，呼吸的节律应完全由患者自己控制，如主动加深加快呼吸与其配合，反而会加重不适感觉，患者应努力调整自己的心态，使心情平静，按平常的节律呼吸。

（6）减少噪声：采取戴耳塞、隔音玻璃罩或将呼吸机置于壁橱内等方法可减少噪声的影响。

（杨晓庆　赵　明）

第十一节　急性呼吸窘迫综合征

1. 什么是急性呼吸窘迫综合征？

急性呼吸窘迫综合征（acute respiratory distress syndrome，ARDS）是指由各种肺内和肺外致病因素所导致的以毛细血管弥漫性损伤和通透性增强为基础，以肺水肿、透明膜形成和肺不张为主要病理变化，以进行性呼吸窘迫和顽固性低氧血症为临床特征的急性呼吸衰竭综合征。ARDS 是急性肺损伤发展到后期的典型表现。

2. 急性呼吸窘迫综合征的危险因素有哪些？

（1）脓毒症：脓毒症是 ARDS 最常见的病因。当 ARDS 发生于易出现严重感染的患者或伴有新的发热或低血压时，应首先考虑的病因是脓毒症。

（2）误吸：误吸胃内容物是发生 ARDS 的最常见因素，特别是胃液 pH ＜ 2.5 时。溺水和误吸羊水也容易发生 ARDS。

（3）肺炎：社区获得性肺炎可能是院外发生 ARDS 的最常见原因。常见病原体包括肺炎链球菌、嗜肺军团菌、金黄色葡萄球菌、肠道革兰氏阴性菌、多种呼吸道病毒，以及耶氏肺孢子菌。

（4）创伤：多发性创伤、肺挫伤、颅脑外伤、烧伤、电击伤和脂肪栓塞等均可引起 ARDS，ARDS 是严重创伤的并发症之一，约 10% 的患者在创伤后会发生 ARDS。

（5）休克：感染性、出血性、心源性和过敏性休克等，特别是革兰氏阴性杆菌败血症所致的感染性休克可导致 ARDS。

（6）血液系统疾病：大量输入库存血会引起 ARDS，大于 15 个单位的红细胞输注是发生 ARDS 的一个危险因素。错误血型输血和弥散性血管内凝血（disseminated intravascular coagulation，DIC）也可导致 ARDS。

（7）药物过量：巴比妥类、水杨酸、氢氯噻嗪、硫酸镁、特布他林和链激酶等药物过量会引起 ARDS。

（8）其他危险因素：吸入有毒气体、代谢紊乱、饮酒、吸烟、体外循环、胸腔手术、肺切除术、急性胰腺炎、放射治疗、器官移植、静脉空气栓塞等偶尔可导致 ARDS。

3. 急性呼吸窘迫综合征的临床表现有哪些？

（1）症状：ARDS 的临床特征通常在诱发事件后 6 ～ 72h 出现，并迅速加重。通常表现为突发性进行性呼吸困难、发绀（即低氧血症），常伴有烦躁、焦虑、出汗等。呼吸窘迫较明显，包括呼吸深快、心动过速、出汗和使用辅助呼吸肌呼吸。也可能存在咳嗽和胸痛。

（2）体征：早期除呼吸频率加快外，无明显呼吸系统体征。随着病情发展出现“三凹征”，发绀；晚期肺部可闻及支气管呼吸音、干啰音、捻发音及水泡音。ARDS 会表现出原发病的临床体征。

4. 急性呼吸窘迫综合征的诊断标准是什么？

根据 ARDS 柏林定义，满足以下 4 项条件时方可诊断 ARDS。

（1）明确诱因下 1 周内出现的急性或进展性呼吸困难。

（2）胸部 X 线片 / 胸部 CT 显示双肺浸润影，不能完全用胸腔积液、肺叶 / 全肺不张和结节影解释。

(3) 呼吸衰竭不能完全用心力衰竭和液体负荷过重解释。如果临床没有危险因素，需要用客观检查（如超声心动图）来评价心源性肺水肿。

(4)低氧血症：根据氧合指数即动脉血氧分压(arterial partial pressure of oxygen, PaO_2)/吸入气氧浓度（fraction of inspiration oxygen，FiO_2）确立 ARDS 诊断，并将其按严重程度分为轻度、中度和重度 3 种。上述氧合指数中 PaO_2 的监测都是在机械通气参数呼气末正压（positive end expiratory pressure，PEEP）或 CPAP 不低于 5cmH_2O 的条件下测得的；所在地海拔超过 1000m 时，需对 PaO_2/FiO_2 进行校正，校正后的 PaO_2/FiO_2=（PaO_2/FiO_2）×（所在地大气压值 /760）。

1）轻度：200mmHg < PaO_2/FiO_2 ≤ 300mmHg。

2）中度：100mmHg < PaO_2/FiO_2 ≤ 200mmHg。

3）重度：PaO_2/FiO_2 ≤ 100mmHg。

上述 ARDS 的诊断标准是非特异的，建立诊断时必须排除大面积肺不张、心源性肺水肿、高原肺水肿、弥漫性肺泡出血等，通常能通过详细询问病史、体检和 X 线胸片、心脏超声及血液化验等做出鉴别。

5. 急性呼吸窘迫综合征的治疗要点有哪些？

ARDS 的治疗要点主要包括：积极治疗原发病、氧疗、机械通气及调节液体平衡等。

(1) 治疗原发病：治疗原发病是治疗 ARDS 的首要原则和基础，感染是 ARDS 的常见原因，也是 ARDS 的高危因素，而 ARDS 又易并发感染，因此应选择有效的广谱抗生素。

(2) 纠正缺氧：采取有效的氧疗措施以尽快提高患者的 PaO_2。一般需高浓度给氧，使 PaO_2 ≥ 60mmHg 或 SaO_2 ≥ 90%。轻症患者可使用面罩给氧，但多数患者需使用机械通气纠正缺氧。

(3) 呼吸支持：呼吸机辅助通气是 ARDS 最常用且有效的支持手段。通常认为 ARDS 患者应尽早进行机械通气。轻度 ARDS 患者可试用无创正压通气（NIPPV），无效或病情加重时尽快进行气管插管行有创机械通气。机械通气的目的是维持充分的通气和氧合以支持脏器功能。ARDS 机械通气的关键在于复张萎陷的肺泡并使其维持开放状态，以增加肺容积和改善氧合，同时避免肺泡过度扩张和反复开闭所造成的损伤。ARDS 的机械通气推荐采用肺保护性通气策略，主要措施包括合适水平的 PEEP 和小潮气量。

(4) 适当补液：一方面，要维持适当的有效循环血量以保证肺和心、脑、肾等重要脏器的血流灌注；另一方面，避免过多补液，增加肺毛细血管流体静压，增加液体经肺泡毛细血管膜外渗而加重肺水肿。为减轻肺水肿，应合理限制液体入量，以可允许的较低循环容量来维持有效循环。仔细观察患者尿量、血压、动脉血 pH 及精神状态等来评估补液量。在血压稳定和保证脏器组织灌注前提下，ARDS 患者每日入量应限于 2000ml 以内，液体出入量宜轻度负平衡，可使用利尿药促进水肿的消退。在 ARDS 早期，除非有低蛋白血症，不宜输注胶体溶液。

(5) 营养支持与监护：ARDS 患者机体处于高代谢状态，应补充足够的营养。静脉营养有引起感染和血栓形成的风险，因此提倡全胃肠营养，以避免引起并发症，且能够保护胃肠黏膜，防止肠道菌群异位。ARDS 患者应动态监测呼吸、循环、水电解质和酸碱平衡及其他重要脏器的功能，以便及时调整治疗方案。

（6）肾上腺皮质激素治疗：ARDS 患者是否应用激素至今仍无一致意见，应用激素可能的好处是：①抗感染作用，减轻肺泡壁的炎性反应；②减少血管通透性，保护肺毛细血管内皮细胞；③稳定细胞溶酶体作用，维护肺泡Ⅱ细胞分泌表面活性物质功能；④缓解支气管痉挛；⑤减轻组织的纤维化。目前多主张早期大量短程应用。

（7）挽救性治疗：对严重 ARDS 患者，可应用“挽救性治疗”。治疗策略分为通气性和非通气性两大类，通气性治疗策略有高水平 PEEP、肺复张动作、气道压力释放通气和高频通气等；非通气治疗策略包括应用神经肌肉阻滞药、吸入血管扩张药、俯卧位通气、体外生命支持等。

6. 急性呼吸窘迫综合征患者的观察与护理要点有哪些？

（1）一般护理：保持环境安静，保证患者的休息。定时通风，保证病室空气流通。ARDS 患者消耗的能量过多，机体抵抗力差，应及早进行营养支持，可进食高维生素、高热量、高蛋白的流质或半流质食物。必要时可给予静脉营养支持。

（2）观察病情变化

1）密切观察患者呼吸状况，包括呼吸频率、节律、深度。呼吸窘迫改善状况及有无呼吸机相关性肺损伤的发生。安静平卧位时呼吸频率＞ 25 次 / 分，提示呼吸功能不全，是急性肺损伤的先兆表现。

2）监测患者生命体征，尤其是心率、心律、血压、体温的变化，必要时行血流动力学监测，做好液体管理。为减轻肺水肿，在血压稳定的情况下，以较低的循环血容量维持，出入量液体宜负平衡。

3）观察缺氧情况及发绀程度，动态观察血气分析，监测血氧饱和度、动脉血氧分压。

4）观察患者有无肺性脑病表现，昏迷患者记录患者的瞳孔、肌张力、腱反射及病理反射，如有意识改变或病情加重要及时向医师汇报。

5）注意观察有无胃潴留、消化道出血的发生。

（3）合理氧疗：ARDS 患者需要吸入较高浓度（FiO_2 ＞ 35%）的氧气，使 PaO_2 迅速提高到 60 ～ 80mmHg 或 SaO_2 ＞ 90%。氧疗过程中，应注意观察氧疗效果，如呼吸困难缓解、发绀减轻、心率减慢，表示氧疗有效；如意识障碍加深或呼吸过度浅表、缓慢，应根据动脉血气分析结果和患者的临床表现，遵医嘱及时调整吸氧流量，保证氧疗效果。

（4）呼吸机辅助通气：呼吸机辅助通气能有效维持通气量，机械通气时注意观察呼吸机模式和参数，监测呼吸机工作状态，密切观察患者的自主呼吸频率、节律与呼吸机是否同步。保持管道通畅固定，防止扭曲、受压、移位、意外脱管和堵管。对于不能自主排痰的患者，应评估吸痰指征，按需吸痰，保持气道通畅。肺复张以后，为避免开放的肺泡塌陷，应尽量间隔一段时间再进行吸痰。严重 ARDS 患者宜使用密闭式吸痰，保持呼吸机管道的连接状态。

（5）用药护理：按医嘱及时准确给药，并观察疗效及不良反应。使用激素后容易导致上消化道出血，应严密观察胃液、大便的颜色、性状、量。使用血管扩张药时，应严密监测血流动力学变化，使用输液泵经中心静脉输注血管扩张药。使用呼吸兴奋药时应保持呼吸道通畅，静脉滴注时速度不宜过快。准确记录每小时的出入液体量，以防止液体大进大出，加重肺水肿。注意观察呼吸频率、节律、神志变化及动脉血气的变化，以便调整用药剂量。

（6）心理护理：ARDS 的患者因呼吸困难、预感病情危重常会产生紧张、焦虑、忧郁、悲痛等不良情绪，应采取有效的沟通方式，耐心向患者解释病情，给予关心安慰，消除患者的思想顾虑。

（徐梦林　杨　阳）

第十二节　呼吸衰竭

1. 呼吸衰竭的定义和诊断标准是什么？

呼吸衰竭（respiratory failure）简称呼衰，通常是由于肺通气不足、弥散功能障碍和肺通气/血流比例失调等原因引起的呼吸功能严重受损，是静息状态下吸入空气时出现低氧血症和（或）二氧化碳潴留，从而引起一系列生理和代谢紊乱的临床综合征。诊断标准是在海平面、静息状态及呼吸空气的情况下，$PaO_2 < 60mmHg$ 和（或）$PaCO_2 > 50mmHg$。

2. 呼吸衰竭如何分类？

（1）按动脉血气结果分类

1）Ⅰ型呼吸衰竭：又称低氧血症型呼吸衰竭，其特点为仅有缺氧 $PaO_2 < 60mmHg$，无二氧化碳潴留，主要见于肺换气功能障碍疾病。

2）Ⅱ型呼吸衰竭：又称高碳酸血症型呼吸衰竭，其特点为既有缺氧又有二氧化碳潴留，$PaO_2 < 60mmHg$，$PaCO_2 > 50mmHg$，主要系肺泡通气不足所致。

（2）根据临床发展过程分类

1）急性呼吸衰竭：常为急性病或急性损伤所致，通常在数分钟到数小时内发生。

2）慢性呼吸衰竭：慢性呼吸功能不全发展的慢性呼吸衰竭，早期可呈Ⅰ型呼吸衰竭，表现为低氧血症和呼吸性碱中毒；晚期发展到Ⅱ型呼吸衰竭，但进展缓慢。

3）慢性呼吸衰竭急性发作：多见于 COPD 患者所致慢性呼吸衰竭基础上因严重肺感染而使血气恶化，常伴有复合性酸碱失衡。

3. 呼吸衰竭常见的病因有哪些？

临床上将引起急、慢性呼吸衰竭的病因分类如下。

（1）气道阻塞性疾病

1）急性病：如会厌炎、喉水肿、气道内异物、细支气管炎、支气管哮喘。

2）慢性病：如慢性阻塞性肺疾病。

（2）肺实质浸润性疾病

1）急性病：各种原因引起的肺炎、结缔组织疾病合并肺间质病等。

2）慢性病：结节病、肺尘埃沉着病、弥漫性肺间质纤维化，包括特发性肺间质纤维化和其他各种原因引起的肺间质纤维化。

（3）肺水肿性疾病

1）心源性：心肌梗死、二尖瓣或主动脉瓣疾病、左心衰竭。

2）肺泡-毛细血管膜通透性增加：各种原因引起的休克、海洛因中毒、吸入性化学物质、败血症、急性呼吸窘迫综合征等。

（4）肺血管疾病

1）急性病：肺血栓栓塞、空气栓塞、脂肪栓塞等。

2）慢性病：肺血管炎、多发性微血栓形成等。

（5）胸壁与胸膜疾病

1）急性病：气胸。

2）慢性病：脊柱后侧凸、胸膜纤维化、胸腔积液等。

（6）神经肌肉系统疾病

1）脑部：镇静药和麻醉药应用、脑血管病、感染、肿瘤。

2）外周神经：多发性神经炎、多发性脊髓炎。

3）肌肉：肌肉萎缩、重症肌无力、肥胖和吉兰 - 巴雷综合征等。

4. 呼吸衰竭的临床表现有哪些？

（1）导致呼吸衰竭的基础疾病表现：根据基础疾病的不同而有不同表现，如脑血管意外，可有头痛、头晕、昏迷、偏瘫、呕吐、瞳孔改变和病理征等。细菌性肺炎则有寒战、发热、咳脓性痰或铁锈色痰、胸痛、呼吸困难。

（2）低氧血症的表现：表现为呼吸困难和发绀，其中呼吸困难是最早出现的临床症状，症状的严重程度取决于缺氧的程度、发生的速度和持续时间。轻度缺氧症状不明显，或有活动后气短、心悸、血压升高、注意力不集中等。随着缺氧的加重可出现呼吸困难、明显发绀、心率增快、出冷汗、头痛、烦躁不安、神志恍惚、谵妄、甚至昏迷。

（3）高碳酸血症的表现：早期表现为睡眠习惯改变，晚上失眠，白天嗜睡。头痛，晚上加重。多汗，小组肌肉不自主抽动或震颤。$PaCO_2$ 继续增高时，可出现表情淡漠、昏睡、神志恍惚或狂躁多动。严重二氧化碳潴留时，患者进入半昏迷或深昏迷，部分患者会出现惊厥、抽搐及其他多种神经症状，称为“肺性脑病”。

5. 缺氧有哪些危害？

缺氧情况下，机体进行无氧代谢，产生大量乳酸，可产生高钾血症和细胞内酸中毒。心、脑、肺等重要脏器对缺氧极为敏感，可导致代谢紊乱、功能障碍和细胞损害。

（1）对中枢神经系统的影响：脑组织对缺氧特别敏感，耐受性很差。在体温 37℃时循环停止 3 ～ 4min，脑组织就可能遭到不可逆损害。轻度缺氧时中枢神经系统表现为注意力不集中、记忆力下降、定向力差，严重者可出现烦躁不安、意识障碍、抽搐、昏迷等。

（2）对心脏的影响：心肌的耗氧量最大，也对缺血、缺氧最敏感。中度缺氧可通过化学感受器兴奋交感神经反射性刺激心脏，使心率增快，心排血量增加，血压升高。严重缺氧时可累及心肌，使心肌收缩力降低、心排血量减少、血压下降，导致循环衰竭。

（3）对呼吸的影响

1）缺氧对呼吸中枢的影响：急性缺氧时可刺激主动脉体和颈动脉体化学感受器反射性兴奋呼吸中枢，使呼吸增快加深。极严重的缺氧可抑制呼吸中枢，引起周期性呼吸，呼吸运动减弱，甚至呼吸停止。

2）缺氧对肺的影响：缺氧损害血管内皮细胞可使肺毛细血管通透性增加，严重时导致肺水肿。缺氧减少Ⅱ型肺泡细胞分泌表面活性物质，导致肺不张和肺内分流的加重。缺氧还可使支气管黏膜上的肥大细胞增多，生物活性介质如 5- 羟色胺、前列腺素、组胺、白三烯的分泌亦增多，可引起支气管平滑肌的痉挛。缺氧还可使肺血管收缩，肺动脉压升高，长期的肺动脉高压必然导致右心室肥厚和肺源性心脏病。

（4）对其他脏器功能影响

1）肝脏：缺氧可使肝细胞水肿、变性和坏死，使转氨酶、乳酸脱氢酶增高，可诱发肝纤维化，使肝缩小，肝功能障碍。

2）肾脏：缺氧会使肾血管收缩，肾血流量减少，肾小球滤过率降低，肾功能受损，导致尿量减少与氮质血症发生。重者发生肾小管上皮坏死导致急性肾衰竭。

3）胃：严重的缺氧和二氧化碳潴留可导致胃肠道黏膜充血、水肿或应激性溃疡，可发生呕血、便血。

4）骨髓造血功能：缺氧可刺激骨髓造血功能，红细胞体积及数量增加，增高血液黏稠度，使血流阻力增加，加重心脏的负担，也可能导致弥散性血管内凝血。

总之，缺氧对机体的危害是多方面的，可累及多个系统多个器官，损害程度与缺氧发生的快慢和严重程度有关。缺氧最为严重的合并症是多脏器系统功能衰竭，可使死亡率大大增加。

6. 呼吸衰竭的治疗方法有哪些？

呼吸衰竭治疗原则是保持呼吸道通畅，迅速纠正缺氧、改善通气、积极治疗原发病、消除诱因、加强一般支持治疗和对其他重要脏器功能的监测与支持、预防和治疗并发症。

（1）首先保持呼吸道通畅，鼓励患者咳嗽排痰清除气道分泌物，必要时建立人工气道。

（2）合理氧疗，保证 $PaO_2 > 60mmHg$ 或脉氧饱和度达 90% 以上。

（3）增加通气量，减少二氧化碳潴留，使用呼吸兴奋药或行机械通气治疗。

（4）纠正酸碱平衡失调和电解质紊乱。

（5）合并心力衰竭时，给予利尿、扩血管药物及强心剂治疗。

（6）对于慢性呼吸衰竭的患者积极抗感染治疗。

（7）注重其他脏器功能支持与监测。

7. 呼吸衰竭患者如何做好呼吸道的管理？

（1）保持呼吸道通畅：呼吸道堵塞可引起通气功能障碍，从而造成换气功能障碍，导致缺氧和二氧化碳潴留。因此，及时清除分泌物，保证呼吸道通畅，改善呼吸功能，是护理呼吸衰竭患者的主要措施。

1）对于有自主咳痰能力的患者，教会患者有效咳嗽的方法，鼓励患者主动排痰。

2）对于不能自主咳痰的患者，给予按需吸痰，及时清除气道内分泌物，必要时使用口咽通气道、鼻咽通气道保持呼吸道通畅。

3）采用物理治疗，如体位引流、胸部叩击、振动排痰等方法，促进气道分泌物的排出。

（2）保持呼吸道湿化：痰液黏稠不易咳出的患者给予雾化吸入治疗，促进痰液松动。对于建立人工气道患者，可采用呼吸机湿化器加温加湿、气道滴注、雾化吸入等方法，稀释痰液，促进排出。

（3）缓解支气管痉挛：支气管痉挛患者，使用支气管舒张药，如 β_2 肾上腺受体激动药、糖皮质激素等。急性呼吸衰竭患者遵医嘱静脉给药。在病情危急情况下可行气管插管或气管切开，缓解气道梗阻。

8. 呼吸衰竭患者如何进行合理的氧疗？

任何类型的呼吸衰竭都存在低氧血症，故氧疗是呼吸衰竭患者重要的治疗措施。合理的氧疗能提高肺泡内氧分压，进而提高 PaO_2 和 SaO_2；减轻组织损伤，恢复脏器功能，提高机体运动的耐受性；能降低缺氧性肺动脉高压，减轻右心负荷。临床上根据患者病情和血气分析结果，采取不同的给氧方法和氧浓度。

（1）Ⅰ型呼吸衰竭为迅速纠正缺氧，可短时间内间歇给予较高浓度（> 50%）或高流量（4 ～ 6L/min）吸氧；Ⅱ型呼吸衰竭应给予低浓度（< 35%）或低流量（1 ～ 2L/min）持续吸氧，以免引起二氧化碳潴留。急性呼吸衰竭在保证 PaO_2 迅速提高到 60mmHg 或 SpO_2 达 90% 以上的前提下，尽量降低吸氧浓度。

（2）氧疗的方法有鼻导管、面罩和呼吸机给氧，密切观察氧疗的效果，根据血气分析结果及时调整吸氧流量和浓度，以防止发生氧中毒和二氧化碳麻醉。

9. 为什么Ⅱ型呼吸衰竭的患者应采取低流量给氧的原则？

正常人呼吸中枢兴奋性主要靠体内缺氧和二氧化碳浓度升高的刺激来维持。Ⅱ型呼吸衰竭患者既有缺氧，又有二氧化碳潴留，由于二氧化碳长期处于高浓度状态，呼吸中枢对二氧化碳的刺激已不敏感，主要靠缺氧刺激颈动脉体和主动脉弓化学感受器，反射性地引起呼吸中枢兴奋。若短时间内给予高浓度氧，缺氧反射性刺激呼吸兴奋的作用减弱或消失，呼吸受到抑制，使呼吸频率和幅度降低，导致二氧化碳潴留更加严重，发生二氧化碳中枢麻醉，甚至呼吸停止。因此，对Ⅱ型呼吸衰竭患者应给予低流量（1 ～ 2L/min）持续吸氧，以免缺氧纠正过快引起呼吸中枢抑制，加重病情。

（徐梦林　武淑萍）

第十三节　肺血栓栓塞症

1. 什么是肺血栓栓塞症？

肺血栓栓塞症（pulmonary thromboembolism，PTE）指来自静脉系统或右心的血栓阻塞肺动脉或其分支所致的疾病，以肺循环和呼吸功能障碍为主要临床和病理生理特征，是肺栓塞最常见的类型，故通常临床上所称的 PTE 即指肺栓塞。血栓主要来源于下肢深静脉及盆腔静脉。肺血栓栓塞是深静脉血栓（deep venous thrombosis，DVT）的并发症，预防 DVT 是预防 PTE 的最有效方法。

2. 肺血栓栓塞症的危险因素有哪些？

（1）心、脑血管疾病：肺血栓栓塞症常见于心房颤动合并心力衰竭的患者，其血栓性栓子可来自右心房或右心室，也可来自深静脉系统，这与心脏病患者发生心力衰竭后，静脉内血液淤滞有关。风湿性心脏病、动脉硬化性心脏病患者较易发生肺血栓栓塞症。

（2）恶性肿瘤：恶性肿瘤患者发生肺血栓栓塞症与其自身血液高凝状态有关。恶性肿瘤引发血液高凝状态的机制较为复杂，肿瘤细胞可以直接激活凝血通路，诱导促凝物质的产生，抑制血管内皮细胞、血小板、单核细胞及巨噬细胞的抗凝活性。恶性肿瘤患者多伴有凝血机制的异常，表现为纤维蛋白降解产物增高，血小板增多，血小板聚集功能亢进，纤维蛋白溶解低下和高纤维蛋白原血症等。肿瘤组织本身能分泌促凝物质，如促血小板聚集物质，多糖蛋白及血浆素原激活物等，使机体产生所谓高凝状态，导致血栓形成。

（3）制动：各种原因所致不适当的长期卧床、肢体固定不活动等，由于肢体活动减少，静脉血流的驱动力降低，血流运动减慢，血流逐渐停滞，易导致血栓形成。

（4）创伤：各种创伤，尤其是伴有骨折的患者，易发生肺血栓栓塞症和形成深静脉血栓。可能与受伤组织释放大量组织因子到静脉血，影响了凝血、纤溶过程，而使血液呈高凝状态有关。

（5）外科手术：在外科手术对局部组织造成不同程度损伤的基础上，长期卧床使下肢肌肉泵功能的作用消失，血流减缓，加之手术创伤的修复、凝血功能增强等因素，易引起下肢静脉血栓形成，血栓随静脉回流至肺动脉而发生肺血栓栓塞症。此外，术后限制抗凝药物的应用也有一定影响。

（6）风湿免疫性疾病：风湿免疫性疾病中以系统性红斑狼疮和抗磷脂抗体综合征合并肺血栓栓塞症者较为常见。可能机制为患者在血管炎的基础上形成广泛的微小血栓，临床上可有肺动脉高压的表现。此外，系统性红斑狼疮常合并肾病综合征，导致血液的高凝状态也成为肺血栓栓塞症的重要原因之一。

（7）其他：妊娠、肾病综合征、肥胖、吸烟、高龄、脑卒中、克罗恩病、血液黏滞性过高、置入中心静脉导管及遗传因素等也在肺血栓栓塞症、深静脉血栓形成的发生中占有重要地位。

3. 肺血栓栓塞症有哪些临床表现？

（1）呼吸系统症状

1）呼吸困难及气促：多于栓塞后即刻出现，尤在活动后明显，特点是浅而速，呼吸频率 40 ～ 50 次 / 分，为 PTE 最常见的症状。

2）胸痛：包括胸膜炎性胸痛或心绞痛样胸痛。

3）晕厥：可为 PTE 唯一或首发症状，往往提示有大的肺栓塞存在。

4）烦躁不安、惊恐甚至濒死感：由严重呼吸困难和剧烈胸痛所致。

5）咯血：常为小量咯血，大咯血少见。急性 PTE 时，咯血主要反映局部肺泡的血性渗出，并不意味病情严重。当呼吸困难、胸痛和咯血同时出现时称为“肺梗死三联征”。

6）咳嗽：早期为干咳或伴有少量白痰。

（2）循环系统症状

1）心率加快，严重时可出现血压下降及休克。

2）颈静脉充盈或异常搏动。

3）肺动脉瓣区第二心音亢进或分裂，三尖瓣区收缩性杂音。

（3）临床分型：急性肺血栓栓塞症，以休克和低血压为主要表现，病情危重，病死率高。慢性血栓栓塞性肺动脉高压，常表现为呼吸困难、乏力、运动耐力下降，后期出现右心衰竭的临床表现。

4. 哪些诊断项目有助于诊断肺血栓栓塞症？

（1）实验室检查

1）血浆 D- 二聚体测定：可作为 PTE 的初步筛选指标，无确诊价值。急性 PTE 时血浆 D- 二聚体指标升高，若低于 500μg/L 可基本排除急性 PTE。

2）动脉血气分析：急性 PTE 常表现为低氧血症、低碳酸血症，肺泡 - 动脉血氧分压差增大。

（2）心电图和超声心动图检查：心电图以窦性心动过速最为常见。超声心动图检查可见右心室和（或）右心房扩大、室间隔左移和运动异常、近端肺动脉扩张、三尖瓣反流和下腔静脉扩张等。

（3）下肢深静脉超声检查：下肢静脉血栓是肺血栓栓塞的高危因素。

（4）影像学检查

1）X 线胸片：可见肺动脉阻塞征、肺动脉高压征和右心扩大征。

2）螺旋 CT：是 PTE 的确诊手段，直接征象表现为肺动脉内低密度充盈缺损，部分或完全包围在不透光的血流之间（轨道征），或呈完全充盈缺损。间接征象包括肺野楔形密度增高影，条带高密度区或盘状肺不张，中心肺动脉扩张及远端血管分支减少或消失。

3）放射性核素肺通气 / 血流灌注扫描：是 PTE 的重要诊断方法，以肺段分布的肺血流灌注缺损，并与通气显像不匹配为典型征象。

4）肺动脉造影：为 PTE 诊断的“金标准”。肺动脉内造影剂充盈缺损，伴或不伴轨道征。

5）磁共振成像：用于诊断段以上肺动脉内血栓及对碘造影剂过敏的患者。

5. 肺血栓栓塞症的治疗方法有哪些？

（1）一般处理：严密观察生命体征、心电图及动脉血气的变化。患者卧床休息，保持大便通畅，避免用力，以免血栓脱落，必要时进行镇静、镇痛、镇咳等对症处理。

（2）呼吸循环支持

1）对于低氧血症患者给予鼻导管吸氧或面罩吸氧，血压下降时给予血管活性药物，维持生命体征。

2）对于出现右心功能不全但血压正常者，可使用小剂量多巴酚丁胺和多巴胺；若出现血压下降必须进行血流动力学监测，可增加多巴胺剂量或使用其他血管活性药。

（3）抗凝治疗：是最基本的治疗方法，当临床疑诊时即可开始进行抗凝治疗，常见的抗凝血药物有肝素、磺达肝癸钠、利伐沙班、华法林等。

（4）溶栓治疗：溶解部分或全部血栓，恢复肺组织灌注，主要应用于大面积 PTE 患者。

（5）肺动脉导管碎解和抽吸血栓：主要用于存在溶栓禁忌或溶栓治疗无效的患者。

（6）肺动脉血栓摘除术：此类手术风险大、死亡率高，适用于内科溶栓治疗无效或有溶栓禁忌的患者。

（7）放置腔静脉滤器：为预防肺血栓栓塞症再次发生，可根据血栓部位放置下腔静脉或上腔静脉滤器，置入后长期服用华法林抗凝，定期复查滤器上有无血栓。

6. 如何预防肺血栓栓塞症？

（1）基本预防：对患者加强健康教育，卧床时尽早开始下肢主动或被动活动，主动或被动活动足踝和膝关节，增加股静脉的血流速度，改善血液的淤滞状态。嘱患者尽早下床活动，避免脱水，保证有效循环血量，严禁下肢静脉输注。

（2）药物预防：遵医嘱使用低分子肝素、磺达肝癸钠、普通肝素（尤其可用于肾功能不全患者）、华法林和新型口服抗凝血药（如利伐沙班、阿哌沙班、达比加群等）。对长期接受药物预防的患者，应动态评估预防的效果和潜在的出血风险，做好宣教。

（3）机械预防：对不能活动的患者可给予机械预防，应用间歇充气加压装置、抗栓弹力袜、足底静脉泵和下肢关节功能恢复器等。

（4）放置腔静脉滤器：对髂股静脉、下腔静脉存在血栓，且发生肺血栓栓塞症风险较高的患者，如果面临急诊手术，可考虑置入可回收腔静脉滤器。

7. 肺血栓栓塞症的护理措施有哪些？

（1）一般护理：活动期应绝对卧床休息，以免栓子脱落，阻塞肺动脉，危及生命。无明显症状、生活能自理者也应卧床，床上活动时避免突然坐起、转身及改变体位。注意预防便秘，以免因腹腔压力突然增高使深静脉血栓脱落，必要时可给予缓泻药。

（2）心理护理：指导患者保持情绪稳定。情绪过于激动也可诱发栓子脱落。肺血栓栓塞的患者由于呼吸困难、胸痛、咯血等症状及有发生晕厥、猝死的可能，容易产生恐惧心理和濒死感，因此应与患者加强沟通，鼓励其表达自己的恐惧心理，并对此进行心理疏导，多陪伴关心，并鼓励患者家属支持，使患者增强信心，更好地配合治疗。

（3）饮食护理：宜食用蛋白质、维生素、纤维素含量高的食品，少食用油腻、高胆固醇的食物，禁食辛辣食物，保持平衡膳食和良好的饮食习惯。在口服抗凝药物期间应减少食用富含维生素 K 的食物和蔬菜，以免影响药效。除吃富含纤维素的食物外，必要时可给予缓泻药或甘油灌肠。

（4）有效制动：急性肺血栓栓塞溶栓后，下肢静脉血栓松动，极易脱落，要绝对卧床休息 2 周；不能做双下肢用力的动作、双下肢按摩及用力叩背；避免腹压增加的因素，尤其是便秘和上呼吸道感染；吸烟者应劝其戒烟；卧床期间所有的外出检查均要用平车接送。

（5）用药护理：PTE 的药物治疗包括溶栓治疗和抗凝治疗，出血和血小板减少是 PTE 抗凝治疗中的常见并发症。严重出血，特别是颅内出血，可直接导致患者死亡，普通肝素和低分子肝素均有一定程度的严重出血风险。所以在用药期间要密切观察患者神志、生命体征的变化，及时发现各部位的出血并及时处理。华法林使用过量可导致机体任何部位出血，局部组织器官如皮肤、泌尿系统、溃疡病变等出血多见。应尽量减少有创监测项目，动、静脉穿刺要选用小号针头，穿刺后要充分压迫止血，放松压迫后要观察是否继续出现皮下渗血。为患者讲解有关疾病的高危因素、引起自身疾病的直接因素，避免栓塞再复发方法及对应用溶栓和抗凝药物期间出血倾向的自我监测与方法，缓解因缺乏相关知识所引起的紧张、恐惧或焦虑。

（6）皮肤护理：急性肺栓塞溶栓后，卧床时间较长，要注意保护患者皮肤，如床垫的软硬度要适中，保持皮肤干燥、床单平整。在护理人员的协助下，每 2 ～ 3 小时翻身 1 次。避免局部皮肤长期受压、破损。

（7）病情观察：由于 PTE 患者病情变化快，所以应注意观察呼吸、心率、血压、血氧饱和度、心电图及血气的变化，一旦出现病情变化随时处理。观察患者双下肢的变化，如有无酸胀、乏力、肿胀、双下肢不对称等，每日用皮尺测量双下肢的周径（大腿：距髌骨上缘 15cm 处测量；小腿：距髌骨下缘 10cm 处测量），准确记录并报告医师。治疗过程中监测出凝血系统。

（8）低氧血症的护理：对有低氧血症的患者，可经鼻导管或面罩吸氧。当合并严重呼吸衰竭时可采用无创机械通气或经气管插管机械通气治疗。避免气管切开，以免在抗凝过程中发生局部大出血。

（徐梦林　田玉洁）

第3章

呼吸系统传染性疾病与护理

第一节　急性上呼吸道感染

1. 急性上呼吸道感染是如何发病的？

急性上呼吸道感染（acute upper respiratory tract infection）俗称感冒，是由病毒或细菌引起的局限于鼻腔和（或）咽喉部的急性炎症，如鼻腔、咽喉急性炎症。本病 70% ～ 80% 是由病毒引起的，细菌性感染仅占小部分。常见病毒有流感病毒、副流感病毒、呼吸道合胞病毒、腺病毒、鼻病毒、埃可病毒和柯萨奇病毒等。少数由细菌直接感染或继发于病毒感染之后，主要为溶血性链球菌、流感嗜血杆菌、肺炎链球菌和葡萄球菌，偶见革兰氏阴性杆菌。当机体或呼吸道局部防御功能降低（如受凉、淋雨、过度疲劳），原已存在于上呼吸道或从外界侵入的病毒或细菌迅速繁殖引起本病。据统计，成人平均每年发生急性上呼吸道感染 2 ～ 4 次，儿童每年 6 ～ 8 次。全年都有可能发病，尤以冬春季节多发。

2. 上呼吸道感染有哪些临床表现？

上呼吸道感染的临床表现有呼吸道卡他症状、身体发热、腹泻、流涕及咽部充血等，基本病症的表现形式和感染病毒的轻重有直接关系，临床上常见有以下几型。

（1）普通感冒：成人多由鼻病毒、副流感病毒引起，潜伏期短（1 ～ 3d），起病急，初期有咽干、喉痒，继而出现打喷嚏、鼻塞、流涕，开始为清水样，2 ～ 3d 后变黏稠，可伴咽痛，鼻和咽部黏膜充血和水肿。有时由于耳咽管炎使听力减退，可有流泪、呼吸不畅、声音嘶哑、干咳或咳少量黏痰。全身症状轻且短暂，轻度畏寒或头痛，食欲缺乏，便秘或腹泻，如无并发症，一般 5 ～ 7d 痊愈。

（2）病毒性咽炎、喉炎和支气管炎：根据病毒侵犯的部位不同分为以下几种。①急性病毒性咽炎：临床特征为咽部发痒和烧灼感，轻度疼痛。体检：咽部明显充血、水肿，颌下淋巴结肿大，可有触痛，腺病毒感染时可伴有眼结膜炎。②急性病毒性喉炎：临床表现为声音嘶哑、说话困难、发热、咽痛或咳嗽，咳嗽时咽喉疼痛加重。体检可见喉部水肿、充血，局部淋巴结轻度肿大，伴触痛，可闻喘鸣音。③急性病毒性支气管炎：临床表现为咳嗽、无痰或有少量黏痰，伴有发热、乏力、声音嘶哑，体检可闻及干、湿啰音。

（3）细菌性咽、扁桃体炎：多由溶血性链球菌引起。起病急，有明显咽痛、畏寒、发热，体温可达 39℃以上，体检可见咽部明显充血，扁桃体肿大、充血，表面有黄色点状渗出物，颌下淋巴结肿大，有压痛。

3. 如何治疗上呼吸道感染？

（1）对症治疗

1）休息：病情较重或年老体弱者应卧床休息，戒烟、多饮水，保持室内空气流通。

2）解热镇痛：如有发热、头痛、肌肉酸痛等症状者，可选用解热镇痛药，如复方阿司匹林、对乙酰氨基酚、吲哚美辛、去痛片、布洛芬等。咽痛可用各种含片如溶菌酶片等。

3）缓解鼻黏膜充血：鼻塞，鼻黏膜充血水肿时，可使用盐酸伪麻黄碱，也可用 1% 麻黄碱或呋麻滴鼻剂滴鼻。

4）抗组胺药：感冒时常有鼻黏膜敏感性增高，频繁打喷嚏、流鼻涕，可选用马来酸氯苯那敏或苯海拉明等抗组胺药。

5）镇咳药：对于咳嗽症状较明显者，可给予右美沙芬、喷托维林等镇咳药。

（2）病因治疗

1）抗菌药物治疗：单纯病毒感染无须使用抗菌药物，有白细胞计数升高、咽部脓苔、咳黄痰等细菌感染证据时，可酌情使用青霉素、第一代头孢菌素、大环内酯类或喹诺酮类等抗感染治疗。极少需要根据病原菌选用敏感的抗菌药物。

2）抗病毒药物治疗：目前尚无特效抗病毒药物，为避免滥用抗病毒药物造成流感病毒耐药现象，一般免疫功能正常、无发热或发病超过 2d 的患者无须应用抗病毒药物，而免疫缺陷患者可早期常规使用。广谱抗病毒药物利巴韦林和奥司他韦对流感病毒、副流感病毒和呼吸道合胞病毒等有较强的抑制作用，可缩短病程。

3）中医中药治疗：可选用具有清热解毒和抗病毒作用的中药，有助于改善症状，缩短病程。小柴胡冲剂、板蓝根冲剂等应用较为广泛。

4. 上呼吸道感染有哪些护理措施？

（1）环境与休息：保持室内安静，整洁舒适；保持空气流通，温度、湿度适宜，注意保暖，防止受凉。症状较轻者应适当休息，病情较重或老年患者以卧床休息为主。

（2）饮食与口腔护理：给予高热量、高维生素、清淡易消化的食物，避免煎炸、油腻、辛辣等刺激性食物，忌烟、酒。保证饮水量 2000ml/d 以上。进食后协助患者漱口或进行口腔护理，预防口腔感染。

（3）防止交叉感染：注意隔离患者，减少探视，以避免交叉感染。患者咳嗽或打喷嚏时应避免对着他人，并用纸巾包住口鼻。患者使用的餐具、痰杯等应每天消毒，或使用一次性器具。

（4）用药护理：遵医嘱用药，并注意观察药物疗效及不良反应。使用抗生素时，注意有无过敏反应；滴鼻液使用 1 周后若症状未缓解应改用其他药物，以防发生鼻黏膜缺血坏死；服用抗过敏药物时会导致头晕、嗜睡等不良反应，应指导患者在临睡前服用，并告知服药期间避免驾车和高空作业。

（5）并发症的观察与护理：上呼吸道感染患者若护理不当，可能导致其他疾病的发生。若患者出现鼻塞和（或）流脓涕、鼻窦处压痛提示继发鼻窦炎；若伴有耳痛、耳鸣、听力减退和外耳道流脓等提示继发中耳炎；部分患者可出现胸闷、心悸、眼睑水肿、腰酸或关节疼痛，提示继发心肌炎、肾炎、风湿热等。老年人有慢性支气管炎等慢性肺部疾病时，病原体可沿气管、支气管向下蔓延，发展成下呼吸道感染。若咳嗽咳痰加重，呼吸急促，发热，提示感染加重，应及时就医。

5. 如何预防上呼吸道感染？

（1）避免诱因：天气变换时注意保暖，避免受凉、淋雨、熬夜、过度疲劳；避免与感冒患者接触；避免脏手接触口、眼、鼻。保持口腔清洁，可常用清水或淡盐水漱口。上呼吸道感染流行时应佩戴口罩，年老体弱易感者更应注意防护，避免出入人多的公共场所。

（2）增强体质：坚持适度有规律的户外运动，提高机体免疫力与耐寒能力是预防本病的主要方法。

（3）免疫调节药物和疫苗：对于经常、反复发生本病及老年免疫力低下的患者，可酌情应用免疫增强剂。

（梁秀婷　顾月琴）

第二节　流行性感冒

1. 什么是流行性感冒？是如何传播的？

流行性感冒（influenza）简称流感，是由流感病毒引起的急性呼吸道传染病，常累及上呼吸道和（或）下呼吸道，临床上有发热、乏力、头痛、全身肌肉酸痛、眼结膜炎和轻度呼吸道感染症状，虽有自限性，但老年人及伴有慢性呼吸道疾病、心脏病者易并发肺炎，是导致疾病危重甚至死亡的重要因素。

流行性感冒的病原体为甲、乙、丙 3 种类型病毒，流感病毒尤其是甲型病毒极易变异，因此，每年发生的流感病毒株或病毒血清型往往不同。流感主要通过空气飞沫传播，具有高度传染性，易引起暴发性流行或大流行。急性期的流感患者是主要的传染源，患病初 2 ～ 3d 传染性最强。病毒可通过口腔、鼻腔、眼睛等处黏膜直接或间接接触传播。接触患者的呼吸道分泌物、体液和被病毒污染的物品也可引起感染。

2. 重症流感有哪些高危人群？

（1）伴有慢性呼吸系统疾病、心血管系统疾病（高血压除外）、肾病、肝病、血液系统疾病、神经系统及神经肌肉疾病、代谢及内分泌系统疾病、免疫功能抑制的患者，集体生活与养老院或慢性病疗养机构的老年人。

（2）肥胖者，体重指数（BMI）＞ $30kg/m^2$。

（3）年龄≥ 65 岁的老年人。

（4）妊娠期女性。

（5）年龄＜ 5 岁的儿童（年龄＜ 2 岁更易发生严重并发症）。

3. 流感有哪些临床表现？

（1）单纯型流感：临床最常见，主要表现为发热、头痛、全身肌肉关节酸痛、乏力、食欲缺乏等全身症状，体温可达 39 ～ 40℃，可有畏寒、寒战、颜面潮红、眼结膜充血、咽喉痛、干咳、鼻塞、流涕、胸骨后不适等。如无并发症，多于发病 3 ～ 4d 后体温逐渐正常，全身症状好转，但咳嗽、体力恢复常需 1 ～ 2 周。轻症者如普通感冒，症状轻，2 ～ 7d 可恢复。

（2）肺炎型流感多发生于老年人、婴幼儿、原有慢性心肺疾病及免疫功能低下的人群。临床表现为高热持续不退、剧烈咳嗽、咳血痰、呼吸急促、发绀，查体可发现双肺呼吸音低，肺部可闻及湿啰音，胸部 X 线片提示两肺散在的絮状阴影。疾病可达 3 ～ 4 周，血气分析结果显示明显低氧血症，其表现与成人呼吸窘迫综合征（ARDS）一致，患者可因呼吸循环衰竭而死亡，病死率高。老年人患肺炎型流感时往往缺乏初期症状，易被忽略，常在已伴有明显脱水、酸中毒或意识障碍等危重情况时才发现病情。

（3）中毒型流感：较为少见，以中枢神经系统及心血管系统损害为特征。临床表现为高热不退、昏迷、谵妄、惊厥及脑膜刺激征等脑炎、脑膜炎症状。个别病例可由于血管神经系统紊乱或肾上腺出血致血压下降或休克。

（4）胃肠炎型流感：在儿童中常见，以恶心、呕吐、腹泻、腹痛为主要临床表现，一般 2 ～ 3d 即可恢复。

4. 流感有哪些并发症？

（1）原发性流感病毒性肺炎：流感最常见的并发症是肺炎，其中原发性流感病毒性肺炎较少见，但却是最严重的肺部并发症。发病后流感的症状非但不缓解，反而急剧进展，有持久的高热、呼吸困难和发绀。在慢性阻塞性肺疾病患者中发病率高，并可使疾病加重。

（2）细菌性肺炎：流感病毒感染导致呼吸道上皮细胞坏死、纤毛脱落和黏液分泌功能障碍，局部防御功能降低，易继发细菌感染，表现为急性支气管炎和肺炎。继发细菌性肺炎多在流感症状好转 2 ～ 3d 后又出现发热，呼吸困难，咳嗽加剧，咳脓痰，伴有胸痛，全身中毒症状明显。常见致病细菌有肺炎链球菌、金黄色葡萄球菌、流感嗜血杆菌。患者多为老年人，或是有慢性心肺疾病、代谢或其他疾病患者。

（3）肺外并发症：脑病 - 肝脂肪变综合征，即 Reye 综合征（Reye syndrome，RS），是甲型或乙型流感病毒感染的肝脏、神经系统并发症。多见于 2 ～ 16 岁儿童，在急性呼吸道感染退热后数日出现恶心、频繁呕吐、嗜睡、昏迷和惊厥等神经系统症状，有肝大，无黄疸，肝功能轻度损伤。组织学改变以肝、肾、心脂肪变性为特征。引起 Reye 综合征原因不明，近年认为与服用阿司匹林治疗病毒性感染有关。

（4）流感后偶可并发心肌炎、横纹肌溶解和肌红蛋白尿。主要症状有肌无力、肾衰竭。

（5）中枢神经系统并发症：包括脑炎、横断性脊髓炎及吉兰 - 巴雷综合征。

此外，老年人如有心血管、肺脏及肾脏疾病时，流感可促使原有疾病恶化，导致不可逆的改变和死亡。

5. 流感与普通感冒如何鉴别？

普通感冒和流行性感冒都属于急性上呼吸道感染的病症，但是它们是由不同病毒造成的。流感的临床症状无特殊性，容易与普通感冒相混淆。除了收集流行病学资料外，通常流感的全身症状比普通感冒重，无明显中毒症状，而普通感冒主要是受凉后出现鼻塞、流涕、身体疼痛及咳嗽等呼吸道局部症状。流感与普通感冒的鉴别要点见表 3-1。

表 3-1 流感与普通感冒的鉴别要点

	流感	普通感冒
病原学	流感病毒	鼻病毒、呼吸道合胞病毒、副流感病毒
流感病毒学检测	阳性	阴性
传染性	强，甲型流感传染性最强	弱
发病季节	季节性强	四季均可发作
发热程度	高热（39 ～ 40℃），伴寒战	少见，发热（37.5 ～ 39℃）无寒战
病程	7 ～ 14d	5 ～ 7d
全身症状	较重，头痛、肌肉酸痛、乏力	较轻，呼吸道局部症状较重，鼻塞、流鼻涕、打喷嚏、咽喉肿痛
并发症	支气管炎、肺炎、脑炎、心肌炎等	少见

6. 流感有哪些治疗方法？

（1）对症治疗：按呼吸道隔离患者 1 周或至主要症状消失。卧床休息，注意保暖，多饮水，饮食应易于消化、富有营养，给予流质或半流质饮食，进食后以温盐水或温开水漱口，保持鼻咽口腔清洁卫生。密切观察病情变化，尤其是老年人和儿童患者。高热显著、呕吐剧烈者应予以适当补液。也可应用解热镇静药、抗过敏及缓解鼻黏膜充血等药物。解热镇痛药可以退热，缓解头痛及全身肌肉酸痛的症状。抗过敏药可缓解打喷嚏、鼻塞、流鼻涕的症状。减轻鼻黏膜充血药能够选择性地收缩鼻黏膜的血管，减轻鼻塞症状，使鼻涕减少。

（2）抗病毒药物治疗

1）M_2 离子通道抑制药：以金刚烷胺和甲基金刚烷胺为代表的 M_2 离子通道抑制药，仅对甲型流感病毒有效，对乙型和丙型流感病毒无效。其药理作用是抑制病毒增殖，使患者排毒量减少，排毒期和病程缩短。在流感发病 24 ～ 48h 应用效果好，可减轻发热和全身症状。金刚烷胺可有神经系统不良反应，出现神经质、焦虑、注意力不集中和轻微头痛等，胃肠道反应有恶心、呕吐，大多比较轻微，停药后可消失。

2）神经氨酸酶抑制药：作用机制是阻止病毒由被感染细胞释放和进入邻近细胞，减少病毒在体内的复制。此类药物主要有奥司他韦和扎那米韦，它们对甲型和乙型流感病毒均有效，宜在出现症状 48h 内开始用药。神经氨酸酶抑制药能有效缓解流感患者的症状，缩短病程和住院时间，减少并发症。奥司他韦（达菲）口服给药，常用剂量为成人 75mg，每日 2 次，连服 5d。扎那米韦吸入给药，推荐剂量为 10mg，每日 2 次，共 5d。

（3）抗菌药物治疗：大部分无并发症的流感患者并不需要抗生素治疗。当慢性阻塞性肺疾病患者因流感加重病情，出现呼吸困难加重、痰量增加、痰呈脓性或合并细菌感染时，应选用适当的抗生素治疗。

7. 如何预防流感？

（1）常规预防措施

1）流感流行期间，少去人群密集的公众场所，暂停集体活动，接触者应戴口罩。

2）每天定时开窗通风，保持室内空气流通，多晒太阳，注意餐具及物品的消毒，保持良好的个人和环境卫生。

3）勤洗手，避免脏手接触口、眼、鼻，双手接触呼吸道分泌物（如打喷嚏）时应立即洗手。打喷嚏或咳嗽时应用手帕或纸巾掩住口鼻，避免飞沫污染他人。

4）均衡饮食、充足休息，避免过度疲劳，适量运动，增强身体抵抗力。

（2）接种流感疫苗：预防流感最重要的公共卫生措施是应用流感减活疫苗，在流行高峰前 1 ～ 2 个月接种流感疫苗能更有效发挥疫苗的保护作用。尤其推荐在流感相关并发症增加的人群和容易传播流感的高危人群中接种。

1）流感相关并发症增加的人群：①年龄≥ 65 岁者；②既往有慢性呼吸道疾病、心血管疾病、肾功能不全、代谢性疾病、血液及免疫抑制性疾病的成人和儿童；③生活不能自理者和因神经系统疾病等自主排痰困难，有上呼吸道分泌物误吸风险者；④长期居住疗养院等慢性疾病护理机构者；⑤儿童或青少年长期应用阿司匹林者。

2）容易传播流感的高度危险人群：①医疗卫生保健工作人员；②疗养院、护理院等慢性疾病护理机构工作人员；③患流感后并发症风险较高人群的家庭成员和照护人员。

（3）抗病毒药物预防：盐酸金刚烷胺预防甲型流感有一定效果，对乙型流感则无效。在流感流行时可确定流行毒株的型别，对没有保护的人群进行药物预防。但药物预防不能代替疫苗接种，只能作为没有接种疫苗或接种疫苗未获得免疫能力的高合并风险人群的紧急临时预防措施。应选择对流行毒株敏感的抗病毒药物作为预防药物，疗程应由医师决定。

（梁秀婷　杨　阳）

第三节　人禽流行性感冒

1. 什么是人禽流行性感冒？

人禽流行性感冒（human avian influenza）简称人禽流感，是由禽甲型流感病毒某些亚型中的一些毒株引起的急性呼吸道传染病，可引起肺炎和多器官功能障碍。根据禽流感病毒致病性的不同，可以将其分为高致病性禽流感病毒、低致病性禽流感病毒和无致病性禽流感病毒。

2. 人禽流感有哪些病原学及流行病学特点？

（1）病原学特点：禽流感病毒属正黏病毒科甲型流感病毒属，基因组分节段单股负链 RNA，依据其外膜血凝素（H）和神经氨酸酶（N）蛋白抗原性的不同，目前可分为 18 个 H 亚型（H1 ～ H18）和 11 个 N 亚型（N1 ～ N11）。禽甲型流感病毒除感染禽外，还可感染人、猪、马、水貂和海洋哺乳动物。可感染人的禽流感病毒亚型为 H5N1、H7N9、H9N2、H7N7、H7N2、H7N3、H5N6、H10N8，近些年主要为 H7N9 禽流感病毒。学者研究发现，活禽市场是 H7N9 禽流感感染的主要场所，活禽市场休市是 H7N9 防控的有效手段。

禽流感病毒对乙醚、氯仿、丙酮等有机溶剂均敏感，常用消毒剂容易将其灭活，如氧化剂、漂白粉和碘剂等能迅速破坏其活性。禽流感病毒普遍对热敏感，加热至 65℃ 30min 或 100℃ 2min 以上可灭活。对低温抵抗力较强，在 4℃水中或有甘油存在的情况下可保持活力 1 年以上。

（2）流行病学特点

1）传染源：主要为患禽流感或携带禽流感病毒的鸡、鸭、鹅等禽类。

2）传播途径：主要经呼吸道传播，也可通过密切接触感染家禽的分泌物和排泄物、受病毒污染的物品和水等被感染，直接接触病毒毒株也可被感染。

3）易感人群：任何年龄均可被感染。在已发现的 H5N1 感染病例中，13 岁以下儿童发病率较高，且病情较重。在发病前 10d 内与不明原因病死或感染禽流感的家禽密切接触的人员为高危人群，如从事家禽养殖业者及其同地居住的家属、在发病前 1 周内到过家禽饲养、销售及宰杀等场所者、接触禽流感病毒感染材料的实验室工作人员、与禽流感患者有密切接触的人员为高危人群，所以这类人群必须做好个人防护，并养成良好的卫生习惯。

4）发病季节：四季均可发病，但冬春季节发病者较多，气候转暖后发病率明显降低。冬春是发病高峰，即每年 12 月至次年 3 月，7 ～ 9 月是低谷期。

3. 人禽流感有哪些临床表现？

（1）潜伏期：人禽流感潜伏期多为 7d 以内，也可长达 10d。

（2）临床症状：以肺炎为主要临床表现，发病急。

1）发病初期一般表现为流感样症状，如发热、咳嗽、气短，可伴有头痛、肌肉酸痛、腹泻或呕吐等全身症状。

2）少数患者可为轻症，仅表现为发热伴上呼吸道感染症状。

3）重症患者病情发展迅速，多在发病 3 ～ 7d 出现重症肺炎，体温大多持续在 39℃以上，出现呼吸困难，可伴有咳血痰。常快速进展为急性呼吸窘迫综合征（ARDS）、脓毒症、感染性休克、昏迷和意识障碍，部分患者出现纵隔气肿、胸腔积液等。

4）部分重症患者同时合并其他器官功能损伤或衰竭，如心肌损伤导致心力衰竭。个别患者出现消化道出血和应激性溃疡等消化系统症状。

（3）实验室检查

1）血常规：早期白细胞总数一般不高或降低。重症患者多有白细胞总数及淋巴细胞减少，并有血小板降低。

2）血生化检查：多有肌酸激酶、乳酸脱氢酶、天冬氨酸氨基转移酶、丙氨酸氨基转移酶升高及 C 反应蛋白升高，肌红蛋白可升高。

3）病原学检测：核酸检测，对患者呼吸道标本（如鼻咽分泌物、痰、气道吸出物或呼吸道上皮细胞）采用实时 PCR（或 RT-PCR）检测到 H7N9 禽流感病毒核酸；病毒分离，从患者呼吸道标本中分离 H7N9 禽流感病毒。

4）胸部影像学检查：H5N1 亚型病毒感染者，X 线胸片和肺 CT 检查可见肺内片状高密度影，重症患者肺内病变进展迅速，呈肺实变或磨玻璃状改变，病变后期为双肺弥漫性实变影，少数患者可合并单侧或双侧胸腔积液。

4. 如何诊断人禽流感？

（1）流行病学史发病前 10d 内，接触过禽类及其分泌物、排泄物，或者到过活禽市场，或者与人禽流感确诊病例有密切接触史。

（2）诊断标准

1）疑似病例：符合上述流行病学史和临床表现，尚无病原检测结果。

2）确诊病例：有上述临床表现和病原学检测阳性。

3）重症病例：符合下列 1 项主要标准或≥ 3 项次要标准者可诊断为重症病例。

主要标准：①需要气管插管行机械通气治疗；②脓毒性休克经积极液体复苏后仍需要血管活性药物治疗。

次要标准：①呼吸频率≥ 30 次 / 分；②氧合指数≤ 250mmHg；③多肺叶浸润；④意识障碍和（或）定向障碍；⑤血尿素氮≥ 7.14mmol/L；⑥收缩压＜ 90 mmHg 需要积极的液体复苏。

（3）易发展为重症的危险因素

1）年龄≥ 65 岁。

2）合并严重基础病或特殊临床情况，如心脏或肺部基础疾病、高血压、糖尿病、肥胖、肿瘤、免疫抑制状态、孕产妇等。

3）发病后持续高热，体温≥ 39℃。

4）淋巴细胞计数持续降低。

5）C 反应蛋白（CRP）升高、乳酸脱氢酶（LDH）及肌酸激酶（CK）持续增高。

6）胸部影像学提示肺炎快速进展。

5. 人禽流感有哪些治疗措施？

（1）隔离治疗：人禽流感患者，应在有关医疗行政部门的监督下进行隔离治疗。其原则是限制患者只在病室内活动，禁止探视，不设陪护。与患者相关的诊疗均在病区内进行。

（2）对症治疗：根据患者缺氧程度可采用鼻导管、经鼻高流量氧疗及储氧面罩进行吸氧。高热患者可选用物理降温、非甾体类药物及中成药退热治疗，注意保护消化道黏膜，避免消化道出血。咳嗽咳痰严重者可给予止咳祛痰药物。小儿患者由于病情发展较快，应尽早转入重症监护病房治疗。由于存在 Reye 综合征的风险，18 岁以下疑似或确诊患儿退热时不宜使用阿司匹林或水杨酸制剂。

（3）抗病毒药物治疗：人禽流感和流感抗病毒药物治疗措施基本一致，均主张早期使用（起病 48h 内）可取得较好的临床疗效。现有药物包括离子通道 M_2 受体阻滞药（如金刚烷胺、金刚乙胺）和神经氨酸酶抑制药（如奥司他韦、扎那米韦）两类。

（4）支持治疗和预防并发症：轻症患者尽可能卧床休息。饮食清淡多饮水，对食欲缺乏者适当补充液体和营养，维持水、电解质平衡。对重症患者主张保守的液体平衡策略，改善营养状态，保证机体所需热量，避免短期内快速调整液体入量。密切监测并预防并发症。对合并细菌、真菌或有明确微生物感染证据时，可给予特异性抗感染治疗。

（5）糖皮质激素治疗成人禽流感患者在发病初期（7 ～ 10d）如出现下列指征之一时，可考虑短期内给予适量糖皮质激素治疗：①短期内肺部病变进展迅速，氧合指数＜300mmHg，且有迅速下降趋势；②合并脓毒症伴肾上腺皮质功能不全。

6. 人禽流感患者有哪些护理措施？

（1）嘱患者发热期间卧床休息，多饮温开水，给予定期检测体温，以物理降温为主。

（2）对全身酸痛或头痛明显的患者，协助其取舒适体位，必要时给予解热镇痛类药物。

（3）对伴有肺部炎症或心功能不全的患者，严密监测其生命体征。呼吸困难或发绀的患者取半卧位，及时清除其呼吸道分泌物，给予吸氧。加强支持治疗，注意维护患者心血管功能，中毒症状明显时可使用有效的抗生素或激素治疗。

（4）室内加强通风，患者呼吸道分泌物要及时消毒，对食具、用具及衣服可采用煮沸或日光暴晒等方法消毒，对患者居住的房间要进行定期消毒。

（5）给予清淡饮食，进食易消化富含维生素的食物，同时应注意多饮水，禁吃咸食、甜食、油腻食物及饮料等，忌烟酒。

7. 如何预防人禽流感？

（1）加强禽类疾病的监测，一旦发现禽流感疫情，动物防疫部门立即按有关规定进行处理，从事养殖和处理环节的所有相关人员须做好防护工作。

（2）加强对密切接触禽类人员的检测，与家禽或人禽流感患者有密切接触史者，一旦出现流感样症状，应立即进行流行病学调查，采集患者标本并送至指定实验室检测，以进一步明确病原。同时应采取相应的防治措施，有条件者可在 48h 内口服神经氨酸酶抑制药。

（3）尽量减少与禽、鸟类的不必要接触，尤其是与病、死禽类的接触。因职业关系必须接触者，工作期间应戴口罩，穿工作服，做好相关防护。

（4）严格规范收治人禽流感患者医疗单位的院内感染控制措施。接触人禽流感患者应戴口罩、手套、防护镜，穿隔离衣，接触后须严格洗手。

（5）注意饮食卫生，进食有营养的食物，不喝生水，不吃未煮熟的肉类及蛋类食品。保持室内空气流通，尽量少去人群密集的公共场所，打喷嚏或咳嗽时遮住口鼻，勤洗手，养成良好的个人卫生习惯。

（6）提高机体免疫力，平时应加强体育锻炼，注意休息，避免过度劳累，不吸烟。

（孙美红　袁熹娜）

第四节　肺　结　核

1. 什么是肺结核？

肺结核（pulmonary tuberculosis）是结核分枝杆菌（mycobacterium tuberculosis）引起的肺部慢性传染性疾病。结核病的传染源主要是结核病患者。尤其是痰菌阳性者，结核菌从患者或带菌者的呼吸道排出，健康人吸入带菌的飞沫后附着于肺泡上皮引起肺组织、气管、支气管和胸膜的结核病变。结核菌可侵及全身几乎所有脏器，其中肺结核是最常见的类型。我国是结核病高负担国家之一，肺结核患病人数多。

2. 结核病有哪些传染途径？

（1）通过呼吸道感染：经呼吸道传染是结核病最主要的传播途径，痰结核菌阳性尤其是痰涂片检查结核菌阳性的肺结核患者是最重要的传染源。患者咳嗽、咳痰、打喷嚏、大声说话时可产生大量含结核菌的飞沫（微粒核），这些含菌飞沫可较长时间悬浮于空气中，在空气不流通的室内可达 5h，与患者密切接触者可能吸入而感染。

（2）通过消化道感染：在使用带有结核杆菌的餐具，或者食用含有结核杆菌的饮料及食物时，结核杆菌可以直接进入消化系统致使人患病。其中，通过消化道感染最常见的情况是进食牛结核病奶牛的牛奶或污染的奶制品，结核菌可寄居于肠壁或扁桃体内形成原发感染而分别导致肠系膜淋巴结肿大、颈淋巴结肿大。

（3）通过皮肤感染：此传播途径极少见，主要通过皮肤损伤或切口侵入人体，致使人体感染结核杆菌。仅发生于从事与结核菌接触的特殊工种的工作人员。

3. 结核分枝杆菌有哪些特性？

结核分枝杆菌属于分枝杆菌属，分为人型、牛型、非洲型和鼠型 4 类。其中引起人类结核杆菌的主要为人型结核分枝杆菌，少数为牛型菌感染。结核分枝杆菌的生物学特性如下。

（1）抗酸性结核分枝杆菌耐酸染色为红色，可抵抗盐酸酒精的脱色作用，故又称抗酸杆菌。

（2）生长缓慢是致病力较强的需氧菌，适宜生长的 pH 是 6.8 ～ 7.2，温度是 37℃。结核分枝杆菌生长缓慢，繁殖一代需 14 ～ 20h，培养 4 周才能形成 1mm 左右的菌落。

（3）抵抗力强结核分枝杆菌细胞壁及 DNA 脂类含量高，具有蜡质外膜，有比较强的坚韧性和弹性。因此，对消毒因子抵抗力较一般细菌强，仅次于芽孢。结核分枝杆菌对干燥、酸、碱、冷的抵抗力较强，在干燥环境中存活时间较长，在室温和暗处的干痰内可生存 6 ～ 8 个月，甚至数月。结核分枝杆菌比较耐低温，在－ 6 ～ 8℃能存活 4 ～ 5 年。在 15% ～ 30% 硫酸溶液或 10% ～ 15% 氢氧化钠溶液中仍能存活 30min。黏附在飞扬的空气尘埃中可保持传染性 8 ～ 10d。

4. 如何根据结核分枝杆菌的抵抗力灭菌？

（1）结核分枝杆菌对光线和射线敏感，在阳光直射下 2 ～ 7h 可死亡，患者用过的物品在强光下直晒半日基本可达到消毒目的。紫外线照射下 30min 有明显的杀菌作用。结核病房常用紫外线进行空气和物体表面消毒。

（2）湿热对结核分枝杆菌有较强的杀伤力，煮沸消毒和压力蒸汽灭菌是杀灭结核分枝杆菌最安全、有效的方法。实际消毒过程中的消毒效果受有机物等因素影响，消毒时间应延长。对痰液及污染医疗器械进行煮沸消毒时间应持续 5 ～ 10min 以上。湿热对结核分枝杆菌纯培养物的杀灭时间见表 3-2。

表 3-2 湿热对结核分枝杆菌纯培养物的杀灭时间

温度（℃）	杀灭时间（min）
60	30
70	10
80	5
95	1
100	即刻

（3）在干燥箱内 100℃，4 ～ 5h 才能杀死痰内结核分枝杆菌，160 ～ 180℃需要 1 ～ 2h。

（4）结核分枝杆菌对化学消毒剂抵抗力较一般细菌强。乙醇可使细胞蛋白质变性凝固产生杀菌作用，结核分枝杆菌直接接触 70% ～ 75% 乙醇 5 ～ 30min 可被杀死，可用于皮肤消毒。但由于乙醇能凝固蛋白，使痰表面形成膜把菌体包裹起来，短时间内不能杀死细菌，故不能用于痰的消毒，将痰吐在纸上直接焚烧是最简易的灭菌方法。结核分枝杆菌的常用化学消毒剂有苯酚、煤酚皂、甲醛、含氯消毒剂。

5. 肺结核有哪几种分型？

我国实施的结核病分类标准（WS196—2017）将肺结核分为 5 型。

（1）原发型肺结核：主要表现为肺内原发病灶及胸内淋巴结结核。多见于少年儿童，无症状或症状轻微者，多有结核病家庭接触史，结核菌素试验多为强阳性，X 线胸片表现为哑铃形阴影，即原发病灶、引流淋巴管炎和肿大的肺门淋巴结，是典型的原发综合征表现。

（2）血行播散型肺结核：包括急性血行播散型肺结核（急性粟粒型肺结核）及亚急性、慢性血行播散型肺结核。急性粟粒型肺结核多见于婴幼儿和青少年，特别是营养不良、患传染病和长期应用免疫抑制剂导致抵抗力明显下降的小儿，多同时伴有原发型肺结核。成人也可发生急性粟粒型肺结核，起病急，持续高热，中毒症状严重。身体浅表淋巴结、肝脾大，有时可发现皮肤淡红色粟粒疹，出现颈项强直等脑膜刺激征，眼底检查约 1/3 的患者可发现脉络膜结核结节。

（3）继发型肺结核：是肺结核中的一个主要类型，包括浸润性肺结核、慢性纤维空洞性肺结核和干酪性肺炎等。

1）浸润性肺结核：浸润渗出性结核病变和纤维干酪增殖病变多发生在肺尖和锁骨下，影像学检查表现为小片状或斑点状阴影，可融合和形成空洞。渗出性病变易吸收，而纤维干酪增殖病变吸收很慢，可长期无改变。

2）慢性纤维空洞性肺结核：特点是病程长，反复进展恶化，肺组织破坏重，肺功能严重受损，双侧或单侧出现纤维厚壁空洞和广泛的纤维增生，造成肺门抬高和肺纹理呈垂柳样，患侧肺组织收缩，纵隔向患侧移位，常见胸膜粘连和代偿性肺气肿。

3）干酪性肺炎：浸润性肺结核伴大片干酪样坏死时，病程呈急进，出现高热、呼吸困难等严重症状。

4）结核球：多由干酪样病变吸收，周边纤维膜包裹；或空洞的引流支气管阻塞，空洞内干酪样物质不能排出，凝成球形病灶，称为结核球。

（4）结核性胸膜炎：包括结核性干性胸膜炎、结核性渗出性胸膜炎、结核性脓胸，以结核性渗出性胸膜炎最常见。

（5）其他：肺外结核按部位和脏器命名，如骨关节结核、结核性脑膜炎、肾结核、肠结核等。

6. 肺结核有哪些临床表现？

（1）症状

1）全身症状：发热最常见，多为午后低热，部分患者伴有食欲缺乏、疲乏、无力、盗汗、体重减轻等全身中毒症状。女性患者可伴有月经失调或闭经，儿童可表现为发育迟缓。少数患者起病急骤，有中高度发热、畏寒等。

2）咳嗽、咳痰：是肺结核最常见症状，多为干咳或咳少量白色黏液痰，咳嗽、咳痰≥ 2 周。

3）咯血：1/3 ～ 1/2 患者有不同程度的咯血，患者常有胸闷、喉痒和咳嗽的先兆，以少量咯血多见，少数严重者可见大量咯血。

4）胸痛：炎症波及壁层胸膜时可引起胸痛，为胸膜炎性胸痛，随呼吸运动和咳嗽加重。

5）呼吸困难：当病变广泛和（或）结核性胸膜炎，有大量胸腔积液时，可有呼吸困难，多见于干酪样肺炎和大量胸腔积液患者，也可见于纤维空洞性肺结核的患者。

6）病变发生在气管、支气管者多有刺激性咳嗽，持续时间较长。支气管淋巴瘘形成并破入支气管内或支气管狭窄者，可出现喘鸣或呼吸困难。

7）少数患者可伴有结核性超敏感症候群，包括结核性红斑、疱疹性结膜炎、角膜炎等。

8）当合并有肺外结核病时，可出现相应累及脏器的症状。

（2）体征：早期肺部病变范围小体征可不明显，当病变累及范围较大或干酪样坏死时，患侧肺部呼吸运动减弱，局部叩诊呈浊音，听诊呼吸音减低，或闻及支气管肺泡呼吸音和湿啰音。当病变累及气管、支气管，引起局部狭窄时，听诊可闻及局限性哮鸣音。当病变累及胸膜，发生广泛纤维化合并胸膜增厚、粘连时，患侧胸廓塌陷，气管向患侧移位，肋间隙变窄，叩诊为浊音，呼吸运动受限。

7. 肺结核有哪些临床辅助诊断依据？

（1）痰结核菌检测：结核菌检查阳性对肺结核有确诊意义，也是制订化疗方案和考核疗效的主要依据。但其检出率较低，为 30% ～ 50%，痰菌检出率与肺部病变严重程度有关，病变广泛、有空洞者阳性率较高，而且痰涂片抗酸杆菌阳性需注意除外非结核分枝杆菌的可能。为提高检出率，可收集早晨患者深部的痰液或连续 3 次及 3 次以上的痰液检查。无痰者可采用无菌的高渗盐水（3% ～ 10% 氯化钠注射液）超声雾化以诱导痰，支气管肺泡灌洗液、儿童胃液也适用于检查结核菌。痰结核菌培养可供进一步菌种鉴定、药物敏感性测定及分子生物学研究用。一般需要培养 2 ～ 6 周，培养至 8 周仍未见细菌生长则报告为阴性，其他如 PCR、基因芯片技术等方法也可为诊断提供帮助。

（2）胸部影像学检查

1）胸部 X 线检查：较易发现肺部异常阴影及确定病变部位，但缺乏特异性，常需根据病变部位、病变性质结合临床进行分析。胸部 X 线表现：①病变好发于上叶尖后段，肺下叶背段；病变可局限也可多肺段侵犯；② X 线影像可呈多形态表现（即同时呈现渗出、增殖、纤维和干酪性病变），也可伴有钙化，易合并空洞；③可伴有支气管播散灶；④可伴有胸腔积液、胸膜增厚与粘连；⑤球形病灶时（结核球）直径多＜ 3cm，周围可有卫星病灶，内侧端可有引流支气管征；⑥病变吸收慢（1 个月内变化较小）。

2）胸部 CT 检查：胸部 CT 能提供横断面的图像，减少重叠影像，易发现微小或隐匿的气管、支气管内的病变，能更早发现肺内粟粒阴影，诊断有困难的肿块阴影、空洞、孤立结节和浸润阴影的鉴别诊断。

（3）结核菌素皮肤试验：结核菌素皮肤试验（tuberculin skin test，TST），又称结核杆菌纯蛋白衍生物（purified protein derivative，PPD）试验，常作为结核感染率的流行病学指标，也是卡介苗接种后效果的验证指标，对儿童结核病诊断价值大于成人。通常取 0.1ml(5U) 结核菌素皮内注射后 48 ～ 72h 后，局部出现红润、硬结，测量皮肤硬结的横径和纵径，得出平均直径 =（横径 + 纵径）/2，硬结直径≤ 4mm，为阴性（-）；5 ～ 9mm 者为弱阳性（+）；10 ～ 19mm 为阳性（++）；硬结直径≥ 20mm 者或局部有水疱、坏死或淋巴管炎者则为强阳性（+++，++++），提示机体对结核菌抗原处于超敏状态，如同时伴有低热、消瘦、关节痛、红细胞沉降率增快等表现者对诊断有一定的提示作用，应进一步全面检查。此外，结核菌素皮肤试验阴性除了表明未曾感染过结核菌外，还可能处于结核感染早期（4 ～ 8 周）、血行播散型肺结核等重症结核病患者、免疫系统缺陷、恶性肿瘤或免疫抑制剂使用者及老年人、营养不良者。0.4% ～ 20% 活动性结核病患者可呈假阴性反应，此类患者皮试阴性可于初次注射 1 周后进行复试。

（4）纤维支气管镜检查：纤维支气管镜检查对支气管结核、淋巴结支气管瘘的诊断也是不可缺少的，对肺不张的病因、咯血的来源也具有重要意义，是肺结核与中心型肺癌、支气管腺瘤鉴别的必须检查，还可通过纤维支气管镜吸取分泌物支气管肺泡灌洗、刷检、活检进行细菌学、细胞学、病理组织学、免疫学及生化学检查。

（5）血清学检查及免疫学诊断：即检测患者血清、体液中的结核菌、抗原、抗体、免疫复合物等，对诊断有一定的辅助意义。

8. 抗结核有哪些治疗方法？

（1）化学治疗：肺结核的化学治疗不仅是治疗和控制疾病的有效手段，也是结核病防治规划的重要组成部分，应采取早期、联合、规律、适量、全程的药物治疗方案。成功的化学治疗与管理将会降低肺结核的感染率、患病率和死亡率，使结核病疫情得到改善。痰菌阳性者，尤其涂片阳性的肺结核患者作为传染源，是化疗的主要对象。

（2）对症治疗：如针对咯血症状使用止血药物，对支气管动脉破坏造成的大咯血可采用支气管动脉栓塞术。

（3）糖皮质激素治疗：主要利用其抗炎、抗病毒作用，仅用于结核毒性症状严重者。

（4）外科手术治疗：适用于经合理化学治疗无效、多重耐药的厚壁空洞、大块干酪灶、结核性脓胸、支气管胸膜瘘和大咯血非手术治疗无效者。

9. 肺结核患者有哪些护理要点？

（1）一般护理

1）休息与活动：指导患者合理休息并制订活动计划。肺结核活动期或咯血时应绝对卧床休息，恢复期患者可以参加户外活动和适当体育锻炼，增进机体的免疫功能，轻症患者在坚持化学治疗的同时，可进行正常工作，保证充足睡眠和休息时间，做到劳逸结合。

2）饮食护理：维持足够的营养。肺结核病是一种慢性消耗性疾病，应进食高热量、高蛋白、富含维生素的食物，如牛奶、豆浆、鸡蛋、鱼、肉、豆腐、水果、蔬菜等，以增强机体的抗病能力。若有大量盗汗，应监测患者出入量，给予足够的液体。向患者解释加强营养的重要性，每周测体重一次并记录，观察患者进食情况及营养状况的改善。

3）保持环境清洁：病室环境应安静、舒适，保持空气新鲜和适宜的温、湿度。定时消毒擦拭桌、台面。定时开窗通风，特别是晨起、午后和夜间睡觉前，有盗汗者及时用温毛巾擦干汗液，勤换内衣，必要时每天更换床单和沐浴。

4）消毒与隔离措施：肺结核菌具有很强的传染性，应将患者单间隔离，餐具用后煮沸再洗刷，痰具或其他用物可煮沸或使用含氯消毒剂等浸泡消毒处理，被褥书籍等经常在阳光下暴晒。病房采用紫外线灯照射消毒，也可使用过氧乙酸或含氯消毒剂等加入水中喷雾消毒，每日 2 次。患者不可随地吐痰、咳嗽，打喷嚏时要用手帕捂住口、鼻，以防飞沫喷出。将痰吐在有盖容器中，使用 0.1% 过氧乙酸或含氯消毒剂浸泡 30 ～ 60min 后倒入污水中；痰吐在纸上需焚烧。

（2）症状护理

1）病情观察：监测患者神志、体温、呼吸、脉搏、血压和尿量，并做好记录。注意观察患者末梢循环情况，高热而四肢末梢厥冷、发绀等提示病情加重，应及时报告医师。

2）发热的护理：高热寒战时注意保暖，遵医嘱给予物理降温或使用退热药物，患者出汗时，及时协助擦汗、更换衣服，避免其受凉。在患者大量出汗、食欲缺乏及呕吐时，应密切观察有无脱水现象。

3）咯血的护理：若患者出现喉部发痒、咳嗽、胸闷等，可能是咯血的先兆症状，应注意咳血量的多少及性状，是痰中带血还是咯鲜血。对伴有咯血者应绝对卧床休息，患侧卧位，床头放置负压吸引装置。消除患者紧张情绪，鼓励患者在咯血时轻咳将血排出，不可屏气，防止血液阻塞支气管。遵医嘱及时应用止血药物。大咯血患者的护理见第1章第二节。

（3）用药护理：有计划、有目的地向患者及其家属逐步介绍有关抗结核病的药物知识，督促患者按医嘱、按时服药。强调早期、联合、适量、规律、全程化学治疗的重要性，防止治疗失败而产生耐药结核病，增加治疗的困难和经济负担。应注意观察抗结核药物的副作用，常在治疗初2个月内发生，如过敏反应，出现皮疹、发热，重者可致剥脱性皮炎、急性肾衰竭，在联合用药时更易出现胃肠道反应及肝功能损害、不可逆转性听神经损害、视力障碍等。因此，定时查肝功能、肾功能、血常规等，观察患者有无不良反应，如出现不良反应要及时与医师联系，不能自行停药。

（4）心理护理：由于住院隔离治疗，家人和朋友不能与患者密切接触，加上疾病带来的痛苦，常出现自卑、多虑、悲观等情绪。要向患者做好耐心细致的解释工作，并告诉患者结核病是可以治愈的，向患者介绍有关病情的治疗、用药、预防隔离知识。使其保持良好的心态，能够积极配合治疗，遵守治疗方案，规则用药，坚持全程治疗。

10. 如何对肺结核患者进行健康教育？

（1）疾病知识与预防指导：应对患者及其家属进行结核病知识的宣传和教育，发放健康教育手册，实施结核病例登记、随访、复查、指导和预防等措施。保护易感人群，给未受过结核分枝杆菌感染的新生儿、儿童及青少年接种卡介苗，使机体产生对结核分枝杆菌的获得性免疫力。卡介苗不能预防感染，但可减轻感染后的发病与病情。对结核分枝杆菌易感的高危人群，如HIV感染者、硅沉着病者，糖尿病等，可应用预防性化学治疗。

（2）消毒、隔离知识指导：向患者及其家属讲解有关隔离的知识，告知患者养成不随地吐痰的良好生活习惯，将痰吐在卫生纸里放入收集袋，统一焚烧或深埋。不要对着别人咳嗽、打喷嚏，并用手帕遮住口鼻，以减少结核菌的传播。房间每日开窗通风30min，并用含氯消毒剂消毒空气，餐具单独使用并定期煮沸消毒，患者使用过的物品可在阳光下暴晒2h以上。要求探视者一定戴好口罩，尤其是探视排菌的患者，儿童最好不要探视。患者在家疗养期间，合理安排休息，有条件时尽可能与家人分室、分床就寝，尽量不到公共场所去，以免病菌扩散传染，影响他人健康。

（3）用药指导：指导患者正确服用抗结核药，向患者讲解治疗方案及持续用药时间，对患者讲明不遵医嘱服药的严重后果，尤其是要对经短期治疗后症状减轻或消失的患者加强教育和管理，说明症状改善不是治愈的客观指标。有些患者在出现药物不良反应后出现焦虑心理，并不愿继续服药，要向患者耐心地解释哪些不良反应是不可避免的，如利福平会出现食欲缺乏、恶心等消化道症状，可遵医嘱调整药物剂量和服药时间。同时将相关知识告诉患者家属，让家属起到督导作用，促进患者疾病的治愈。

（4）生活指导：指导患者养成规律的生活习惯，加强营养摄入，坚持合理化饮食，多吃蛋白质丰富的食物，多吃水果、蔬菜以补充维生素，尤其做好肺结核合并糖尿病患者的饮食指导。嘱患者戒烟酒，合理安排休息，每日进行适量的户外活动，避免劳累，保证足够的睡眠。避免情绪波动及呼吸道感染。做到规律饮食起居，以提高身体的免疫力，预防病情的反复，一旦发现有咳嗽、咯血等呼吸道症状时，应及时就医。

（田玉洁　冯丽燕）

第五节　严重急性呼吸系统综合征

1. 什么是严重急性呼吸系统综合征？

严重急性呼吸系统综合征（severe acute respiratory syndrome，SARS）国内又称传染性非典型肺炎（infection atypical pneumonia），该疾病具有明显传染性、可累及多个脏器系统，主要表现为发热、寒战、肌痛、咳嗽和呼吸困难等，严重者出现急性呼吸窘迫综合征（acute respiratory distress syndrome，ARDS），甚至出现多器官功能衰竭导致死亡。2003 年 2 月世界卫生组织（world health organization，WHO）和美国疾病控制中心（centers for disease control，CDC）将其命名为严重急性呼吸系统综合征（SARS）。2003 年 4 月 16 日，世界卫生组织宣布严重急性呼吸综合征的病因是一种新型的冠状病毒，称为 SARS 冠状病毒（severe acute respiratory syndrome corona virus，SARS-CoV）。

2. 严重急性呼吸系统综合征有哪些传播途径？

（1）经飞沫传播：飞沫传播（droplet infection）是空气传播的一种方式，是指患者说话、咳嗽、打喷嚏时喷出带有 SARS-CoV 的飞沫，被他人直接吸入呼吸道而引发感染疾病。近距离呼吸道飞沫传播是 SARS 的主要传播途径，飞沫传播距离一般在 1 ～ 1.5m。另外，易感者可能因吸入悬浮在空气中含有 SARS-CoV 的气溶胶感染疾病。

（2）经密切接触传播：接触传播（contact infection）有直接接触与间接接触传播两种形式，前者是指直接接触 SARS 患者呼吸道分泌物、尿便等排泄物，后者是指被污染的手经眼睛、鼻腔或口腔黏膜等间接接触，进而引发 SARS 的传播。

（3）经消化道传播：相当一部分患者有腹泻症状，患者粪便中可检测到 SARS-CoV，存在经消化道传播的可能性。

3. 严重急性呼吸系统综合征有哪些临床表现？

（1）症状：SARS 的潜伏期通常限于 2 周之内，一般 2 ～ 10d，最长可以达到 17d。SARS 的临床表现是非特异性的。SARS 具有很强的传染性，经过潜伏期后多为急性起病，病情发展迅速，自发病之日起，2 ～ 3 周病情都可处于进展状态。

1）发热及相关症状：常以发热为首发和主要症状，体温一般高于 38℃，常呈持续性高热，可伴有畏寒、肌肉酸痛、关节酸痛、头痛、乏力。

2）呼吸系统症状：可有咳嗽，多为干咳、少痰，少部分患者出现咽痛。可有胸闷，严重者逐渐出现呼吸加速、气促，甚至呼吸窘迫，少部分患者病情进一步恶化，发展成为

ARDS，出现呼吸困难、低氧血症、呼吸衰竭。

3）其他方面症状：部分患者出现腹泻、恶心、呕吐等消化道症状。缺氧早期可有心动过速、血压升高，严重时出现心动过缓、血压下降，甚至休克。

（2）体征：SARS 患者的肺部体征常不明显，听诊部分患者肺底部可闻及少许湿啰音，或有肺实变体征；偶有局部叩诊浊音、呼吸音减低等少量胸腔积液的体征。

4. 严重急性呼吸系统综合征患者实验室检查有什么异常？

（1）血常规：淋巴细胞和血小板减少较常见，病程初期到中期白细胞计数通常正常或下降。患者外周血液淋巴细胞进行性减少，到发病第 2 周减少到最低，多数情况下到第 3 周淋巴细胞计数开始回升。部分患者血小板呈自限性减少。T 细胞亚群中 CD3、CD4 及 CD8 等 T 细胞均显著减少。

（2）血液生化检查：丙氨酸氨基转移酶（ALT）、乳酸脱氢酶（LDH）、肌酸激酶（CK）等均可不同程度升高。

（3）动脉血气分析检查：可发现部分患者出现血氧饱和度降低、呼吸性碱中毒改变，重者出现 I 型呼吸衰竭。

5. 严重急性呼吸系统综合征的胸部影像学检查有哪些改变？

胸部影像学检查为诊断 SARS 提供重要线索，是 SARS 的初诊、追踪观察、临床确诊的主要条件，也是评估病情轻重的主要依据。绝大部分患者在起病早期已有胸部 X 线检查异常，多呈斑片状或网状改变。起病初期常呈单灶病变，短期内病灶迅速增多，常累及双肺或单肺多叶。部分患者进展迅速，呈大片状阴影，双肺周边区域累及较为常见。胸部 CT 检查以玻璃样改变最多见。肺部阴影吸收、消散较慢，阴影改变与临床症状体征有时可不一致。对于 X 线胸片无病变而临床怀疑为 SARS 的患者，一般 1～2d 应进行胸部影像学复查，以便及时发现病变进展情况。

6. 如何诊断严重急性呼吸系统综合征？

应基于有 SARS 流行病学，有临床症状、有肺部 X 线影像改变，结合实验室检查，并能排除其他疾病诊断者，可作为疑似病例、医学观察、临床诊断的依据，在临床诊断基础上，若分泌物 SARS-CoV RNA 检测阳性，或血清 SARS-CoV 抗体转阳，或抗体滴度 4 倍及 4 倍以上增高，则可确诊 SARS。

（1）流行病学依据：与发病者有密切接触史，或属受传染的群体发病者之一，或有明确传染他人的证据；发病前 2 周内曾到过或居住于报告有传染性非典患者并出现继发感染疫情的区域。

（2）症状与体征：起病急，一般以发热为首发症状，体温＞ 38℃，偶有畏寒。可伴有头痛、关节酸痛、肌肉酸痛、乏力、腹泻。常无上呼吸道卡他症状，可有咳嗽，多为干咳、少痰，偶有血丝痰。可有胸闷，严重者呼吸频率加快，患者出现气促或明显呼吸窘迫。肺部体征不明显，部分患者肺部可闻及少许湿啰音，或有肺实变体征，抗菌药物治疗无明显效果。有少数患者不以发热为首发症状，尤其是有近期手术史或有基础疾病的患者。

（3）实验室检查：外周血常见淋巴细胞计数减少，白细胞计数一般不升高，或降低。

（4）胸部 X 线检查：肺部有不同程度的片状、斑片状浸润性阴影或呈网状改变，部分患者病情进展迅速，呈大片状阴影，常为多叶或双侧改变，阴影吸收消散较慢。肺部阴影与症状体征可不一致。

7. 如何判断严重急性呼吸系统综合征的类型及病情进展程度？

SARS 的临床病程可分为病毒复制期、免疫亢进期、肺部损伤期、恢复期四个阶段，每个阶段 1 周左右，各期有不同的病理生理变化。患者的临床表现与病情进展情况随个体差异而不同，需进行综合分析判断。SARS 发病后一般经过潜伏期、发病期、病情缓慢期、治愈后等几个阶段。以下按病情进展时间分别阐述普通型、轻型、危重型。

（1）普通型 (典型)：普通型患者多有血白细胞及 T 淋巴细胞的减少，但一般 T 淋巴细胞总数不低于 600 细胞数 /μl。血气分析可有异常，但 PaO_2 不低于 70mmHg，SaO_2 不小于 95%，氧合指数 ≥ 300mmHg。肺部影像学病变范围一般不超过两肺叶。病情进展如下：

1）前驱期：病初 3d 以内，起病急，多有发热。发热是最早出现的症状，常伴有畏寒、头痛、乏力、肌痛及食欲缺乏等非特异性症状，X 线胸片肺部阴影在发病第 2 天即可出现。

2）病程第 4 ～ 9 天：发热、乏力、肌痛等中毒症状加重。体温可在 2 ～ 3d 达 39℃以上，常伴有咳嗽、胸闷及胸痛，或有轻度呼吸困难，病情进行性加重。早期肺部听诊多无明显异常。X 线胸片检查肺部阴影发展迅速，且常为多叶病变。少数患者出现 ARDS 而危及生命。

3）病程第 10 ～ 14 天：持续高热，体温多在 39.5℃以上。患者呼吸困难明显，气喘、心悸、出汗，咳嗽明显，干咳或少痰，少数咳血痰，咳嗽可加重呼吸困难程度。听诊可闻及肺部细湿啰音，但与呼吸困难不成比例，此期易发生呼吸道继发感染。

4）病程第 15 ～ 21 天：热退，中毒症状渐消失，病情逐渐减轻。多于 1 ～ 2 周恢复正常。少数患者恢复期较长，多数预后良好，不留后遗症。少数患者在病情早期及恢复期可有腹泻，稀便或水样便，粪便镜检未见明显异常。部分患者在进展期可有肝大及肝区叩痛。

5）后遗症期：3% ～ 4% 的重型和极重型患者在恢复期可留有肺间质纤维化，如大于 2 个月仍未吸收消散，称为后遗症期。

（2）轻型：临床症状较普通型轻，甚至无发热，临床 4 期经过均较短。无血气异常，胸片以单发病灶多见。

（3）重型：临床 4 期的经过与普通型基本相同，但病情重、进展快，可出现呼吸衰竭。有下列条件中两项者可诊断为重型。

1）生命体征不稳定，咯血痰，烦躁，呼吸困难明显，呼吸频率快，静息无躁动情况下呼吸频率 >30 次 / 分。

2）淋巴细胞绝对值低于正常值且进行性下降，$CD3^+$ < 600 细胞数 / μl；或伴有明显肾功能、肝功能及心肌损伤。

3）X 线胸片显示病变在两叶或两叶以上且进展较快；或病变小于两叶但 48h 内病灶进展大于 50%。

4）PaO_2 < 70mmHg 和（或）SaO_2 < 93%。

5）氧合指数< 300mmHg。

（4）极重型：此型一般需要进行有创机械通气，预后较差。对于年龄大、罹患高血压、糖尿病等慢性基础疾病、伴有继发感染、严重电解质紊乱等并发症的患者，病情进展快，危重程度高。临床判断危重程度时，除参考重型 SARS 标准外，符合下列指标任一项。

1）$CD3^{+}$ < 400 细胞数 / μl。

2）PaO_2 < 60mmHg。

3）氧合指数 < 200mmHg。

8. 如何治疗严重急性呼吸系统综合征？

SARS 是一种具有高度传染性的疾病，病程中可有多个临床分期或临床阶段，各期或各阶段有不同的病理生理变化，且患者临床表现也因个体差异而不同，治疗原则是实施综合性全身支持治疗和针对性个性化对症治疗。

（1）一般治疗与病情监测

1）卧床休息，给予心理支持；保证营养摄入，注意维持水、电解质平衡。

2）密切观察病情变化，监测体温、心率、呼吸、血压等生命体征变化，监测脉氧饱和度动态变化，判断缺氧状态及程度、神志意识等变化。

3）给氧方法、浓度等氧疗措施依据病情程度选择。一般早期给予持续鼻导管吸氧，吸氧流量一般从 2 ～ 3L/min 开始，氧需求量增加时可改用面罩给氧，必要时进行机械通气。

4）定期复查血常规、尿常规、血电解质、肝肾功能、心肌酶谱、T 淋巴细胞亚群，以及动脉血气变化、胸部 X 线或 CT 等。

（2）对症治疗

1）呼吸道症状：发热 > 38.5℃，或全身酸痛明显者，可使用解热镇痛药，高热者给予冰敷、乙醇擦浴、降温毯等物理降温措施。咳嗽、咳痰者可给予镇咳、祛痰药。

2）其他症状治疗：腹泻患者应注意补液及纠正水、电解质失衡，有心、肝、肾等器官功能损害者，应积极采取相应的脏器保护与治疗措施。

（3）糖皮质激素治疗：应用糖皮质激素治疗的作用原理是抑制机体过度亢进的免疫反应、减轻炎症渗出、减轻中毒症状。使用糖皮质激素应有以下指征之一。

1）有严重中毒症状，高热持续 3d 不退。

2）48h 内肺部阴影面积扩大超过 50%。

3）有急性肺损伤（acute lung injury，ALI）或出现 ARDS。

（4）抗菌药物的应用：鉴于 SARS 病变初期的肺部影像学改变常与社区获得性肺炎（community acquire pneumonia，CAP）相混淆，后者常见致病原为肺炎链球菌、支原体、流感嗜血杆菌等，在诊断不清的初期治疗时，可选用喹诺酮类或 β - 内酰胺类联合大环内酯类药物试验治疗。继发感染的致病原包括革兰氏阴性杆菌、耐药革兰氏阳性球菌、真菌及结核分枝杆菌，应有针对性地选用适当的抗菌药物。

（5）抗病毒药物：尚未发现对 SARS 病毒有肯定疗效的抗病毒药物，但在发病初期（病毒复制期），病毒在患者体内大量繁殖，抗病毒治疗亦是临床所需。

（6）免疫调节剂治疗：对 SARS 的疗效尚未肯定。对免疫功能低下的患者可应用胸腺肽、干扰素、静脉注射丙种球蛋白等非特异性免疫增强剂治疗，但不推荐作为常规使用。

（7）中医药辅助治疗：治疗原则为解毒祛邪扶正。SARS 的中医药治疗应根据发病后的不同病程时期及患者个体情况，疾病发生、发展及症状变化特点，以卫、气、营、血和三焦辨证论治。如在早期出现发热时可以服用退热类的中成药或清热解毒的中药缓解症状，通过活血化瘀、祛湿化痰类的中药进行针对性治疗等。

9. 严重急性呼吸系统综合征的预防与控制措施有哪些？

我国已将 SARS 列入《中华人民共和国传染病防治法》法定传染病乙类首位，并规定按甲类传染病进行报告、隔离治疗和管理。传染病的防治原则是控制传染源、切断传播途径、保护易感人群。

（1）控制传染源，即传染源管理。传染源管理就是要做好对 SARS 患者、密切接触者、动物传染源的管理。

1）患者的管理：SARS 已列入乙类传染病，按甲类传染病管理。要做到早发现、早报告、早隔离、早治疗。接诊时要把握 SARS 各级诊断标准，发现或怀疑病例时，应尽快向卫生防疫机构报告。对临床诊断病例和疑似诊断病例应在指定的医院按呼吸道传染病分别进行隔离观察和治疗。

2）密切接触者管理：对每例 SARS 患者、疑似患者都应在最短时间内开展流行病学调查，追溯其发病前接触过的同类患者及发病前 3 天和症状期的密切接触者。对密切接触者均应实施医学观察，并避免交叉感染。一般采取居家观察，必要时实施集中医学观察；对可疑的发热患者，应住院隔离治疗，隔离观察期为 14d。

3）动物传染源的管理：应加强对动物宿主的监测研究，一旦发现可疑动物宿主，应立即向当地政府主管部门报告，以采取相应的管理措施，避免或减少与其接触机会。

（2）切断传播途径

1）加强院内感染控制：①选择符合条件的医院和病房收治 SARS 患者，避免医院内感染。疾病流行时，应设立符合规范要求的 SARS 定点医院和发热门诊，配备必要的防护、消毒设施和用品，并有明显的标志。要设置专门病区、电梯及通道，专门用于收治 SARS 患者。②建立、健全院内感染管理组织，制定医院内预防 SARS 的管理制度。按要求严格消毒，落实医务人员个人防护措施，合理使用防护用品，在对危重患者进行抢救、插管、口腔护理等近距离接触的情况下，医护人员应严格实施三级防护。特别强调通风、呼吸道防护、洗手及消毒、防护用品的正确使用、隔离管理、病区生活垃圾和医疗废物的妥善处理，加强医务人员 SARS 预防控制防治知识的培训。

2）保持良好个人卫生习惯：保持室内空气新鲜，房间定时通风换气，做好防护。不随地吐痰，打喷嚏、咳嗽时掩住口鼻，勤洗手。养成良好的生活习惯，保持乐观稳定的心理状态，均衡饮食，加强营养，注意保暖，避免疲劳，保证足够的睡眠，进行适量运动，选择在空旷场所进行运动。

（3）保护易感人群：确保住所或活动场所通风，避免去人多或相对密闭的地方。增强自身抵御疾病的能力，进入公共场所要戴口罩，提高自我保护能力。在日常生活和工作时，远离传染源，做好个人防护，避免与患者及疑似患者接触。合理应用个人防护用品，包括防护口罩、手套、防护服、护目镜或面罩、鞋套等，其中以防护口罩与手套最为重要，必要时佩戴 N95 口罩。

10. 护理严重急性呼吸系统综合征患者时注意事项有哪些？

（1）基础护理

1）休息：SARS 患者应限制活动，重症患者应严格卧床休息，做好生活护理，尤其是极度乏力、严重呼吸困难和低氧血症的患者。各项治疗护理工作尽量集中实施，以减少打扰患者的次数，将机体耗氧量减少到最低程度。

2）饮食：鼓励患者进食清淡、高热量、高蛋白、高维生素、低脂肪、富含钙质的食物，每日液体入量保持在 2500ml 以上，忌食刺激性食物及饮料。注意食物的制作方法，使患者增加食欲，增强抵抗力和免疫力。进食困难者可行鼻饲饮食。

（2）心理护理：疾病给患者的身体和精神带来极大痛苦，患者常有恐惧感、孤独感和自卑感。护理人员要有高度的责任心，通过关怀的言语和行为、周到的服务，使患者逐步恢复平稳的情绪和心态，同时向患者讲解 SARS 的相关知识和各项治疗护理的重要性，以取得患者的配合，营造一个和谐的诊疗环境，增强患者抗病的信心。

（3）对症护理

1）观察患者呼吸频率、节律和深度，有无缺氧的症状、体征及脉氧饱和度变化，有无呼吸困难。确保吸氧管路通畅，观察氧疗效果，依患者需求调节吸氧流量，一般维持在 3 ～ 5L/min，可根据动脉血气分析结果随时进行调整。

2）观察咳嗽的性质，痰液的颜色、性状和痰量，避免过度用力和剧烈咳嗽，减少机体氧耗。指导患者进行有效咳嗽咳痰训练，协助患者叩背排痰，必要时进行负压吸引。

3）观察体温动态变化，体温升高时，应综合使用物理降温和药物降温方法，避免体温过高，以防热性惊厥致脑缺氧。

4）使用面罩给氧时，面罩与面部接触严密不漏气，固定松紧应适宜。吸氧时间较长时，要注意保护面部皮肤，防止皮肤破损，必要时可应用敷料或涂擦乳膏保护皮肤。

5）护理伴有腹泻的患者时，注意观察大便次数、性状及量，并观察有无脱水和电解质紊乱的表现，保持肛周局部皮肤的清洁和干燥。

（4）用药护理

1）在使用广谱抗生素和激素时，注意做好预防感染的护理。加强皮肤、口腔和会阴部的护理，注意观察口腔、皮肤等有无异常。防止口腔感染可用 3% 碳酸氢钠溶液或复方硼酸溶液漱口，每天 4 ～ 6 次；大剂量使用激素和广谱抗生素、免疫力低下、罹患恶性肿瘤、重症肝炎等基础疾病的患者，可用 5000 ～ 10 000U/ml 的制霉菌素溶液漱口。

2）使用激素过程中，要注意观察患者的意识，如有无欣快感、谵妄等；注意观察患者有无血糖升高的情况，如有无多饮、尿量增多；观察有无低钾的表现，如恶心、呕吐、肌肉无力、心电图 U 波、肠蠕动减少、传导阻滞等。观察大便性状，及时判断有无应激性溃疡导致的消化道出血。

3）静脉输液时应注意输液速度与量，严格按医嘱要求执行，可使用输液泵，防止输液过速或过量造成心力衰竭、肺水肿、脑水肿。

11. 严重急性呼吸系统综合征患者行机械通气时的护理措施有哪些？

（1）无创机械通气的护理

1）保证呼吸机各管路连接正确：通气过程中随时检查有无漏气现象。无创呼吸机应持续使用，如临床确需暂时停机，暂停时间一般不超过 15min。严格按照医师设置的参数和氧流量执行，不得自行更改参数和氧流量。

2）观察有无人机对抗：呼吸机治疗期间应加强观察与监护，尤其初始治疗 1h 内，应严密观察患者自主呼吸与呼吸机是否同步、缺氧症状有无改善，如出现患者表现痛苦、烦躁，甚至自行拆除面罩等现象提示人机对抗，在排除机器无漏气情况下，应指导患者与呼吸机进行有效配合。

3）生命体征监测：使用呼吸机时，密切监测呼吸频率、节律、呼吸幅度、末梢血氧饱和度，观察患者呼吸困难是否改善。使用持续正压通气治疗可引起回心血量减少，尤其是有基础心肺疾患的患者，要注意循环系统的观察，观察血压、脉搏、末梢循环状况和尿量，当 1h 尿量＜ 30ml 时应报告医师，及时处理。

4）并发症的观察：无创呼吸机治疗为正压通气，可能会引起纵隔气肿和气胸，应观察患者是否有胸痛、憋气、烦躁、呼吸音消失、叩诊呈过清音等表现；患者可能会出现轻度腹胀，可能与吞咽反射亢进或反射性抑制胃肠蠕动有关，一般 2 ～ 3d 可改善，若无改善或持续加重，应指导患者正确配合呼吸；观察有无面部潮红、头痛、窒息感、气促眩晕、易激动、意识改变、抽搐，四肢和口唇周围感觉异常等呼吸性碱中毒的表现。

5）心理护理：实施无创机械通气的患者一般均神志清醒，在应用无创呼吸机治疗前应对患者进行相应的心理疏导，解除精神因素的影响，告知患者无创通气治疗的目的和意义，治疗过程中可能出现的问题，并进行应用无创呼吸机适应方法的训练，使患者积极配合治疗。

（2）有创机械通气的护理

1）保持气道通畅：气管内适时吸痰是保持危重患者呼吸道通畅的重要措施之一，对神志不清、呼吸微弱、痰液引流不畅、咳痰困难及无法自主排痰的患者尤为重要。保持呼吸道通畅有利于良好的肺通气和肺换气，降低肺实变、肺不张及肺部感染的发生率。SARS 患者建立人工气道后应持续连接密闭式吸痰系统，吸痰时避免脱开呼吸机管路。护士应掌握吸痰时机，每 2 小时评估是否需要吸痰，当患者出现明显痰鸣音、脉氧饱和度＜ 90%、出现发绀、呼吸困难等症状时，应及时按需吸痰。

2）保证气道湿化：建立人工气道后，患者上呼吸道正常湿化、加温、过滤功能消失，从而影响呼吸道黏膜纤毛正常运动。气道湿化可保持呼吸道黏膜运动活跃，从而稀释分泌物，SARS 患者应使用具有加热功能的湿化装置，吸入气体温度控制在 35℃左右，更有利于保持呼吸道通畅，预防肺部感染。

3）加强气囊管理：有创通气时定期监测并调整气囊压力，气囊压力一般应维持在 25 ～ 30cmH_2O，压力过大易阻断气管黏膜血流，引起局部缺血、溃疡，甚至造成气管狭窄及溃烂；充气不足时气囊上部的分泌物易流入气管，可引发呼吸机相关肺炎、肺不张，并可导致漏气、通气不足、呼吸困难等问题，含有 SARS-CoV 的气溶胶泄漏和呼吸道飞沫喷出，可造成空气污染，增加院内感染的风险。

4）导管的固定与局部护理：妥善固定气管导管，严防气管导管意外脱管或移位。采取轴线翻身方法，患者体位变化时，避免脱开呼吸机管路，注意固定导管，防止牵拉脱出。每班检查固定是否牢固，检查寸带松紧度，气管切开固定松紧度以寸带下可伸入 1 ～ 2 指为宜，注意观察切口周围有无渗血渗液，是否有红肿及分泌物增加等情况，及时更换切口敷料，保持切口干燥，必要时留取切口周围分泌物做病原菌培养，以指导用药。

（田玉洁　武淑萍）

第六节　新型冠状病毒肺炎

1. 什么是新型冠状病毒？

新型冠状病毒（novel coronavirus）属于 β 属冠状病毒，有包膜，颗粒呈圆形或椭圆形，常为多形性，直径 60 ～ 140nm。该病毒对人有很强的感染能力，对紫外线、热和化学消毒剂敏感，56℃经 30min、乙醚、75% 乙醇、含氯消毒剂、过氧乙酸和氯仿等脂溶剂均可将其有效灭活，但氯己定不能有效灭活该病毒。

2. 新型冠状病毒有哪些流行病学特点？

（1）传染源：新型冠状病毒肺炎（以下简称新冠肺炎）主要传染源为感染的患者，目前认为无症状感染者和潜伏期患者均存在传染性，症状明显的患者传染性较强。

（2）传播途径：主要是经呼吸道飞沫传播和密切接触传播，接触病毒污染的物品也可能会导致感染，在相对封闭的环境中长时间暴露于高浓度气溶胶情况下存在经气溶胶传播的可能。由于在粪便及尿中可分离到新型冠状病毒，应注意粪便及尿对环境污染造成气溶胶或接触传播。

（3）易感人群：人群普遍易感。新型冠状病毒肺炎在免疫力低下和免疫功能正常人群中均可发生，与接触病毒的量有一定关系，如果一次接触大量病毒，即使免疫功能正常，也可能患病，是否感染主要取决于接触机会。对于免疫功能较差的人群，例如老年人、孕产妇或存在肝肾功能障碍的人群，病情进展相对更快，严重程度更高。老年人、有慢性病及抵抗力差的人感染概率更大。

3. 新型冠状病毒肺炎患者有哪些临床表现？

基于目前的流行病学调查，新冠肺炎潜伏期为 1 ～ 14d，多为 3 ～ 7d。以发热、乏力、干咳为主要的临床表现。轻型患者仅表现为低热、轻微乏力等，无肺炎表现。同时，部分患者伴有鼻塞、流涕、咽痛和腹泻等症状。重症患者多在发病 1 周后出现呼吸困难和（或）低氧血症，严重者病情快速进展为急性呼吸窘迫综合征、脓毒症休克、难以纠正的代谢性酸中毒和出凝血功能障碍等。重型、危重型患者病程中可为中低热，甚至无明显发热。部分儿童及新生儿病例症状可不典型，表现为呕吐、腹泻等消化道症状或仅表现为精神差、呼吸急促。多数患者预后良好，少数患者病情危重，老年人和有慢性基础疾病的患者预后较差。

4. 新型冠状病毒肺炎有哪些辅助检查？

（1）实验室检查：新冠肺炎患者早期外周血白细胞总数正常或减低，淋巴细胞计数减低；多数患者血清 C 反应蛋白增高，降钙素原正常；部分患者肝酶、乳酸脱氢酶和肌红蛋白增高，部分危重患者可见肌钙蛋白增高；严重者 D- 二聚体升高、外周血淋巴细胞进行性减少。新型冠状病毒核酸检测特异性较高，采用实时 PCR（real-time polymerase chain reaction，RT-PCR）方法，在鼻咽部、痰、下呼吸道分泌物、血液、粪便等标本中可检测，结果阳性者即可确诊新型冠状病毒感染。

（2）影像学检查：新冠肺炎高分辨 CT 演变特点为早期呈现多发、双侧分布小斑片影及间质改变，以肺外带明显，随着病变进展可见双肺多发磨玻璃影、浸润影，严重者可表现为双肺弥漫性病变、支气管充气征及血管穿行，甚至肺实变，少数可见胸腔积液；恢复期肺部病灶吸收并有纤维灶形成，较少出现肺门、纵隔淋巴结肿大和大量胸腔积液。

5. 新型冠状病毒肺炎重型、危重型患者的临床特征是什么？

（1）临床表现

1）重型：符合下列任何一条为重型：①呼吸窘迫，呼吸频率（RR）≥ 30 次 / 分；②静息状态下，脉氧饱和度≤ 93%；③氧合指数，即动脉血氧分压 (PaO_2)/ 吸氧浓度 (FiO_2) < 300mmHg（1mmHg=0.133kPa）。肺部影像学显示 24 ～ 48h 病灶明显进展> 50% 者按重型管理。

2）符合下列任何一条为危重型：①出现呼吸衰竭，且需要机械通气；②出现休克；③合并其他器官功能衰竭需 ICU 监护治疗。

（2）临床预警指标：重型及危重型病例需进行生命体征、意识状态、SpO_2 监测，并及时进行临床常规器官功能评估。根据病情状态监测血常规、尿常规、生化指标（肝肾功能、血糖、电解质、乳酸脱氢酶等）、心肌损伤标志物、C 反应蛋白、降钙素原、凝血功能、动脉血气分析、心电图及胸部影像学。此外，以下指标变化应警惕病情恶化：①外周血淋巴细胞计数进行性降低；②乳酸进行性升高；③外周血炎症因子，如 C 反应蛋白进行性上升；④高分辨 CT 显示病变范围快速扩大。

6. 新型冠状病毒肺炎的治疗原则有哪些？

（1）一般治疗：卧床休息，加强支持治疗，保证充分热量供给；及时给予有效氧疗措施，包括鼻导管、面罩给氧和经鼻高流量氧疗；注意水、电解质平衡，维持内环境稳定；密切监测生命体征、脉氧饱和度变化等。根据病情监测血常规、尿常规、血清 C 反应蛋白、生化指标、凝血功能、动脉血气分析、胸部影像学等。

（2）抗病毒治疗：目前尚无确认有效的抗病毒治疗方法。对于存在重症高危因素或重症倾向的患者，在病程早期可使用具有抗病毒作用的药物。使用时注意药物的相互作用及配伍禁忌，监测有无恶心、呕吐、腹泻、肝功能损害等不良反应。

（3）抗菌药物治疗：避免盲目或不恰当地使用抗菌药物，确有必要时，如合并细菌感染的危重症患者，可联合使用广谱抗菌药物。

（4）免疫治疗：适用于病情进展较快、重型及危重型患者，相关指南建议可采用新冠肺炎康复者恢复期血浆治疗、静脉注射人免疫球蛋白等方法进行治疗。

（5）糖皮质激素治疗：对于氧合状况差、影像学进展迅速、机体炎症反应过度激活状态的患者，可酌情短期内使用糖皮质激素。

（6）重型、危重型患者的治疗：在对症治疗的基础上积极防治并发症，治疗基础疾病，预防继发感染，维持器官功能。

1）呼吸支持：应给予鼻导管或面罩吸氧，并及时评估呼吸窘迫状况及低氧血症是否缓解。当患者接受氧疗后症状无法缓解时，应使用经鼻高流量氧疗或无创通气。若短时间内病情无改善甚至恶化，应及时进行气管插管和有创机械通气治疗。

2）挽救治疗：对于严重 ARDS 患者，建议进行肺复张，可采取俯卧位通气，俯卧位通气效果不佳者，必要时可实施体外膜氧合（extracorporeal membrane oxygenation，ECMO）治疗。

3）循环支持：改善微循环，使用血管活性药物，密切监测患者血压、心率和尿量的变化，及时进行动脉血气分析检测，必要时进行无创或有创血流动力学监测。

4）其他治疗措施：可选择连续性肾替代治疗、抗凝治疗、血液净化治疗和中医中药治疗等。

7. 如何做好新型冠状病毒肺炎患者的观察与护理？

（1）心理评估与支持：入院时向患者介绍病房环境和隔离相关规定，评估患者认知改变、情绪反应和行为变化，给予患者心理调适等干预措施。在床边操作过程中，通过眼神交流、触摸、点头、握手和点赞等，提供恰当情感支持，鼓励患者树立战胜疾病的信心。协助与外界亲属的信息转达，提供连续的信息支持，鼓励患者积极配合治疗。

（2）生命体征监测：重点监测体温、脉搏、呼吸变化，观察呼吸节律、频率和深度及脉氧饱和度等。发热患者根据医嘱给予退热处理，使用退热药物后密切监测体温变化、出汗情况及电解质变化，记录24h出入量，维持水、电解质及酸碱平衡。

（3）病情观察：观察患者意识及全身症状，如全身肌肉疼痛、乏力、食欲缺乏、腹泻等；观察患者咳嗽、咳痰、胸闷、呼吸困难及发绀情况；加强患者基础疾病的观察与护理，如高血压、糖尿病、冠心病、慢性肾功能不良等，当患者出现持续高热、呼吸衰竭、休克、合并其他器官衰竭等症状时应警惕病情恶化，及时给予相应处理。

（4）氧疗与呼吸支持：及时评估呼吸窘迫及低氧血症是否缓解，根据患者病情及耐受程度，酌情采用高流量吸氧、无创机械通气、有创机械通气等氧疗方式。鼻导管吸氧或经鼻高流量氧疗患者可戴一层外科口罩，并尽量闭口经鼻呼吸，以减少病毒气溶胶的扩散。吸氧过程中密切观察患者意识状态、心率、呼吸变化，观察呼吸节律、频率、深度、自主呼吸与呼吸机是否同步、发绀改善程度等，监测脉氧饱和度或动脉血气分析结果，遵医嘱及时调节氧流量、给氧方式和呼吸机参数。

（5）保持呼吸道通畅：指导患者掌握深呼吸和有效咳嗽方法，协助患者咳嗽排痰；必要时可选用定量吸入装置结合储雾罐方式进行雾化吸入治疗；及时评估吸痰指征，按需吸痰，必要时采用负压吸引协助排痰，人工气道患者采用密闭式吸痰方式进行气道分泌物吸引，气道护理时应做好三级防护。

（6）用药观察与护理：严格执行查对制度，遵医嘱按时、按剂量正确给药，注意药物配伍禁忌，肠道微生态调节剂与抗生素同时用药需间隔2h。密切观察药物治疗效果及不良反应，密切监测患者体温、脉氧饱和度及其他不适症状有无改善；使用抗病毒药物及抗生素后应观察患者胃肠道反应，并定期监测肝、肾功能；使用糖皮质激素时需注意补充钙剂和维生素D，并定期监测血钙浓度。

（7）饮食与营养：加强营养支持，给予高热量、高蛋白、高维生素、易消化的饮食，进食新鲜蔬菜、水果、瘦肉、牛奶和蛋类；自行进食者，进食、饮水时不中断给氧，重症患者必要时可给予肠内或肠外营养支持，确保机体获得足够的能量。

（8）基础护理：妥善安置患者，使患者保持充足睡眠，规律作息，舒缓情绪。有条件时单间隔离，若无单间时床间距至少1m以上，推荐负压病房，若非负压病房，则自然通风时空气流量至少保证160L/s。注意口腔清洁，不能自理者口腔护理每天2～3次；观察患者全身皮肤情况，定时变换体位，做好皮肤保护，预防压力性损伤；降温后大量出汗应及时擦干汗液，更换衣被；做好排泄护理，防止便秘，减少耗氧，排便时提高给氧浓度。

8. 新型冠状病毒肺炎危重症患者行俯卧位通气时有哪些护理要点？

（1）评估患者及准备：向清醒患者做好解释；评估胃潴留情况，提前暂停胃肠泵入；清理口鼻腔及呼吸道分泌物；断开不必要的静脉通路；固定好引流管；将电极片移至双肩及腹侧，在翻转过程中持续监测心率和脉氧饱和度，保证患者安全。

（2）翻转体位：医护人员相互配合翻转体位，翻转过程中注意保护气管插管，先使患者转为侧卧位，再转至俯卧位，将患者胸部、髋部、膝关节下垫软枕，避免受压。头偏向一侧，在受压侧头部垫上 U 形垫，预防气管导管受压，并保证患者舒适。每 2 小时评估及调整体位，观察受压部位皮肤及血供情况，以免发生压力性损伤。

（3）预防臂丛神经损伤：在进行俯卧位通气时，将患者双上肢与身体平行或略外展放置，前臂向上放于头侧或向下放于身体两旁，保持功能位，避免牵拉、挤压导致缺血而引起的臂丛神经损伤。

（4）妥善固定管路：翻身后重新连接静脉通路，妥善固定引流管。不能耐受俯卧位通气治疗的患者，遵医嘱给予镇静、镇痛药物，必要时使用肌松药和保护性约束，并做好镇静评分。

（5）严密观察病情变化：监测生命体征，持续有创动脉血压、心电图、脉氧饱和度监测，遵医嘱留取动脉血标本，进行血气分析。保持呼吸道通畅，及时清除气道分泌物，观察痰液性状、量及颜色。

9. 新型冠状病毒肺炎危重症患者呼吸治疗相关操作有哪些防控要点？

雾化吸入、机械通气、吸痰以及气管插管等操作会产生大量的气溶胶和飞沫，是医护人员感染的高风险因素。要严格执行标准预防，做好个人职业防护，隔离患者。在隔离病房进行呼吸治疗相关操作时进行三级防护。

（1）经鼻高流量氧疗时为减少气溶胶扩散，给患者佩戴医用外科口罩。

（2）合并慢性阻塞性肺疾病或哮喘患者需行雾化吸入治疗时，首选干粉吸入装置或压力定量吸入装置加储雾罐进行，减少或避免射流雾化等气雾治疗方式。机械通气患者进行雾化治疗时，使用振动筛孔雾化器，呼吸机送气端连接病毒 / 细菌过滤器。

（3）无创通气时使用密闭式面罩并使用病毒过滤功能的热湿交换器（heat and moisture exchanger，HME），或应用可在吸气和呼气端放置过滤器的双管路呼吸机；面罩贴合面部应紧密，避免漏气。患者需要咳痰时应及时停机摘除面罩，面罩中有痰液时要及时清理并用 75% 乙醇擦拭消毒。在摘除面罩时使呼吸机处于待机状态，以避免飞沫气溶胶污染环境或呼吸道飞沫喷溅。

（4）进行气管插管操作时，使用可视喉镜或可视支气管镜，插管前使用镇静药和肌肉松弛药的快速诱导麻醉方案以降低患者咳嗽力度，经鼻气管插管时可以给患者佩戴口罩。医护人员佩戴动力型正压空气净化头罩进行插管，并做好三级防护。人工气道的气囊压力应维持在 25 ～ 30cmH_2O。

（5）有创通气患者应采用密闭式吸痰技术，每次吸痰后使用无菌生理盐水通过侧方冲洗孔冲洗干净。实施按需吸痰，评估吸痰指征，如患者咳嗽，听诊有痰鸣音，以及呼吸机监测显示气道压增高和潮气量降低等。

（6）呼吸机及管路管理：①有创呼吸机宜使用带细菌过滤功能的热湿交换器被动湿化，减少回路中冷凝液的形成；②使用一次性呼吸机回路及呼气阀，在呼吸机的吸气和呼气端分别安装病毒过滤器，若有污染和机械故障时及时进行更换；③避免断开呼吸机，如因更换密闭吸痰管等原因必须断开时，在断开前设置待机模式；④每日使用75%乙醇对呼吸机表面进行擦拭消毒，一次性管路按感染性医疗废物处理。呼吸机管路中的冷凝水倒入专门容器收集，并经5000～10 000mg/L的含氯消毒液处理后，再按医疗废物集中处置。

10. 在新型冠状病毒感染隔离病区如何进行感染防护？

收治疑似或确诊新型冠状病毒肺炎患者的病区，建筑布局和工作流程应当符合《医院隔离技术规范》等有关要求，并配备充足的防护用品。对疑似患者和确诊患者应当分开安置，并及时采取隔离措施；疑似患者进行单间隔离，经病原学确诊的患者可以同室安置。医务人员在实施标准预防的基础上，采取接触隔离、飞沫隔离和空气隔离等措施。

（1）医护人员实施分区分级防护，每个隔离病区设置清洁区、缓冲区、半污染区、污染区。区域界限划分明确，并在地面做好清晰的人流、物流指示箭头标识，实施单向流动，人、物分流，清洁、污染物分流。

（2）医护人员在隔离病区、清洁区采取二级防护，穿工作服、隔离服、戴一次性医用帽子、一次性外科口罩、一次性外科手套。进入污染区前应严格实施三级防护，进行手卫生，戴一次性防护帽、医用N95防护口罩（佩戴后应做密闭性检查）、护目镜加防护面罩、双层一次性外科手套、穿全封闭式防护服（可加一次性防渗透隔离衣）、戴长筒防护靴套，必要时佩戴正压防护面罩。穿戴完毕后，由另一名工作人员进行检查，确保衣物、头发、皮肤无外露，防护服各扣扣紧，防护口罩密闭良好，检查无误后方可进入污染区。

（3）医务人员出污染区后，在半污染区消毒并脱掉外层手套，然后脱防护面罩、防护服、长筒靴套，进入缓冲区后消毒内层外科手套，摘护目镜、医用防护口罩、一次性防护帽、内层手套，彻底进行手卫生。离开病区前应当进行个人卫生处置，沐浴更衣，并进行口腔、鼻腔及外耳道的清洁。

（4）在诊疗操作中，每次接触患者后应立即洗手或手消毒。防护用品被患者血液、体液、分泌物等污染时应当立即更换。

（5）确诊病区及重症监护室采取负压隔离，并配置缓冲间，设置缓冲间负压不低于－10Pa，负压病房负压不低于－15Pa，每天监测负压差，确保空气不逆流，尽量减少门窗开启时间，尽可能的避免室内空气外流。

（6）隔离病区地面用500～1000mg/L的含氯消毒液擦拭，对于有明显体液污染区域，用2000mg/L的含氯消毒液擦拭消毒，30min后再用500～1000mg/L的含氯消毒液擦拭。病区床头桌、床栏、呼叫器按钮、监护仪、门把手每日用500～1000mg/L的含氯消毒液擦拭消毒。

（7）用于诊疗疑似或确诊患者的医疗器具及护理物品应当专人专用。听诊器、血压计袖带、体温计等采用75%乙醇擦拭消毒2遍以上。

（8）患者产生的生活垃圾和医疗垃圾必须用标有“新冠肺炎感染垃圾”字样的双层黄色感染垃圾袋；盛装医疗废物的包装物或者容器不得超过3/4，采用鹅颈法扎死扎紧，由感染通道集中送新冠肺炎专用医疗垃圾处理厂进行无害水处理。

11. 新冠肺炎流行期间日常生活中如何做好个人防护？

（1）避免前往高风险地区，避免到封闭、空气不流通的公众场合和人多拥挤的地方，特别是儿童、老年人及免疫力低下的人群。正确佩戴口罩，保持社交距离（> 1m）。

（2）保持良好的呼吸道卫生习惯。不随地吐痰，咳嗽或打喷嚏时用纸巾、毛巾等遮住口鼻，并将用过的纸巾立刻扔进封闭式垃圾箱内，咳嗽或打喷嚏后洗手，避免用手触摸眼睛、鼻或口。

（3）保持室内空气流通，注意开窗通风，勤洗手。尽量避免触摸公共场合物品，使用肥皂或洗手液并用流动水洗手，不方便清水洗手时，可使用含乙醇产品或专用手消液清洁双手。

（4）外出去过高风险地区或接触过高风险人群者，按规定进行集中隔离或居家隔离，必要时实施健康监测及核酸检测。密切关注有无发热、咳嗽等呼吸道感染症状，如有异常，做好防护并及时就医，主动配合流行病学调查。

（5）坚持安全饮食习惯，不要生食蛋类和肉类等，生、熟食品交替处理时应注意洗手，刀具、砧板应分开。

（6）增强体质和免疫力，均衡饮食、适量运动、规律作息，避免过度疲劳，保持良好的精神心理状态，无禁忌证者均应接种新冠疫苗。

（杨　阳　袁熹娜）

第4章

呼吸系统常用护理技术

第一节　氧疗技术

1. 什么是氧疗技术？常见的氧疗方法有哪些？

氧气疗法（oxygen therapy）即氧疗，是指通过增加吸入气体的氧浓度，提高人体动脉血氧分压及氧含量，纠正低氧血症，缓解组织缺氧的治疗方法。氧疗能够改善或缓解因缺氧所致的代谢障碍和生理功能紊乱，预防并发症，确保组织器官的正常功能。常见的氧疗方法包括吸氧（鼻导管吸氧法、面罩吸氧法）、经鼻高流量湿化氧疗、机械通气供氧、高压氧治疗。

2. 氧疗的适应证有哪些？

氧疗的适应证包括各种原因引起的低氧血症、机体组织缺氧状态。血气分析是进行氧疗的客观指标，当患者动脉血氧分压低于60mmHg时应给予吸氧，常见于以下疾病。

（1）呼吸系统疾病：如慢性阻塞性肺疾病、肺炎、哮喘、气胸、肺不张等。

（2）心功能不全：如心力衰竭，可使肺部充血而导致呼吸困难。

（3）中毒引起的呼吸困难：如一氧化碳中毒、巴比妥类药物中毒等。

（4）中枢神经系统疾病昏迷患者：如脑血管意外或颅脑损伤所致昏迷的患者，使中枢系统损伤而引起缺氧。

（5）高原反应与高原病：如高原肺水肿、高原脑水肿、慢性高原反应等。

（6）睡眠性低氧血症：如睡眠呼吸暂停综合征及其他原因引起的急、慢性缺氧等。

（7）其他：发热、喘息、心绞痛、消化道出血、大出血休克、外科手术后及其他氧需求量增加时。

3. 实际吸入氧浓度的计算公式是什么？

氧浓度的计算公式：FiO_2（%）=21 + 4× 吸氧流量（L/min）。

4. 如何实施合理氧疗？

（1）合理选择氧浓度与给氧方法。鼻导管吸氧适用于有自主呼吸、轻度缺氧、FiO_2需求较低的患者，氧流量以1～3L/min为宜；单纯低氧血症患者一般选择中等浓度氧疗，可采用面罩吸氧，氧浓度＞50%～60%时则需要考虑行机械通气治疗。

（2）慢性阻塞性肺疾病所致慢性呼吸衰竭患者应采用控制性氧疗。给予持续低流量吸氧，一般从25%开始，逐渐增加至30%左右。同时密切观察患者神志变化，定时抽动脉血气监测氧分压及二氧化碳分压，防止因二氧化碳潴留导致或加重Ⅱ型呼吸衰竭。

（3）在突然出现呼吸、心搏骤停，急性呼吸窘迫综合征，急性一氧化碳中毒呼吸抑制时，应立即给予高浓度、高流量吸氧，并做好机械通气及抢救准备。

（4）高流量吸氧不宜长期使用，当氧浓度高于 60%，持续时间超过 24 ～ 48h，可能出现氧疗副作用，如氧中毒、肺不张、呼吸道分泌物干燥、呼吸抑制等。

（5）吸氧过程中应注意观察患者的吸氧效果，观察患者的神志、发绀程度、呼吸、心率及节律变化，特别注意观察动脉血气及脉氧饱和度变化，如症状没有改善或吸氧过程中病情加重，应通知医师及时处理。

（6）氧疗的目的是纠正低氧血症，在未吸氧状态下，患者 $PaO_2 \geq 60mmHg$ 时，可停止氧疗。注意密切观察患者神志意识、呼吸、心率、脉氧饱和度、有无发绀等临床症状体征的变化，定期监测动脉血气，必要时恢复吸氧。

5. 氧疗过程中有哪些注意事项？

（1）遵守操作规程，注意用氧安全。使用氧气筒时需要注意“四防”，即防震、防火、防热、防油。按照氧气筒使用要求严格规范操作。

（2）根据病情选择适当的给氧流量或浓度。告知患者遵医嘱氧疗，吸氧过程中勿自行随意调节氧流量，以免造成不良影响。

（3）鼻导管使用前应先检查是否通畅，吸氧流量一般为 1 ～ 5L/min，吸氧流量超过 5 ～ 6L/min 时，有明显缺氧而无二氧化碳潴留的患者应使用面罩吸氧。

（4）实施氧疗时应先调节氧流量，再连接鼻导管，停止吸氧时，应先分离鼻导管接头，再关流量表开关，以免开关操作倒置时大量气体冲入患者呼吸道，损伤肺组织。

（5）告知患者氧疗是一个长期的治疗过程，特别是慢性阻塞性肺疾病的患者，氧疗时间每日应保持至少 15h。

（6）观察氧疗效果，密切监测呼吸、脉搏、血压、精神状态、皮肤颜色与温度变化，必要时行动脉血气分析，判断疗效。

（7）吸入的氧气须经过湿化瓶湿化，以减轻对呼吸道黏膜的刺激。

（8）湿化瓶及吸氧管专人专用，每周更换。重复使用的湿化瓶每周用 0.05% 含氯消毒剂浸泡 30min，清水冲洗后晾干备用，不使用时应避污保存，建议使用一次性氧气湿化瓶。

6. 氧疗的不良反应有哪些？如何防治？

（1）氧疗的不良反应主要是呼吸道损伤，氧疗还可使呼吸道黏膜损伤及分泌物干结，诱发或加重高碳酸血症，造成肺泡萎陷及氧中毒。氧中毒主要造成肺损伤、毛细血管通透性增加、肺水肿、肺不张，严重时导致急性呼吸窘迫综合征。

（2）防治不良反应的方法

1）严格掌握吸氧指征与氧疗目标，正确选择吸氧浓度。一般从低浓度、低流量开始，及时评估调整，即保持 $PaO_2 \geq 60mmHg$ 或 $SaO_2 \geq 90\%$ 的情况下尽量减低 FiO_2。

2）因病情需要高浓度氧疗时，密切观察病情变化，定时进行血气分析。尽量控制吸氧时间，需要较长时间高 FiO_2 治疗时，及早行机械通气改善缺氧状况，加用 PEEP 保护肺组织，减少氧中毒的概率。

3）氧疗过程中，若患者出现不明原因的胸痛、咳嗽等症状，应及时进行鉴别诊断，警惕氧中毒，及时通知医师进行检查和处理。

7. 需要实施长期家庭氧疗的患者有哪些？

长期家庭氧疗是医院外治疗低氧血症的重要手段之一，可缓解支气管痉挛，改善缺氧，减轻低氧血症，满足人体组织代谢的需要。需要长期家庭氧疗的患者有以下几种。

（1）患有慢性阻塞性肺疾病伴低氧血症和水肿的“发绀型”患者。

（2）患有慢性阻塞性肺疾病伴严重低氧血症，没有水肿或高碳酸血症的患者。

（3）运动或睡眠时出现明显低氧血症的患者。

8. 经鼻高流量氧疗的工作原理是什么？

经鼻高流量氧疗（high-flow nasal cannula oxygen therapy，HFNC）是一种通过鼻塞持续为患者提供可调控的、恒定的吸氧浓度、温度和湿度的高流量吸入气体的治疗方式。其工作原理是利用空氧混合器进行空氧混合，吸入氧浓度可保持在 21% ～ 100%，应用涡轮提供高流量的气体，流量可选范围为 8 ～ 80L/min，采用加温加湿器和管路加热导丝对吸入气体进行全程加温加湿，温度可控制在 31 ～ 37℃。即以恒温恒湿恒流速的方式输送至患者端，并可通过实时监测温度和氧浓度进行动态调控。治疗设备主要包括湿化治疗仪、空氧混合装置、连接呼吸管路以及高流量鼻塞。

9. 经鼻高流量氧疗的优势有哪些？

（1）能够提供精确稳定的吸氧浓度，快速有效地改善缺氧。

（2）冲刷鼻咽部解剖无效腔的气体，减少二氧化碳再吸入。

（3）形成一定水平呼气末正压，促进肺泡开放，利于呼气末肺泡复张和气血交换。

（4）充分恒定的湿化和温化，使气道黏液纤毛清理功能处于最佳状态。

（5）提高患者的舒适度，提高治疗依从性。

10. 适合应用经鼻高流量氧疗的患者有哪些？

（1）痰液黏稠不易咳出、氧合情况差或伴有重症肺部感染或呼吸衰竭的患者，应用经鼻高流量氧疗可以保持肺泡的湿润，利于痰液引流和防止气道阻塞。

（2）有自主呼吸的机械通气患者，应用经鼻高流量氧疗可以减少长期使用呼吸机引起的并发症。

（3）脱机困难的机械通气患者，应用经鼻高流量氧疗可以提供有效的脱机策略，提高脱机拔管成功率，减少再次插管的风险。

11. 如何正确安装使用高流量无创呼吸湿化治疗仪？

（1）查对治疗单或医嘱单，准备高流量呼吸湿化治疗仪及用物。床旁查对，解释使用治疗仪的用途，取得配合。

（2）安装湿化罐装置，先将弯管与水盒连接，再将湿化罐呈水平状态滑入主机加热板轨道中，使其端口与治疗仪接口对齐连接紧密。

（3）按照密闭式输液器连接方式，将灭菌注射用水与湿化罐管路连接，使用过程中仪器将按需自动加水，并维持该水位直至水全部用完。

（4）安装加热呼吸管，连接氧气管、电源线，选择合适型号的鼻塞导管，亦可依据患者情况选择不同界面，如气管切开或面罩转接头。开启治疗仪。

（5）根据需求设定目标值，按主旋钮选择设置主界面温度、流量和氧浓度依次进行设定。设置完成后长按待机 / 治疗键 3s，进入治疗状态。

（6）将鼻导管连接患者，调整鼻塞位置和头带松紧度，妥善安置呼吸管路。使用过程中监测患者生命体征、脉氧饱和度，并做好记录。

（7）暂停使用时，长按压待机 / 治疗键 3s 可进入待机状态，治疗结束后，关闭治疗仪。按感染控制要求进行仪器的清洁与消毒。

12. 采用经鼻高流量吸氧的护理措施有哪些？

（1）心理护理：治疗前与患者进行充分沟通，讲解高流量呼吸湿化治疗与常规氧疗的区别，解除心理顾虑，积极配合治疗。

（2）正确佩戴：佩戴鼻导管时要顺着管路自然弧度，调节固定带松紧适宜，避免固定带过紧对患者的面部、鼻部造成压迫，引起颜面部皮肤损伤。

（3）体位调整：协助患者采用坐位、半坐卧位，或床头调整调高 30° ～ 45° ，鼻塞位置应高于机器和管路水平。指导患者配合用鼻呼吸，避免张口呼吸，如不能配合且无二氧化碳潴留时，可应用转接头将鼻塞转变为鼻面罩方式进行氧疗，人工气道患者选择专用界面连接。

（4）病情观察：监测患者呼吸频率、脉氧饱和度及血气分析等动态变化，严密观察病情，如有异常及时报告医师，遵医嘱及时调整气体流量、温度及氧浓度。

（5）气道护理：协助患者进行有效咳嗽排痰，可给予雾化吸入，同时配合翻身、叩背，振动排痰仪等胸部物理治疗方法，必要时给予负压吸引协助排痰，保持气道通畅。

（6）管道护理：正确安装呼吸管路，并随时观察导管位置，防止管路因位移、打折、堵塞而影响气体流通。加热呼吸管出现穿孔、破裂、弯折等损坏时予以及时更换。使用中的湿化罐、加热盘及呼吸管内呼出的气体均有一定热度，如若出现患者无法耐受的异常高温，应停机检测，避免灼伤气道。注意观察加温湿化装置运行情况，及时更换灭菌注射用水。注意有无管路积水现象并及时处理，防止误入气道引起呛咳和误吸。

（7）报警处理：检查以下 5 个环节，及时发现机器报警并积极处理。①观察湿化罐液体是否过少；②鼻导管有无打折；③空气过滤片是否需要更换；④管路是否有漏气情况，检查湿化罐是否安装到位，鼻导管和加热导管连接处是否连接紧密等；⑤如果出现氧浓度过高或过低的现象，检查与氧气供应装置的连接是否正确，氧气供应装置的氧浓度是否在正常范围内。

（8）仪器处理：治疗结束后，仪器表面用 75% 乙醇或 0.1% 有效氯擦拭消毒，鼻导管、湿化罐及加热管路为一次性物品，不可重复使用，按医疗垃圾处理。仪器的空气过滤纸片定期更换，建议使用 3 个月或 1000h 更换。

（张琳琳　于江丽）

第二节　吸入治疗技术

1. 什么是吸入治疗？有哪些优点？

吸入治疗（inhalation therapy）是将气雾或干粉状的药物通过传送装置吸入呼吸道，使药物直接作用于病灶的方法。吸入治疗的优点有起效快、用药剂量小，可以减少或避免药物的全身不良反应。吸入疗法可将高浓度药物直接输送入气道，对缓解支气管哮喘作用迅速，效果显著，危急时刻能够挽救患者生命，也是呼吸系统常用的治疗方法之一。

2. 常用的吸入治疗方法有哪几种？

吸入疗法根据使用的雾化装置不同分为雾化吸入疗法（氧气 / 压缩空气、超声雾化）、压力定量吸入疗法（pressured metered dose inhalation therapy）和干粉吸入疗法（dry powder inhalation therapy）。

3. 氧气 / 压缩空气雾化吸入的工作原理是什么？

氧气 / 压缩空气雾化吸入（oxygen/compressed air driven inhalation）属于雾化吸入疗法（即气溶胶吸入疗法）中的一种，是以呼吸道和肺为靶器官的直接给药方式，利用高速氧气 / 压缩空气气流通过雾化器细孔喷嘴并在其周围产生负压，使药液形成雾状喷出，由呼吸道吸入，沉积在支气管和肺泡，达到消炎、解痉、平喘、祛痰的治疗效果。氧气 / 压缩空气雾化器又称小剂量雾化器或喷射雾化器（图 4-1）。

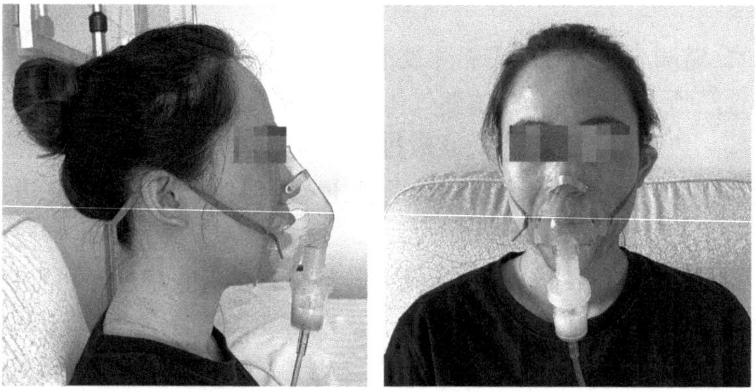

图 4-1 氧气 / 压缩空气雾化器

4. 超声雾化吸入的工作原理是什么？

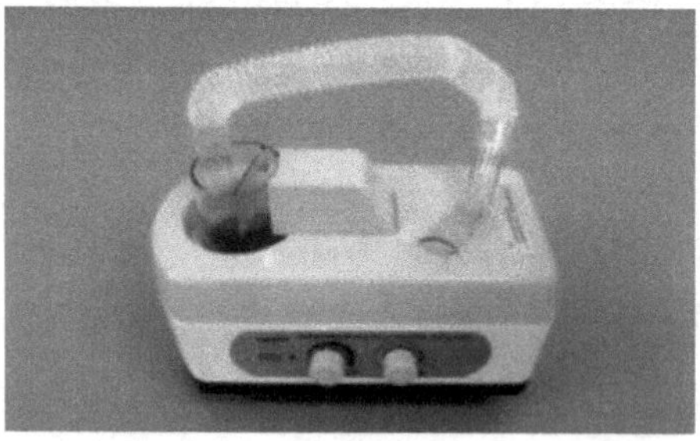

图 4-2 超声雾化吸入器

超声雾化吸入（ultrasonic atomization inhalation）是一种气溶胶吸入疗法，超声雾化器（图 4-2）是特制的气溶胶发生装置，其利用超声波定向压强，使水槽底部晶体换能器发生超声波声能，声能震动了雾化罐底部的透声膜，作用于雾化罐内的液体，使药液成为气溶胶微粒，吸入后沉降于支气管和肺泡，达到治疗呼吸道感染、稀释痰液、解除气道痉挛、改善症状的目的。

5. 压力定量吸入器的工作原理是什么？

压力定量吸入器，又称定量雾化吸入器，是用于存储释放定量吸入剂的特制装置。每按压一次释放的药物为固定剂量，定量吸入器通过特殊装置将药物和溶剂散成雾粒或微粒，使其成为悬浮于空气中的微小液体或固体颗粒，经呼吸道吸入，进入各级支气管及肺泡内，达到解痉、平喘的目的。其优点是便于携带、操作简单、随时可用、立即起效。

6. 使用压力定量吸入剂时有哪些注意事项？

（1）吸入剂药物要放在患者易于拿取的地方，以备随时取用，吸入剂及药盒要专门放置。

（2）用药前要将吸入器口含嘴取下，将药液摇匀。用后及时清洁口含嘴，并避污保存。

（3）严格按照不同吸入药物、剂型及不同吸入装置的要求正确使用，详细了解药物使用方法并掌握闭口式吸入方法。使用吸入装置前按不同药物及吸入剂型要求，摇匀或准备定量吸入药物。

（4）使用前先清除呼吸道分泌物。吸入前尽可能呼尽肺内气体，即缓慢呼气至不能再呼，吸气时要深吸至不能再吸，吸入后尽可能屏气 5 ～ 10s（有的装置带笛声，没有听到笛声则表示未将药物吸入），使较小的雾粒沉降在气道远端，若需再次使用，需间隔 3min。

（5）吸入含糖皮质激素的吸入剂后要及时漱口，长期使用此类药物易诱发真菌感染，需密切观察口腔及咽喉部黏膜情况。

（6）禁止对着口含嘴呼气，在首次使用前或超过 1 周未使用时，应先向空中试喷 1 次。

（7）如同时使用多种气雾剂，应标明吸入的先后顺序。一般先吸入支气管扩张药，再吸入其他气雾剂。注意观察吸入过程有无不良反应，如有不适及时处理。

7. 干粉吸入治疗的工作原理是什么？

干粉吸入器又称粉雾器，是指将药物粉末装填于特殊装置中，患者通过吸入器吸气，将粉末分散成雾状固体微粒，吸入后沉降在气管或肺部发挥疗效，达到解痉平喘、止咳化痰的作用。

8. 干粉吸入剂的使用方法是什么？

（1）协助患者取舒适体位，可取坐位或半卧位，协助咳嗽咳痰。

（2）依据吸入药物及装置的不同进行吸入前药物准备。

（3）指导患者头略后仰并缓慢地呼气，尽可能呼出肺内空气。呼气结束后将已经备好一吸剂量的吸入剂口含嘴朝向口唇方向，用口唇包住吸入器口含嘴，经口缓慢深吸气直至不能再吸为止，然后尽量屏住呼吸，5 ～ 10s 后呼气。

（4）吸入治疗时观察并记录治疗效果及患者反应，观察心率、呼吸状态，如出现心率、呼吸增快，喘息、憋气明显等不良反应时，立即停止治疗并通知医师。

（5）吸入治疗后用纸巾擦拭吸入剂口含嘴，盖上封盖。使用含激素的吸入剂须协助患者漱口，去除口咽部残留的药物，并清洁面部。

9. 吸入治疗时有哪些不良反应？如何护理？

（1）痉挛性呛咳：当患者出现痉挛性呛咳时应立即停止吸入治疗，轻者休息片刻后酌情吸入，重者立即吸氧，必要时遵医嘱使用氨茶碱、激素等药物缓解气道痉挛症状，同时进行体位排痰或负压吸痰。

（2）痰堵：吸入治疗时患者出现呼吸费力甚至呼吸困难时应警惕痰堵的发生，取有利于呼吸而不增加耗氧量的舒适体位，鼓励患者进行有效的咳嗽，配合叩背，及时排出痰液，必要时负压吸痰，以免阻塞呼吸道引起窒息。

（3）呃逆：吸入的大量气雾颗粒通过食管时刺激膈肌可引起呃逆。轻者可采用压迫胸锁乳突肌上端的膈神经、少量多次缓慢饮温开水，或屏气的方法缓解症状。重者可采用针灸、穴位治疗等方法。

(4) 声带喉头水肿：患者感到声音嘶哑、突然憋气、呼吸困难、有窒息感时应立即停止吸入，给予吸氧，使用激素静脉给药，尽快缓解症状。

(5) 口腔局部不良反应：当吸入浓度过大、刺激性强的药液后可出现口干、恶心、口苦，药物在口咽部沉积可引发鹅口疮等。吸入治疗后应漱口，必要时给予口腔护理以保持口腔清洁。

(武淑萍　于江丽)

第三节　排痰技术

1. 辅助排痰技术有哪些？

辅助排痰技术有助于黏稠痰液脱离支气管壁，排出体外，保持呼吸道通畅，有效避免痰液淤积，进而预防感染，减少术后并发症发生。主要方法有以下几种。

(1) 手法辅助排痰，如胸部叩击法、胸部振动法、胸部摇动法等。

(2) 振动排痰仪辅助排痰。

(3) 呼吸道清除系统仪辅助排痰。

(4) 咳痰机辅助排痰。

(5) 体位引流辅助排痰。

2. 常用的手法辅助排痰有哪些，如何操作？

手法辅助排痰是指采用振动、叩击患者胸部、背部，促使黏附在气道上的痰液松动，促进痰液排出的技术。主要包括以下几种。

(1) 胸部叩击法（chest percussion）：操作者五指并拢，手掌背屈，掌心尽量凹陷形成空掌，利用腕关节力量，使指腹、大小鱼际肌与患者背部接触，手抬离患者 5 ～ 10cm，由下至上，由两侧到中央，沿气管、支气管方向进行有节律的叩击，叩击频率为 120 ～ 180 次 / 分，于雾化吸入后、体位变动后进行叩击治疗，每日至少叩击 3 ～ 4 次，每次 3 ～ 5min。

(2) 胸部振动法：操作者双手掌紧贴患者胸壁，肘部伸直，并将手掌置于欲引流的部位，当患者吸气时操作者手掌随胸廓扩张慢慢抬起，不施加任何压力，从吸气最高点开始，在整个呼气期手掌紧贴胸壁，于呼气末期施加一定压力并做轻柔的上下抖动，振荡患者胸壁 5 ～ 7 次，每一个部位 3 ～ 4 个呼吸周期。

3. 使用手法辅助排痰时需注意哪些问题？

(1) 叩拍、振动、摇动的力度和持续时间应视患者具体情况而定，从 30s 开始逐渐延长，不应引起患者不适。

(2) 辅助排痰操作时间选择在餐后 2h 或餐前 30 ～ 60min 进行，避免引起患者呕吐。

(3) 皮肤易损伤者可用纱布保护后再进行叩拍。

(4) 操作中、操作后注意观察患者心率、脉氧饱和度，若患者喘息、缺氧应停止操作，给予吸氧。

(5) 操作后协助患者排出痰液，并做好口腔护理。

4. 振动排痰仪辅助排痰的原理是什么？适应证和禁忌证有哪些？

振动排痰仪（vibration sputum elimination）可增强和促进咳嗽反射，有效清除呼吸道分泌物，保证呼吸道通畅，有利于肺康复。振动排痰仪（图 4-3）是根据物理定向叩击原理设计，具有低频振动、深穿透性、叩振结合等特点，垂直方向治疗力产生的叩击、震颤与水平方向治疗力产生的定向挤推、振动，可促进呼吸道黏膜表面黏液和代谢物液化、松动，并通过咳嗽反射排出体外。

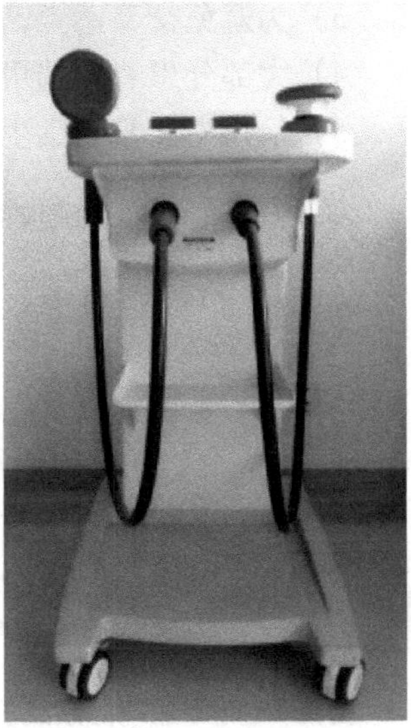

图 4-3　振动排痰仪

（1）适应证

1）肺炎、肺不张、支气管扩张、慢性阻塞性肺疾病患者。

2）长期卧床、年老体弱、咳嗽咳痰无力的患者。

3）人工气道、机械通气等需要协助排痰的患者。

（2）禁忌证

1）肋骨、脊柱肿瘤及血管畸形者。

2）胸部肿瘤、肺结核、气胸、胸腔积液、胸壁疾病、未局限的肺脓肿及咯血者。

3）接触部位皮肤及皮下感染者。

4）出血性疾病或凝血异常、有出血倾向者。

5）急性心肌梗死、心内血栓、心房颤动者。

6）重度骨质疏松者。

7）生命体征不稳定的危重患者，不耐受振动或叩击的患者。

5. 如何使用振动排痰仪辅助排痰？

（1）操作步骤

1）评估患者生命体征、神志意识、病变部位、自主咳痰情况，听诊肺部有无异常呼吸音及干、湿啰音，明确痰液潴留部位。

2）协助患者取坐位或侧卧位，使病变部位置于最高处。

3）连接振动排痰仪，叩击头外套一次性叩击头罩，接入电源。

4）选择合适的叩击头，根据患者情况设定振动频率。

5）根据患者肺功能评估结果确定振动时间，一般一侧振动 3 ～ 5min 为宜。

6）将叩击头贴靠在患者胸前或背后，叩击结合器的红色箭头必须指向主气管。一只手握住叩击头手柄，另一只手引导叩击头，轻加压力，依次由外向内，由下向上，每个部位叩击 30s 左右，5min 为 1 个周期，可重复进行。

7）治疗过程中密切观察患者的心率、脉氧饱和度变化及自觉症状，协助患者排痰。

8）治疗结束，妥善安置患者，协助其取舒适体位，漱口。

（2）注意事项

1）振动时要避免突然调高频率，防止引起患者心率、血压的骤然变化。

2）治疗前可先进行雾化吸入稀释痰液，以促进黏痰排出，治疗后协助患者进行咳嗽排痰或吸痰。

3）为避免交叉感染，应尽量使用一次性叩击头罩。

4）大部分患者可选用坚固滑面橡皮叩击头，敏感患者可选用聚氨酯海绵组成的叩击头。

5）治疗中严密观察生命体征，如有变化或不适，立即停止治疗并通知医师处理。

6. 呼吸道清除系统仪辅助排痰的应用原理是什么？适应证和禁忌证有哪些？

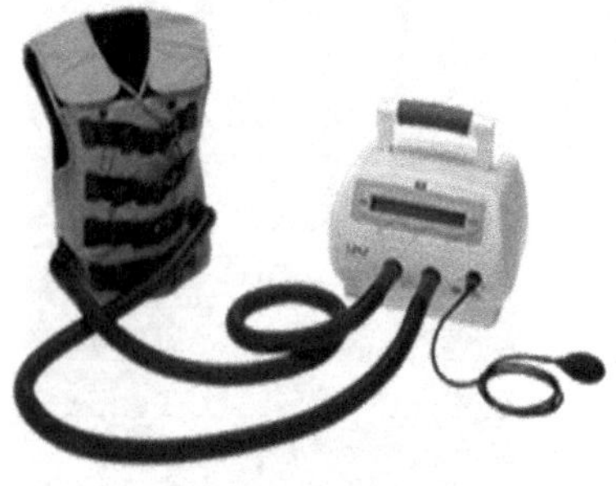

图 4-4　呼吸道清除系统仪

呼吸道清除系统仪（图 4-4）又称振肺排痰背心或高频胸壁振动排痰系统，此系统模拟正常生理咳嗽，将患者所穿背心用管路连接到高速脉冲泵上，并快速地充气和放气，使患者胸壁发生有规律的舒张运动，患者气道和肺部发生自主的震颤气流和定向引流力，使呼吸道黏液及各个肺叶深部代谢物松弛、液化、脱落，并在定向引流力的作用下按照选择的方向排出体外。使用呼吸道清除系统仪可达到排出痰液、疏通气道，增加肺活量、改善患者呼吸的目的。

（1）适应证

1）急慢性支气管炎、肺气肿、肺源性心脏病、过敏性哮喘、支气管哮喘、支气管扩张、肺间质纤维化等。

2）有排痰困难、气喘和胸闷，或不同阶段咳喘憋等症状者。

（2）禁忌证

1）有尚未稳定的头部和（或）颈部损伤者。

2）有血流动力学尚不稳定的活动性出血者。

3）心脏病、经静脉或皮下起搏器、高血压未控制、颅内压＞ 20mmHg 者。

4）呼吸衰竭、支气管胸膜瘘、充血性心力衰竭引起的肺水肿、严重胸腔积液或积脓症、肺结核、肺栓塞者。

5）胸、背部有伤口，皮肤有出血、感染，皮下气肿者。近期内接受过食管手术，外科手术遗留伤口、最近胸部接受过植皮或皮瓣移植者。

6）重度营养不良者。

7. 如何使用呼吸道清除系统仪辅助排痰？

（1）操作步骤

1）协助患者取舒适体位，一般为坐位或半卧位。

2）协助患者穿上背心，背板固定带由后向前固定背心，根据患者胖瘦调整肩带。患者可在背心内穿一单衣增加舒适性。

3）将管路两端分别连接主机和背心上。按下开启钮“ON”，使背心充气。

4）根据患者耐受情况，调节频率、压力，治疗时间 10 ～ 30min。

5）再次按下“ON”按钮，开始振动。排痰时可按下“ON”按钮，暂停振动。通过咳嗽、深呼吸等方式清除松动的分泌物，然后再次按下“ON”按钮，继续进行治疗。

6）可随时按下关闭钮“OFF”停止治疗并终止脉冲过程，此时背心排气，并且显示：“治疗未完成 - 剩余 _ 分钟”的字样。

7）治疗完成后，主机自动关闭。断开管路，协助患者脱下背心，整理用物。

（2）注意事项

1）根据患者耐受程度调节振动频率，一般从较低频率开始逐渐递增。

2）通常治疗时间为 10 ～ 30min，进餐后 1h 之内不宜使用。治疗过程中严密观察病情变化及自觉症状，如有不适，立即停止治疗并通知医师。

3）通过按下“ON”，可随时暂停振动；再次按“ON”，将继续进行治疗，如 10min 内未恢复治疗，发生器会停止操作。

4）治疗过程中需及时清除患者呼吸道内分泌物，保持呼吸道通畅。

5）妥善保管仪器，特别是两个连接管道，防止摔裂。

6）有传染性疾病的患者，需专人专用一个背心。

8. 咳痰机辅助排痰的应用原理是什么？适应证和禁忌证有哪些？

咳痰机（cough assistant machine）（图 4-5）可通过模拟真实咳嗽清除气道分泌物，运用正负压交换引流的工作原理，经气道给予特定大小的正压，产生足够大的气容积变化，使气流达到患者的肺叶深部，从而松动各级支气管的异常分泌物，同时形成足够的胸腔压，这种压差在一定负压气流的作用下，使肺部形成一个高速的气流，将异常的分泌物或痰栓、痰块排出，完成一个模拟咳嗽的生理过程。可连接面罩、气管插管等进行治疗。

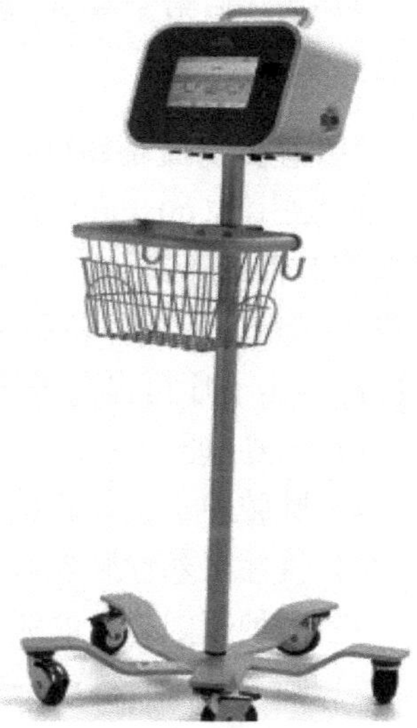

图 4-5　咳痰机

（1）适应证

1）肺限制性疾病如运动神经元病、肌肉萎缩、脊髓灰质炎后遗症、多发性硬化、胸廓受损、脊髓损伤进行术后康复的患者。

2）肺部疾病如慢性阻塞性肺疾病、支气管炎、肺炎的患者。

3）人工气道、机械通气等排痰困难或有呼吸机依赖的患者。

（2）禁忌证

1）活动性上消化道出血、气胸、肺大疱病史、呕吐者。

2）近期的肺叶切除术、全肺切除术者。

3）近期有过气压性创伤者。

4）严重的气道反应者。

5）不可逆的气道梗阻或狭窄者。

6）患者焦虑、呼吸急促时应用受限。

9. 如何使用咳痰机辅助排痰？

（1）操作步骤

1）观察患者生命体征，评估患者基本病情和配合情况，听诊肺部，明确痰液潴留情况。

2）患者体位不受限制，取舒适体位。

3）连接电源，打开电源开关。选择低吸气流速（3.3L/s）或高吸气流速（10L/s）（第一次使用的患者，第一个回合选择低吸气流速，适应后选择高吸气流速）。

4）调整模式选择开关至手动挡“MANUAL”。

5）将手动调节钮推至呼气相，观察压力表并调节呼气负压。切换手动调节钮至吸气相。设定吸气时间、呼气时间、停顿时间。

6）设置好后将管路与患者连接，调整模式至自动挡“AUTO”。

7）一般重复循环 4 ～ 6 次，休息 20 ～ 30s 后，再重复上述操作 4 ～ 6 次。

8）治疗结束后协助患者排出痰液，整理用物。

（2）注意事项

1）参数设置应根据患者情况，确保患者安全舒适，操作有效。压力设置应循序渐进，从较低压力（10 ～ 15cmH_2O）逐步提升到治疗压力。

2）治疗周期根据患者的病情和治疗效果，由医师、护士共同制订。

3）治疗过程中严密观察生命体征，如出现脉氧饱和度下降＜ 90%、心率增快＞ 20 次 / 分，应立即停止，迅速给氧，待患者平稳后，方可继续。

4）治疗应在饭前（鼻饲前）或睡前 30min 进行，或餐后 2h 进行，以减少不良反应。

5）治疗后给予吸痰，患者有痰液咳出后才能进入下一周期治疗。观察记录痰液的性状、颜色和量。

10. 体位引流辅助排痰的应用原理是什么？适应证和禁忌证有哪些？

体位引流（postural drainage）是指依靠重力对呼吸道分泌物进行引流以促进痰液的排出。将病变肺部处于高位，引流支气管开口向下，受累肺段的支气管垂直于地面，促使痰液借助重力作用，流向体位引流的气管，最终经咳嗽或负压吸引排出体外。进行体位引流时配合胸部叩击治疗可提高排痰效果。

（1）适应证

1）肺脓肿、支气管扩张、肺不张、囊性肺纤维化等分泌物滞留者。

2）慢性阻塞性肺疾病、肺纤维化等发生严重肺部感染或范围较大者。

3）各种原因导致的痰量较多、痰液黏稠不易排出者。

4）肺炎部位特殊或一般体位难以引流者。

5）支气管碘油造影术后。

（2）禁忌证

1）年迈体弱、无法耐受所需体位的患者。

2）无力排除分泌物已发生痰堵窒息的患者。

3）胸廓或脊柱骨折的患者。

4）行抗凝治疗有较大出血风险的患者。

5）近期有大咯血史的患者。

6）严重骨质疏松的患者。

11. 如何进行体位引流辅助排痰？

（1）操作步骤

1）评估患者生命体征、神志意识、病变部位、自主咳痰情况，听诊肺部有无异常呼吸音及干、湿啰音，明确痰液滞留的部位。

2）协助患者取合适的引流体位，将病变处置于最高处。

3）引流时，嘱患者间歇做深呼吸运动，指导患者有效咳嗽，同时可协助背部叩拍或应用振动排痰仪，辅助其将痰液排出。

4）治疗过程中密切观察患者的心率、脉氧饱和度变化及自觉症状。

5）协助患者排痰，并注意观察痰量、性状、颜色的变化。

6）引流结束后，妥善安置患者，协助其取舒适体位，协助漱口、洁面。

（2）注意事项

1）引流应在饭前进行，因饭后易致呕吐，一般在早晚进行。

2）鼓励患者积极配合引流治疗，引流时适时进行有效咳嗽以排出痰液，必要时负压吸引吸痰，保持患者呼吸道通畅。

3）实施体位引流时，联合使用雾化吸入及胸部叩击技术可增强治疗效果。

4）引流过程中密切监测患者生命体征变化，注意观察患者有无咯血、发绀、头晕、出汗、疲劳等情况，如有上述症状应随时终止体位引流。

12. 行体位引流时患者体位如何摆放？

体位选择原则为将病变肺部处于高位，使引流支气管开口向下，同时患者舒适、可以耐受。根据不同病变部位选择不同引流体位，详见表 4-1。

表 4-1　不同病变部位体位摆放

肺叶	肺段	体位摆放
上叶	尖段	直立坐位
	后段	健侧卧位，床摇高与地面成 30 ～ 45° 夹角，身体与床面成 45° 夹角，胸前垫一个枕头
	右侧	左侧卧位，与床面水平成 45° 夹角，背后和头部分别垫一个枕头
	左侧	右侧卧位，与床面水平成 45° 夹角，用 3 个枕头将肩部抬高 30cm，屈膝仰卧位
	前段	屈膝仰卧位
舌叶	上段	仰卧位将身体向右侧稍稍倾斜，在左侧从肩到髋部垫一个枕头支持，胸部朝下与地面成 15° 夹角
	下段	
中叶	外侧段	仰卧位将身体向左侧稍稍倾斜，在右侧从肩到髋部垫一个枕头支持，胸部朝下与地面成 15° 夹角
	内侧段	
下叶	尖段	俯卧位在腹下垫一个枕头
	内侧段	右侧卧位，胸部朝下与地面成 20° 夹角
	前面基底段	屈膝仰卧位，胸部朝下与地面成 20° 夹角
	外侧基底段	向对侧侧卧，胸部朝下与地面成 20° 夹角
	后面基底段	俯卧位在腹下垫一个枕头，胸部朝下与地面成 20° 夹角

13. 负压吸痰的原理是什么？其指征有哪些？

负压吸痰是指通过负压吸引的方法，经口、鼻或人工气道将呼吸道分泌物清除，保持呼吸道通畅的方法。吸痰方式分为开放式吸痰、密闭式吸痰和纤维支气管镜吸痰 3 种。吸痰时打开负压吸引器调节阀，调节负压至 150 ～ 300mmHg（－ 0.2 ～－ 0.4bar）。

吸痰指征：①听诊肺部有痰鸣音，或听到气道内有明显的分泌物，甚至痰液咳出人工气道口；②患者自主呼吸与呼吸机抵抗，出现烦躁不安、出汗、呼吸急促、咳嗽；③心率快、血压升高，或脉氧饱和度下降；④呼吸机提示气道压明显升高、潮气量或通气量下降；⑤动脉血气显示二氧化碳分压急剧升高。

14. 负压吸痰有哪些注意事项？

(1)观察判断吸痰指征，适时按需吸痰，评估气道通畅度。吸痰时密切观察生命体征变化，随时对症处理。

(2) 人工气道患者吸痰管型号的选择标准为吸痰管外径不超过气管导管内径的 1/2。无人工气道患者应根据患者身材、痰液情况进行选择，一般从最小号开始。

(3) 吸痰前后提高给氧浓度，避免吸痰时发生严重低氧血症。

(4) 人工气道患者吸痰管插入深度为超过气管导管长度 1 ～ 2cm，一般情况下气管切开套管吸痰管插入长度约 15cm，气管插管吸痰管插入长度约 35cm。吸痰时动作应轻柔，以免损伤气道黏膜或诱发支气管痉挛。

(5) 评估吸痰管插入是否顺利，遇到阻力时应警惕导管堵塞，及时给予处理。

(6) 每次吸痰时间不超过 15s，连续操作不超过 2 次。老年患者尤其注意避免连续吸引，如需继续吸痰，给予高浓度吸氧 3 ～ 5min 后再行操作。

(7) 吸痰过程中严格无菌操作，吸痰时先吸引人工气道内的分泌物，再吸引鼻腔、口腔内分泌物。

15. 负压吸痰有哪些常见的并发症？如何预防？

(1) 低氧血症：吸痰时负压抽吸将肺内气体吸出，尤其脱开呼吸机吸痰时，或吸引时间较长时易出现低氧血症，表现为心率增快、呼吸急促，严重时出现发绀。预防措施是吸痰前后加大吸氧浓度或给予 100% 纯氧吸入、吸痰管插入时不启动负压、应用密闭式吸痰方法。

(2) 心律失常：吸痰时引起低氧血症使心肌缺氧、气管内吸引刺激迷走神经，均可导致心动过速、期前收缩、心房颤动，重者引发室性心律失常。而由心律失常所引发的心搏骤停是纤维支气管镜吸痰最严重的并发症，在吸痰时出现心律异常改变时应立即停止吸引，给予高浓度氧气吸入。预防措施是吸痰动作轻柔，减少刺激，吸痰前充分评估患者耐受性。

(3) 低血压：吸痰可触发咳嗽反射，频繁咳嗽动作和迷走神经刺激可严重影响回心血量，导致心排血量减低，血压下降。常发生于有严重低氧血症和心脏损害的患者。操作前后给予纯氧吸入，严格限制吸痰时间可预防此并发症的发生。

(4) 阻塞性肺不张：发生原因为吸痰管型号和人工气道不相符，如较大口径的吸痰管插入到较小口径的人工气道致使吸痰过程中空气通过吸痰管周围进入肺的空间减少，或痰液结痂阻塞吸痰管造成无效吸痰。可借助纤维支气管镜对肺不张的部位进行充分吸引、冲洗，以排除气道阻塞。预防措施是选择合适型号的吸痰管，加强翻身、叩背，雾化吸入，使痰液易于排出。

(5) 气道黏膜的损伤：气道黏膜出血和水肿是吸痰时最常见的并发症。表现为可吸出血性痰，纤维支气管镜检查可见受损处黏膜充血肿胀、渗血甚至出血。发生原因可能与吸痰管不符合要求、吸引时间过长、吸引力过大、吸引动作过于粗暴、吸痰过于频繁有关。

要选用型号合适的吸痰管，避免插入过深，缩短负压吸引时间，调节合适的吸引负压，患者躁动时遵医嘱酌情给予镇静。气道出血时应及时清理呼吸道，保持气道通畅，使用冰盐水灌洗、注入肾上腺素、止血药物等进行止血。

（6）气道感染：由于未严格执行无菌操作，如未戴无菌手套、吸痰管被污染、未及时更换冲洗液等，或分泌物黏稠、不易咳出，均可引起呼吸道炎性改变，造成气道感染。预防措施是吸痰时严格执行无菌操作原则，吸引气管内、鼻咽部、口腔分泌物时不能混用同一根吸痰管。吸痰用物固定专人使用，有序放置。气道内冲洗液按时更换。加强口腔护理。对已发生局部或全身感染者，遵医嘱进行对症或抗生素治疗。

（7）气道痉挛：吸痰时出现气道痉挛多与麻醉药物和纤维支气管镜机械性刺激有关，也可因操作不当反复多次刺激局部或个别患者精神过度紧张造成。痉挛发生时，要保持纤维支气管镜活检孔的开放，经活检孔追加利多卡因2～3ml，或在保持血压稳定的情况下静脉注射咪达唑仑3mg。做好气道表面麻醉，操作时动作熟练，尽量缩短操作时间，可减少对气道黏膜的刺激和损害。

（于江丽　张琳琳　顾月琴）

第四节　动脉采血技术

1. 动脉采血适用于哪些患者？

（1）各种疾病、创伤或手术所致的呼吸及循环功能障碍的患者。

（2）心、肺复苏后需要监测血气的患者。

（3）呼吸衰竭患者。

（4）使用机械通气需要调整呼吸机参数的患者。

2. 采集动脉血前如何进行护理评估？

（1）评估并记录患者的氧疗方式、吸氧浓度、呼吸机参数，如患者给氧方式发生改变，应等待30min，达到稳定状态后再采血。

（2）评估患者动脉搏动情况、意识状态和生命体征，如评估认为患者血压过低或采血处血管条件较差，动脉采血无法自动充盈动脉采血器，应将针栓推至“0”刻度，缓慢抽拉采血。

（3）评估穿刺部位的皮肤有无水肿、结节、瘢痕、伤口等。

（4）评估患者凝血功能，是否使用抗凝药物。凝血功能障碍者，应尽量避免穿刺股动脉。

（5）评估患者的心理状态及合作能力。缓解其紧张情绪，取得配合，提高穿刺成功率。

3. 采集动脉血的部位有哪些？

（1）桡动脉：桡动脉是首选采血部位。桡动脉位于手腕部，位置表浅，易于触及。距腕横纹一横指(1～2cm)、手臂外侧0.5～1cm处，以桡动脉搏动最明显处为穿刺点(图4-6)。

（2）肱动脉：肱动脉与桡动脉相比缺乏侧支循环且不易触及搏动，当桡动脉因输液、畸形、瘢痕或外固定等不能使用时可选用肱动脉。以肘横纹为横轴，肱动脉搏动为纵轴交叉点上0.5cm为穿刺点（图4-7）。

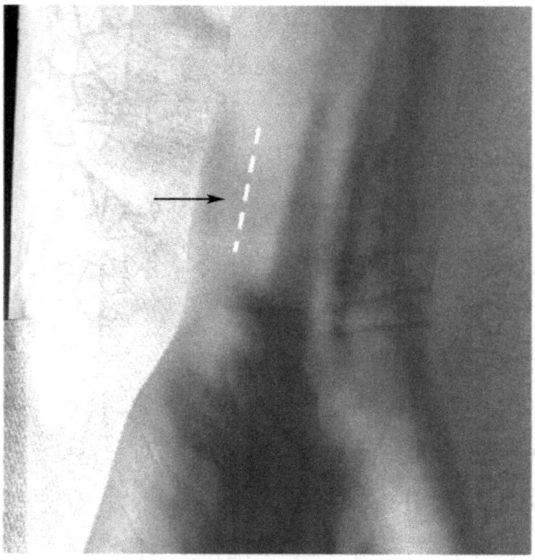

图 4-6 桡动脉

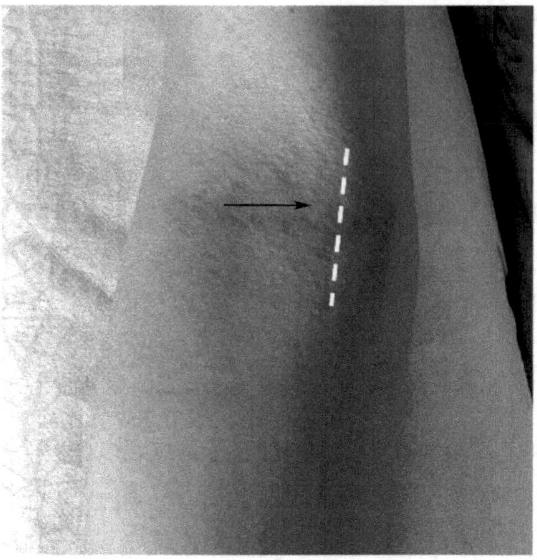

图 4-7 肱动脉

（3）足背动脉：由于足背动脉较细且神经末梢丰富，一般作为桡动脉和肱动脉不能使用或穿刺失败时的选择。以内、外踝背侧连线上，两个肌腱之间为穿刺点（图 4-8）。

（4）股动脉：股动脉通常是临床最后选择的部位。患者平卧位，穿刺侧大腿略外展，腹股沟韧带中点下方 1 ～ 2cm 或耻骨结节与髂前上棘连线的中点股动脉搏动最明显处为穿刺点（图 4-9）。

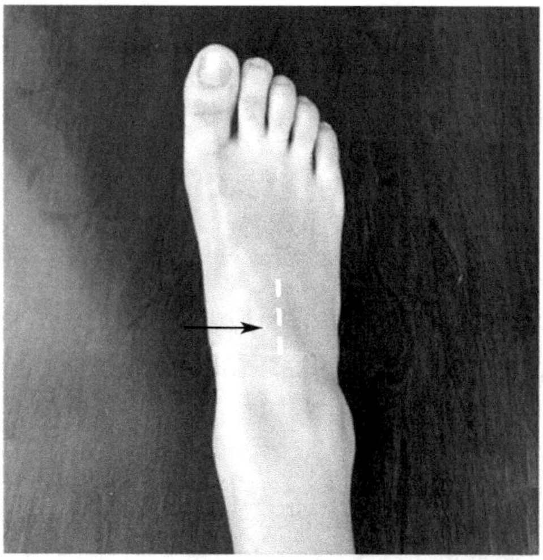

图 4-8 足背动脉

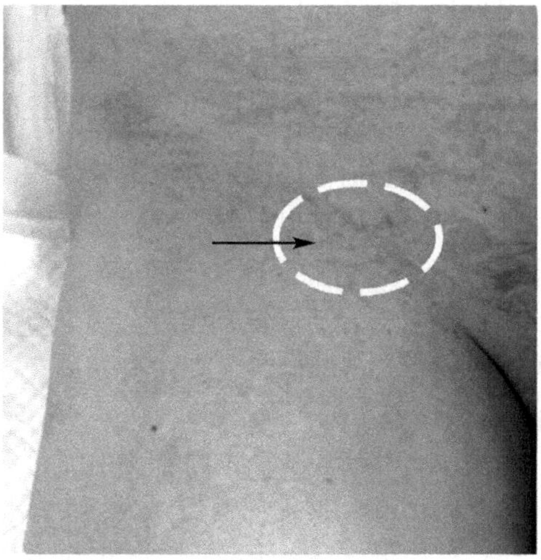

图 4-9 股动脉

4. 血气分析结果有哪些影响因素？应如何控制？

（1）样本中存在气泡，影响参数 PaO_2，应立即清除气泡。

（2）动脉血内混入静脉血，影响 PaO_2、SaO_2，应采用标准采样技术重新采血。

（3）肝素溶液对血气测定值有稀释的作用，对 $PaCO_2$、HCO_3^- 测定值影响非常大。临床工作中尽量选用预设型动脉采血针。

（4）样本沉淀会影响 Hct、PaO_2、$PaCO_2$，在采集血液样本后应立即混匀样本。

（5）新陈代谢会影响 PaO_2、$PaCO_2$、Glu、Ca^{2+} 数值的准确性。应避免储存，尽快送检。如果必须储存，应放置于 0 ～ 4℃冰箱内保存，但最长不得超过 2h。

（6）患者状态不稳定，影响 pH、PaO_2、$PaCO_2$。采血前患者应处于稳定状态，保持患者平静呼吸状态 30min 之后，再进行样本采样。

5. 采集动脉血时有哪些注意事项？

（1）评估患者吸氧状况或呼吸机参数的设置，在化验单上注明采血时间，吸氧方法及浓度，机械通气患者要记录呼吸机参数，包括通气模式、氧浓度、呼吸频率、潮气量等。

（2）饮热水、洗澡、运动后需休息 30min 再采血，吸痰后 20min，氧浓度改变后 15min，呼吸机参数调节后 30min，方可采集血气标本，避免患者情况不稳定影响检验结果。

（3）避免在患者循环不良部位及输液侧肢体采集动脉血标本。

（4）患者取卧位或坐位，充分暴露穿刺部位，穿刺时严格执行无菌操作技术，预防感染。

（5）患者穿刺部位应当压迫止血至不出血为止（一般为 5 ～ 10min），同时告知患者穿刺部位应禁止揉搓、热敷，当日尽量不洗澡，以免引起局部感染；穿刺部位同侧肢体避免提重物，以免引起局部肿胀、疼痛。

（6）了解患者是否有凝血功能障碍，或接受抗凝治疗和溶栓治疗，如易发生大出血和血肿，应尽量避免穿刺。若必须穿刺，采血后应延长压迫穿刺点时间。

（7）采集血气过程中应隔绝空气，避免混入气泡或静脉血。一旦气泡进入血液标本内，应翻转采血器，以无菌纱布或棉签遮挡采血器上端，轻推针栓，缓慢排出气泡，以免影响检测结果。

（8）拔针后立即将针尖斜面刺入无菌橡胶塞或专用凝胶针帽封堵采血器针筒，以免影响血气结果；采血后用双手横向搓动针筒，使血液与抗凝剂混匀，防止凝血。采血后应立即送检，并在 30min 内完成检测。

（庄春晓　于江丽）

第五节　结核菌素试验

1. 什么是结核菌素试验？

结核菌素试验（tuberculin test）也称芒图试验、PPD 试验，其基本原理是通过测定人体对结核菌素的迟发型变态反应（即Ⅳ型变态反应），以判断机体对结核分枝杆菌有无免疫力，是诊断结核菌感染的常用参考指标。该试验是基于Ⅳ型变态反应原理的皮肤试验，广泛应用于结核分枝杆菌感染的检测及流行病学调查，是患者细胞免疫功能的间接体现，对病情分析和预后判断具有重要的临床意义。

2. 做结核菌素试验时应注意哪些问题？

（1）PPD 皮试液原液浓度为 50U/ml，应 2 ～ 8℃冷藏，避光保存，应用时注意溶液有效期及有无变色、变质、浑浊，安瓿开启后 30min 内用完。

（2）一般选择前臂掌面尺侧下 1/3 处进行皮试，避开红肿硬结。

（3）用 75% 乙醇消毒皮肤。

（4）注射部位 24h 内不得水洗，72h 内不能用手抓、擦，不能在注射部位按压搓揉，也不能涂抹任何药物及风油精、香水、肥皂等，不得用创可贴等物品进行包裹，保持局部清洁干燥，以免影响结果的判断。

（5）结核菌素试验前后避免用激素类的药物，发热或其他疾病者不可做此试验；对患有疱疹性结膜炎、结节性红斑狼疮及疑有严重结核病者，应根据医嘱用低浓度稀释液进行试验。

（6）试验后 24h、48h、72h 准时看结果，提前或推迟查看会影响结果判断的准确性。

3. 结核菌素试验结果如何判断？

皮内注射 PPD 皮试液 24h、48h、72h 后观测并记录结果。在光线充足处，观察并测量硬结的大小，硬结平均直径 [平均直径 =（横径 + 纵径）/2] 以毫米（mm）记录。同时观察有无水疱、丘疹、淋巴管炎等反应。PPD 试验结果判读，不可单一评价，需综合考虑。

（1）阴性（－）：无硬结或直径≤ 4mm。机体未受到结核分枝杆菌感染。

（2）弱阳性（+）：硬结直径 5 ～ 9mm。

（3）阳性（++）：硬结直径 10 ～ 19mm。提示机体受到或曾受结核分枝杆菌感染，且已产生免疫反应，并不一定患病。

（4）强阳性（+++）：硬结直径≥ 20mm，或直径＜ 20mm 并出现水疱、溃疡、坏死或淋巴管炎（++++）。提示体内可能有活动性结核，应详细检查。

4. 结核菌素试验有哪些副作用？如何处理？

结核菌素试验的副作用分为全身反应和局部反应。

（1）全身反应：表现为发热、晕厥、荨麻疹及过敏性休克等，应立即给予抗过敏、对症处理，如异丙嗪 25 ～ 50mg 肌内注射。过敏性休克患者取平卧位，保持呼吸道通畅，给予吸氧、补液等对症支持治疗，必要时注射肾上腺素。

（2）局部反应：表现为注射部位疼痛、瘙痒、水疱、溃疡、坏死和淋巴管炎等。局部瘙痒者应保持皮肤清洁，避免搔抓及热水浸洗。水疱较小可用碘伏消毒保持干燥，避免水疱破溃，水疱较大时可先将水疱内液体抽出，再以无菌纱布覆盖。局部溃疡者可外用抗生素软膏，涂抹药膏后需用无菌纱布包扎以预防感染。淋巴管炎及区域淋巴结肿大的患者应局部制动，局部热敷每日 2 ～ 3 次，发生感染时可用抗生素治疗。

（于江丽　李宜真）

第六节　痰液标本留取技术

1. 痰标本采集的目的是什么？

（1）协助诊断某些呼吸系统疾病，如支气管哮喘、支气管扩张等。

（2）确诊某些呼吸系统疾病，如肺结核、肺癌、肺吸虫病等。

（3）观察疗效、判断预后，一般可用于普通细菌、分枝杆菌、真菌和军团菌的涂片或培养检查，经气管穿刺吸引物可用于厌氧菌检测。

2. 留取痰标本的常用方法有哪些？

（1）可自行咳痰的患者：为减少口腔常居菌的污染，留取痰标本前应先漱口。患者取坐位或半坐位，缓慢深呼吸数次后，深吸一口气，然后用力咳出气道深部的痰液，留于专用无菌标本盒中。

（2）危重患者：协助患者取侧卧位，自下而上、自外向内叩击患者背部，连接留痰器及负压吸引管，经人工气道或口鼻腔按吸痰法操作留取痰标本。

3. 正确留取痰标本需要注意哪些问题？

（1）采集标本前耐心向患者解释留痰目的、重要性及操作方法，以取得患者的信任和配合。

（2）自行咳痰患者留标本前应漱口 2 ～ 3 次，吐出口咽部唾液和分泌物，以避免留取的痰液中混有唾液和鼻咽部分泌物。

（3）留取痰标本以晨起第一口痰为宜，标本量不小于 1ml，留取后要标注时间，及时送检。

（4）咳痰时注意观察患者的面色、呼吸、脉搏等变化，痰量较多的患者，指导其将痰液逐渐咳出，以防止一口痰量过多而发生窒息。

（5）对特殊患者可采用支气管镜采集法或气管穿刺法留取痰标本。

（6）怀疑结核分枝杆菌感染时，应连续收集 3d 清晨痰液送检。如不能立即送检，应放入 4℃冰箱储存，以减少杂菌生长。

（7）痰液细菌培养时应用无菌留痰器留取痰标本，并及时送检。

（8）使用抗生素前应先留取痰液标本进行涂片检查及细菌培养，分析痰菌种类及对抗生素的敏感性。

（9）选择性状、颜色异常的痰液留取标本送检，如痰病理检查时应留取血痰或痰中带血的标本，且需连续留取进行检测，以提高阳性率。

4. 如何进行痰液观察？

（1）痰量：慢性支气管炎患者咳少量白色黏痰或浅白色透明黏液，肺部感染性疾病患者初期痰量较少，有时胸片或肺 CT 检查可见大面积片影，临床观察却仅有少量白痰，甚至无痰，而在炎症消散期痰液量则明显增多，随着病情好转痰量又逐渐减少。

（2）性质：①浆液性痰。痰液稀薄透明而带有泡沫，为血浆和组织液渗出肺泡内所致，主要见于肺淤血或肺水肿。②黏液性痰。呈灰白色或无色，黏稠而透明。多见于急性支气管炎、肺炎初期、支气管哮喘发作后期、病毒性肺炎。③脓性痰。呈黏稠黄色或黄绿色，含有大量脓细胞和坏死组织碎屑。多见于支气管和肺的化脓性细菌感染，如肺脓肿、支气管扩张、空洞型肺结核、脓胸等。④血性痰。可见痰中带血、血痰，由于肺部病变累及血管所致，多见于支气管扩张、肺结核、肺癌，以及其他出血性疾病。

（3）色泽：①黄色。含有脓性细胞所致，见于肺部感染性疾病。②黄绿色。常见于铜绿假单胞菌感染时。③棕色。肺梗死、心脏病及肺部慢性充血。④铁锈色。多见于肺炎链球菌引起的大叶性肺炎。⑤红色。痰中带血、血痰多见于肺结核、肺炎、肺淤血、肺部肿瘤、出血性肺病，也可能为气道出血，或剧烈咳嗽导致的咽喉部毛细血管破裂，粉红色泡沫痰为急性肺水肿的特征表现。⑥黑色。多为吸入大量尘埃沉积所致，如尘肺。

（4）气味：①血腥味。肺癌、肺结核。②粪臭味。膈下脓肿与肺相通时。③恶臭味。

晚期肺癌、肺脓肿、厌氧菌感染时。

（5）支气管管型及痰块：由纤维蛋白及黏液等在支气管内形成，呈白色或灰色的树枝状体，偶为红色或红棕色。可见于肺炎链球菌肺炎、慢性支气管炎、哮喘、囊性纤维化等。

（6）干酪块：呈豆腐渣样，是肺组织坏死的产物，见于肺结核、肺肿瘤和肺坏疽。

5. 痰液黏稠度如何评估？

（1）Ⅰ度：痰液如米汤或泡沫样，咳痰后痰容器内痰液不容易挂壁，易于被冲洗干净，痰杯内壁上无痰液残留，提示感染较轻。

（2）Ⅱ度：痰液外观较黏稠，咳痰后痰容器内有部分痰液滞留挂壁，清洗时需要较大水流冲洗痰液，若为黄色黏痰，提示感染较重。

（3）Ⅲ度：痰液外观明显黏稠，呈黄色脓性痰，痰液不易咳出，痰容器内壁上可滞留大量痰液，不易被水冲净，提示肺部感染严重，需加强抗感染治疗并调整治疗方案。

（鲁元雪　于江丽）

第5章

呼吸系统诊疗技术与护理

第一节　肺功能检查技术

1. 肺功能检查的目的是什么？

肺功能检查是运用呼吸生理知识和现代检查技术评价人体呼吸系统功能状态的检查。用于判断有无呼吸功能障碍及其类型和严重程度，研究疾病的发病机制、病理生理改变，明确诊断、重症监护、指导治疗、判断疗效及预后，评价胸腹部大手术的耐受性，高空作业、高原生活及某些特殊职业的体检及劳动力鉴定等。可以概括为：①明确肺功能障碍的类型和程度；②对受试者呼吸生理功能的基本状况做出质与量的评价；③评估外科手术的耐受性、肺部感染并发症风险；④健康体检，早期检出肺、气道病变，判断预后。

临床上常用的检查包括肺容积检查、肺容量检查、支气管激发试验、支气管舒张试验、肺弥散功能检查、气道阻力检查及运动心肺功能检查等。

2. 肺功能检查有哪些适应证？

（1）对受试者呼吸功能进行评价，明确其呼吸功能是否减损、减损程度及类型等。

（2）疾病的诊断，早期检出肺、呼吸道病变，如确诊 COPD 必须进行肺功能检查。

（3）病情评估、干预策略的制订；鉴别呼吸困难的原因，判断气道阻塞的部位。

（4）评估外科手术耐受力及术后发生并发症的可能性，特别是心肺手术、腹部手术及脏器移植术。

（5）对哮喘、支气管炎患者使用药物治疗后的疗效评价。

（6）健康体检、劳动强度和耐受力的评估、特殊职业的体检及劳动能力的鉴定。

（7）职业病伤残等级评估，长期追踪随访接触粉尘及有害气体的人。

3. 肺功能检查有哪些禁忌证？

（1）近 3 个月内患心肌梗死、脑卒中、休克者。

（2）近 4 周内严重心功能不全、心律失常、不稳定型心绞痛、大咯血、癫痫大发作者。

（3）活动性肺结核者。

（4）支气管舒张药过敏者，禁用舒张药。

（5）高热、剧咳、自发性气胸者。

（6）未控制的高血压（收缩压＞ 200mmHg，舒张压＞ 100mmHg）、心率＞ 120 次 / 分。主动脉瘤患者禁忌用力肺功能检测。

（7）气胸或脓胸闭式引流术后，如必须要做肺功能检查，应夹闭引流管，并禁做最大自主通气量检测。

（8）近期进行眼部手术者，如白内障术后患者。

（9）严重甲状腺功能亢进者。

4. 肺功能检查前需要注意哪些问题？

（1）检查前，应避免吸烟、饮酒、剧烈活动或过度饮食，避免穿过于紧身的衣服。

（2）检查前询问病史及过敏史，避免对通气功能障碍患者或对支气管激发试验药物过敏者进行激发试验。

（3）如果为疑似哮喘病例，在检查前须停用平喘药物，停药时间要遵医嘱。

（4）在进行肺功能检查前，要调整呼吸，待呼吸平稳后再接受检测。

（5）检查前，需要根据受试者的年龄、身高、体重等数据计算测定指标的预计值。因此，受试者应如实告知，以免影响医师对测定结果的判断。

（6）操作人员在检查前详细解释操作的方法、步骤和注意事项；受试者要尽量放松，配合检查。

（7）为防止检查过程中受试者晕厥跌倒，肺功能检查一般采用坐位。检查结束后，少数人会有轻度头晕、胸闷、口唇麻木的感觉，适当休息后症状会很快消失。

5. 肺通气功能检测有哪些内容？

肺通气功能检测包括肺容量测定、肺通气量测定、小气道功能测定、呼吸力学测定。

（1）肺容量测定：是指受试者在安静状态下，尽最大努力吸气和完全呼气来进行的检查，是最基本的肺功能检查项目。肺容量测定包括潮气容积、补吸气容积、补呼气容积、残气容积、深吸气量、肺活量、功能残气量、肺总量 8 项测定指标（图 5-1）。

1）潮气容积（tidal volume，V_T）：在平静呼吸时，每次吸入或呼出的气体容积。正常成人平静呼吸时为 400 ～ 600ml。

2）补吸气容积（inspiratory reserve volume，IRV）：平静吸气后用力吸气所能吸入的最大气体容积。正常成人为 1500 ～ 2000ml。

3）补呼气容积（expiratory reserve volume，ERV）：平静呼气后用力呼气所能继续呼出的最大气体容积。正常成人为 900 ～ 1200ml。

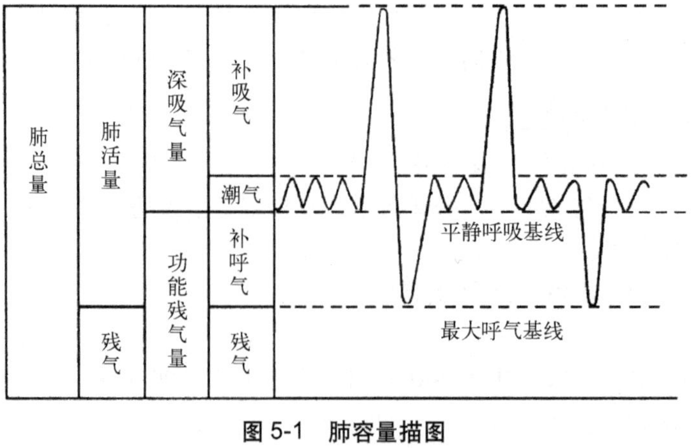

图 5-1　肺容量描图

4）残气容积（residual volume，RV）：深呼气后肺内剩余的气体容积，其与肺总量的比值是判断肺内气体潴留的主要指标。正常成人为 1000 ～ 1500ml。

5）深吸气量（inspiratory capacity，IC）：平静呼气后能吸入的最大气量。由潮气容积（V_T）与补吸气容积（IRV）组成，借此可判断吸气代偿的能力。

6）肺活量（vital capacity，VC）：最大吸气末所能呼出的最大气量。由深吸气量（IC）与补呼气容积（ERV）组成。

7）功能残气量（functional residual capacity，FRC）：平静呼气末肺内所含有的气量。由补呼气容积（ERV）与残气容积（RV）组成。

8）肺总量（total lung capacity，TLC）：最大深吸气后肺内所含有的总气量。由肺活量（VC）与残气容积（RV）组成。

（2）通气量测定：反映肺通气量的指标，用肺量计法进行测定。

1）用力肺活量（FVC）：指最大深吸气后，以最大的力量、最快的速度呼气所得到的呼气肺活量。

2）第一秒用力呼气量（FEV_1）：指最大吸气后 1s 内快速用力呼出的气量，是肺通气功能的最主要指标之一。当气道阻塞引起流速减慢时，例如肺气肿，FEV_1 也随之降低，降低程度反映了疾病的严重性。第一秒内呼出的气量在 FVC 中所占比例相当恒定，因此，常用 1 秒率（FEV_1/FVC）来表示气道阻塞的程度，正常成年人的比值范围在 75% ～ 85%，随年龄增长而有所降低。

3）最大自主通气量（maximal voluntary ventilation，MVV）：是指在 1min 内以最快的速度和尽可能深的幅度进行呼吸所得到的通气量，即潮气量与呼吸频率的乘积。一般嘱患者深快呼吸 12s，将得到的通气量乘以 5 即为每分钟最大通气量。最大自主通气量降低见于肺和（或）胸廓扩张受限、呼吸肌疲劳、神经肌肉病变、气道阻塞和肺气肿等。

（3）小气道功能测定：描绘最大呼气流量 - 容积曲线是测定和评估小气道功能的主要方法。最大呼气流量 - 容积曲线是指在受试者用最大力呼气过程中，将其呼出的气体容积和相应的呼气流量描记成的一条曲线，主要反映在用力呼气过程中，胸内压、肺弹性回缩压、气道阻力对呼气流量的影响。呼出 50% 肺容积时的最大呼气流量（FEF_{50}）和呼出 75% 肺容积时的最大呼气流量（FEF_{75}）两者实测值与预计值百分比＞ 80% 为正常，降低提示小气道功能减退。

（4）呼吸力学测定：呼吸力学测定包括呼吸过程中的压力、容积和流量测定，从而研究呼吸过程中的动力和阻力。

6. 肺的弥散过程包括哪几个步骤？肺弥散功能如何测定？

肺的弥散过程就是氧气从肺泡转移到红细胞血红蛋白中的过程，氧分子必须穿过肺泡壁、毛细血管壁、血浆、红细胞膜，然后与血红蛋白结合。

肺弥散量（diffusion capacity of lung，DL）用来评估氧气从肺泡到红细胞的转移过程。氧气的弥散量（DLo_2）可以直接测量，但技术上有难度。一般采用一氧化碳弥散量（diffusion capacity of carbon monoxide，DLco）替代 DLo_2。CO 弥散测定有一口气测定法、稳定法、重复呼吸法 3 种，其中以一口气测定法最为常用。DLco 正常值是 20 ～ 30ml/（min•mmHg），也就是说，在每毫米汞柱的驱动压力下，每分钟 20 ～ 30ml 的一氧化碳会发生转移。其中肺气肿、肺部切除、气道阻塞、多发肺栓塞、贫血、肺间质纤维化、充血性心力衰竭等患者 DLco 指标会降低。

7. 支气管激发试验有哪些适应证和禁忌证？如何进行测定？

支气管激发试验（bronchial provocation test）是通过物理、化学、生物等人工刺激，激发气道的收缩反应，使支气管平滑肌收缩，再行肺功能检查，以判定支气管缩窄程度的方法，是测定气道高反应性最常用、最准确的临床检查。常用的激发试验可分为药物试验、运动试验、蒸馏水或高渗盐水激发试验、特异性支气管激发试验等。

（1）适应证

1）支气管哮喘，包括咳嗽变异性哮喘、职业性哮喘等。

2）伴有气道反应性增高的其他疾病，如过敏性鼻炎、慢性支气管炎、病毒性上呼吸道感染、过敏性肺泡炎、肺囊性纤维化、结节病、支气管扩张、急性呼吸窘迫综合征及长期吸烟者等。

3）肺通气功能正常或仅有轻度气道阻塞者（FEV_1 ＞正常预计值的 70%）。

（2）禁忌证

1）对吸入诱发剂过敏者。

2）基础通气功能严重损害者。

3）近期（＜ 3 个月）内有心肌梗死或正在使用拟副交感神经药物、心动过缓、严重心律失常等。

4）严重高血压、脑血管意外、甲状腺功能亢进者。

5）哮喘发作加重期者慎用。

6）不适宜测定用力肺活量的患者（如肺大疱、气胸等），不宜进行用力肺活量法测定呼吸流量。

（3）测定方法

1）先测定基础肺功能。

2）吸入生理盐水后再测定肺功能作为对照。

3）从低浓度（剂量）开始，按不同方法吸入激发试剂，吸入后再测定肺功能，直至 FEV_1 较对照值下降≥ 20%，或出现明显的不适或临床症状，或吸入最高浓度（剂量）为止。

8. 支气管激发试验时有哪些注意事项？

（1）检查前需详细了解患者病史，掌握检查的禁忌证，签署知情同意书。

（2）试验前应停用可能干扰检查结果的药物：吸入性短效 β_2 受体激动药或抗胆碱能药停 4 ～ 6h、口服短效 β_2 受体激动药或茶碱停 8h、长效或缓释型 β_2 受体激动药停 24h 以上、抗组胺药停 48h、色甘酸钠停 24h、糖皮质激素口服制剂停 24h、吸入制剂停 12h；避免吸烟、饮用刺激性饮料等 6h 以上。

（3）操作者操作前对患者可能发生的危险制订应急预案，配备相关的监护设备、急救物品和吸氧装置。

（4）在激发试验过程中，操作者除观察患者肺功能指标的改变外，还应对受试者的反应，如有无出现咳嗽、喘息、呼吸困难等进行观察。

（5）激发剂应从低浓度（剂量）开始，逐渐增加；当 FEV_1 较对照值下降≥ 20% 时应立即终止激发试验；激发后应及时给予短效支气管舒张药吸入，以便快速扩张已收缩的支气管。

9. 支气管舒张试验适用于哪些患者？如何进行测定？

一般情况下气道受到外界因素的刺激会引起痉挛收缩反应，痉挛收缩的气道可自然或经支气管舒张药治疗后舒缓。支气管舒张试验（bronchodilatation test）是测定患者吸入支气管舒张药前后 FEV_1 的变化来判断气道阻塞的可逆性。常用的支气管舒张药有肾上腺素能 β_2 受体激动药、抗胆碱能受体拮抗药、茶碱等。主要适用于合并气道痉挛的疾病，如支气管哮喘、慢性阻塞性肺疾病等；有气道阻塞征象，需排除非可逆性气道阻塞的疾病，如上气道阻塞。

支气管舒张试验流程是受试者先测定基础肺功能，然后吸入支气管舒张药，随后再次进行肺功能检查。如吸入短效 β_2 肾上腺素受体激动药的硫酸沙丁胺醇，应在吸入药物 15 ～ 30min 重复肺功能检查；如吸入短效胆碱能受体拮抗药的异丙托溴铵，则在吸入 30 ～ 60min 重复检查。

10. 支气管舒张试验时有哪些注意事项？

（1）做舒张试验前 4h 内应停止吸入 β_2 受体激动药，12h 内停止口服普通型茶碱或 β_2 受体激动药，24h 内停用长效或缓释型舒张药物。

（2）试验用的雾化器和雾化机必须有严格的规定和标准。雾化颗粒直径以 1 ～ 5μm 最为理想。

（3）观察受试者吸入舒张药是否恰当和充分。若吸气深度不足、时间过短、与呼吸配合方式不正确，都会影响试验效果。

（4）不同的舒张药物有不同的起效和达峰时间，因此，应根据药物的特性制订不同的监测时间。例如，以硫酸沙丁胺醇作为舒张药，应在给药 15 ～ 30min 进行肺功能检测。

（郭　莹　杨　阳）

第二节　纤维支气管镜检查术

1. 什么是纤维支气管镜检查？

纤维支气管镜检查是利用光学纤维内镜对气管、支气管管腔进行的检查。纤维支气管镜（fiberoptic bronchoscopy，FB）可经口腔、鼻腔、气管导管或气管切开套管插入到段、亚段支气管，甚至更细的支气管，在直视下行活检采样或刷检、钳取异物、吸引或清除阻塞物，并可做支气管肺泡灌洗，行细胞学或液体成分的分析。配合 TV 系统可进行摄影、示教和动态记录。另外，利用支气管镜可注入药物，或切除气管内腔的良性肿瘤等。纤维支气管镜检查具有实用性、安全性、易操作及创伤小等特点，已成为支气管、肺和胸腔疾病诊断及治疗不可缺少的手段（图 5-2）。

2. 纤维支气管镜检查有哪些适应证？

（1）不明原因的咯血、痰中带血，需明确病因和出血部位，或需局部止血治疗者。

（2）胸部 X 线和（或）CT 检查示占位改变或阴影而致肺不张、阻塞性肺炎、支气管狭

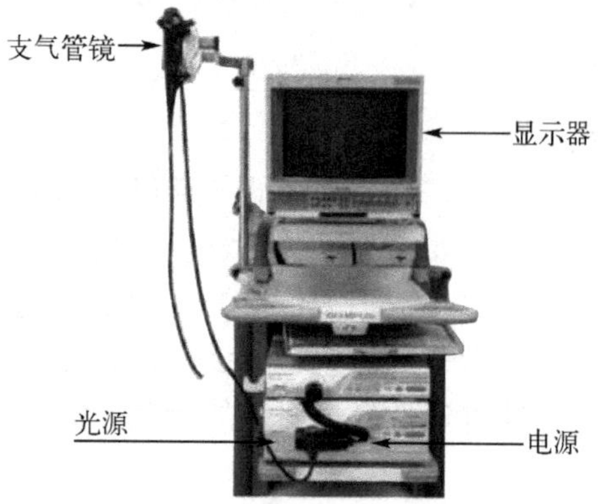

图 5-2 纤维支气管镜设备

窄或阻塞。刺激性咳嗽，经抗生素治疗不缓解，疑为异物或肿瘤的患者。

（3）不明原因的喉返神经麻痹、膈神经麻痹或上腔静脉阻塞。

（4）查明纵隔及肺部阴影性质、侵犯气管和支气管的部位及范围。

（5）肺部弥漫性病变的活检术或肺部感染性疾病的病因学诊断。

（6）用于排除呼吸道分泌物，取出较小的阻塞物，收集下呼吸道分泌物做细菌学检查。

（7）气管、支气管的相关治疗，如行支气管肺泡灌洗及向病变部位注药。

（8）疑有气管、支气管瘘时的确诊。

（9）引导气管导管进行经鼻气管插管。

（10）观察疗效及损伤情况，如肺癌放化疗术后或长期气管内置管。

3. 纤维支气管镜检查有哪些禁忌证？

（1）肺功能严重损害，重度低氧血症，不能耐受检查者。

（2）严重心功能不全、高血压或心律失常者。

（3）严重肝、肾功能不全，全身情况极度衰竭者。

（4）疑有主动脉瘤破裂危险者或多发性肺大疱患者。

（5）哮喘发作或有活动性大咯血者，近期上呼吸道感染或高热者。

（6）出凝血机制严重障碍者。

（7）新近发生心肌梗死或不稳定型心绞痛患者。

（8）对麻醉药物过敏，不能用其他药物代替者。

（9）颈椎畸形，纤维支气管镜不能插入者。

（10）未曾治疗的开放性肺结核患者。

4. 纤维支气管镜检查前需要做哪些准备？

（1）环境准备：气管镜室或病房进行通风及紫外线消毒 30min，减少人员流动。

（2）患者评估：所有患者检查前均需行心电图、肺功能、肺 CT、动脉血气分析、血常规、凝血、生化等检查，评价各系统功能。如 HBsAg 为阳性，应用专用内镜；评估有无鼻息肉、鼻中隔偏曲，手术风险及并发症需向患者及其家属交代清楚，并签署知情同意书。

（3）药品准备：评估患者对消毒剂、局部麻醉药或术前用药是否过敏，防止发生过敏反应。备局部麻醉药、止血药物，如利多卡因注射液、丁卡因注射液及去甲肾上腺素注射液。检查前 30min 肌内注射阿托品 0.5mg，以减少呼吸道分泌物，防止迷走神经反射和减弱咳嗽反射，频繁咳嗽者检查前可给予可待因口服。对精神紧张者必要时可肌内注射地西泮 10mg。

（4）患者准备：做好患者心理护理，告知患者支气管镜检查术的步骤及术中可能出现的不适，使患者能积极配合检查。术前一日可适当给予催眠药物，保证患者良好充足的睡眠。

术前一日 22 时起禁食、水。术日有活动性义齿者应取出。

（5）物品准备：备心电监护仪、负压吸引装置、吸氧装置、气管插管、急救物品药品和复苏设备。

5. 纤维支气管镜检查术后有哪些注意事项？

（1）检查后患者应留诊观察 30min，除一般生命体征外，还要观察患者有无咯血、声音嘶哑、呼吸困难等情况，观察气道分泌物的颜色及特征。

（2）有出血者，尤其是取活检的患者，观察时间不能少于 30min，并做好相关健康教育，消除其紧张情绪。出血量多者遵医嘱进行处理，待病情稳定后，由护士送回病房或门诊留观室，并与临床医师交代病情。

（3）持续心电监护，连续监测 12 ～ 24h。必要时氧疗，使血氧饱和度维持在正常范围。

（4）嘱患者术后 2h 内勿进食，因声门麻醉后吞咽功能尚未恢复，防止进食呛咳引发吸入性感染。2h 后先喝一小口清水，观察无呛咳及吞咽困难后方可进食。术日进流食或半流食，第 2 天可过渡到普食，避免冷、硬、油炸食物及易导致过敏的食物。

（5）告知患者检查后咽喉部会出现不同程度的异物感，24h 左右可自行消失，尽量避免用力咳嗽，以免引起活检部位再次出血。

（6）检查当日患者应避免剧烈活动，减少说话，适当休息。1 周内尽量避免做需憋气用力的动作。

（7）部分患者检查后 24h 内易出现感染、发热等症状，可在检查后 3 ～ 5d 预防性给予抗生素治疗。

6. 纤维支气管镜检查术有哪些并发症？如何护理？

（1）喉头水肿及支气管痉挛：与插管不顺利或麻醉不充分、动作粗暴刺激局部有关，多见于原有哮喘或喘息性慢性支气管炎者。表现为憋气、呼吸困难、发绀、喉内发出响声。

处理方法：在痉挛发生时应暂停操作，同时帮助患者消除紧张情绪，充分麻醉好气道，嘱其放松，必要时吸氧。可给予抗组胺药，或静脉给予糖皮质激素。

（2）出血：一般在纤维支气管镜检查术取活检后出现，是最常见的并发症之一，严重者可危及生命，需引起医护人员的高度重视。

处理方法：①术前要评价凝血功能，尿毒症患者尿素氮（BUN）> 300mg/L 或肌酐 > 30mg/L 时应禁止活检；②一般出血量少者不做特殊处理，局部应用 0.01% 肾上腺素即可，嘱安静休息，1 ～ 3d 出血可自行停止；③大量出血时，除局部应用止血药外，还可静脉注射或肌内注射垂体后叶素。术后给予心电监护，2h 内每 30min 测量血压一次，2h 后每 60min 测量血压一次；④患者卧床休息时应取侧卧位，避免平卧位及头部垫过高的枕头。床旁备好负压吸引装置。

（3）缺氧：纤维支气管镜检查时，气道气流受阻引起动脉血氧分压下降。

处理方法：对原来已有缺氧者应在吸氧或在呼吸支持条件下施行检查。如 SaO_2 下降至 90% 以下应停止操作和抽吸，加强氧疗，待 SaO_2 > 95% 才能继续进行检查。

（4）心律失常：除与操作刺激有关外，机体低氧也是心律失常发生的重要原因。心律失常主要有窦性心动过速、期前收缩、室性心动过速，偶见心搏骤停。

处理方法：①检查前常规行心电图检查，对有心脏病，或 60 岁以上的患者做检查时应在心电监护下进行；②有严重心功能不全或严重心律失常者不宜行纤维支气管镜检查；③对窦性心动过速、期前收缩不必处理；④有T波改变者可吸氧。

（5）发热：检查后出现发热，多与机体应激、感染和组织创伤有关，发热一般在24h内消失。高龄或有重度慢性阻塞性肺疾病的患者，检查后发热、感染概率较高。

处理方法：术后除适当应用解热镇痛药外，可酌情应用抗菌药物治疗。

（6）麻醉药物过敏或过量：应用1%丁卡因和2%利多卡因黏膜表面麻醉，虽过敏反应发生率低，但偶有发生。

处理方法：①用药前需详细询问过敏史；②对老年和患有心血管疾病者应在检查中给予心电监护，吸氧，保持气道通畅；③麻醉时不要超过常规用量，利多卡因每次给药量以不超过300mg（2%利多卡因15ml）为宜；④出现过敏反应者立即进行对症处理。

（杨 阳 于江丽）

第三节 胸腔穿刺技术

1. 胸腔穿刺术的目的是什么？

胸腔穿刺术（thoracentesis），简称胸穿，是自胸腔内抽取积液、积气或胸腔内给药的一项有创性操作，是呼吸疾病常见的诊断与治疗手段之一，方法简单可靠。胸穿的目的有：①明确患者胸腔积液的性质，进一步明确诊断；②抽吸胸腔积液、积气，减轻对心肺及血管的压迫；③胸腔内局部注射给药，可以改善呼吸，使肺功能免受损伤。

2. 胸腔穿刺术的适应证有哪些？

（1）胸腔积液性质不明者，抽取胸腔积液，进行化学、显微镜和细菌学检测，明确积液的性质，协助病因诊断。

（2）胸膜腔内大量积液或积气，排出积液或积气，以缓解对肺组织的压迫，使肺组织复张，避免胸膜粘连增厚。

（3）抽吸胸膜腔内脓液，进行胸腔冲洗，治疗脓胸。

（4）胸膜腔内给药，可注入抗生素或抗癌药物。

3. 胸腔穿刺术的禁忌证有哪些？

（1）体质衰弱、病情危重难以耐受穿刺术者。

（2）患有出血性疾病或正在接受抗凝治疗，有严重出血倾向的患者。

（3）精神状态异常，不能配合或病情限制不能选择与保持正确体位的患者。

（4）胸腔内积液或积气量过少的患者。

（5）有严重活动性肺结核者。

（6）疑为包虫病患者，穿刺可引起感染扩散，不宜穿刺。

（7）穿刺部位或附近有感染、肿瘤、外伤。

（8）对麻醉药物过敏的患者。

4. 行胸腔穿刺前需做好哪些准备？

（1）环境准备：病房进行通风及紫外线消毒30min，减少人员流动。

（2）患者评估：检查出凝血时间、血小板计数、血常规、肝功能等情况。进行影像学和超声检查，明确胸腔积液、积气量，确定穿刺进针部位并进行标记。手术风险及并发症需向患者及其家属交代清楚，并签署知情同意书。

（3）药品准备：详细询问药物过敏史，服用抗凝血药物的患者，术前 1 周需停止服用抗凝药物。紧张或咳嗽者术前给予镇静或止咳药，并备阿托品、肾上腺素注射液、利多卡因注射液等急救药品。

（4）患者准备：术前向患者和家属解释穿刺操作过程、术中配合、注意事项、可能发生的不适及应对措施，协助患者做好精神心理准备，解除思想顾虑。指导患者操作中保持穿刺体位，不随意活动，避免咳嗽、打喷嚏、深呼吸及转动身体，以免损伤胸壁组织。

（5）物品准备：备吸氧装置、急救物品、胸腔穿刺包、中心静脉置管、一次性防反流引流袋、一次性注射器、标本瓶、无菌手套、无菌纱布及敷料等。

5. 如何选择胸腔穿刺的部位？

（1）胸腔积液穿刺部位：通常取胸部叩诊实音处，一般在肩胛下角线第七至第九肋间，或腋中线第五至第六肋间穿刺。包裹性积液，应根据 X 线或超声检查决定穿刺部位。

（2）气胸穿刺部位：一般选取患侧锁骨中线第二肋间。

（3）液气胸穿刺部位：患侧腋中线第四至第五肋间。

6. 行胸腔穿刺抽液时有哪些注意事项？

（1）操作前应向患者说明穿刺目的，消除其顾虑。对精神紧张者，术前 30min 可按医嘱给予镇静药物。

（2）操作中密切观察患者反应。如患者出现头晕、出汗、心悸、胸部压迫感或剧痛、晕厥等胸膜过敏反应，或出现连续性咳嗽、气短、咳泡沫痰等现象时，应立即停止抽液，遵医嘱对症处理。

（3）注意抽气、抽液的速度，一次抽液不应过多过快。诊断性抽液，抽 50 ～ 100ml 即可；减压抽液，首次不得超过 600ml，以后每次不超过 1000ml，以防复张性肺水肿的发生；如为脓胸，每次尽量抽尽，疑有化脓性感染时，应用无菌试管留取标本；检查肿瘤细胞，应至少抽取 100ml 并立即送检，以免细胞自溶。

（4）严格无菌操作，操作中要始终保持胸膜腔负压，防止空气进入胸腔。

（5）操作过程中必须保持穿刺体位，不能随意活动。应避免咳嗽、打喷嚏和深呼吸，以免损伤胸膜和肺组织。必要时可给予镇咳药物。

（6）避免在第九肋以下穿刺，以免穿透膈肌损伤腹腔脏器。

7. 行胸腔穿刺抽液后有哪些注意事项？

（1）嘱患者平卧位或半卧位休息 30min，减少说话和情绪波动，保持平和心态。

（2）嘱患者有任何不适及时告知医护人员。鼓励患者深呼吸，促进肺膨胀。

（3）严密观察患者生命体征、血氧饱和度变化、神志情况，观察患者有无气促、胸痛、头晕、心悸、咳泡沫痰及面色苍白、血压下降等休克征兆。一经发现，及时处理。

（4）患者如出现体温升高、穿刺部位红肿热痛等异常，要及时通知医师，对症处理。

（5）观察穿刺点有无渗液及出血，嘱患者术后第 1 天勿洗澡，以免浸湿穿刺点敷料造成感染。

（6）留取标本后，尽快送标本至病理科，以免胸腔积液在室温下变性、细胞自溶。

8. 如何做好胸腔内注入药物患者的护理？

恶性胸腔积液患者引流后，为长期缓解或治愈胸腔积液，在排出胸腔积液后需经导管向胸腔内注入化疗药物。

（1）用 0.9% 氯化钠溶液 20 ～ 40ml 稀释药物，消毒导管后缓慢推注药液，注药完毕用稀释的肝素冲管后封管，及时夹闭引流管。

（2）嘱患者勤变换体位，按平卧位—左侧卧位—俯卧位—右侧卧位顺序各 15min，使药物均匀分布于胸腔内，可有效杀灭转移灶和胸腔积液中的恶性细胞、促进胸腔积液的吸收，注药封管 24 ～ 36h 后再开放引流。

（3）灌注化疗药物后，注意观察患者有无不适反应。如出现恶心、呕吐等消化道症状时及时给予对症处理。指导患者进高蛋白、高热量、高维生素、易消化食物。

9. 如何做好胸腔穿刺置管引流的护理？

（1）妥善固定引流管，防止管道移位、扭曲、打折。

（2）观察穿刺部位是否红肿，有无渗血渗液情况。保持穿刺口皮肤和敷料干燥。

（3）密切观察引流管通畅程度并注意观察引流液的颜色、性状及量。如引流不畅，首先应检查并纠正导管折叠。如有絮状物或血块，可用注射器抽吸或 0.9% 氯化钠溶液冲洗。若仍无好转可再次行超声定位重新置管。

（4）引流袋不得高于胸腔穿刺点，翻身或活动时应将引流袋一起移动。如导管松脱，滑出的导管部分不可回送入胸腔。

（5）加强巡视，密切观察患者反应，耐心倾听患者主诉，告知患者自觉胸痛、呼吸困难、出汗较多或发现敷料松动时应及时报告医护人员。

（6）胸腔积液应缓慢排出，以防止纵隔摆动及复张性肺水肿的发生。排液速度以≤ 50ml/min，24h 不超过 2000ml 为宜。年龄＞ 70 岁及体质较弱患者引流速度及每日引流量应酌情减少。

（7）引流液逐渐减少时需夹闭引流管，并遵医嘱定时排放，定时挤压引流管，以防堵管。不引流时，可取下引流袋，0.9% 氯化钠溶液封管后妥善固定。

（8）每日引流量＜ 100ml 时，经 B 超证实胸腔内无胸腔积液或胸腔积液量少时应拔管。拔管后严格消毒穿刺点皮肤，用伤口敷料固定穿刺点，密切观察敷料情况和患者反应，认真床旁交接班。

（9）胸腔穿刺引流后给予患者高蛋白质、高热量、高维生素、清淡易消化饮食。不能进食者给予静脉补液，必要时给予人血白蛋白、血浆、全血等营养支持，以增强体质，促进患者尽快康复。

10. 胸腔穿刺术的并发症有哪些？如何护理？

（1）气胸：产生原因一为气体从外界进入，如接头漏气、更换穿刺针或三通操作不当。这种情况一般不需处理，预后良好。二为穿刺过程中误伤脏层胸膜和肺脏所致。术中嘱患者保持穿刺体位，术中、术后密切观察病情变化，出现气胸症状时，立即给予高流量吸氧，取舒适体位。拍摄胸部 X 线片，根据肺压缩程度采取不同的治疗方法，做好胸腔穿刺排气、胸腔闭式引流治疗的护理。

（2）出血：如穿刺位置正确，一般不会刺伤大血管。穿刺针孔出血按压止血即可。如刺伤肋间血管，少量出血可不做处理，大量出血时胸腔积液为鲜红色血性，可使用止血药物并抽出胸腔内积血，必要时需手术止血。

（3）痛性晕厥：行穿刺术时，患者会产生紧张、焦虑、恐惧的情绪，严重者会出现痛性晕厥，故术前应向患者做详细说明，介绍目的和注意事项，缓解其紧张情绪。如在穿刺过程中出现憋气、头晕、心率加快、全身冷汗、血压下降等症状，应停止操作拔出穿刺针，使患者平卧位、吸氧，密切观察病情，监测心率及血压。待患者稍事休息，症状消失后再行穿刺。

（4）减压性休克：减压性休克即复张后低血压，是胸腔穿刺中较为严重的并发症，一旦发生必须及时处理，故行穿刺术前应做好应急预案。大量胸腔积液时，抽液速度不宜过快过多，首次一般不超过 600ml，以后每次抽液不超过 1000ml，术中多询问患者感受，如出现头晕、心悸、脉细数等症状，应停抽拔针，皮下注射盐酸肾上腺素，并注意观察血压变化，防止休克。

（5）复张性肺水肿：由于过多过快地抽液、抽气或抽吸负压过大，导致胸膜腔负压骤增，压缩的肺组织快速复张，肺血管也随之扩张，形成复张后肺水肿，其多发生于肺复张后 1h 内，表现为剧烈咳嗽、气促、咳大量泡沫痰、双肺湿啰音、血氧饱和度下降等。应立即停止操作，给予经 20% ～ 30% 乙醇湿化后的氧气吸入。酌情应用糖皮质激素及利尿药，控制液体入量，严密监测生命体征及酸碱平衡，必要时行气管插管机械通气治疗。

（杨　阳　田玉洁）

第四节　内科胸腔镜检查术

1. 什么是内科胸腔镜技术？

内科胸腔镜（medical thoracoscopy）又称胸膜腔镜，是一项有创操作，能够在直视下观察胸膜病变，可到达常规检查不能到达的脏层胸膜、膈胸膜及纵隔胸膜，发现病灶后在直视下活检取材行病理组织学或病原检查及治疗。主要包括对不明原因的胸腔积液、胸膜占位性病变、气胸、肺癌的分期和肺外周性病变的诊断及进行胸膜粘连松解、脓胸引流等治疗。

2. 内科胸腔镜检查的适应证有哪些？

（1）原因不明的胸腔积液及胸膜占位性病变的诊断。

（2）明确肺癌或胸膜间皮瘤的分期。

（3）胸腔积液患者用于胸膜粘连的松解。

（4）急性脓胸粘连的去除与脓液引流。

（5）反复自发性气胸的诊断与治疗。

（6）对纵隔、膈肌、胸壁和心包等部位的病变做诊断和鉴别诊断。

3. 内科胸腔镜检查的禁忌证有哪些？

（1）广泛胸膜粘连，胸膜腔消失者。

（2）严重心、肺功能不全不能平卧，或需要通气支持的呼吸衰竭患者。

（3）严重心律失常、器质性心脏病及肺动脉高压患者。

（4）剧烈咳嗽或极度衰弱不能耐受手术者。

（5）难以纠正的出血性疾病，血小板低于 $40 \times 10^9/L$，或凝血酶原时间在 40% 以下者。

（6）终末期肺纤维化伴蜂窝肺患者。

4. 内科胸腔镜检查前需要做哪些准备？

（1）环境准备：检查室进行通风及紫外线消毒 30min，减少人员流动。

（2）患者评估：检查出凝血时间、血小板计数、血常规、肝功能等情况。进行影像学和超声检查，行胸腔超声定位并做好标记。向患者及其家属交代清楚手术风险及并发症，签署知情同意书。

（3）药品准备：详细询问药物过敏史。服用抗凝血药物的患者，术前 1 周需停药。高血压病史者遵医嘱服降压药。术前 30min 肌内注射阿托品 0.5mg，以减少呼吸道分泌物，频繁咳嗽者检查前可给予可待因口服。精神紧张者必要时可肌内注射地西泮（安定）10mg。

（4）患者准备术前：告知患者和家属内科胸腔镜检查的目的、意义、操作过程、术中配合、注意事项、可能发生的不适及应对措施，协助患者做好心理准备，减轻心理压力，以便更好地配合检查。术前 4 ～ 6h 禁食、禁水，提前建立静脉通路。有活动义齿者取出义齿。

（5）人工气胸的建立：术前 1d 或数小时协助医师为患者建立人工气胸。理想距离为肺与胸壁 6 ～ 10cm。密切监测生命体征，观察有无空气栓塞的发生。

5. 内科胸腔镜检查过程中需要注意哪些问题？

（1）建立人工气胸时，穿刺定位务必准确，避免误将气体注入血管而产生空气栓塞。

（2）术中注意止血，操作要仔细、轻柔、准确，避免不必要的损伤。

（3）告知患者术中应均匀呼吸，避免咳嗽。

（4）穿刺及检查过程中密切观察患者面色、呼吸，听取患者主诉，如出现头晕、出汗、面色苍白、心悸、四肢发冷等胸膜过敏反应症状，应停止操作，必要时使用盐酸肾上腺素皮下注射。

（5）治疗结束前，需将胸膜尤其是活检部位完整地检查一遍，确定无活动性出血方可结束。

（6）如出现活检部位疼痛可在局部喷洒 0.1% 利多卡因注射液。

（7）做好患者心理护理，使患者减轻心理压力，积极配合检查。

6. 内科胸腔镜检查后如何观察与护理？

（1）术后给予吸氧，密切监测生命体征 12 ～ 24h，尤其是呼吸及脉氧饱和度的变化。

（2）术后协助患者取平卧位或半坐卧位，适时更换体位，以利于胸腔引流及伤口恢复。

（3）保持穿刺部位皮肤清洁干燥，及时更换敷料，若发现大量出血、感染应及时报告医师，协助处理。

（4）术后患者因伤口疼痛、咳嗽无力，易造成痰液黏稠，阻塞呼吸道，应协助患者叩背，指导有效咳嗽排痰，必要时给予雾化吸入，鼓励早日下床活动，降低并发症的发生。

（5）术后 24 ～ 48h，如患者伤口疼痛，可按一定时间间隔给予镇痛药，以保证术后休息，有利恢复。同时防止因疼痛影响咳痰，减少术后肺部并发症的发生。

（6）严格无菌操作，妥善固定引流管，保持通畅。

（7）观察、记录引流液的量、性状。引流时需注意引流速度，如胸腔引流管引流出大量鲜红色引流液，及时报告医师。

（8）术后禁食水 2h，进食前尝试先少量饮水，如不出现呛咳症状，说明吞咽反射恢复良好。注意加强营养，进食高蛋白、富含维生素、易消化的食物。

7. 内科胸腔镜检查可能出现哪些并发症？如何护理？

（1）空气栓塞：是人工气胸建立过程中最严重的并发症，常因人工气胸注气时穿刺定位不准确，将空气误注入血管，或注入包裹性积液导致胸腔内压力过高，使气体进入血管。穿刺注气过程中必须确保穿刺针位于胸腔内，抽吸无回血方可注气。注气速度要缓慢，边注气边监测患者胸腔内压力。若发生空气栓塞，表现为局部运动障碍，视觉、触觉改变，剧烈头痛、惊厥、心律失常、血压下降等，应立即停止注气，迅速抽出已注入胸腔的气体，给予患者高浓度吸氧，同时保持患者头低足高位并对症处理，如病情允许应尽早行高压氧治疗。

（2）出血：进针时损伤肋间动脉可导致血胸的发生，胸腔内活检也可损伤血管导致出血。检查结束前应常规检查胸腔内出血情况，特别是活检部位。少量渗血不需做特殊处理，个别出血多者可用胸腔镜压迫止血，必要时输血及进行外科手术。术中和术后密切观察患者病情变化，特别是血压和胸腔引流管的引流情况。

（3）气胸：若术中未损伤脏胸膜，仅由于胸腔镜内残留气体导致气胸，可给予留置引流，无须特殊处理。若有肺损伤造成气胸的可能，则需持续低流量吸氧，必要时再次留置引流管，或转外科处理。

（4）感染：严格无菌操作可有效预防术后感染的发生。当伤口局部红肿、分泌物增多呈脓性、体温增高时，应积极进行细菌学检查、伤口局部处理、充分胸腔引流及全身抗感染治疗。

（5）胸痛：内科胸腔镜在局部麻醉下进行，整个过程患者处于清醒状态，操作过程中镜头触碰胸壁、胸膜活检、胸腔内出血及术后置管，均会引起胸痛，但多数胸痛患者均可耐受，若患者出现较严重胸痛，应警惕胸腔内出血和引流管置入太长触碰胸壁的可能，应及时对症处理。

（田玉洁　武淑萍）

第五节　CT 引导下经皮肺穿刺活检术

1. 什么是 CT 引导下经皮肺穿刺活检术？

CT 引导下经皮肺穿刺活检术（transthoracic core needle biopsy，TNB）是通过 CT 对患者的病灶区域进行扫描，选取合适的穿刺点、穿刺层面及穿刺深度、角度，精确地将穿刺针引导至肺部病变部位，进行病灶组织的选取，从而获取该部位的组织进行病理及组织学检查（图 5-3）。CT 引导下经皮肺穿刺活检技术是一种安全可靠的诊断方法，具有分辨率高、定位精确等优点，为临床病症分析和临床治疗方案选择提供了有效的病理依据，特别是对于纤维支气管镜不能进行诊断的部分具有重要的应用价值，其对肺部恶性肿瘤、早期小细胞肺癌诊断治疗和提升手术后的生存率具有重要的作用。

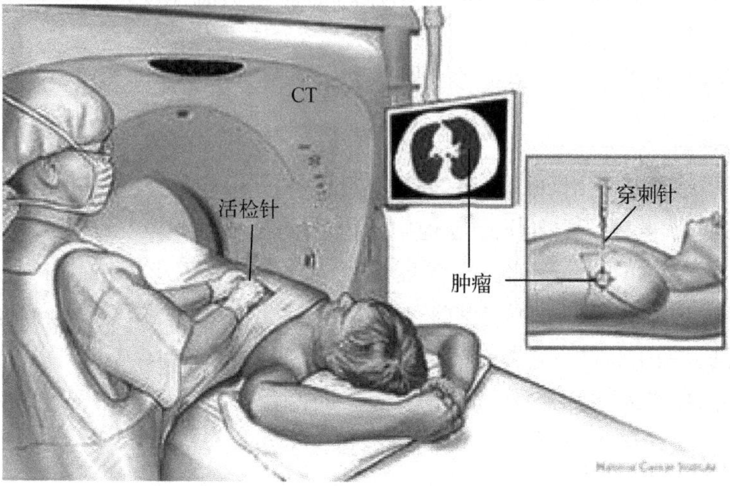

图 5-3　CT 引导下经皮肺穿刺

2. CT 引导下经皮肺穿刺活检术的适应证有哪些？

（1）肺内孤立性病变的定性诊断，尤其是诊断位于周边部位的肿块，如周围型肺癌或浸润灶，不能用纤维支气管镜等其他方法诊断者，宜做穿刺活检。

（2）肺内多发性结节性病变的鉴别诊断，尤其是怀疑肺癌时。

（3）原发性胸部恶性肿瘤，不适合手术治疗。

（4）放、化疗前取得细胞组织学诊断或手术前提供参考依据，制订治疗方案。

（5）肺部良性病变的诊断，如弥漫性肺间质性病变、肺部浸润性病变等的鉴别诊断。

（6）肺内原发或转移性肿瘤不能手术切除者行介入治疗。

3. CT 引导下经皮肺穿刺活检术的禁忌证有哪些？

（1）严重低氧血症者、肺气肿、肺纤维化、肺动脉高压者。

（2）病灶附近有肺大疱或肺囊肿者。

（3）肺内血管性病变，如血管畸形、动脉瘤患者。

（4）严重心肺功能不全，平静时有呼吸困难，极度衰弱不能耐受此项手术者。

（5）凝血机制障碍，有严重出血倾向者。

（6）难以保持安静且又无法控制咳嗽，不能配合手术者。

（7）近期有大咯血者。

（8）有严重气道梗阻、心律失常者。

4. CT 引导下经皮肺穿刺活检术前需要做哪些准备？

（1）环境准备：检查室进行通风及紫外线消毒 30min，减少人员流动。

（2）患者评估：术前完善相关检查，3d 内的血常规、出凝血时间、血小板计数，心电图、胸部 CT 检查及肺功能检查。评估手术风险，术前常规增强 CT 扫描可区分病变实质区和坏死区。明确病灶与周围组织的关系，了解病灶内部结构，有利于确定穿刺点及穿刺路径。

（3）患者准备：术前向患者和家属解释经皮肺穿刺活检术的目的、意义、操作过程、术中配合、注意事项、术后不适及应对措施，协助患者做好心理准备，减轻心理压力。手术风险及并发症需向患者及其家属交代清楚，签署知情同意书。术前禁食水 4 ～ 6h，以防术中呕吐。

（4）药品准备：详细询问药物过敏史。服用抗凝血药物的患者，术前 1 周需停止服用。术前注射止血药物。有高血压病史者遵医嘱服降压药。咳嗽者可服镇咳药，精神过于紧张者可服少量镇静药。

（5）屏气呼吸训练：为了减少呼吸运动导致穿刺针划伤胸膜引起气胸及血气胸，应指导患者进行屏气训练，特别是咳嗽或有阻塞性肺部疾病的患者，以及病灶离胸膜稍远的患者。教患者在平静呼吸数次后屏气 5 ～ 8s，逐步延长屏气时间至 10s。如此反复数次直到患者熟练掌握为止，此训练有利于手术顺利进行。

5. CT 引导下经皮肺穿刺活检术中有哪些注意事项？

（1）协助患者取合适体位，并于 CT 定位后相对固定该体位。病变位于肺上叶、肺门，选取仰卧位；病变位于肺中叶，选取仰卧位侧方穿刺；病变位于肺下叶基底段、背段，选取俯卧位。

（2）术中配合严格无菌操作，协助医师进行消毒、穿刺。备好急救药品、物品。

（3）指导患者在活检过程中要绝对制动并配合呼吸，不要咳嗽、用力憋气及打喷嚏，以防损伤肺部组织。进针时嘱患者吸气后屏气，穿刺针进入病变部位后嘱患者保持平稳呼吸，切割病理组织时嘱患者屏住呼吸。

（4）观察穿刺进展情况，严密监测患者生命体征变化，注意有无胸闷、气急等反应，保持呼吸道通畅。对年老体弱、肺功能不良者，穿刺期间及穿刺后给予氧气吸入。

（5）穿刺过程中密切观察患者的面色、神志、呼吸及脉搏等，如出现呼吸困难、出汗、咳嗽、咯血等异常情况，应立即停止穿刺，协助医师采取相应的处理措施。

（6）协助做好标本采集，标本取出后，应立即放入甲醛标本固定液并及时送检。

6. CT 引导下经皮肺穿刺活检术后如何护理？

（1）观察穿刺部位是否有红、肿、热、痛及渗血、渗液等情况发生，保持敷料干燥，禁淋浴，避免局部受压。

（2）严密监测患者生命体征及血氧饱和度的情况。观察病情变化，有无咳嗽、胸痛、胸闷、气急、呼吸困难情况及程度，了解患者自觉症状。观察是否有气胸、咯血等并发症，及时发现报告医师。

（3）术后绝对卧床休息 4 ～ 6h，吸氧，监测生命体征。

（4）术后嘱患者患侧卧位，避免情绪激动、大声喊叫、剧烈咳嗽、打喷嚏及重体力工作。对咳嗽剧烈的患者，嘱其尽量轻咳，必要时服用镇咳药物。

（5）促进排痰，保持呼吸道通畅。术后 24h 内可有少量痰中带血，告知患者不必过于紧张，避免用力咳嗽。

（6）术后患者若有轻微疼痛，应向其说明术后疼痛的原因及缓解的时间。采取心理安慰、放松疗法、分散注意力等方法减轻患者疼痛，如疼痛较重遵医嘱给予有效的镇痛药及镇静药。

（7）无不适者术后 2h 可协助患者进食水。做好生活护理，必要时协助床上排便，以减少躯体活动。

7. CT 引导下经皮肺穿刺活检术后可能出现哪些并发症？如何观察与护理？

（1）气胸：为最常见的并发症，一般发生在穿刺术后 1 h 内。病灶越小、穿刺路径越长、穿刺次数越多、穿刺针直径越粗及患有慢性阻塞性肺疾病的患者，其气胸的发生概率越高。

术前耐心训练患者屏气，术中指导正确的呼吸，取材时嘱患者屏气，尽可能避免多次穿刺脏胸膜及叶间胸膜。若患者主诉有胸闷气急、阵发性咳嗽、胸痛、呼吸困难，应及时报告医师，即刻停止操作，观察患者生命体征，协助进行 CT 扫描确定气胸是否发生及发生程度，协助医师置管排气、吸氧。术后 24h 内，尤其是术后 1h，密切观察患者呼吸频率和深度的变化，注意有无胸闷、胸痛、气促等症状。若有上述症状，可胸部听诊，了解穿刺侧呼吸音有无降低或消失，发现异常通知医师及时处理。

（2）咯血：可由肺穿刺时损伤小血管引起，咯血与穿刺深度、穿刺部位、病灶血供丰富及凝血项异常等因素有关。一般表现为痰中带血或少量咯血，偶见大咯血及胸腔内出血。

痰中带血一般于术后 1 ～ 3d 自行消失。小量咯血者常表现出恐惧、焦虑，应做好心理护理，稳定患者情绪，密切观察咯血的性质、颜色、量。指导患者绝对卧床休息 8 ～ 12h，避免胸部剧烈运动和咳嗽，保持呼吸道通畅，必要时协助排痰。遵医嘱给予吸氧、小量镇静止咳药物及止血药物。密切观察患者有无面色苍白、脉搏细速、四肢厥冷、血压下降、剧烈咳嗽等大咯血先兆。一旦出现大咯血，立即将患者头偏向一侧，鼓励患者轻轻将血咯出，防止窒息，及时报告医师并配合抢救。

（3）胸痛：穿刺局部胸痛，可因穿刺过程中刺激胸膜或肋间神经所致。多为隐痛或钝痛，深呼吸时加重，一般 1 ～ 2d 后缓解。

如有胸痛，应正确评估疼痛的性质，根据患者对疼痛的耐受性和感知程度进行心理护理，向患者说明疼痛的原因，分散患者注意力，减轻疼痛，对有剧痛的患者，遵医嘱适当使用镇痛药物。

（田玉洁　高艳红）

第六节　超声内镜引导下经支气管镜针吸活检术

1. 什么是超声内镜引导下经支气管针吸活检术？

超声内镜引导下经支气管针吸活检术（endobronchial ultrasound-guided transbronchial needle aspiration，EBUS-TBNA）是一项超声、支气管镜、吸引活检针三者相结合的微创检查技术，通过安装在支气管镜前端的超声探头设备，结合专用的吸引活检针，在实时超声引导下进行针吸活检的穿刺技术。主要用于探查纵隔、肺门、气管支气管周围肿大淋巴结及占位性病变，评估纵隔和肺门状况。该项技术被美国胸科医师学会肺癌指南推荐为肺癌术前评估的重要工具，为肺癌纵隔分期提供了新标准，且有取代外科纵隔镜的趋势。

2. EBUS-TBNA 与常规经支气管针吸活检术相比具有哪些优势？

常规经支气管针吸活检术（transbronchial needle aspiration，TBNA）属于“盲穿”，在不同研究中其诊断准确率波动很大，与操作者的技术熟练程度、淋巴结的大小及位置等因素有关。普通气管镜仅能观察到气管腔内病变，无法探及气管腔外病变如纵隔内肿物、肿大淋巴结及肺动脉内血栓。

EBUS 专用支气管镜是将一个可进行扇形扫描的微型超声探头内置于支气管镜的前端，可在获取周围病灶影像的同时进行实时监视下的 TBNA。与传统纵隔检查技术相比，EBUS 避免了纵隔镜或开胸进行肺组织活检对患者的创伤及传统针吸活检术盲穿引起的严重并发症（如出血、气胸、感染等）。EBUS 可以通过超声探测气道外肿物并引导穿刺针避开血管，准确进行活检。采用这一技术可极大提高 TBNA 的诊断敏感性和准确性。

3. EBUS-TBNA 的适应证有哪些？

（1）肺癌的肺门、纵隔淋巴结的分期诊断。

（2）纵隔肿瘤的诊断。

（3）淋巴瘤的诊断。

（4）结节病的诊断。

（5）胸内淋巴结结核的诊断。

（6）纵隔囊肿的诊断。

4. EBUS-TBNA 的禁忌证有哪些？

（1）严重心、肺功能不全者。

（2）严重出血倾向及凝血功能障碍者。

（3）高热及咯血者。

（4）主动脉瘤有破裂危险和严重上腔静脉阻塞者。

（5）不能配合检查者。

5. EBUS-TBNA 术前需要做哪些准备？

（1）环境准备：检查室进行通风及紫外线消毒 30min，减少人员流动。

（2）患者评估：所有患者入院后完善各项检查，包括抽血查血常规、凝血功能、乙肝表面抗原，行心电图、肺功能及肺 CT 或 PET-CT 等检查，评价心、肺、肾、肝和凝血等各系统功能，明确病灶位置及大小。严格掌握常规纤维支气管镜检查的适应证和禁忌证。向患者及其家属交代手术风险及并发症，并签署知情同意书。

（3）药品准备：询问有无麻醉药物过敏史，备 1% 丁卡因喷雾、2% 盐酸利多卡因注射液。备好 1∶10000 去甲肾上腺素注射液作为气管内各部位出血及 TBNA 时的止血用药。糖尿病患者需控制好血糖、服用抗凝药的患者需停药 1 周后方可进行手术。术前 30min 肌内注射阿托品 0.5mg，以减少呼吸道分泌物，降低迷走神经张力和减弱咳嗽反射。精神紧张者排除禁忌后可适当应用镇静药物。

（4）患者准备：做好患者心理护理，告知患者 EBUS-TBNA 术的原理、手术步骤及预后，说明手术可能引起的不适和配合注意点，减轻患者的焦虑情绪，使其积极配合，提高手术成功率。术前 1d 可适当给予催眠药物，保证患者充足良好的睡眠。术前禁食水 4 ～ 6h，检查前一周停止吸烟。

6. EBUS-TBNA 术中护理配合有哪些要点？

（1）协助患者取仰卧位，下颌上抬，必要时垫高肩部，操作中尽量稳定患者情绪。嘱患者深呼吸，勿屏气，若有不适可举手示意，不要随意活动影响操作。由于 EBUS 较普通电子气管镜管径粗，经口插入需放置口垫，患者有活动义齿应取下。

（2）建立静脉补液通路，选择粗大的血管留置套管针，并接好三通备用。

（3）术前 10min 协助医师给予患者 1% 丁卡因喷雾充分麻醉咽喉部（经口腔喷入）；2% 盐酸利多卡因直接气管内吸入用以麻醉气道（经鼻腔吸入）。

（4）密切观察患者一般状况及生命体征，低氧者（SpO_2 < 95%）予吸氧，氧流量 4 ～ 6L/min，若生命体征明显异常，呼吸浅促、心率 < 60 次 / 分或 > 120 次 / 分，SpO_2 < 90%，出现口唇发绀、肢端湿冷或肺部哮鸣音时，应立即报告医师，必要时停止操作，并采取抢救措施。

（5）术中配合医师调控水囊的大小及吸引气道内分泌物，防止分泌物过多影响术野。

（6）确定穿刺部位后，先经气管镜注药孔向穿刺点局部注入 1∶10 000 去甲肾上腺素 2 ～ 3ml；操作时注意与操作者密切配合，适时将针头推出针鞘，配合抽吸时，始终保持负压，必要时帮助操作者固定气管镜。

（7）操作过程中，如穿刺部位有渗血，应立即停止抽吸，并及时用 1∶10 000 去甲肾上腺素局部止血。

（8）超声实时监测下穿刺进入病灶，在负压吸引下抽吸病灶组织。标本取出后，应立即放入甲醛标本固定液并及时送检。

7. EBUS-TBNA 术后有哪些护理要点？

（1）术后需保持检查时体位不变休息 10 min，吸氧 2L/min，继续监测患者生命体征，待各项指标趋于正常后将患者扶起送回病房。

（2）回病房后继续心电监护 12 ～ 24h，密切观察患者生命体征，尤其是脉氧饱和度变化，如脉氧饱和度低于 90% 或有喘憋症状时应及时报告医师。

（3）密切观察并记录患者痰液的颜色、性状和量，观察有无术后出血发生。

（4）术后 3d 避免情绪激动、大声喊叫。告知患者术后要少说话，并适当休息，不可用力咳嗽、咳痰。

（5）患者如有咽喉部位疼痛，告知其会自行恢复，也可给予雾化吸入治疗。若少量痰中带血，属正常现象，一般术后 1 ～ 3d 可消失，但出血量有增多趋势，需予以重视，报告医师，必要时使用止血药物。

（6）术后禁食水至少 2h，待吞咽反射恢复后方可协助患者进食。进食前尝试先少量饮水，如不出现呛咳症状，说明吞咽反射恢复良好。术日进流食或半流食，第 2 天可过渡到普食，给予高热量、高蛋白、高维生素、易消化的饮食。

8. EBUS-TBNA 术后出血如何观察护理？

EBUS-TBNA 导致出血、血肿的原因可能与患者呼吸运动、EBUS 引起的咳嗽，镜体插入气道致支气管黏膜擦伤及活检操作损伤有关。出血的护理措施如下。

（1）术前完善凝血功能检测。

（2）操作时根据病灶位置和直径大小调节穿刺针长度，穿刺过程中注意观察针尖的位置，稳住针尖前端。

（3）如果术中有血液吸出应立即停止操作并严密观察生命体征，用水囊轻压穿刺部位，或经内镜予 1∶10 000 去甲肾上腺素局部止血，但需注意药物吸收后可能会引起血压升高。

（4）若有大出血情况，应立即行气管插管术，保持气道通畅，导管气囊局部压迫穿刺部位，并静脉给予止血药对症处理。

（5）对于表面黏膜病变严重、触之易出血的患者，应慎行 EBUS 检查，必要时在操作前后腔内应用止血药物。

（6）出现血肿时应动态观察血肿有无进行性增大，无症状者可待其自行吸收，若血肿导致气道狭窄，应根据患者情况决定是否需要置入支架等进一步治疗。

（阚　庭　杨　阳）

第七节　支气管肺泡灌洗

1. 什么是支气管肺泡灌洗？有哪些优势？

支气管肺泡灌洗（bronchoalveolar lavage，BAL）是在纤维支气管镜检查基础上发展起来的一项肺部疾病诊断和治疗新技术。BAL 通过支气管镜向支气管肺泡内分次注入 37℃无菌生理盐水并以负压分次抽吸，收集肺泡表面液体（诊断性）以及清除填充于肺泡内的物质（治疗性），进行炎症与免疫细胞及可溶性物质的检查，以达到明确诊断和治疗的目的。

BAL 能够直接获取肺内炎症免疫效应细胞，用于研究肺部疾病的病因、发病机制、诊断、评价疗效和判断预后。对于某些肺部疾病，尤其是弥漫性间质性肺疾病、肺部肿瘤，以及免疫受损患者的肺部感染等，BAL 已成为辅助临床诊断和预后判断的重要检测方法。BAL 为无创技术，可反复进行。

2. 支气管肺泡灌洗如何分类？支气管肺泡灌洗和支气管灌洗有何不同？

支气管肺泡灌洗（BAL）根据操作目的可分为诊断性 BAL 和治疗性 BAL。诊断性 BAL 均采用肺段灌洗；由于病变的性质和部位不同，BAL 的范围和目的也有差别，治疗性 BAL 又可分为肺段性、肺叶性或全肺性灌洗。肺段和肺叶灌洗适用于肺炎、肺脓肿等；全肺灌洗适用于肺泡蛋白沉积症、肺尘埃沉着病等。肺段和肺叶灌洗是经纤维支气管镜进行相应部位灌洗；全肺灌洗是在全身麻醉下经卡伦双腔管行单侧全肺灌洗，如需灌洗另一侧肺应间隔 7 ～ 10d。

支气管肺泡灌洗（BAL）和支气管灌洗（bronchial lavage，BL）两者在应用目的、适应证、操作方法上均有不同。BAL 的实质为肺泡灌洗，灌洗液要求到达肺泡，主要用于诊断治疗肺实质病变。而 BL 的灌洗部位是气管或支气管，主要用于诊治气道疾病。例如，当黏稠分泌物或血块堵塞气道，引起肺不张的时候，可用 BL 来治疗，灌洗时可用纤维支气管镜找到病变的气道，进行选择性的 BL，每次灌入的液量不能多，以避免灌洗液内流将感染的病原菌自支气管带入肺泡而致逆行感染。

3. 诊断性和治疗性支气管肺泡灌洗分别有哪些适应证?

(1) 诊断性支气管肺泡灌洗

1) 肺间质疾病的诊断、鉴别诊断及预后评价。

2) 肺部感染的病原学检查。

3) 肺癌和其他肺部肿瘤的细胞学诊断。

4) 其他肺部疾病的诊断,如肺泡蛋白沉积症、肺含铁血黄素沉着症、弥漫性肺泡出血、石棉沉着病等。

(2) 治疗性支气管肺泡灌洗

1) 清除顽固性肺部感染患者气道内潴留的痰液。

2) 支气管哮喘持续状态、支气管扩张时痰液过多、慢性支气管炎和间质性肺炎等的治疗。

4. 支气管肺泡灌洗有哪些禁忌证?

(1) 严重通气和(或)换气功能障碍,且未采用有效呼吸支持者。

(2) 新近发生的急性冠脉综合征、未控制的严重高血压、恶性心律失常患者。

(3) 主动脉瘤和食管静脉曲张有破裂危险者。

(4) 不能纠正的出血倾向患者,如严重的凝血功能障碍、消化道出血或新近大咯血排除弥散性肺泡出血等。

(5) 多发性肺大疱有破裂危险者。

(6) 活动性肺结核未经治疗者。

(7) 有明显电解质异常的患者。

(8) 有严重消耗性疾病或状态者,如心力衰竭、新近心肌梗死等,以及其他各种原因导致的不能良好配合者。

5. 行支气管肺泡灌洗术前应当进行哪些指导和准备?

(1) 环境准备:气管镜室或病房进行通风及紫外线消毒 30min,减少人员流动。

(2) 患者评估:完善术前相关检查包括血常规、出凝血时间、血气分析、电解质、肺功能、心电图、X 线胸片和 CT 等检查。严格掌握适应证与禁忌证。

(3) 患者准备:做好患者心理护理,向患者和家属说明肺泡灌洗的目的、方法和要求,强调方法的有效性和安全性,以及患者在手术过程中的配合,消除患者的紧张情绪,使之能够积极配合治疗。患者术前 4h 禁食水,有活动义齿应取出。指导患者进行有效咳嗽和呼吸功能锻炼,以利于灌洗后肺功能的恢复和肺部分泌物的排出。

(4) 药品准备:评估患者对消毒剂、局部麻醉药或术前用药是否过敏,防止发生过敏反应。备局部麻醉药、止血药物,常规给予 2% 盐酸利多卡因注射液对鼻腔、咽喉部进行喷雾麻醉。检查前 30min 肌内注射阿托品 0.5mg,以减少呼吸道分泌物,对精神紧张者必要时可肌内注射地西泮 10mg,保证操作的顺利进行。

(5) 物品准备:检查纤维支气管镜及其附件处于完好状态,备好肺泡灌洗的液体及药品。备心电监护仪、负压吸引装置、吸氧装置、气管插管、急救物品药品和复苏设备。

6. 行支气管肺泡灌洗术中应注意哪些问题?

(1) 在灌洗过程中,给予吸入高浓度氧、心电监护,严密观察生命体征和脉氧饱和度变化,观察患者神志，有无发绀、出汗、烦躁、呼吸困难等情况。如脉氧饱和度低于 90%、心率＞120 次 / 分或＜ 60 次 / 分，应协助医师处理，并停止灌洗。

(2)灌洗液温度要适宜,加温灌洗液至37℃,温度过低可致小支气管痉挛,毛细血管收缩,影响气体交换，温度过高可引起肺组织损伤，肺内毛细血管破裂。若出现呛咳，经活检孔滴入 2% 盐酸利多卡因注射液 1 ～ 2ml 可缓解。

(3) 注入灌洗液的速度宜慢,以免引起刺激性咳嗽,每次从活检孔注入灌洗液 5 ～ 20ml，2 ～ 3s 后以均匀负压吸出。根据患者耐受情况，治疗性灌洗液量一般控制在 300 ～ 500ml，诊断性灌洗液量应控制在 100 ～ 300ml。

(4) 回收灌洗液和清除气道分泌物时，吸引时间不超过 20 秒 / 次，以小于 80 ～ 100mmHg 的负压回吸，直至吸尽痰液，尽可能把灌洗液全部吸出，以免诱发肺水肿。尽量缩短操作时间，过程不超过 30min，避免长时间持续吸引，以免加重缺氧和对支气管黏膜的损伤。

(5) 应准确记录液体出入量。如需做细菌学检查和药物敏感试验，则配合医师采集病灶部位的分泌物。

7. 支气管肺泡灌洗术后有哪些护理要点？

(1) 术后给予吸氧，严密观察患者的生命体征及病情变化，主要是呼吸频率、节律的变化和口唇的颜色，及时发现并发症并处理。

(2) 术后嘱患者禁食水 2h，以免造成误吸，保持呼吸道通畅。进食先从流食开始，饮食要清淡。

(3) 嘱患者少说话，以免加重咽喉部不适，向患者说明术后出现的咽喉不适、胸闷感，休息后均可缓解。

(4) 术后少量咯血或痰中带血，主要因为检查时支气管黏膜擦伤、活检或细胞刷检时黏膜损伤，不需特殊处理，一般 1 ～ 2d 症状消失，咯血量多时及时报告医师积极处理。

(5) 术后鼓励患者自主咳嗽，排除未吸出的灌洗液，加快肺组织复张。术后一般无须抗炎治疗,需卧床休息,避免劳累。若出现脓痰或有出血现象,给予抗生素或止血药对症治疗。

（高艳红　阚　庭）

第八节　支气管热成形术

1. 什么是支气管热成形术？

支气管热成形术（bronchial thermoplasty，BT）是一种创新的非药物治疗重症难治性哮喘的新型气道介入技术（图 5-4）。通过应用 Alair 支气管热成形系统（Alair bronchial thermoplasty system，ABTS，简称 Alair 系统）高温消融气道平滑肌，从而减轻和控制哮喘症状。Alair 系统是目前应用于临床的支气管热成形术设备，它由支气管成形射频控制器及支气管热成形导管组成。

2. 支气管热成形术治疗难治性哮喘的基本原理是什么？

难治性哮喘患者的气道平滑肌（airway smooth muscle，ASM）细胞明显增生、肥大，

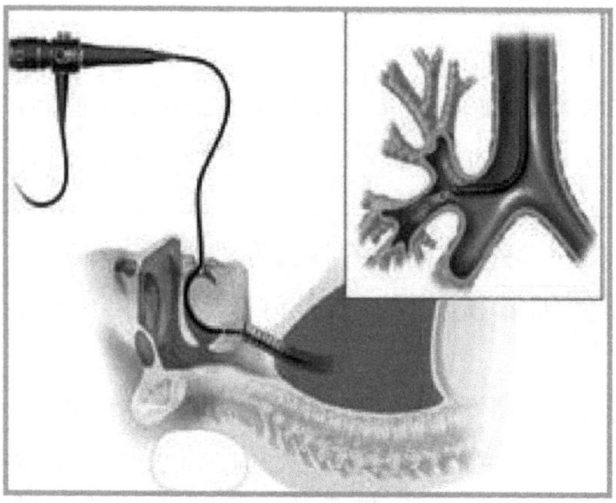

图 5-4 支气管热成形术

且平滑肌层中各种炎症因子表达水平增高。ASM 的增生使呼吸道管腔变窄，收缩时更显著，导致持续性气道阻塞。因此，减少哮喘患者气道平滑肌肌层，可以减轻气道收缩引起的痉挛狭窄及气道阻力，从而缓解哮喘患者气促症状而不会造成其他明显的生理改变。

基于以上原理，BT 利用支气管镜将体外射频发生器的连接电极接触于支气管管壁，通过射频消融技术产生一定的生物热，可把气道下方的平滑肌加热至 65℃从而使增生、肥厚的平滑肌细胞发生凝固、坏死，最终达到消融气道平滑肌层、降低气道反应性，并部分逆转气道结构重塑的目的，故称其为支气管热成形术。

3. 支气管热成形术的适应证有哪些？

（1）18 岁以上重度持续性哮喘患者。

（2）应用糖皮质激素及长效 β 受体激动药治疗时间超过 3 个月，没有得到良好控制，经常规治疗无效且能够耐受支气管镜检查的患者。

4. 支气管热成形术的禁忌证有哪些？

（1）对操作过程中所用药物过敏者。

（2）装有起搏器或有其他置入装置者。

（3）拟治疗区曾经接受过支气管热成形术治疗者。

（4）活动期的呼吸道感染者。

（5）14d 内出现过哮喘发作或调整了口服糖皮质激素用量。

（6）不能停用抗凝药或抗血小板药物的凝血功能障碍者。

（7）正在使用其他药物可能与支气管热成形术治疗期间用药发生反应，对患者健康造成损害者。

5. 支气管热成形术术前需要做哪些准备？

（1）环境准备：室内进行通风及紫外线消毒 30min，减少人员流动。

（2）患者评估：所有患者入院后均行心电图、肺功能、肺 CT、动脉血气分析、血常规、凝血、生化等检查，评价各系统功能，询问有无麻醉药物过敏史。手术风险及并发症需向患者及其家属交代清楚，并签署知情同意书。

（3）药品准备：术前 3d 开始至术后 1d（共 5d）于饭后口服泼尼松 50mg/d。指导患者正确的吸入技术（即打开、上药、呼气、吸药、屏气、漱口），术前 30min 可吸入 β 受体激动药，肌内注射阿托品 0.5mg。

（4）患者准备：做好患者心理护理，告知患者支气管热成形术的原理、手术步骤、手术配合注意事项及应用糖皮质激素的不良反应，使患者心中有数，缓解其紧张情绪。术前一日可适当给予催眠药物，保证患者良好的睡眠。术前一日 22 时起禁食、水。

6. 支气管热成形术术后应注意观察哪些问题？

（1）连接心电监护，连续监测 12 ～ 24h。

（2）术后 2 ～ 4h 为恢复 / 观察期。密切观察患者各项生命体征，尤其是脉氧饱和度变化，注意观察呼吸频率、深度、节律的变化和口唇的颜色，如脉氧饱和度低于 90% 或有喘憋症状应及时呼叫医师。

（3）密切观察并记录患者痰液的颜色、性状和量，防止术后出血的发生。必要时术后通过普通气管镜吸出腔内分泌物。

（4）术后患者避免情绪激动、大声喊叫。1 周内不要做较用力的动作，不可以用力咳嗽、咳痰，使声带尽快恢复。

（5）术后患者如咽喉部位疼痛，可给予雾化吸入治疗。

（6）术后禁食水至少 2h，待吞咽反射恢复后方可协助患者进食。进食前尝试先少量饮水，如不出现呛咳症状，说明吞咽反射恢复良好。术日进流食或半流食，第 2 天可过渡到普食，避免冷、硬、油炸食物及易导致过敏的食物。

（7）术后密切观察是否出现支气管热成形术的并发症：①哮喘恶化，表现为咳嗽和哮喘症状在短时间内频发或加重；②上下呼吸道感染，合并肺炎，有发热情况；③继发咯血，观察心率、脉搏、血压、面色等情况；④肺不张，有胸闷气急；⑤其他：观察有无急性鼻窦炎、焦虑、头痛、咽喉疼痛、胸痛等。

（8）避免理化刺激，如放射性物质接触、油漆、某些化学物质的长时间接触、特殊金属元素的急性中毒等。

（王　薇　高艳红）

第九节　经支气管镜单向活瓣肺减容术

1. 什么是经气管镜单向活瓣肺减容术？

经气管镜单向活瓣肺减容术（endo bronchial valve，EBV）是经气管镜肺减容术（bronchoscopic lung volume reduction，BLVR）的主要术式，是根据肺减容原理，通过支气管镜放置单向活瓣支架，阻塞相应肺段或亚肺段支气管，使膨胀过度的肺或有肺大疱部位的肺组织萎陷，达到肺部减容或瘘口停止漏气从而加速愈合的治疗效果，在临床上多用于反复发作的继发性气胸。

继发性气胸多继发于慢性阻塞性肺疾病合并肺大疱的患者，复发率高，治疗难度大。经支气管镜单向活瓣置入能有效改善患者的肺功能，减轻症状并提高运动耐量。其单向活瓣的工作原理是放置在支气管内的活瓣，随着每一次自然呼吸，单向活瓣呼气时打开，吸气时闭合，允许分泌物和气体从活瓣远端肺组织排出，同时阻止气体进入活瓣远端肺组织，从而使靶肺组织逐渐萎陷、不张，达到减容的目的。EBV 属于微创手术，风险小，可根据病情需要取出置入物，患者易于接受。

2. 经支气管镜单向活瓣肺减容术有哪些适应证？

（1）诊断明确的弥漫性肺气肿，经内科规范治疗后仍有严重的呼吸困难。

（2）支气管胸膜瘘、顽固性气胸、肺大疱患者。

(3) 戒烟 > 6 个月，年龄 40 ～ 75 岁，且慢性阻塞性肺疾病稳定 > 1 个月。
(4) 患者营养状况较好（70% ～ 130% 标准体重）。
(5) 不能耐受或不愿意接受开胸（或胸腔镜）肺减容手术者。
(6) 影像学表明患者为非均质性肺气肿。
(7) Chartis 系统检测结果显示靶肺叶与相邻肺叶之间无旁路通气。
(8) 肺部 HRCT 显示叶间裂完整。

3. 经支气管镜单向活瓣肺减容术有哪些禁忌证？

(1) 患者未戒烟，慢性阻塞性肺疾病处于急性加重期。
(2) 患者不适合做肺康复治疗。
(3) 肺动脉高压的患者（mPAP > 35mmHg）。
(4) 严重阻塞性肺疾病患者，肺功能示第 1 秒用力呼气量（FEV_1）占预计值 % < 20%。
(5) 患者有严重的气体交换功能障碍，一氧化碳弥散量（DLco）< 预计值 % 的 20%。
(6) 患者血气分析示严重低氧血症或高碳酸血症。
(7) 患者有肺部感染和支气管扩张。
(8) 患者肺部 HRCT 示叶间裂不完整。
(9) Chartis 系统检测结果显示靶肺叶与相邻肺叶之间存在旁路通气。

4. 经支气管镜单向活瓣减容术术前需要做哪些准备？

(1) 患者评估：评估患者的意识、年龄、病情、全身营养状况，均行心电图、肺功能测试、血气分析、肺 CT 及心脏超声等检查，评价各系统功能，以及靶肺叶的旁路通气评估。如有吸烟史的患者，应停止吸烟 1 个月或以上。肺功能指标有：①肺功能下降。吸入支气管扩张药后第 1 秒用力呼气量（FEV_1）占预计值的百分数为 20% ～ 45%，残气量占预计值的百分数 > 150%；肺总量占预计值的百分数 > 100%。②血气分析。动脉血氧分压（PaO_2）> 45mmHg，动脉血二氧化碳分压（$PaCO_2$）< 55mmHg。③运动试验。6min 步行距离（6-minute walking distance，6MWD）> 140m。

(2) 患者准备：加强沟通，做好解释工作，缓解患者的焦虑和紧张情绪，耐心讲解手术过程，以取得配合和支持。手术中可能出现的问题及并发症需向患者及其家属交代清楚，并签署知情同意书，发放宣教资料。术前加强营养支持及呼吸、活动耐力锻炼。糖尿病患者需控制好血糖、服用抗凝药的患者需停药 1 周后方可进行手术。术前一日 22 时起禁食，术前 2h 禁饮水。建立静脉通路，并保留至术后恢复期结束。COPD 及哮喘患者术前预防性使用支气管扩张药，术前 30min 肌内注射阿托品。

(3) 物品准备：备局部麻醉药 2% 盐酸利多卡因注射液、镇静药咪达唑仑注射液。备齐经支气管镜置入活瓣全套器材及专用物品，包括纤维支气管镜、支气管内单项活瓣、口腔咬合器等，备监护设备、呼吸机、气管插管，备抢救物品及药品（局部麻醉药、血管活性药物等），吸氧、负压吸引装置及简易吸入装置。

5. 经支气管镜单向活瓣肺减容术后有哪些注意事项？

(1) 嘱患者术后 2 ～ 6h 勿进食水（全身麻醉术后 6h，局部麻醉术后 2h），因声门麻醉后功能尚未恢复，以免呛咳引发吸入性感染。

（2）检查后因麻醉药的作用咽喉部会有不同程度的异物感，1 ～ 2h 后可自行消失，应尽量避免用力咳嗽，以免引起局部出血及活瓣移位。

（3）治疗后患者应留观 30min，给予吸氧，除观察一般生命体征外，还要听诊呼吸音，观察患者有无咯血、声音嘶哑及呼吸困难情况。

（4）术后给予雾化吸入治疗，协助排痰，保持呼吸道通畅。

（5）术后 2 ～ 3h 给予胸部 X 线片检查确定活瓣位置。

（6）给予营养支持，术后给予高热量、高蛋白、高维生素、易消化的饮食。

（7）使用镇静药物患者，术后至少 8h 之内不允许驾驶或参加危险的运动。

（8）术后鼓励患者及早坐起或下床活动，利于活瓣达到最佳位置以利于呼吸。

（9）术后遵医嘱进行复查。术后 1d 复查胸部 X 线片以排除气胸等并发症，评估肺不张征象和膈肌移位情况。术后 1 个月复查血气；术后 3 个月复查肺功能；术后 6 个月复查肺 CT；术后 12 个月复查 6min 步行试验。

（10）单项活瓣放置 6 ～ 8 周后，如患者症状得到改善，气胸不再漏气时，可结合患者意愿将其取出，以减少感染、黏膜粗糙、活瓣移位或咳出的风险。

6. 经支气管镜单向活瓣减容术有哪些并发症？如何处理？

（1）气胸：气胸是支气管镜单向活瓣减容术的早期并发症，其原因主要是术后靶肺叶肺不张。①术后进行 X 线胸片检查，应严格卧床 2d，有利于预防气胸的发生；②严密观察患者有无突发呼吸困难、胸痛、咳嗽等症状，若出现上述情况，及时与医师联系，采取相应措施；③根据病情准备胸腔穿刺术、胸腔闭式引流术的物品及药物，并及时配合医师进行相关处理。

（2）咯血：咯血是支气管镜单向活瓣减容术的早期并发症，其原因主要是肉芽组织渗血。①如出血量少，可以观察或应用少量止血药物。②如出血量较多，应向患者说明咯血时不要屏气，应尽量将血轻轻咯出，否则易诱发喉头痉挛，出血引流不畅形成血块，造成呼吸道阻塞、窒息。③警惕大咯血的发生，床旁准备好抢救用品，一旦出现窒息，立即置患者于头低足高 45° 俯卧位，按大咯血护理常规护理。

（3）阻塞性肺炎：由于术后患者担心单向活瓣移位或脱出，不敢咳嗽，痰液潴留会引发感染。①密切观察患者体温、痰液的变化。护士应教会患者有效咳嗽的方法，及时清除呼吸道分泌物。②给予雾化吸入治疗，并为患者叩背排痰。③每天适量增加饮水量，1500 ～ 2000ml/d，以稀释痰液。④术后遵医嘱给予抗生素，预防肺部感染。

（4）活瓣脱落、移位：及时听诊发现呼吸音变化，如呼吸困难加重，痰液增加或有异物（活瓣）咳出，要及时就医。

（杨　阳　王　薇）

第十节　体外膜肺氧合技术

1. 什么是体外膜肺氧合技术？

体外膜肺氧合（ECMO）技术又称体外生命支持系统，是使用胸腔外插管进行持续性呼吸、心脏支持的生命支持手段，其原理是将患者的静脉血引流到体外，经膜肺氧合后由驱动泵泵回体内，替代或部分替代人的心肺功能。此系统可使心肺得到充分休息，为心肺功能的恢复赢得宝贵时间。

2. ECMO 的临床应用原理是什么？

体外膜肺氧合（ECMO）是利用体外循环代替自然循环，由离心泵提供血流动力，静脉血经氧合器氧合成动脉血，回注机体完成输氧功能。主要由离心泵、静脉储血器、氧合器及热交换器、动脉滚柱压力组成。应用 ECMO 期间，膜肺可进行二氧化碳排除和氧的摄取，体外循环机使血液在机体内流动，此时心脏和肺脏能得到充分休息，全身氧供和血流动力学处于相对稳定的状态。

3. ECMO 有哪些适应证？

（1）肺氧合功能障碍。在吸纯氧条件下，氧合指数（PaO_2/FiO_2）< 100，超过 4h，或肺泡动脉氧分压差 > 600mmHg。

（2）急性肺损伤后，PaO_2 < 40 mmHg，pH < 7.3 达 2h。Murray 肺损伤评分 ≥ 3.0。

（3）年龄 < 65 岁，无抗凝禁忌症。

（4）传统机械通气出现呼吸机相关肺损伤。

4. ECMO 有哪些禁忌证？

（1）病变不能逆转或无相应治疗措施。

（2）应用机械通气（气道平台压 > 30cmH_2O，FiO_2 > 0.8）时间 > 7 ～ 10d。

（3）已发生多器官功能衰竭，终末期疾病。

（4）存在中枢神经系统损害、肝功能不全、肾功能不全。

（5）有显著出血倾向者。

（6）严重的先天性肺发育不良、严重的膈肌发育不良的患者。

（7）患有晚期恶性肿瘤的患者。

（8）合并严重感染的患者。

5. ECMO 术前需做哪些准备？

（1）环境准备：将患者房间床头桌、椅、垃圾桶等不必要的物品移出。穿刺侧无输液架、输液泵等物品。ECMO 机器放置在穿刺侧。治疗室进行通风及紫外线消毒 30min，减少人员流动。

（2）患者准备：①手术部位。常规选择右侧颈内静脉和右股静脉置管，穿刺部位予以清洁及备皮。②体位摆放。患者取平卧位，垫高肩部，穿刺部位下方铺清洁垫巾。下肢稍外展，充分暴露穿刺部位。骨突处垫减压垫，保护好皮肤。③静脉通路。于术肢对侧至少准备 3 条静脉通路，预留出给药通路。④监护。进行心电监护，提前放置动脉导管，持续进行动脉血压监测。⑤做好交叉配血及备血准备。

（3）物品准备：独立氧源和气源，无菌手套、手术衣，穿刺包，2% 聚维酮碘，氧合器，驱动泵，动脉、静脉插管包，体外循环环路，等渗盐水，肝素，变温水箱，应急电源，备用驱动泵，激活凝血时间（ACT）测定仪，有创血压，多功能心电监护仪。

（4）药品准备：①肌松剂。罗库溴铵、维库溴铵等。②镇静药。丙泊酚注射液、咪达唑仑注射液等。③肝素盐水。0.9% 氯化钠溶液 100ml 加入肝素钠注射液 2ml，遵医嘱根据患者身高、体重计算穿刺置管时静脉推注的抗凝负荷剂量。④其他。血制品、人血白蛋白、琥珀酰明胶、生理盐水、多巴胺、肾上腺素、重酒石酸去甲肾上腺素等。

（5）ECMO 管路预冲：操作者戴口罩、帽子、无菌手套，严格无菌操作。按要求连接和安装氧合器、回流室、动脉微栓过滤器及管道等。确保管路连接紧密、牢固、准确，并使用匝带固定。将乳酸林格氏液加入肝素进行预冲排气，确保管路内无气泡。进行流量、压力监测、校零、停泵，用管钳夹闭动静脉管路，准备连接动静脉插管。

6. ECMO 系统正常运转中需监护哪些内容？

（1）血流动力学：治疗期间，观察患者生理指标，包括动脉血压、平均动脉压、动脉血氧饱和度、静脉血氧饱和度和指脉氧饱和度。一般平均血压维持在 60 ～ 80mmHg，既可保证重要脏器血流灌注，又可减少心肺负荷。如出现血压下降、一般平均血压＜ 60mmHg，及时调整离心泵转速，加大辅助流量。动脉血氧饱和度＜ 80% 且静脉血氧饱和度＞ 70%，ECMO 即达到充分支持。如有异常及时记录并报告医师。

（2）氧合器功能：观察氧合器前后血液颜色，氧合器前血液呈暗红色，氧合器后血液呈鲜红色。泵前负压压力不超过－ 30mmHg 为原则，如果压力过高，检查氧合器是否有血凝块，必要时更换氧合器。监测动、静脉血氧饱和度的数值，如动、静脉血氧饱和度均维持在 70% ～ 80%，说明氧合器丧失氧合功能，需更换氧合器。

（3）CO_2 的清除：持续 ECMO 治疗过程中需每 2 小时监测动脉血气，观察患者的 pH、PCO_2、HCO_3^- 等数值，如有异常及时报告。

（4）抗凝：ECMO 置管前需遵医嘱抽取动脉血标本、静脉血标本（血常规、生化、凝血及血栓弹力图）、活化部分凝血活酶时间（activated partial thromboplastin time，aPTT）、全血活化凝血时间（activated clotting time，ACT）等。ECMO 上机后至少每 2 小时监测 aPTT 和（或）ACT，常用快速 aPPT、ACT 机床旁监测，如有异常及时报告医师。

（5）流量灌注监测：ECMO 开始阶段，尽可能维持高流量辅助，使机体尽快改善低氧状态，一般初始流量成人为 50 ～ 75ml ／（kg • min），病情稳定后，可根据其心肺功能逐渐降低流量。

7. ECMO 运转过程中如何对患者进行监护？

（1）循环系统监护

1）ECMO 转流过程中持续心电监测，密切观察心电图变化。进行持续有创血压监测，密切监测平均动脉压，要求平均动脉压维持在 60 ～ 70mmHg。根据逐渐增加的平均动脉压，要逐渐减少 ECMO 的辅助流量，为撤除 ECMO 做准备。

2）使用微量泵静脉泵入血管活性药物维护心功能。使用输液泵输注液体，保证液体匀速输入。持续监测中心静脉压，使中心静脉压维持在 5 ～ 12cmH_2O。

3）观察血氧饱和度，定时观察左右手血氧饱和度的动态变化。

4）维持尿量在正常范围，观察尿量及颜色，记录 24h 出入量，保持出入量平衡，预防组织水肿和肺水肿。

5）定时监测电解质，及时纠正电解质紊乱。

6）监测血液温度和体表温度。温度过低易导致血流动力学及凝血机制等紊乱，温度过高将增加氧耗，不利于心肺功能的恢复。通常设置 ECMO 的循环复温装置为

36.5 ～ 37.3℃，使流经体外的血液在流回体内时维持正常的生理温度，避免冷热刺激，同时做好肢体保暖。

（2）呼吸系统监护

1）每 2 ～ 4 小时监测动脉血气，通过调节 ECMO 氧流量，使血气分析数值维持在正常水平。

2）使用 ECMO 期间，采用保护性肺通气策略，呼吸机参数设置在正常范围的最低限，即低潮气量和低气道压力下通气，使肺脏得到充分休息，并根据血气分析结果及时调整。

3）为避免脱机吸痰引起供氧不足，可使用密闭式吸痰管，吸痰时密切观察生命体征，如发现心率减慢、血氧饱和度下降应立即停止吸痰，并给予纯氧吸入。

4）定期复查胸部 X 线片，了解肺部情况。

（3）观察出血情况：如有异常及时报告医师并做好记录。

1）穿刺点：穿刺点应清洁干燥，无血液或仅有少量血液渗出。

2）瞳孔：双侧瞳孔直径 2 ～ 5mm、对光反射灵敏。

3）鼻、口腔：黏膜正常无充血及出血点。

4）气道：吸痰应遵循必要时、浅吸痰原则。观察痰液性状、颜色及量。

5）消化道：每 2 小时回抽胃液观察性状、颜色及量，观察大便、尿液颜色性状及量。

8. ECMO 管路是如何管理的？

（1）专人管理，严格无菌操作，严格遵守操作规程，正确安装和预冲管路。

（2）加强颈内静脉置管 / 股静脉置管的固定，医师置管时用 0 号慕斯线缝合 2 个部位（穿刺点处、管路卡口处），透明敷料覆盖，应用寸带在管路上打结后绕头 / 绕腿固定，远端用管钳牢固固定于床单上。

（3）穿刺部位换药时应认真检查导管位置及固定情况，测量导管外露长度，防止脱管。保证管路密闭性，防止管道扭曲、受压、打折及脱管的发生。

（4）更换体位时应由 3 ～ 5 名护士协作进行轴线翻身，注意保护管路，防止脱出。如患者躁动，可使用约束带对患者双上肢及置管侧下肢进行保护性约束，必要时遵医嘱使用镇静药。

（5）因管路静脉段有负压，极有可能吸入空气，应尽量避免在管路中进行输液、抽血等操作。将氧气管与氧合器进气口连接，严禁堵塞出气口，以避免出血或空气栓塞的发生。如必须对管路进行操作，应先停止血泵、夹闭前后端管路后再行操作。

（6）ECMO 治疗开始第 1 天每小时记录离心泵头转速及血流速，观察泵前压力及泵后压力，泵前负压以不超过 30mmHg，泵后负压以不超过 300mmHg 为原则，防止负压过大造成溶血。1d 以后每 3 小时记录 1 次。

（7）严密观察膜肺进出两端血液颜色的变化，可用强光手电检查膜肺内有无空气或血栓形成，重点观察泵头和膜肺（泵头最易聚集空气，膜肺最易出现血栓），发现空气应立即排出，发现血栓应及时报告（血栓形成处颜色深暗），遵医嘱处理。如发现肺膜两端颜色均为暗红色，应采取两端血标本做血气分析，氧分压过低时应更换膜肺重新转流。

（8）泵头转速高时离心泵表面温度高，应用冰袋包于离心泵表面或将管道浸入冰水里降温，以保持离心泵头正常工作，延长泵头使用时间。

9. ECMO 操作中有哪些注意事项?

(1) 密切监测心率、血压、血氧饱和度、中心静脉压、体温及电解质、肝肾功能、出入量等,并准确记录。

(2) 观察末梢灌注和内脏灌注情况,注意观察口唇、甲床颜色、皮肤黏膜色泽及温度等。治疗过程中出现血压下降应立即通知医师并遵医嘱及时给药,以维持合适的心排血量,保证足够的血流量。

(3) 为保证引出血流量维持在 3 ～ 5L/min,ECMO 治疗期间置管侧肢体需制动,患者不宜进行较大幅度的翻身。术前受压处皮肤予以减压垫保护。使用防压疮气垫床,在不影响患者血流动力学稳定及 ECMO 血流量的情况下,每 2 ～ 4 小时翻身 1 次,保持床单整洁、干燥,避免皮肤潮湿。

(4) 使用床旁快速测定仪器对 aPTT 或 ACT 进行监测,常规采用动脉压力套组留取血标本,留取后应立即进行监测,以免影响结果。

(5) 由于大多使用 ECMO 治疗的患者均建立人工气道,所以 ECMO 治疗期间需采用保护性通气肺复张策略,尽早降低呼吸机支持力度,充分发挥自主呼吸的生理优势,减少机械性肺损伤和氧中毒的发生。

(6) 尽量避免在 ECMO 管路中进行输液、抽血等操作,以避免出现空气栓塞或出血。如必须对管路进行操作,应先停止血泵、夹闭前后端管路后再行操作。

10. 体外膜肺氧合技术有哪些并发症?如何护理?

(1) 出血:出血是 ECMO 最严重的并发症。使用 ECMO 时全身肝素化,转流过程中血小板破坏、纤维蛋白原减少及凝血因子变性,使机体凝血机制受到破坏,是导致出血的主要原因。ECMO 治疗中血液在体外与大量非生理异物表面接触,因此,必须全身肝素化以避免血液凝固。但肝素化的同时又易有出血倾向,应严密观察皮肤及动静脉穿刺处周围有无血肿、皮下瘀斑等出血迹象。

护理措施:①避免不必要的穿刺等操作,延长注射部位的按压时间(15 ～ 30min)。严密观察皮肤及动静脉穿刺处周围有无血肿、皮下瘀斑等出血迹象,引流液、痰液有无出血情况。②加强外科止血,局部使用止血材料或加压止血。③脑出血患者应控制血压,避免血压骤升,观察意识及瞳孔 1 次 / 小时,备好降压药,及时处理。④消化道出血时,在控制抗凝和补充缺失的凝血因子同时,使用冷 0.9% 氯化钠溶液洗胃,必要时使用垂体加压素止血。⑤减少肝素钠的用量,尽量使用有肝素涂层的 ECMO 系统或者静脉输注抗纤溶药物。⑥ ECMO 治疗前按医嘱补充血小板,维持血小板计数 $> 125 \times 10^9/L$。⑦转机过程中,定时监测 ACT,每 8 小时监测凝血酶原时间(prothrombin time,PT)、部分凝血活酶时间(partial thromboplastin,PTT),并将 ACT、PT、PTT 结果报告医师。怀疑有出血者,遵医嘱调节肝素用量。

(2) 感染:ECMO 治疗期间,建立的侵入性管道多,如气管插管、股动静脉插管、中心静脉插管、桡动脉插管等,置管时间长易成为病原菌侵入血液的途径。并且患者病情危重、机体抵抗力低下,继发感染的风险高。

护理措施:① ECMO 治疗时给予患者单间隔离,加强空气消毒,严格无菌操作,严格手卫生。②穿刺置管前应清洁局部皮肤并备皮,加强基础护理。每日观察置管部位有无红肿及脓性分泌物，有渗血渗液时应随时更换敷料，保持切口无菌干燥。③密切观察体温变化，定时行细菌培养，遵医嘱应用抗生素。④使用呼吸机期间应无菌吸痰，加强湿化利于痰液排出，及时清理呼吸道分泌物。⑤给予营养支持，改善患者全身状况。

（3）溶血：静脉血引流不良，造成离心泵前负压过大；或离心泵轴心产生血栓，造成泵转动不平衡或血栓在泵内转动，直接破坏红细胞，造成溶血，形成血红蛋白尿的情况。

护理措施：①控制辅助流量，定时监测血浆游离血红蛋白、血清总胆红素值。②控制静脉引流负压，负压应不低于－30mmHg。③注意观察尿液颜色，若患者出现严重血红蛋白尿和肉眼血尿，则提示溶血，需静脉滴注5%碳酸氢钠注射液以碱化尿液，防止酸性血红蛋白阻塞肾小管。④出现严重溶血伴血栓形成时需更换ECMO装置。⑤提高心肺辅助效率，及时分析心肺恢复情况来缩短ECMO应用时间。

（4）栓塞：ECMO治疗过程中，抗凝不足、血流缓慢，血小板激活并黏附于管道和氧合器表面形成血栓，随着血流进入四肢及脑部等血管管腔内形成栓塞。另外，粗大的ECMO管道放置于大动脉或大静脉腔内，会减少局部组织血供，引起脉搏细弱、皮肤色泽温度改变等。

护理措施：①选择有肝素涂层的膜肺以减少血液成分的激活和破坏。ECMO运转过程中应适当增加流量，减少肝素用量。②每小时评价并记录肢体脉搏强弱、皮温色泽、感觉、反应。每日测量双下肢腿围，注意插管侧下肢有无肿胀、水肿等情况。③评估意识状况，及早发现脑部血栓并对症处理。

（5）肾衰竭：肾衰竭的发生率较高，可能与ECMO期间溶血、非搏动灌注、儿茶酚胺分泌增加、栓子形成栓塞、全身炎性反应等因素有关。

护理措施：①监测尿量、尿比重、肾功能和血浆游离血红蛋白浓度，维持尿量＞1ml/（kg·h）；②如出现肾功能进行性恶化、尿量明显减少或无尿等疑似肾衰竭的症状，应及时报告医师，做好血液滤过治疗准备。也可使用连续肾替代治疗或腹膜透析方法。

（温江丽　高艳红　王志燕）

第6章

人工气道的建立与护理

第一节　人工气道的建立

一、气管插管技术

1. 什么是气管插管术？

气管插管术（endotracheal intubation）是心肺复苏及伴有呼吸功能障碍的急危重症患者抢救的重要措施，通过气管插管能够及时吸出气管内分泌物或异物，保持呼吸道通畅，进行有效的人工辅助或机械辅助通气，解除患者缺氧和二氧化碳潴留。

2. 气管插管的类型有哪些？

临床上气管插管的常见类型有两种：喉镜引导下经口气管插管和纤维支气管镜引导下经鼻气管插管。

（1）经口气管插管：常于紧急情况下使用。各种原因导致的呼吸、心搏骤停抢救时经口气管插管快速方便，应用可视喉镜协助气管插管可提高成功率。但经口气管插管固定口腔清洁难度大，且留置时间短，患者意识恢复初期可出现躁动，会因烦躁不安或难以耐受而容易发生脱管。

（2）纤维支气管镜引导下经鼻气管插管：常用于病情允许、充分准备、有自主呼吸的患者，或择期进行的气管插管。纤维支气管镜引导下经鼻气管插管，其优势主要有：直视下操作、快速精准、成功率高、患者痛苦小，清醒者亦能耐受，且易于固定、不影响口腔护理，可较长时间留置。但长时间留置经鼻气管插管也增加了鼻腔黏膜损伤、鼻窦炎等并发症的发生率。

3. 哪些患者需要实施气管插管术？

（1）自主呼吸突然停止，需紧急建立人工气道行机械通气复苏抢救者。

（2）严重低氧血症和高碳酸血症需要机械通气者。

（3）各种原因引起呼吸道阻塞，如分泌物阻塞、异物吸入、溺水等。

（4）中枢性或周围性呼吸衰竭及各种急、慢性呼吸衰竭需要辅助通气者。

（5）不能自主清除上呼吸道分泌物或需要反复气道内吸引者。

（6）存在上呼吸道损伤、狭窄、阻塞，气管食管瘘等影响正常通气者。

（7）胃内容物反流或出血随时可能发生误吸者。

（8）外科手术和麻醉需要，如全身麻醉手术、特殊体位手术、口腔及咽喉部手术，需提供呼吸支持、预防血性分泌物阻塞气道者。

（9）因诊断和治疗需要，在短时间内要反复插入支气管镜者，为了减少患者的痛苦和操作方便，也可先行气管插管术。

4. 气管插管前如何对患者进行护理评估？

（1）患者神志意识状态、配合程度，心率、呼吸、血压等生命体征情况，插管需求与紧急程度，以及有无气管插管禁忌证等。

（2）头颈活动度：患者需去枕平卧位，头后仰打开气道。正常头颈伸屈范围 90°～165°，若头后仰不足 80°可致插管困难。

（3）口齿情况：观察患者有无活动义齿，如有插管前应全部取下。经口气管插管需将喉镜叶片插入到会厌谷（舌根与会厌之间），上抬叶片暴露声门。正常张口可达 4～5cm，如张口小于 2.5cm 则妨碍喉镜置入。

（4）拟行鼻腔插管时应了解鼻腔通畅情况，评估有无鼻中隔偏曲、鼻咽部手术史，咽部扁桃体是否肿大，咽后壁有无脓肿等。

（5）了解有无颈部肿瘤、主动脉瘤、气管软骨环软化、气管腔狭窄等，可参考 X 线片或 CT 片测量气管内径，以内径缩小 25% 准备导管为宜。

（6）咽喉部肿瘤、水肿、狭窄等病变对插管路径可能有阻挡，无法经声门行气管插管者，需考虑行气管切开术。

5. 如何确定气管导管的位置？

（1）直接镜下看到导管通过声门；机械通气时胸廓有规律性地起伏；双肺可闻及呼吸音，表明气管导管插入位置正确。

（2）机械通气时单侧呼吸音消失或减弱，表明气管导管插入太深而进入另一侧主支气管，可轻轻往外移动少许，再次评估直至两侧呼吸音相同。

（3）气管插管后或机械通气后应常规行床旁 X 线检查，以确定导管位置。

6. 气管插管术中需要注意哪些护理问题？

（1）气管导管的型号选择应按患者年龄、性别、身材大小等决定，成人一般选择 7.5 号。

（2）置入深度适宜，经口气管插管长度为 20～22cm，纤维支气管镜引导下经鼻气管插管长度为 27～29cm。

（3）插管前应充分吸氧，备好急救药和器械，插管过程中严密观察病情变化，注意有无呕吐、误吸、心律失常、血压骤然升高等不良反应。

（4）导管插入后，应立即确定导管位置，并记录导管外露长度。检查两肺呼吸音是否正常，防止误入支气管。如发现导管已经进入一侧主支气管或误入食管时，应立即拔出导管，进行预氧合（人工简易呼吸器通气 1min）后，重新插管。

（5）经口气管插管后应放置牙垫，以防患者咬合导致导管曲折发生气道阻塞。并标记导管在门齿水平的放置位置，以便观察导管移动情况。

（6）气管导管套囊内充气要适度，其内压一般维持在 25～30cmH_2O。

（7）导管固定要牢固，并随时观察导管是否通畅，防止滑脱、扭曲。

（8）及时吸引气管内分泌物，吸痰动作要轻柔，吸痰管插入深度以超过气管导管前端 2 ～ 3cm 为宜。

7. 气管插管术后需要注意哪些护理问题？

（1）及时进行插管后效果评价

1）确保患者机械通气有效，缺氧状况改善，心率、呼吸等生命体征趋于平稳，神志、意识逐渐恢复，颜面、甲床发绀缓解。

2）确保呼吸机运转正常，机械通气参数稳定，人机协调。

3）确保吸痰管可顺利插入，行气管内吸痰未见阻力和异常。

（2）注意患者清醒后的情绪变化，若患者插管后痛苦不适，躁动不安，应酌情应用镇静药，并观察用药后的反应。

（3）插管后行机械通气致胸腔压力改变，回心血量减少，可致血压降低，而镇静药的应用可导致血压进一步下降，需密切观察患者的血压变化，插管前连接监护仪，插管后 30min 内每隔 5min 测量 1 次血压。

（4）插管后如患者缺氧与二氧化碳潴留症状未得到及时改善，或受使用镇静药的影响，加之插管后痛苦不适，判断力下降，经常出现无意识的肢体动作，极易导致意外拔管，应妥善固定气管插管，并加强巡视，必要时适当约束患者双手。

（5）约束患者双手时，需严密观察约束处皮肤及血供情况，防止发生皮肤损伤问题。患者关节处可垫以海绵圈垫，预防局部受伤。

（6）在气管插管机械通气 30min 后，采集患者动脉血送检，对照插管前动脉血气检验结果，判断缺氧及二氧化碳潴留情况是否改善，体内酸碱失衡是否得到纠正，判断病情趋势，指导镇静药的使用和呼吸机参数调整等。

二、气管切开技术

1. 什么是气管切开技术？

气管切开术（tracheotomy）是将颈段气管前壁切开，通过切口将适当大小的气管套管置入气管的一种手术，患者可以直接经气管套管进行自主呼吸，或经气管套管进行辅助通气，以解除各种原因所致的呼吸困难。

2. 气管切开术有哪些适应证？

（1）下呼吸道分泌物阻塞、自主排痰能力差、需长期留置人工气道者。

（2）自主呼吸能力减弱或丧失，需要较长时间应用呼吸机辅助通气者。

（3）呼吸中枢受损、肺通气及换气功能障碍者。

（4）呼吸道肿瘤、异物、外伤或瘢痕性狭窄等引起喉梗阻导致缺氧、窒息者。

（5）各种原因引起的呼吸肌麻痹，需要机械通气者。

（6）气管插管拔管困难，需长期机械通气者。

（7）某些需行气管内麻醉手术而又不能经口鼻插管者。

3. 气管切开术前如何对患者进行护理评估？

（1）评估患者病情、配合程度、凝血功能、氧合状况，患者神志意识状态，心率、呼吸、血压等生命体征情况，以及有无气管切开禁忌证等。

(2) 评估患者颈部长短及气道情况，选择合适型号的气管切开套管，一般成人选用 8 号气管套管，需有两个套管备用。

(3) 评估头颈部活动度气管切开时需充分暴露颈部，正常头颈屈伸范围为 90°～165°，若头后仰不足 100° 可致切开困难。

(4) 评估患者咳嗽、咳痰能力。

4. 气管切开术中需要注意哪些护理问题？

(1) 拔除气管插管前，需双人配合松气囊并进行彻底吸痰，防止气囊上分泌物流入气道。

(2) 操作过程中要密切观察患者的心率、呼吸、血压及脉氧饱和度。备好吸氧管，术中持续吸氧或继续辅助呼吸治疗，保持 $SpO_2 \geqslant 95\%$。如有心率过快、血压过高或突发喘憋等现象，应立即停止操作配合医师进行对症处理。

(3) 备好吸痰管，持续开启负压，术中根据手术医师要求随时吸痰，防止患者呛咳及误吸。

5. 气管切开术后需要注意哪些护理问题？

(1) 病情观察：持续心电监测，严密观察生命体征及脉氧饱和度的变化，每 1 小时观察一次并做好记录。

(2) 气管切开套管固定：应用两条寸带分别固定在套管两侧（打红领巾结），再将两条寸带相交在颈部一侧打一死结，松紧度以寸带下放入 1 指为宜。气管切口窦道形成后可使用一次性专用固定带固定，确保松紧度及粘扣粘贴牢固。

(3) 体位：①患者术后采取头高位，头抬高 10°～15°，头下垫枕，避免头后仰，以降低颈部张力，减少伤口渗血；②翻身时脱开呼吸机管道，先将患者平移，再将头、颈、脊柱在同一轴线上进行翻身；③侧卧角度以 30°～60° 为宜，可垫翻身垫，避免 90° 侧卧；④翻身前后应评估管道的位置、寸带松紧度、呼吸机参数及脉氧饱和度。

(4) 切口护理：观察切口有无出血、分泌物，切口周围皮肤有无红肿。术后第 1 天更换敷料不易过频，以免刺激局部延缓凝血时间。方纱被渗血浸湿约 2/3 时更换，并记录出血量。术后第 2 天开始每天更换 2～3 次。

(5) 气囊护理：术后 24h 内不松气囊，之后每 24 小时监测气囊压力一次，维持气囊压力 $\leqslant 25cmH_2O$。

(6) 妥善固定呼吸机管路：操作时避免碰触呼吸机管路，防止过度牵拉，导致气管套管移位及脱管。

(7) 做好交接班记录：交班内容包括套管置入深度、方位或气囊标线位置、气囊压力、寸带松紧度、出血量、纱布更换次数及特殊处理。

(8) 并发症的观察：气管切开后密切观察有无出血、皮下气肿、切口感染、套囊漏气及套管扭曲脱出等并发症，如有异常报告医师及时处理。

三、食管气管联合导管放置技术

1. 什么是食管气管联合导管？

食管气管联合导管（esophageal tracheal combitube，ETC）又称食管气管联合导气管，简称盲插管，是一个同时具备食管阻塞式通气管和传统气管导管功能的紧急插管装置，无论插入的是食管还是气管，均可提供有效通气，插管时不受体位限制，操作简便，可为抢救赢得宝贵时机，用于院前急救、心肺复苏和气管插管困难时，能更加迅速有效地开放气道，减少胃内容物反流误吸等致命并发症的发生。

2. 食管气管联合导管的构造及原理是什么？

（1）食管气管联合导管的构造如图6-1所示。

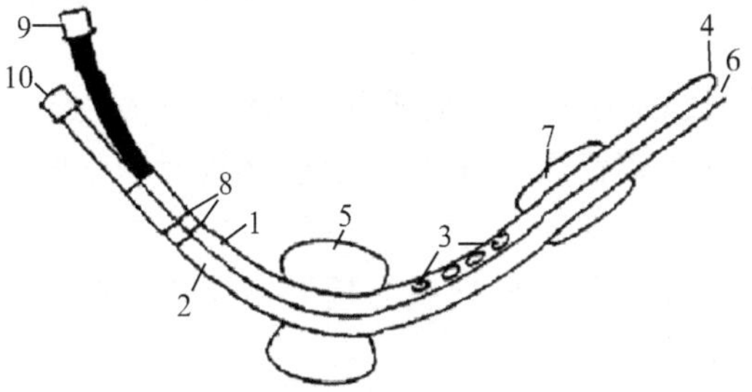

图6-1 食管气管联合导管的构造

1.食管腔，即1号管；2.气管腔，即2号管；3.食管腔的侧孔；4.食管腔远端（前端封闭）；5. 1号气囊（大气囊）；6.气管腔远端（前端开放）；7. 2号气囊（小气囊）；8.环形标志刻度；9.食管腔通气接口；10.气管腔通气接口

（2）食管气管联合导管的原理：①盲插法插入ETC，一般情况进入食管，此时可通过ETC的食管腔（即1号管）进行通气，即气体通过食管腔的侧孔进入咽部，再从咽部通过会厌进入气管，达到开放气道并进行有效通气的目的。②当ETC插入气管时，可通过ETC的气管腔（即2号管）进行通气，即气体通过气管腔的远端进行通气，此时ETC相当于普通气管插管，可经2号管插入吸痰管进行气道内分泌物吸引。

3. 如何确定食管气管联合导管插入后通气有效？

（1）ETC插入后，将1、2号气囊分别注气，将呼吸机或简易呼吸器接于1号管试通气，听诊肺部有呼吸音，证实插管成功，通气有效。1号管通气有效时，判断ETC位于食管内，此时ETC相当于食管阻塞式通气管，不能经1号管插入吸痰管进行吸痰，经2号管可插入鼻胃管进行胃内容物引流。

（2）听诊肺部无呼吸音、胃部听到吹气音，将呼吸机或简易呼吸器接于2号管试通气，听诊肺部有呼吸音时，证实插管成功，通气有效。2号管通气有效时，判断ETC位于气管内。

（3）当ETC位于食管中，听诊后如需调整置入深度，仅需1号气囊放气，2号气囊无须放气。

（4）ETC插入后未能有效通气的判断与处理

1）现象：当呼吸机或简易呼吸器接1、2号管试通气时，均未听到呼吸音，且通气阻力大，呼吸机持续压力高限报警，或挤压简易呼吸器球囊时阻力过大不能通气。

2）处理：由于插入过深，ETC位于食管内。1号气囊注气后膨胀，堵塞了会厌部，影响气体经会厌进入气道的通路。应将1号气囊放气，ETC往外拔出2～3cm，然后将1号气囊重新充气（此时ETC位于食管，故2号气囊无须放气），再接1号管通气，听诊肺部有呼吸音时，证实插管成功。

4. 如何安全使用食管气管联合导管？

（1）正确掌握食管气管联合导管使用的禁忌证

1）ETC 盲插时多数情况下直接进入食管，食管静脉曲张、食管狭窄等食管有疾病的患者、误食腐蚀性物质的患者为ETC使用的绝对禁忌证，以免造成大出血、食管穿孔等严重并发症。

2）因其型号限制，ETC 不适于身高低于 140cm 的患者或儿童。

3）清醒或对咽部刺激敏感者、肺顺应性显著降低及上呼吸道水肿者、需频繁进行气管内吸引者，以及呕吐反射活跃的患者应慎用。

（2）插管时头颈部必须保持在同一条轴线上，以确保 ETC 经口腔插入时位置准确。

（3）ETC 为双腔导管，材质较普通气管插管粗硬，插管时动作要轻柔缓慢，以免损伤口腔、咽喉部组织。

（4）气囊注气要缓慢，尤其是 1 号气囊容量为 100ml，注气时缓慢匀速，以免刺激咽喉部引发恶心、呕吐而导致误吸。

四、喉罩应用护理

1. 什么是喉罩？

喉罩又称喉罩通气管（laryngeal mask airway，LMA），是一种特殊类型的通气管，用于意识丧失患者急救及麻醉时的微创气道管理。采用喉罩建立人工气道具有置入便捷、成功率高、对血流动力学影响小、并发症少等优点，在临床紧急气道建立时得到了广泛应用。

喉罩由罩囊、气道导管、指示气囊、气囊充气管、机器端接口等组成（图 6-2）。喉罩是在盲探下由口腔插入，不需使用喉镜显露声门，罩体扣住声门周围组织以保证肺通气。

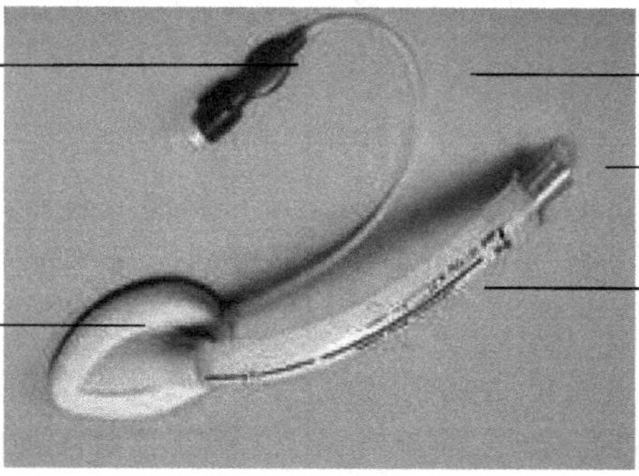

图 6-2 喉罩

2. 使用喉罩的适应证有哪些？

（1）心搏呼吸骤停等各种紧急抢救时建立急救通道，保证通气。

（2）需要气道保护而又不能行气管内插管的患者。

（3）手术时应用喉罩插管建立通气。

（4）气道损伤或气管插管困难的患者。

（5）作为气管内插管的向导，可导引气管导管或支气管镜插入喉罩进入气管内，然后再套入气管导管顺势置入气管内。

3. 如何置入喉罩建立有效通气？

（1）使用前检查，喉罩指示气囊内注气 20ml，确认气囊无漏气后抽空囊内气体，并进行手法塑形（图 6-3）。

（2）评估患者神志意识状态、配合程度。

（3）协助患者去枕平卧，清理口腔、呼吸道分泌物，仰面举颏，打开气道。

（4）将润滑剂或表面麻醉剂涂抹在喉罩的尖端背面及两侧，注意避开喉罩开口。

（5）一只手打开口腔暴露声门，另一只手持笔式握住喉罩，尖端抵住口腔硬腭，沿着硬腭 - 软腭生理弯曲缓慢插入，喉罩送入口腔后，继续推进管道，受到明显阻力后即放置到位 (图 6-4)。

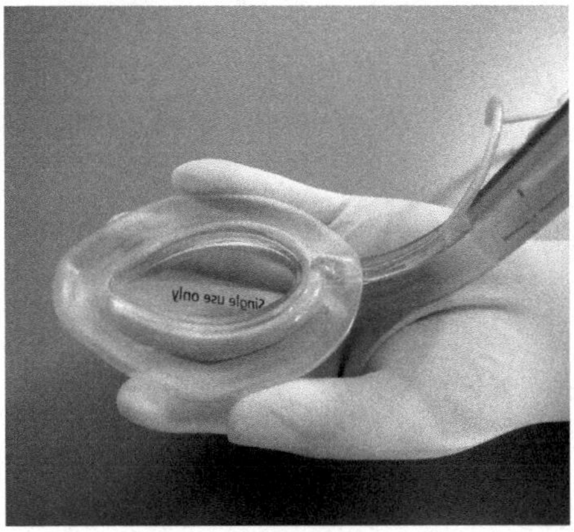

图 6-3　喉罩手法塑形

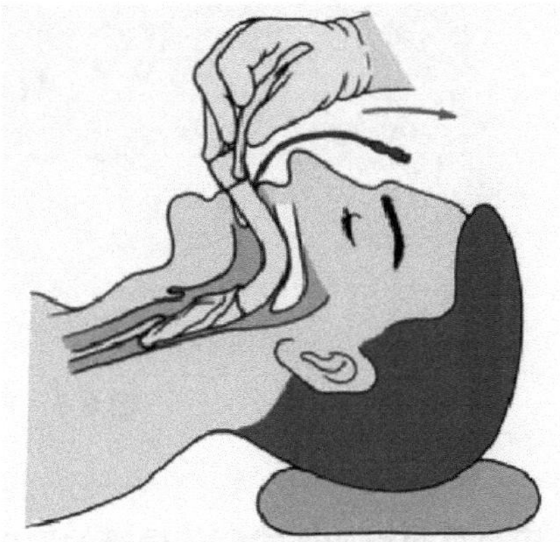

图 6-4　置入喉罩

（6）根据喉罩型号向套囊内适当充气，通常成人使用喉罩充气 20 ～ 30ml。

（7）接简易呼吸器或呼吸机通气，听诊呼吸音，观察胸廓起伏。

（8）确认气流通畅后，置入牙垫、固定喉罩位置，监测患者生命体征及脉氧饱和度变化。

4. 使用喉罩有哪些注意事项？

（1）根据患者身高体重选择适宜的喉罩。成人一般选择 4 号喉罩，喉罩过小常致插入过深，造成通气不良，喉罩过大不易到位，容易漏气。

（2）气囊充气量要适宜，一般充气 20 ～ 30ml，充气过多时气囊变硬不仅易产生漏气，还会对咽喉部产生压迫。

（3）避免润滑剂刺激喉头诱发喉痉挛，润滑剂不要在喉罩开口处涂擦。

（4）确保喉罩插入位置正确，深度不够或套囊过度充气时可能发生血管受压和神经损伤。

（5）喉罩仅提供通气方法，不能完全替代传统的气管内插管，仅可在短时间内应用，不适宜长期机械通气患者。

（6）喉罩使用完毕后，拔管前充分吸引口咽部分泌物，用注射器将气囊内气体完全抽净后方可拔除喉罩。

五、特殊导管应用护理

（一）可吸引冲洗式气管导管

1. 什么是可吸引冲洗式气管导管？

可吸引冲洗式气管导管，是在气管导管的管腔背侧增加了一个附加腔，此单独附加腔到达声门下间隙，末端开口于套囊上方的导管背侧，通过附加腔的吸引口对声门下间隙分泌物进行引流，可简单快速清除声门下（即气囊上方）间隙的分泌物，并可以对局部进行冲洗（图 6-5）。

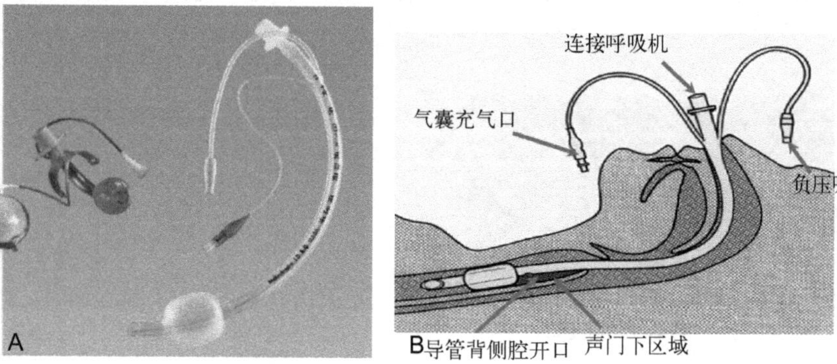

图 6-5 可吸引冲洗式气管导管

2. 应用可吸引冲洗式气管导管的适应证有哪些？

应用可吸引冲洗式气管导管，可以及时清除气囊上滞留物，可有效降低呼吸机相关性肺炎（ventilator-associated pneumonia，VAP）的发生率，气管插管超过 48h 或气管切开的患者，均应考虑使用可吸引冲洗式气管导管，主要有以下情况。

（1）需清除声门下间隙分泌物以降低 VAP 发生率的患者。

（2）痰液黏稠、气囊上分泌物多的患者。

（3）长期留置人工气道、VAP 风险较高的患者。

3. 如何应用可吸引冲洗式气管导管对声门下间隙进行吸引和冲洗？

（1）评估其生命体征、配合程度及气道情况，向患者解释操作目的。

（2）协助患者取平卧位，清理口鼻腔及气道分泌物。

（3）声门下分泌物吸引方法：可采用注射器间断抽吸，也可使用专用装置（EVAC 吸引泵）进行持续吸引。用 10ml 注射器与吸引口相连接，缓慢抽吸，每 2 小时抽吸 1 次（图 6-6），也可使用负压吸引装置进行抽吸，将负压调至 100 ～ 200mmHg（0.13 ～ 0.26bar），将负压吸引管与导管的吸引口连接，吸出气囊上滞留物（图 6-7）。

（4）声门下分泌物冲洗方法：先将气囊压力调整至 30 ～ 35cmH_2O，取 10ml 注射器抽取生理盐水 5ml，连接于负压吸引口，缓慢推注，然后抽吸出来，或连接负压吸引抽吸。

4. 使用可吸引冲洗式气管导管有哪些注意事项？

（1）操作过程中监测患者生命体征及脉氧饱和度变化，如出现剧烈咳嗽、心率加快、

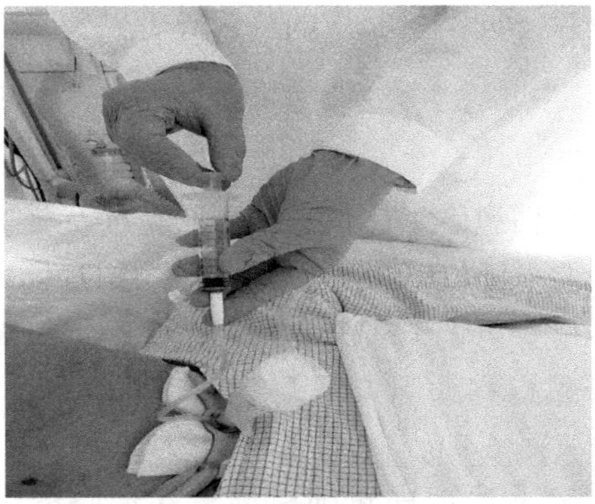

图 6-6　注射器抽吸

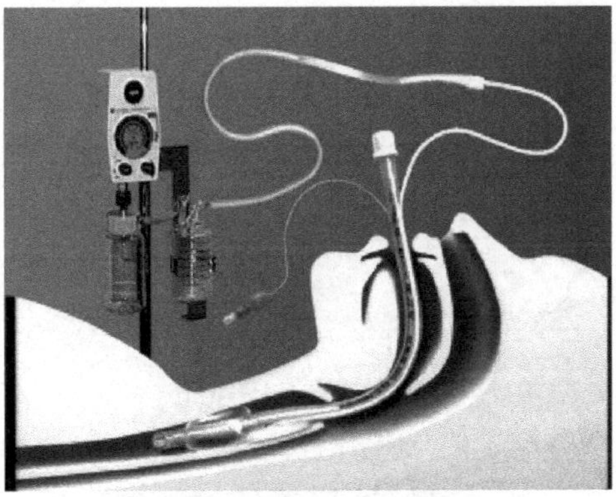

图 6-7　持续声门下吸引

脉氧饱和度降低时暂停冲洗及负压抽吸。

（2）抽吸分泌物时用力要均匀缓慢，避免引发刺激性咳嗽，以免气道压力急剧变化增加气囊上分泌物流入气道或胃内容物反流误吸的风险。

（3）分泌物黏稠不易吸出时，可用注射器注入 1 ～ 2ml 无菌生理盐水稀释分泌物，防止痰痂堵塞，冲洗后再接负压进行持续抽吸。吸引管头部被分泌物堵塞时，可用注射器注入少许空气推开分泌物后，再行抽吸。

（4）冲洗前要检查气囊压力，适当增加气囊压至 30 ～ 35cmH_2O，使气囊处于完全封闭状态，最大程度减少气囊上分泌物流入气道。气道冲洗操作结束后，患者呼吸平稳时将气囊压力调节至 25 ～ 30cmH_2O。

（5）如患者声门下分泌物较少，可适当延长抽吸间隔时间或减少抽吸频次，当痰液黏稠度Ⅲ度、气囊上分泌物黏稠难以抽吸时，为防止痰痂堵塞，可行冲洗。

（二）可调节式气管切开导管

1. 什么是可调节式气管切开导管？

可调式气管切开导管带有沿导管滑动的固定器，可通过移动固定器位置调节导管的插入深度，满足特殊患者的个性化需求（图 6-8）。由于生理或疾病原因导致使用常规气管导管长度不恰当、固定不牢、容易脱出的患者，或长期留置人工气道机械通气的患者，应用可调节式气管导管，可预防或应对气道压力性损伤问题。

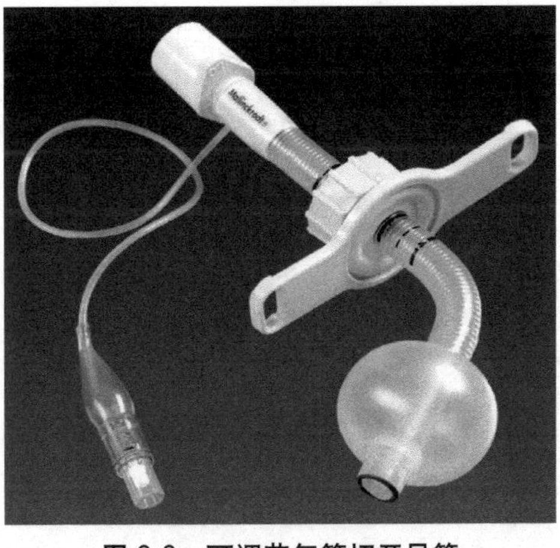

图 6-8　可调节气管切开导管

2. 应用可调节式气管切开导管的适应证有哪些？

（1）颈部过于肥胖、颈部肿瘤、皮下气肿患者，即气管切开部位皮肤至气管之间的厚度明显增加，应用常规导管易发生脱出的患者。

（2）气管软化或气道肉芽肿的患者，应用远端加长导管，使导管通过肉芽肿或气管软化部位，以维持患者正常通气。

（3）长期气管切开机械通气的患者，需定期更换不同型号长度的气管导管以预防气道压力性损伤。

3. 如何应用可调节式气管切开导管？

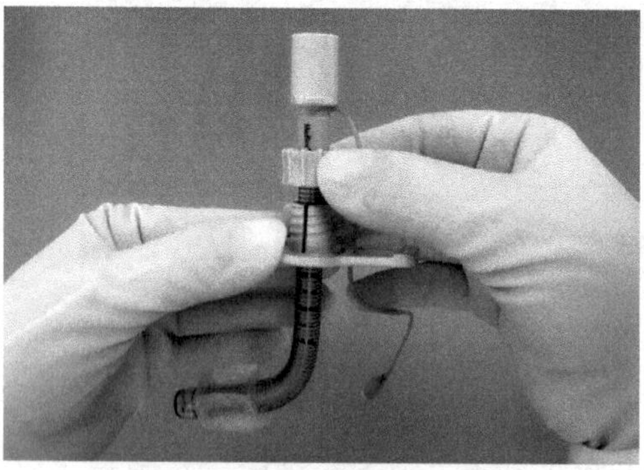

图 6-9 调节导管置入深度

（1）评估患者生命体征、配合程度及气道情况，协助取平卧位，并向患者解释操作目的。

（2）检查可调节式气管导管，并根据患者需求，松开螺口移动固定器调整导管至适宜位置，润滑导管（图 6-9）。

（3）置入气道后将固定器旋转拧紧固定导管，气管切开造口处用碘棉签消毒后垫以剪口纱布。

（4）观察记录患者生命体征、通气参数、导管型号、位置及气囊压力等情况。

4. 使用可调节式气管切开导管有哪些注意事项？

（1）密切观察并记录导管位置、置入深度、气囊注气量，确保固定器旋紧，以防移位。

（2）可调节式气管导管管壁内由特制金属导丝螺旋状支撑，此结构容易发生扭曲，需加强固定，随时观察导管外端标志刻度及气囊管线位置，保证导管置入深度、角度正确。

（3）随时监测呼吸机通气状态，观察患者有无憋气、呼吸困难、脉氧饱和度下降等漏气表现。

（4）更换或置入远端加长导管时，因其导管较长，需掌握好置入的方向与角度，避免加重刺激，引发剧烈咳嗽。

（5）长期留置人工气道患者，尤其是长期机械通气患者，定期更换不同型号的远端加长的可调节式气管导管（图 6-10），可以减少气管软化及气道肉芽肿等并发症发生。

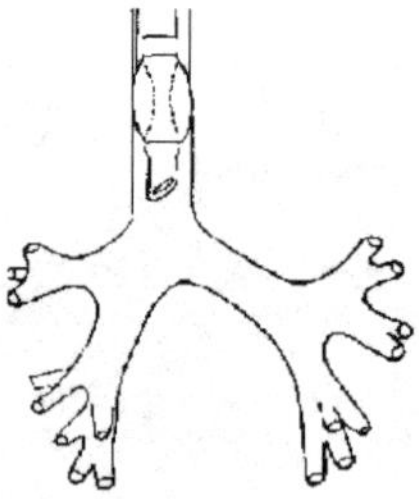

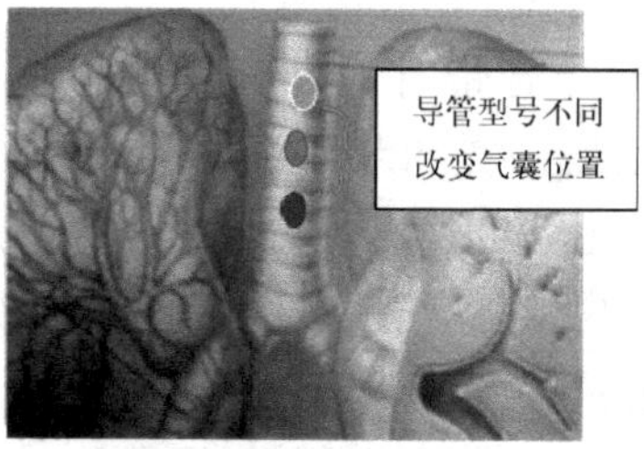

图 6-10 定期更换不同型号可调节气管导管

（三）锥形气囊气管导管

1. 什么是锥形气囊气管导管？

锥形气囊气管导管具有独特的锥形气囊设计（图 6-11），锥形气囊的直径由近端至远端（导管下端）逐渐减小，锥形角度能够契合患者气管内径，这种设计保证气囊总有一个区域刚好完全密封气道，而不会形成褶皱部分，从而达到良好的封闭效果，减少声门下分泌物经气囊褶皱流入下呼吸道产生的微量误吸（图 6-12），预防 VAP 的发生。另外，锥形气囊低容低压，可自动控制容量，降低了气囊压迫损伤气道黏膜的风险。使用锥形气囊气管导管有利于减少人工气道并发症。

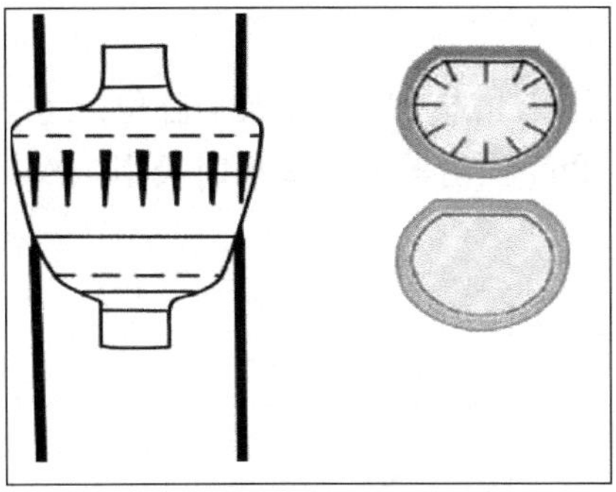

图 6-11　锥形气囊模式图

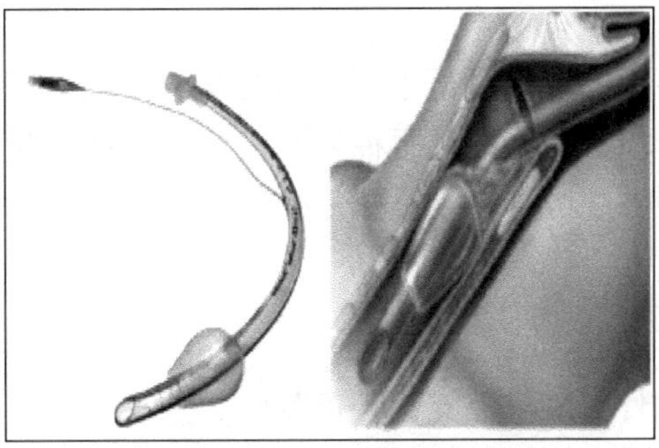

图 6-12　锥形气囊气管导管及气道内示意图

2. 应用锥形气囊气管导管适应证有哪些？

（1）频繁发生微量误吸，需增强气道封闭效果的患者。

（2）长期机械通气，VAP 发生风险较高的患者。

（3）长期留置人工气道，气道并发症发生风险高的患者。

（4）其他需要控制气囊压力的人工气道患者。

3. 锥形气囊气管导管有何特点？

（1）气囊材质：锥形气囊气管导管采用新型聚氨酯材料，厚度 0.01mm，仅为普通 PVC 气囊的 1/7，即使在充盈不足的情况下气囊也不易产生褶皱，在不平整的气道表面也能达到低压封闭的效果。

（2）气囊高顺应性和低弹性：气囊软硬适度，放气后气囊壁会完全贴附于导管壁，导管置入和拔出时更顺利，减少气道损伤。

（3）气囊高静息容量：在气道内腔发生变化时可自动调节容量，保证低压效果，气囊静息容量越大，充气时内压升高的数值越低，对气管黏膜侧壁的压力越小。

（4）导管安全性：无损伤尖端设计减少了导管对气道黏膜的刺激作用。

4. 锥形气囊可吸引气管导管有何特点？

锥形气囊可吸引气管导管既有独特的锥形气囊设计，又有一体化的吸引侧管（图 6-13）锥形气囊可吸引气管导管，从吸引口直接对声门下分泌物进行吸引，进一步防止了微量误吸的发生。

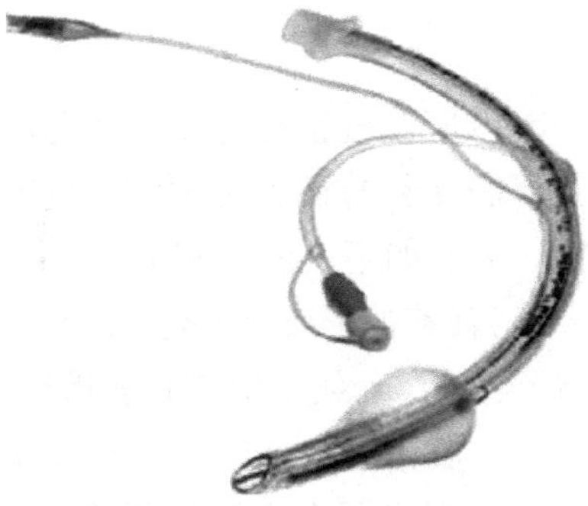

图 6-13　锥形气囊可吸引气管导管

5. 使用锥形气囊气管导管的护理要点有哪些？

（1）使用锥形气囊气管导管可有效提高气道的封闭性能，减少因微量误吸引起的 VAP。使用时注意定时监测气囊压力，保证有效通气情况下，维持气管气囊压力 20 ～ 30cmH_2O。

（2）观察气囊有无缓慢漏气现象，必要时及时予以更换。长期留置人工气道患者，建议如无特殊情况，至少每 3 个月更换导管 1 次。

（3）观察气道分泌物性质、量及黏稠度。误吸风险高的患者，在进餐时适当增加气囊封闭气量。

（4）锥形气囊可吸引气管导管在进行声门下吸引或冲洗时患者应取平卧位，可采用负压吸引和注射器抽吸两种方式，注射器抽吸应使用 10ml 注射器，每 2 小时吸引 1 次，分泌物黏稠时可适时进行冲洗并吸引。

（四）双腔支气管插管

1. 什么是双腔支气管插管？

双腔支气管插管（double-lumen tube, DLT）是一种具有两个腔的气管导管，插管后可使两侧肺独立通气（图 6-14），分隔左、右主支气管，避免肺部脓性或血性分泌物进入健侧肺。

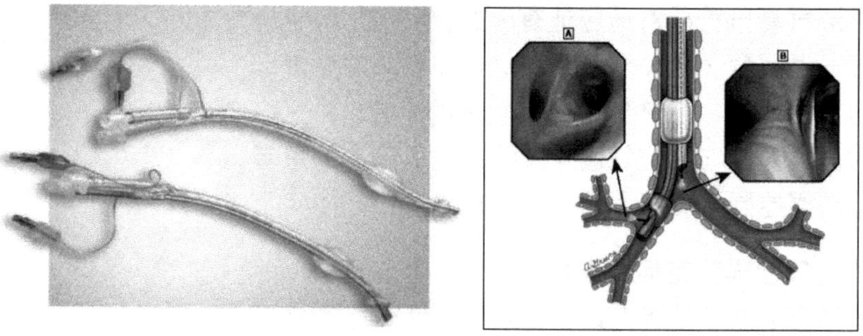

图 6-14　双腔支气管插管

2. 双腔支气管插管的适应证有哪些？

（1）防止感染及溢出液流入健侧：如肺部感染、出血，单侧支气管肺灌洗。

（2）控制肺的气体分配及呼气末正压：如支气管胸膜瘘、单肺囊肿或肺大疱、严重不对称性肺疾病导致的低氧血症。

（3）暴露外科手术区域：如全肺或肺叶切除、胸动脉瘤修补、食管切除、胸腔镜手术、心外科手术。

3. 双腔支气管插管如何固定？

双腔支气管插管必须牢固固定，防止脱管及移位，可采用宽胶布和寸带进行双重强化固定，方法如下（图 6-15）。

（1）裁剪裤形胶布：宽约 2cm、长约 20cm 的胶布 2 条，一端留出约 8cm 为短端，另一端（即长端）约 12cm 从正中剪开成裤形（Y 形）。

（2）胶布固定：取一条胶布，将短端粘贴于患者口唇一侧，胶布开口须指向气管插管处，长端分别缠绕固定于气管插管上；取另一条胶布，将短端粘贴于患者口唇另一侧，长端亦分别缠绕固定于气管插管上。

（3）寸带固定：先用胶布将牙垫和气管插管固定，再以寸带系紧，绕过颈后在颈部一侧打结固定。

（4）评估记录：及时评估双腔支气管插管固定是否牢固，观察导管于门齿处刻度数值，每 4 ～ 8 小时检查 1 次，班班交接。胶布和寸带每两日更换 1 次，如有污损，及时更换。

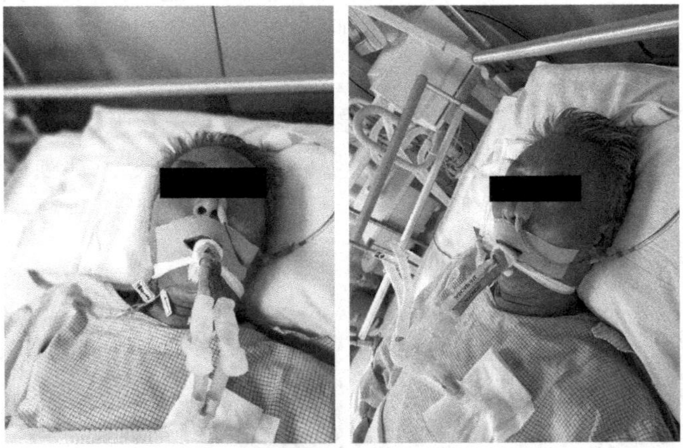

图 6-15 双腔支气管插管固定

4. 双腔支气管插管如何选择型号？

导管型号选择方法：导管（Fr）= 胸部 X 线后前位平片锁骨胸骨端水平的气管内径值（单位 mm）× 0.7+27。一般男性选择 39Fr，女性选择 37Fr，气管内径测量值与导管型号对照见表 6-1。

表 6-1 气管内径测量值与导管型号对照表

胸部 X 线后前位平片锁骨胸骨端水平的气管内径值	导管型号
≥ 17mm	39Fr
≥ 15mm	37Fr
≥ 13mm	35Fr
≥ 11mm	30Fr
9 ～ 11mm	28Fr

5. 留置双腔支气管插管期间如何进行气囊管理？

（1）支气管腔气囊（蓝色气囊）内注入空气 1 ～ 3ml，气囊压力维持在≤ 20cmH_2O，气管气囊（白色气囊）内注入空气 2 ～ 6ml，气囊压力维持在≤ 25cmH_2O，应每 4 小时监测 1 次气囊压力并记录。

（2）每次监测气囊压力时，须用气囊压力表监测，禁止用手感评估和注射器注入空气法主观评估气囊压力。

（3）在测压前应吸尽气囊上滞留物及口腔内分泌物，防止测压时随着压力改变使气囊上滞留物流入下气道造成 VAP。

6. 留置双腔支气管插管期间如何进行吸痰？

（1）选择专用配套的吸痰管，先吸引健侧，再吸引患侧，每根吸痰管只能吸引一个部位

（图 6-16）。

（2）掌握按需吸痰指征，如听诊到痰鸣音、管腔中有血性分泌物、气道压增高时。吸痰前给予吸入 2min 纯氧，吸引压力与吸引时间参照人工气道痰液清除的护理方法。

（3）吸痰时动作应轻柔，尽量减轻吸痰刺激，以免诱发剧烈咳嗽引起大咯血。严格执行无菌操作，做好手卫生，防止交叉感染。

（4）当吸痰管插入有阻力时，须使用有导丝的吸痰管，在吸痰管置入前用无菌生理盐水润滑吸痰管前端，必要时涂抹无菌液状石蜡以减少阻力，并注意加强气道湿化。

（5）严密监测生命体征，记录痰液颜色、性状及量，如吸出新鲜血液等异常情况时，及时通知医师处理。

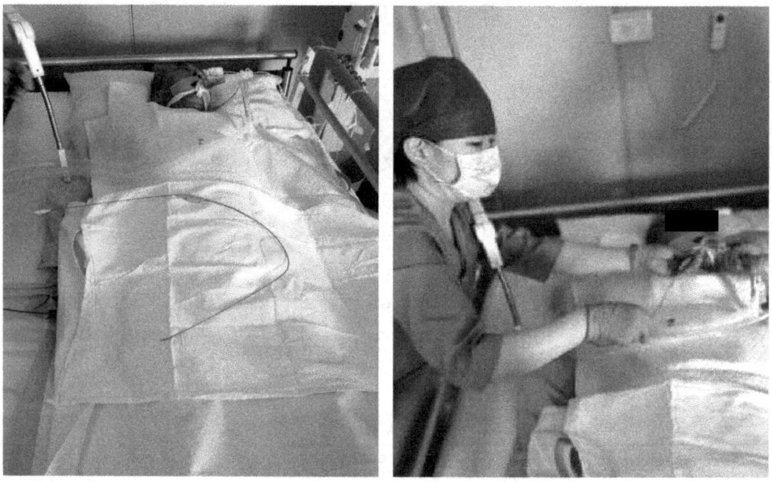

图 6-16　经双腔支气管插管吸痰

六、智能气道管理系统

1. 智能气道管理系统有什么优势？

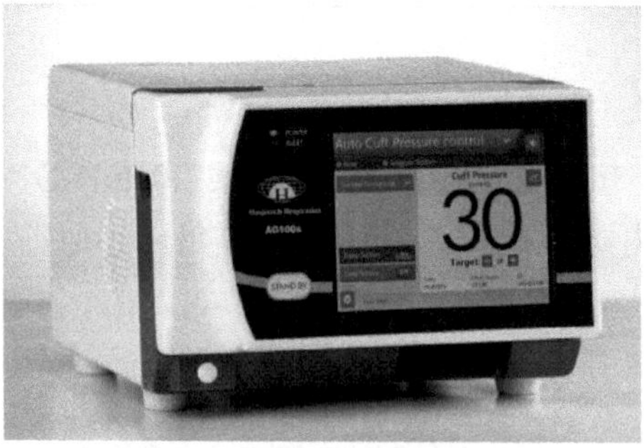

图 6-17　智能气道管理系统

智能气道管理系统（又称自动气道管理系统）由气管插管和控制系统组成，是基于声门下 CO_2 浓度监测的自动气囊压力控制和定时对气囊上滞留物进行抽吸与冲洗的智能化自动气道管理系统（图 6-17）。适用于任何气管插管的患者，可持续监测气囊上方 CO_2 浓度，判断气道密封状况，并动态控制调节气囊压力，以最低压力达到气道封闭，有助于避免气囊过度膨胀，显著降低了气道黏膜病变的发生率。同时气管导管采用双通道设计，在导管侧壁的通道即是监测 CO_2 的采样口，同时也是生理盐水冲洗的通道，可以经通道冲洗，稀释分泌物，有效引流气囊上分泌物，防止吸引管路堵塞，并降低 VAP 发生率。

2. 智能气道管理系统如何应用？

智能气道管理系统是一种有效的、安全的气囊压力优化方法，既能进行自动气囊压力管理，又能定时或自动进行气囊上滞留物抽吸与冲洗（图 6-18）。该系统采用专用气管导管，带有气囊充气、气囊上冲洗及 CO_2 采样和双孔防堵吸引通道，当监测到气囊上 CO_2 浓度升高时可自动进行气囊充气。进行声门下持续吸引时采用自动 2min 程序性吸引，此时气囊压力自动升高，冲洗完成后压力恢复正常，可根据引流物的性状和量，调节冲洗量每次 1 ～ 8ml，设置冲洗频率为 30min 至 10h。通过有效的声门下持续吸引和精确的气囊压力控制，动态维持最低气囊压力和最佳密封，对气囊压力进行持续的调节，避免过度的气管黏膜压迫，最大限度地清除气囊上滞留物，减少下呼吸道感染的发生。

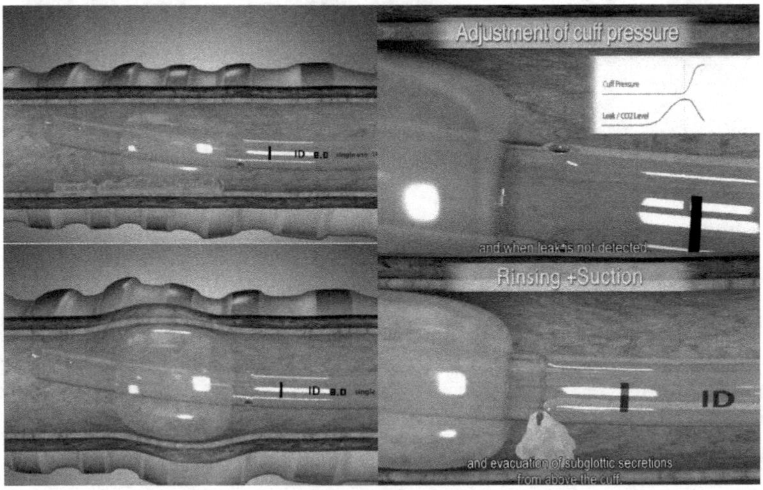

图 6-18　智能气道管理系统工作示意图

3. 智能气道管理系统如何连接？

（1）首先连接主电源及负压源，打开前盖，安装连接机器组件（图 6-19）；按电源键开机，设置患者信息。

（2）连接吸引管及冲洗管（图 6-20）：用密闭式输液器将生理盐水连接于冲洗管路，然后连接吸引管道、引流瓶等负压吸引装置（图 6-21）。

（3）设置参数：根据患者情况设置理想气囊压力、抽吸与冲洗时间、频次、冲洗液量等参数。

（4）连接气管插管：按照各管路功能不同，逐一连接气管插管的不同管路位置。

4. 自动气道管理系统报警原因及处理方法有哪些？

（1）漏气报警：原因有负压源连接为开启或断开、各管路连接处衔接不良等。处理方法：检查各管路是否连接紧密，开启负压。

（2）堵塞报警：原因有管路打折、分泌物堵塞等。处理方法：检查调整管路位置，调整抽吸压力或冲洗时间频次等参数，必要时可行手动冲洗、注射器抽吸等方法处理。

5. 使用自动气道管理系统有哪些注意事项？

（1）确保仪器组件连接正确，各类接口连接紧密。机器后侧的负压连接管专用接头为

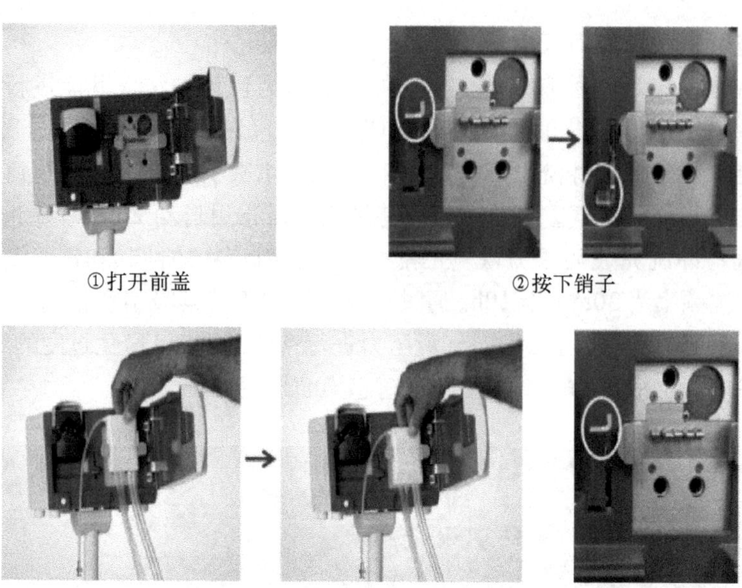

①打开前盖　②按下销子

③安装好 AG 连接组件　④抬起销子

图 6-19　连接机器组件

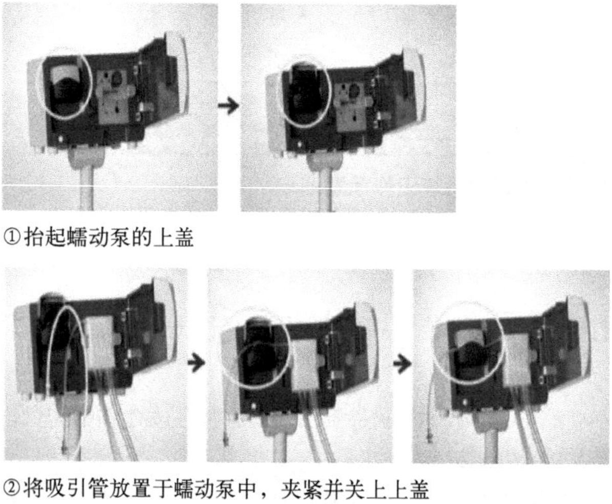

①抬起蠕动泵的上盖

②将吸引管放置于蠕动泵中，夹紧并关上上盖

图 6-20　连接吸引及冲洗管

连接吸引管到吸引瓶：

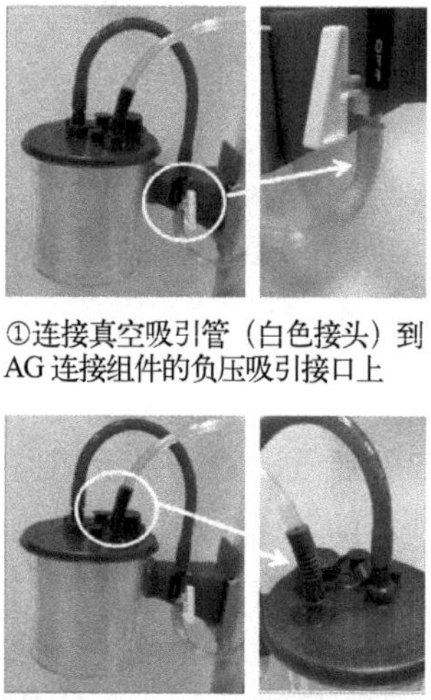

①连接真空吸引管（白色接头）到AG 连接组件的负压吸引接口上

②连接患者输入管（蓝色接头）到AG 连接组件的患者输入接口上

图 6-21　连接负压吸引装置

机器配件，用后消毒处理，妥善保管。

（2）冲洗液一般采用生理盐水，使用普通密闭式输液器连接，避免冲洗时管路不畅。生理盐水冲洗液每日更换，并记录每日引流液的量和性状。

（3）气管插管胶布固定时避免将气囊管、冲洗管和吸引管固定在一起，进行护理操作时避免触碰管路，防止脱开。

（4）使用中应注意观察气囊压力及患者生命体征，必要时可配合手动按需定时冲洗。观察冲洗时患者呼吸情况及脉氧饱和度等生命体征变化，如有异常及时通知医师。

6. 使用智能气道管理系统如何进行观察？

（1）生命体征监测：严密监测患者神志、意识、心率、呼吸、血压、脉氧饱和度变化。

（2）观察气囊压力动态变化：在进行气囊上分泌物冲洗及抽吸时气囊压力自动调整升高，避免冲洗液经气囊与气管间隙渗流至下气道，一次冲洗抽吸程序结束后，气囊自动调整至常规压力水平。

（3）观察冲洗时不良反应：进行气囊上分泌物冲洗时对局部有一定的刺激，要观察患者有无呛咳、呼吸急促等不适，观察有无脉氧饱和度下降，并及时给予处理。

（4）观察吸引液：观察记录引流液的性状、量，如发现抽吸液为血性，及时判断是否存在气道出血情况，并报告医师及时处理。

（武淑萍　王志燕　赵　静）

第二节　人工气道的护理

一、人工气道固定

1. 经口气管插管有哪几种固定方法？

（1）胶布固定法

1）取 10cm 长的胶布将牙垫与导管缠绕 1 圈。

2）取 30 ～ 35cm 长的胶布 1 条，以气管插管外露根部为中心环绕导管外周 1 圈，胶布两端分别交叉固定于两侧脸颊部。

3）再取同等长度宽胶布 1 条，以相同方法交叉固定于面颊部（图 6-22）。

（2）寸带固定法取胶布将牙垫与导管紧密缠绕。

1）单股寸带固定法：取寸带 1 条，中段部分以气管插管外露根部为中心环绕导管打结固定，寸带从一侧耳郭上缘经枕部绕头 1 周至另一侧打结固定（图 6-23）。

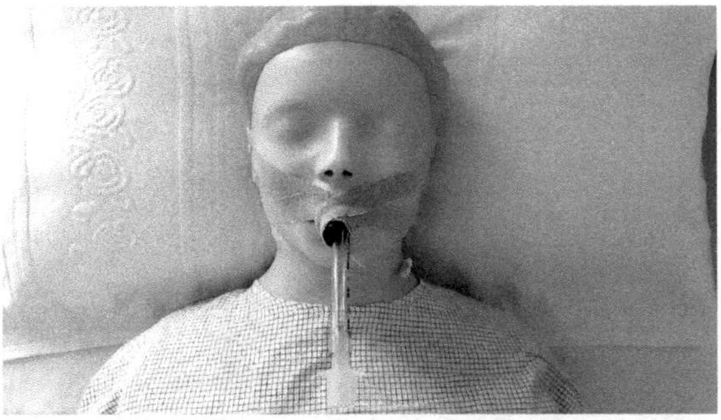

图 6-22　经口气管插管胶布固定

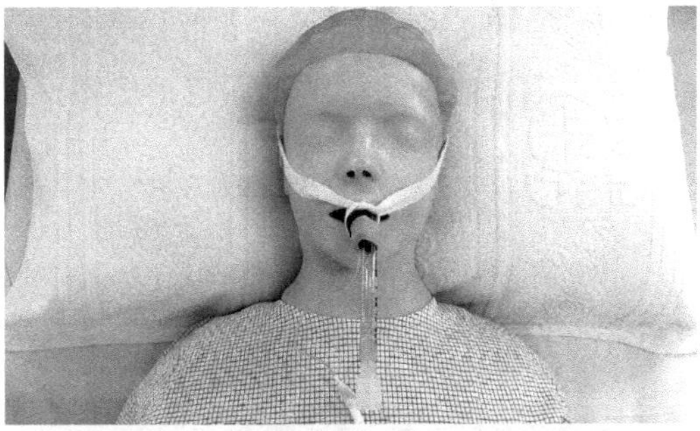

图 6-23　经口气管插管单股寸带固定

2）双股寸带固定法：取寸带 1 条对折，调整适宜长度后，中间部位在气管插管外露根部环绕导管打结固定，两端分别挂在耳后固定，最后剪去多余绳结（图 6-24）。

（3）专用固定带固定法：取出专用固定带，松开环扣，将固定带环绕过头部，将气管插管外端置入正中螺旋口内，调整并拧紧调节钮，最后调节固定带松紧（图 6-25）。

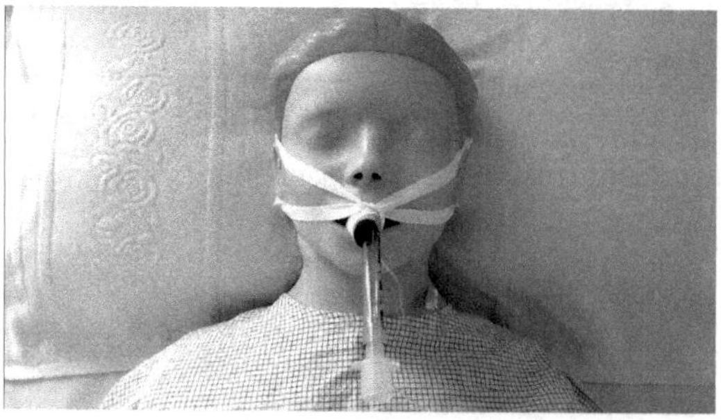

图 6-24 经口气管插管双股寸带固定

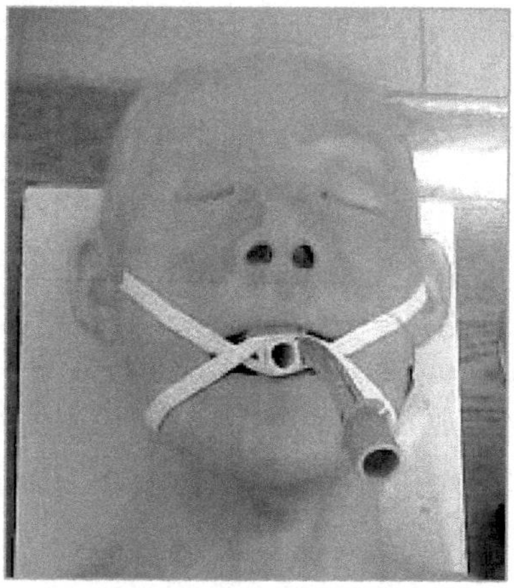

图 6-25 经口气管插管专用固定带固定

2. 经鼻气管插管有哪几种固定方法？

（1）胶布固定法

1）鼻头胶布固定法：取剪裁好的鼻头胶布，弧形一端固定在导管上方鼻翼上，将剪开一端的两翼胶布分别从左右不同方向起始依次环绕在气管插管的外露根部（图 6-26）。

2）双胶布固定法：用长约 20cm、宽 2.5cm 的胶布两条，分别取两条胶布一端缠绕气管导管，余下胶布部分再分别交叉固定于两侧脸颊部。

3）单胶布固定法：用长 30 ～ 35cm、宽 2.5cm 的胶布 1 条，胶布中间缠绕气管导管后两头分别固定于两侧面颊部。

（2）寸带固定法

1）取寸带对折，中间部分以气管插管外露根部为中心环绕导管打结固定。

2）寸带两端调整适宜长度后分别挂在耳后固定，或寸带从一侧耳后经头枕部绕头一周至另一侧打结固定（图 6-27）。

3）也可同时使用胶布和寸带双重固定，剪去多余绳结（图 6-28）。

（3）专用固定带固定法：取出专用固定带，松开环扣，将固定带环绕过头部，将气管插管置入卡扣内固定，调整固定带松紧。

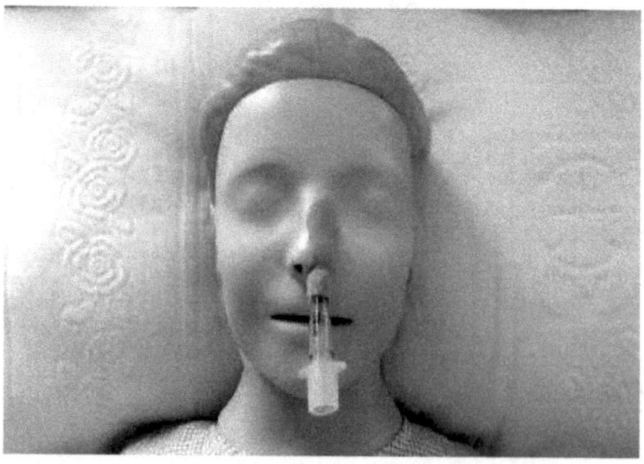

图 6-26 经鼻气管插管胶布固定

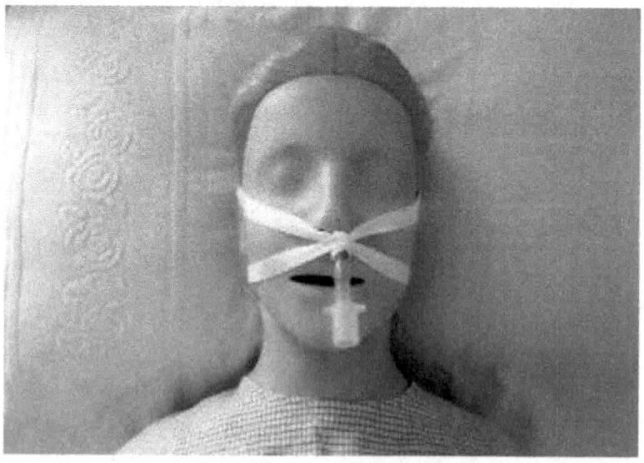

图 6-27 经鼻气管插管寸带固定

3. 气管切开套管有哪几种固定方法？

（1）寸带固定法

1）取寸带一条，以一端穿过气管切开套管固定翼上的侧孔，打红领巾结。

2）另一条寸带以同样方法在对侧固定翼打红领巾结（图 6-29）。

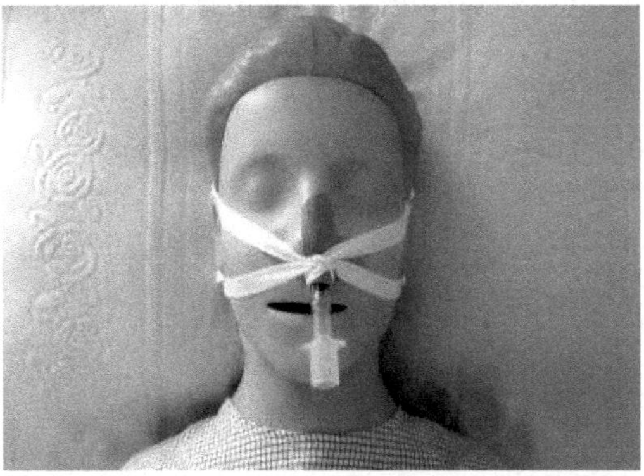

图 6-28　经鼻气管插管胶布和寸带双重固定

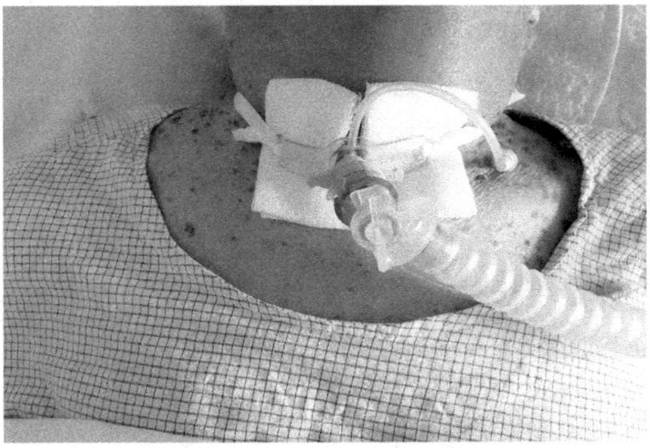

图 6-29　气管切开寸带固定

3）将两条寸带相交在颈部一侧打结固定，松紧度以寸带下放入 1 指为宜，剪去多余绳结（图 6-30）。

4）裁剪适宜形状大小的皮肤保护敷料或用纱布保护绳结处皮肤。

（2）专用固定带固定法

1）协助患者取合适体位，一般为平卧位，床头抬高 30°。

2）洗手，戴手套，检查并打开一次性换药盘及专用固定带包装。

3）取出专用固定带，将尼龙搭扣固定带一端穿过套管固定翼侧孔，将搭扣反折粘紧固定。

4）用同样的方法固定另一侧，调节固定带松紧度，确认搭扣牢固粘贴（图 6-31）。

4. 护理中如何确保气管导管固定在正确位置？

（1）若患者生命体征稳定，呼吸平稳无喘憋、呼吸机参数稳定无报警、气道压力保持在 20cmH$_2$O 以下，经导管气道内吸痰时一次性吸痰管置入顺畅，表明气管导管位置正确。

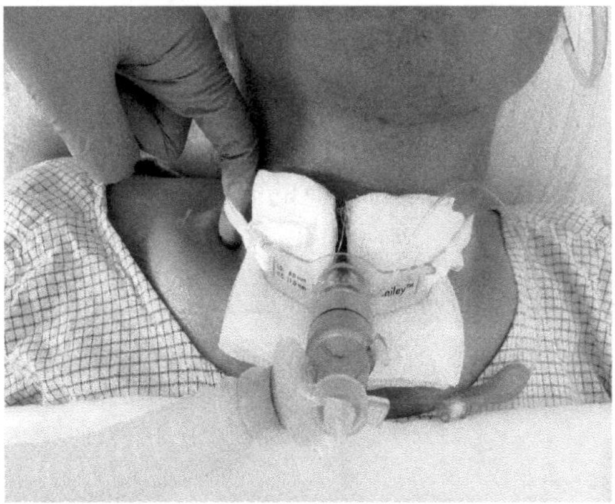

图 6-30　气管切开寸带固定松紧度

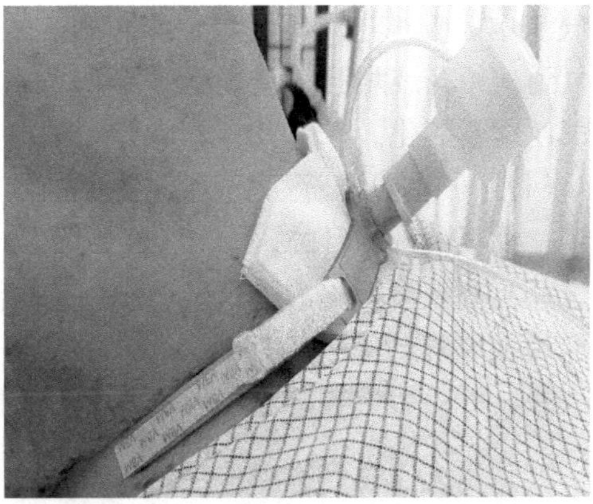

图 6-31　气管切开专用固定带固定

（2）进行吸痰等操作时助手配合扶持气管导管，头颈部移动时保持导管同时移动，防止其移位或脱出，始终保持管路正确位置。

（3）在接用呼吸机时禁止患者自行更换体位，气管切开患者避免头颈部转动，患者侧卧时，避免站在患者背侧与其谈话。

（4）人工气道患者需约束双手，尤以气管切开一周内更需注意，以防止自行拔管或自行移动管路位置。

（5）翻身、调整体位时，先脱开呼吸机管道，再将患者平移，保持患者头、颈、脊柱在同一轴线上进行翻身。侧卧位角度以45° ～ 60° 为宜，避免90° 翻身，翻身后再次评估管道位置。

（6）气管切口初期应采用寸带固定并打死结，患者颈部水肿消退后应及时调整气管套管固定带松紧度，绕颈的松紧度以伸入1指为宜，窦道形成后方可使用一次性固定带，并注意确保松紧度及粘扣粘贴牢固。

二、人工气道湿化

1. 人工气道的湿化方法有哪几种？使用原理是什么？

（1）加热湿化器湿化：为主动湿化，是以物理加热的方法，为吸入气道的干燥气体提供恰当的温度和充分的湿度。对机械通气患者吸入气体进行湿化属于生理替代，吸入气体温度是判断输送气体湿度监测的简便指标，可以通过呼吸机上加热湿化器的储水罐（湿化罐）挡位调节来实现吸入气体湿化的目标设定。吸入气体在Y型接头处的温度处于34 ～ 41℃，相对湿度达100%，气体温度误差在2℃之内。

（2）温湿交换器湿化：温湿交换器又称人工鼻，是由数层吸水材料及亲水化合物制成的细孔网纱结构的过滤装置。属于被动型湿热交换器，在呼气时，相当于体温和饱和湿度的气体进入人工鼻的内侧面凝结，同时释放以蒸汽状态保存的热量，以达到温热和湿化吸入的气体之目的。吸气时外部干燥的气体在人工鼻内得到湿化和温热，热量和水分被带入气道内，保证气道获得有效、适当的湿化。人工鼻湿化方法对吸入气体加湿均匀，并有滤过和加温作用，对呼吸道无刺激，能有效减少痰痂形成、湿化过度、气道高反应等并发症。

（3）雾化吸入湿化：雾化吸入是以气流或超声波为动力，使药液成为气溶胶微粒悬浮于气流中随吸气进入呼吸道，能到达终末支气管及肺泡。人工气道患者常采用雾化吸入进行气道内给药或增强气道湿化效果，一般用于脱机患者。常用的方法有超声雾化、氧气雾化、空气压缩泵雾化。

（4）气道内滴注湿化液：是指间断或持续将湿化液滴入人工气道的方法，以达到湿化气道、稀释痰液的目的。

（5）高流量湿化治疗仪气道湿化：高流量湿化治疗仪可输送经过加温湿化的吸入气体，其作用及原理同呼吸机加热湿化，主动增加吸入气体的温度及湿度，达到持续气道温湿化的效果，可应用于有自主呼吸的人工气道患者。

2. 使用人工鼻时有哪些注意事项？

（1）人工鼻是一次性用物，一般24 ～ 72h更换一次，痰液污染或堵塞时需及时更换，无污染时可按产品说明书时效应用。

（2）人工鼻仅能保持呼出气湿度的 70% ～ 80%，使用时要注意观察效果，防止造成湿化不充分，患者痰液黏稠时配合使用其他湿化方式。

（3）使用人工鼻会增加吸气阻力、无效腔容积及吸气做功，慢性呼吸衰竭及撤机困难的患者慎用。

（4）人工鼻不额外提供热和水分，脱水、呼吸道分泌物黏稠的患者不宜选用。

（5）人工鼻会显著增加呼吸驱动和呼吸功耗，气道高阻力患者不宜使用。

3. 常用的人工气道湿化液有哪几种？

常用的人工气道湿化液有灭菌注射用水、0.9% 氯化钠溶液、0.45% 氯化钠溶液、3% 氯化钠溶液，另外，可采用盐酸氨溴索注射液、乙酰半胱氨酸注射液、α - 糜蛋白酶、碳酸氢钠注射液等药物降低痰液黏稠度，稀释痰液促进排出。根据患者是否行机械通气、痰液黏稠度、不同湿化方式或途径选择不同的湿化液。

4. 如何正确选择人工气道湿化液？

（1）灭菌注射用水：主要用于呼吸机、高流量湿化治疗仪、超声雾化器的湿化用水。灭菌注射用水一般不直接用于气道内滴注湿化，低渗液体对气道的刺激较大，若用量过多，可造成气管黏膜水肿，增加气道阻力。

（2）0.9% 氯化钠溶液：主要用于气道内滴注、雾化吸入，或作为溶剂配制雾化药液。0.9% 氯化钠溶液为等渗液体，对气道黏膜的刺激较小，小剂量气道滴注后可稀释痰液，使之易于排出，可减少因痰液淤积造成的肺部感染。0.9% 氯化钠溶液不适宜持续气道湿化，加热湿化时禁用。

（3）0.45% 氯化钠溶液：可用于气道内间断或持续湿化，浓缩后浓度接近生理盐水，对气道的刺激性较小。临床使用时需要用 0.9% 氯化钠溶液稀释配制，配制后有效期为 2h。

（4）3% 氯化钠溶液：为高渗液体，对气道的刺激性较大，可从黏膜细胞内吸收水分，从而稀释痰液，并使之易于咳出，主要用于排痰。但易引发刺激性咳嗽，老年患者人工气道湿化时应用较少。

（5）盐酸氨溴索注射液：为黏液溶解剂，可促进呼吸道表面活性物质的分泌，使黏多糖纤维断裂，降低痰液黏度。有利于呼吸道黏液 - 纤毛功能改善与恢复，促进呼吸道内分泌物清除。可稀释后用于气道内滴注或吸入治疗。

（6）乙酰半胱氨酸溶液：为黏液溶解剂，能使痰液中的糖蛋白多肽链和脓性痰液中的 DNA 纤维断裂，对白色黏痰和黄色黏痰均有较强的溶解作用。常以 0.9% 氯化钠溶液配制成 10% 的溶液用于雾化吸入，每次 1 ～ 3ml，每日 2 ～ 3 次。痰液阻塞时可配制成 5% 的溶液行气管内滴入，每次 2 ～ 3ml，每日 2 ～ 6 次，可酌情多次使用。

（7）注射用糜蛋白酶：可通过溶解痰液中的黏蛋白而溶解痰液，用 0.9% 氯化钠溶液稀释配制成 0.05% 的溶液，行气道雾化吸入，主要用于痰液黏稠不易自行咳出或吸引的患者。

（8）碳酸氢钠注射液：为碱性液体，具有皂化功能，使局部形成碱性环境，降低痰的吸附力，使痰液变稀薄，痰痂软化，抑制真菌生长繁殖。可稀释成浓度为 1.25% 的溶液于气道内滴注使用。

5. 如何评估气道湿化的效果?

通过观察患者的临床症状、痰液黏稠度,可评估气道湿化的效果。

(1)气道湿化恰当:痰液黏稠度Ⅰ度时提示气道湿化恰当,肺部听诊呼吸音清,吸痰时负压吸引顺利,痰管内壁有少量痰液,易被冲净,吸痰后患者安静,呼吸道通畅,脉氧饱和度上升。痰液黏稠度Ⅱ度时则提示需要加强气道湿化,痰液黏稠度Ⅲ度时存在痰痂堵管的风险,应引起高度重视。

(2)气道湿化过度:气道湿化过度时气道内大量黏液需要清除,超过黏膜纤毛的清除能力,痰液增多,可导致机械通气患者人机对抗,引起或加重炎症,造成缺氧。痰液如稀水样泡沫状,吸痰次数明显增多,每次吸痰量少,肺部听诊可闻及水泡音。患者出现频繁刺激性呛咳,烦躁不安、发绀。反复吸引,有时仅吸出少量稀水,提示湿化过度。

(3)气道湿化不足:气道湿化不足时气道干燥,气管、支气管黏膜纤毛运动减弱、清除异物的功能受损,分泌物排除不畅,黏痰堵塞,造成小气道塌陷、肺不张。痰液吸引困难,可见痰液黏稠,呈黄色,甚至呈胶冻状或形成痰痂,吸痰管内壁上滞留大量黏稠痰液,不易被冲净,有时可阻塞吸痰管。患者呼吸费力,呼吸机显示气道压高,吸气阻力大,提示湿化不足。

三、人工气道痰液清除

1. 人工气道痰液清除的方法有哪些?

(1)胸部叩击:借助叩击所产生的振动和重力作用,使滞留在气道内的分泌物松动,移行至中心气道,最后通过咳嗽排出体外。叩击时手呈背隆掌空状,从下往上叩击胸和背部。

(2)体位引流:患者取特殊体位,使病变肺部处于高位,引流支气管开口向下,使气道内聚集的分泌物在重力作用下流入较大支气管、气管,再经患者咳嗽或负压吸痰等方法排出。

(3)负压吸痰:包括开放式吸痰、密闭式吸痰和纤维支气管镜吸痰。

(4)仪器辅助排痰:通过咳痰机、振动排痰仪等仪器协助患者排痰。

2. 如何评估吸痰的指征?

(1)通过患者主诉,评估是否需要吸痰。

(2)听诊肺部有痰鸣音,或立于床旁听到明显痰鸣音。

(3)观察呼吸机面板参数,气道压力明显升高、潮气量及通气量降低。

(4)患者自主呼吸与呼吸机抵抗,可伴有咳嗽、呼吸急促、脉氧饱和度下降及呼吸、心率增快。

(5)气道雾化治疗、肺部物理治疗后需及时吸痰。

3. 密闭式吸痰有哪些优势?

(1)密闭式吸痰无须脱开呼吸机管路,吸痰时不中断给氧,保证持续的通气和氧合,避免了开放吸痰过程中由于吸痰时间长可能引起的肺泡塌陷、低氧血症。

(2)密闭式吸痰避免了危重症患者因停止机械通气引起的血流动力学不稳定状况。

(3)密闭式吸痰整个过程都在封闭情况下完成,避免了患者人工气道与外界直接相通,减少了发生呼吸机相关性肺炎和医务人员职业暴露的风险。

4. 如何进行密闭式吸痰操作？

（1）评估患者的气道情况及吸痰指征。

（2）吸痰前提高吸氧浓度，将密闭式吸痰管与负压吸引管连接，打开负压吸引器调节阀，调节负压至 150 ～ 300mmHg（－ 0.4 ～－ 0.2bar）。

（3）一手持密闭式吸痰管端口处，另一手将吸痰管缓慢插入人工气道至所需深度。按压负压控制阀启动负压，边吸引边缓慢退出吸痰管，直至吸痰管保护膜完全伸展为止。

（4）吸痰后要及时清除残余痰液，方法为用注射器抽取 0.9% 氯化钠溶液 10ml，连接注水口，开启负压边吸引边推注，直至冲洗干净并将液体完全抽出。

（5）清除完毕后分离密闭式吸痰管与负压吸引管，旋转并盖紧连接口保护帽。

5. 纤维支气管镜吸痰有哪些优势？

纤维支气管镜由于管径细、可弯曲、吸痰范围可以扩至小气道，并能在直视下冲洗吸出痰栓，对于进行气道冲洗、引流感染灶、控制感染，清除气道深部分泌物、保持气道通畅，改善气道阻塞所致的低氧血症有重要意义。

6. 纤维支气管镜吸痰时应注意哪些问题？

（1）有严重心脏病、心功能障碍、明显呼吸困难、大咯血、哮喘发作、凝血机制异常、体质极度虚弱不能耐受者，禁忌或慎行纤维支气管镜吸痰。

（2）行纤维支气管镜吸痰时将呼吸机氧浓度调至 100%，尽量缩短纤维支气管镜操作时间，不宜超过 30min。术前及术中可给予利多卡因麻醉气道黏膜，避免出现剧烈呛咳及支气管痉挛。

（3）操作前应禁食、暂停肠内营养，必要时抽出胃内容物，以减少术中胃内容物反流，防止误吸等并发症的发生。

（4）患者烦躁不安、不能配合时，遵医嘱给予镇静药物如静脉注射咪达唑仑 2 ～ 5mg，待患者安静入睡、呼吸平稳后，再进行纤维支气管镜吸痰。

（5）进行气管内灌洗时，需逐段分侧进行，灌洗液总量一般不超过 100ml，每次注入灌洗液 5 ～ 10ml，反复冲洗后负压吸出。

（6）操作中，注意监测患者生命体征，观察有无烦躁、发绀、呼吸困难等表现。若出现面色、口唇发绀、心率＞ 135 次 / 分或＜ 60 次 / 分、血氧饱和度＜ 85%、血压下降等情况，及时报告医师，退出纤维支气管镜，接呼吸机纯氧吸入，待 SpO_2 ≥ 95%，心率、血压等恢复正常后再继续操作。

（7）气道内出血时，遵医嘱可对出血部位喷洒肾上腺素注射液止血。

四、人工气道气囊管理

1. 人工气道气囊的作用是什么？

（1）封闭气道，保证机械通气有效实施。

（2）防止口咽部、上呼吸道内分泌物、胃内容物误入气道。

（3）有一定的固定作用，防止气管导管或气管套管脱出。

2. 气囊压力的安全范围是多少？

若气囊充气量过大，气囊压过高会影响气道黏膜供血，当气囊压超过 30cmH_2O 时，黏膜毛细血管血流开始减少；当气囊压超过 50cmH_2O 时，血流完全被阻断。气管黏膜压迫超过一定时间，将导致气管黏膜缺血性损伤甚至坏死，严重时可发生气管食管瘘；相反，如果气囊充气不足，则导致漏气、误吸等。

目前临床上应用的气管导管均为高容量低压气囊，其基础容量大、压力小，可有效封闭导管与气管之间的间隙。理想的气囊压力要求既要阻断气管导管与气管壁之间的漏气，又不会对气管黏膜的血液循环造成影响而导致压力性损伤。在确保有效潮气量的基础上，气囊注气越少越好。要定时测量气囊压力，一般情况下，气囊压力应维持在 25 ～ 30cmH_2O。

3. 人工气道气囊充气有哪些方法？

（1）最小封闭容积技术（minimal occlusive volume，MOV）：也称最小注气量技术。方法为：①正压机械通气时，将听诊器置于患者气管处，用注射器缓慢向气囊内注气，直到听不到漏气声；②逐渐从气囊内抽出气体，每次抽 0.3 ～ 0.5ml，直到可以重新听到少量气流逸出；③再注入少许气体（0.2 ～ 0.3ml）直到在吸气时听不到漏气声。

（2）少量漏气技术（minimal leak technique，MLT）：在气囊最小注气量的基础上，再抽出少许（0.2 ～ 0.3ml）气体，在吸气高峰时可有少量漏气，漏气量＜ 50ml 并不影响通气效果，此时气囊对气管壁的压力最小，称为少量漏气技术。

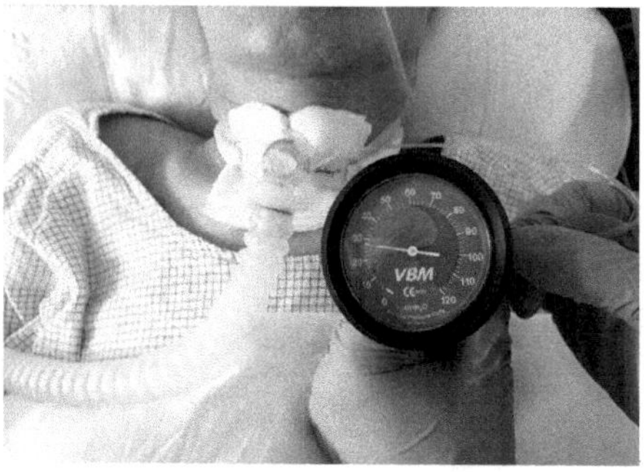

图 6-32 气囊压力正常范围

（3）气囊压力表充气法：将气囊压力表与气囊注气口连接，轻轻挤压气囊压力表充气柄，直至气囊压力表压力指针指向表盘中绿色区域为气囊压力正常范围（图 6-32）时停止，此时气囊压力维持在 22 ～ 32cmH_2O，读取指针示数，取下压力表。

4. 气囊漏气有哪些临床表现？

气囊漏气时，用听诊器置于气管处，可听到气囊漏气声，漏气明显时无须听诊器即可闻及经口、鼻腔、咽喉发出的漏气声，有时患者甚至可以发音。机械通气情况下观察呼吸机面板参数可见呼出潮气量低、气道压力低，出现通气量低限报警及漏气报警等。同时，患者可有心率增快、呼吸急促、喘憋、发绀等缺氧或通气不足的表现。

5. 气囊上滞留物清除技术有哪些？

气囊上（声门下）滞留物清除技术包括声门下滞留物引流和应用简易呼吸器清除气囊上滞留物技术，即持续或间断吸引和气流冲击法。

（1）声门下滞留物引流：声门下滞留物引流使用可吸引可冲洗式气管导管，包括可吸引冲洗式气管插管和气管切开套管。宜采用间断吸引的方法，将注射器与吸引口连接，缓慢抽吸，每 2 小时抽吸 1 次。痰液黏稠时，为防止痰痂堵塞，可注入 0.9% 氯化钠溶液 5ml 进行冲洗，并及时吸引，冲洗前将气囊压力调整至 30 ～ 35cmH_2O，防止气囊上滞留物误吸至下呼吸道，造成感染。

（2）气流冲击法：应用简易呼吸器清除气囊上滞留物技术，是在气囊放气的同时，通过呼吸机或简易呼吸器经人工气道给予较大潮气量，使肺充分膨胀达到饱满，在患者呼气时，借助肺的弹性回缩力将简易呼吸器球囊送入的气体由气管插管与气管内壁之间的腔隙由下向上冲出，呼气瞬间在气道的助力下反弹气流，将气囊上的滞留物吹浮上移至咽部，然后用吸痰管迅速吸引干净，反复多次操作，直至滞留物清理干净为止。

五、人工气道造口护理

1. 气管切开术后如何对造口进行观察？

（1）观察出血情况：一般切口部位会有少量轻微的渗血，24h 后可缓解。少量渗血时造口处剪口纱不宜频繁更换，以防止造口牵拉引起二次出血或因操作刺激影响局部伤口愈合。渗血浸湿剪口方纱面积约 3/4 时应予以更换，并记录出血量；造口局部持续渗血且量多、颜色鲜红时，可遵医嘱在造口处滴止血药，如去甲肾上腺素注射液、酚磺乙胺注射液等；如止血无效可在造口内填塞止血纱布压迫止血；气道咯出鲜血时，应立即通知医师，查明出血原因并迅速处置。

（2）观察是否感染：手术时消毒不严格或痰液污染手术造口等，会引起气管切开术后造口及其周围组织发生感染，主要表现为造口有脓性分泌物渗出，局部皮肤红肿，可伴有不同程度的局部疼痛和发热。护理中应严格无菌操作，无菌敷料覆盖造口，严密观察造口分泌物和皮肤情况，及时清除造口分泌物或经造口反流的痰液，保持局部清洁干燥。若出现术后造口感染，立即留取造口分泌物标本及痰标本送检。加强局部换药，除全身合理应用抗生素外，局部可用金霉素或莫匹罗星软膏涂抹，也可进行局部理疗，如紫外线照射等。

2. 如何对长期留置气管套管患者的造口进行观察？

（1）观察气管造口处有无出血情况，及时处理。

（2）观察气管造口处及周围皮肤有无发红、浸渍、肿胀、破溃或糜烂等感染情况。

（3）观察气管造口的渗出液及分泌物的量和性状。

1）分泌物的量：可根据纱布更换频率来评估造口渗出液量。无渗出指 24h 内更换下的纱布干净、无明显分泌物污渍；少量渗出指 24h 内更换纱布不超过两块；中等量渗出指 24h 内更换纱布 3 块；大量渗出指 24h 内更换纱布 3 块以上。

2）分泌物的性状：应定期进行分泌物检验或培养。分泌物的性状和颜色可直接反映造口有无感染或提示下气道感染情况，如黄绿色脓性分泌物，提示存在铜绿假单胞菌感染可能。

3. 气管切开造口换药时应注意哪些问题？

气管切开造口换药是指将气管套管与颈部皮肤之间用敷料加以阻隔，起到吸收渗液、防止颈部皮肤受压的作用，是人工气道造口护理的重要步骤。

（1）造口换药时要严格无菌操作，动作轻柔，减少刺激、保护人工气道。对清醒的患者，更换敷料前要进行沟通，取得配合。

（2）分泌物多和新近造口的患者，一般选用无菌剪口方纱覆盖造口，可直接观察到渗出物颜色与性状，亦便于判断渗出液量和性状。

（3）避免在餐中或餐后 1h 内更换敷料，患者频繁咳嗽时不要更换敷料，以免增加刺激。

（4）根据造口分泌物的量，一般每天更换 2 ～ 3 次敷料。更换敷料前，痰多者要给予吸痰。

(5) 造口换药时，为防止异物进入气管套管，停机患者应使用人工鼻。也可暂时用无菌纱布遮盖，防止吸入尘土、痰液飞溅和异物进入气管引起窒息。

六、更换气管导管

1. 什么情况下需要更换气管导管?

长期留置的气管切开套管，需要定期进行更换，以保证气道的安全有效。一般情况下，气管套管应每 3 个月更换 1 次。气管插管不宜长时间保留，最长不超过 2 个月，如确有必要长期留置人工气道者应行气管切开造口。如发生气管导管气囊破裂、导管堵塞等危急情况时，则需紧急更换气管导管。以下为更换气管导管的指征。

(1) 评估患者气管切开套管，气管套管使用≥ 3 个月，可根据病情，择期更换。

(2) 气管套管污染、材质老化，气囊漏气、破损，呼吸机潮气量、通气量低限报警，患者喘憋，脉氧饱和度降低，呼吸频率持续＞ 30 次 / 分，出现皮下气肿，需立即更换。

(3) 套管内痰痂形成，发生堵管，经充分湿化吸痰后仍不能改善通气，需立即更换。

(4) 肉芽组织增生，完全堵塞气管套管时立即更换，部分堵塞气管套管时应尽快更换。

(5) 气管导管扭曲或移位时应立即调整，保持恰当位置，如不能纠正或已发生导管脱出，需重新置入气管套管。

2. 如何选择需要更换的气管套管的类型?

(1) 一般情况下，更换患者正在使用的同种类型的气管套管。

(2) 上呼吸道分泌物多的患者，需要加强气囊上分泌物引流者准备可吸引型气管套管。

(3) 因导管气囊不能有效封闭气道需要更换时，选择较前使用的大一个型号的导管。

(4) 颈部严重水肿或皮下气肿、颈部脂肪层厚的患者，准备外端加长的气管套管。

(5) 因气道肉芽肿或气管塌陷问题换管，需准备内端加长的气管套管。

3. 如何更换经鼻气管插管?

应用纤维支气管镜引导下更换经鼻气管插管可确保患者通气管路持续通畅，维持呼吸机供氧，确保患者的生命安全。换管前应充分吸引或引流气道内及气囊上的分泌物，充分给氧并做好急救准备。采用预先置入气管镜的方法更换气管导管，即将气管镜插入声门下进入气道内，固定好气管镜位置，一人松气囊后拔除旧管，另一人将预先套在气管镜上的气管插管旋转顺气管方向缓慢插入气道。

(武淑萍　来纯云　潘　静)

第三节　人工气道并发症预防与处理

一、脱管

1. 脱管的原因有哪些?

(1) 导管固定寸带过松或打结不牢，如寸带固定时没有打外科结（即死结）导致系带逐渐松脱，或寸带挂双耳固定时从耳郭松脱。

（2）分泌物浸湿固定导管用的胶布或寸带，进而使固定松动发生脱管。

（3）导管插入过浅时，患者头颈部前屈或扭动，可能使导管前端斜面脱出声门外造成脱管。

（4）受管路重力影响，翻身、调整体位、医疗操作时触碰管路等机械牵拉作用使导管移位。

（5）患者躁动、神志不清、未约束双手或约束不当，患者自行拔管。

（6）患者剧烈咳嗽时将导管咳出。

（7）气囊充气不足或气囊破裂，导管失去内固定。

2. 如何判断是否发生脱管？

（1）通过导管外露长度判断：如发现经鼻气管插管外露长度超过 5cm 时，导管可能已经脱出声门外，需立即进一步判断；如外露长度超过 7cm 时，可判断导管已完全脱出。

（2）通过患者呼吸情况判断：发现气管导管部分脱出时，应立即脱开呼吸机，用手掌在气管导管口处，仔细感知有无经气道呼出的气体，如无明显气流或患者呼吸微弱时，从无菌干棉签或棉球上取少许棉絮，放置于气管导管口进行测试，如棉絮随患者呼吸有规律的摆动，证明导管尚在气管内，如无气流考虑已完全脱管。

（3）通过患者临床症状判断：通过患者明显憋气、发绀，心率加快、血压升高，出汗、躁动，并迅速出现明显的腹胀，判断可能发生脱管，有窒息的危险，需立即处理。

（4）通过吸痰情况判断：如吸痰管置入长度相当于气管套管长度即再难向前插入，受到明显阻力，判断导管可能脱出。

（5）通过呼吸机参数指标判断：出现呼吸机持续报警，如潮气量或通气量低限报警、气道压力高限报警，甚至出现窒息报警，判断有导管脱出的可能。

3. 气管插管脱出时如何处理？

（1）判断脱管情况

1）当发现气管插管患者出现疑似脱管症状时，安抚患者保持镇定，立即呼叫值班医师。

2）观察患者生命体征，迅速判断气管插管是否完全脱出。

（2）处理方法

1）确定气管插管未脱出声门时调整置入深度，重新固定导管。操作方法：①一人立即固定导管，防止继续脱出。②另一人松气囊，协助医师缓慢回送气管导管至所需深度，气囊重新注气。③连接呼吸机辅助呼吸，加大氧浓度，观察呼吸机运转及参数变化。④听诊双肺，确定呼吸音正常，加强气管导管固定，防止移位。

2）确定气管插管已脱出声门时，协助医师拔出气管插管，立即给予吸氧或重新插管。操作方法：①立即脱开呼吸机，松开气囊。②松开固定导管的胶布或寸带，缓慢拔出导管。③病情较平稳并能短暂维持自主呼吸者，立即给予面罩或鼻导管高流量吸氧。无自主呼吸者或自主呼吸不能维持有效通气者，立即使用简易呼吸器经面罩人工辅助呼吸。④建立静脉通路，做好应急抢救准备，备气管插管导管，配合医师重新置管。

（3）紧急处理后严密监测患者生命体征及脉氧饱和度的变化，做好记录；保持呼吸道通畅，经鼻腔、口腔彻底吸痰；加强巡视观察，重点交班，清醒患者做好心理护理；分析脱管原因并制订预防措施，防止再次脱管。

4. 气管切开患者发生脱管时如何处理？

（1）判断脱管情况

1）发现气管切开患者疑似脱管时，安抚患者，使其保持镇定，立即呼叫值班医师。

2）观察患者生命体征，迅速判断气管套管是否脱出。

（2）确定导管已脱出

1）立即脱开呼吸机，松气囊，松开固定带，协助医师拔出气管套管。

2）病情较稳定并能短暂维持自主呼吸者，立即给予高流量吸氧，无自主呼吸或自主呼吸不能维持有效通气者，立即应用简易呼吸器人工辅助通气。

（3）处理方法

1）气管切开术后 1 周内：①切开后 1 周内，患者气管造口窦道可能尚未完全形成，应给予鼻氧管或面罩给氧；②严密观察患者生命体征及脉氧饱和度；③做好气管插管抢救准备，请耳鼻喉科医师进行专科处理，协助置管。

2）气管切开 1 周后：①气管造口窦道已形成，立即经窦道给予吸氧（将吸氧导管直接插入窦道 2 ～ 3cm 给氧）；②立即准备更换导管，消毒切口，0.9% 氯化钠溶液润滑气管套管，配合医师迅速经窦道重新置入。

（4）紧急处理后的护理措施，同“气管插管脱出时如何处理的护理”，包括监测生命体征及脉氧饱和度变化、保持呼吸道通畅、强化防脱管措施等。

5. 预防脱管的护理措施有哪些？

（1）选择合适型号的导管，及时拍摄胸部 X 线片确定导管位置，保持导管位置正确。

（2）妥善固定气管导管，密切观察导管位置及固定情况。每班评估、测量、记录插管深度，检查调整固定带松紧度，班班交接。

（3）严密观察气囊充盈情况，定时测量气囊压力，如有漏气及时通知医师进行处理。

（4）妥善固定呼吸机管路，避免重力牵拉。翻身时断开呼吸机管道，保持头、颈、脊柱在同一轴线上进行翻身。

（5）对于清醒患者，耐心解释留置气管导管的重要性，取得配合；躁动患者遵医嘱给予保护性约束防止自行拔管，必要时应用镇静药物。

（6）全面了解患者病史和疾病状态，有针对性地做好防脱管预见性护理。

（7）气管切开 48h 内床旁备气管切开包。

二、堵管

1. 人工气道发生堵管的原因有哪些？

（1）导管扭曲、梗阻

1）气管切开套管经造口置入，固定带过松、寸带打结或粘扣松脱时容易发生移位而导致导管扭曲或梗阻。

2）气管插管外露部分较长易于发生扭曲。

3）经口气管插管固定不良、牙垫松脱，可导致患者将导管咬合夹闭，造成堵管。

4）人工气道与呼吸机管路对接时习惯性“旋扭”动作，易造成管路扭曲错位。

5）翻身时未脱开呼吸机，其他操作触碰呼吸机管路等均可造成对套管的机械牵拉而发生导管扭曲梗阻。

（2）黏痰或痰痂堵管

1）患者肺部感染重、分泌物多、咳痰无力，导致黏稠的痰液在气道内淤积。

2）气道湿化不良，吸痰不及时、不彻底可造成痰液结痂，阻塞导管。

3）脱机锻炼时吸入空气干燥、气道湿化差，易形成痰痂而发生堵管。

4）气管导管内径偏小，气管插管留置时间过长，液体入量不足等可能与痰痂形成有关。

2. 发生堵管后如何进行处理？

（1）当患者出现喘息憋气、呼吸困难、心率增快、脉氧饱和度下降时，给予充分吸氧，安抚患者并立即报告医师。

（2）判断是否发生堵管：检查是否有导管扭曲、弯折或痰痂堵管等问题；观察呼吸机参数和患者生命体征变化；进行气道内吸痰，评估吸痰管插入是否受阻。

（3）根据堵管原因及程度进行处理

1）气管套管外标志位置明显偏移，提示气管套管扭曲时，脱开呼吸机、松气囊，给予经导管吸氧，根据患者气道不同情况进行位置调整。

2）患者咬合夹闭经口气管插管或导管弯折时，立即重新固定牙垫和气管导管，调整导管到恰当的位置。

3）痰痂堵管时：①不完全堵管时，给予充分湿化气道、软化痰痂、气道内反复滴入湿化液并反复彻底吸痰，调节呼吸机湿化强度，直至吸出痰痂或吸痰管置入顺畅；②完全堵管时，立即脱开呼吸机、松气囊，给予吸氧，准备气管插管用物，协助医师重新置管，并做好应急抢救准备。

（4）处理后护理措施：做好管路位置标识，妥善固定导管。交代注意事项，进行记录并班班交接。组织医护人员分析讨论不良事件，并及时上报。

三、导管插入过深

1. 如何判断导管是否插入过深？

（1）听诊：机械通气时听诊患者胸部呼吸音。除外病变原因，如呼吸音不对称或一侧有呼吸音而另一侧呼吸音微弱，考虑导管可能插入过深，应进行调整，酌情向外拔出 1 ～ 2cm，再重新听诊。

（2）导管外露长度：一般情况下，成人经鼻气管插管深度为 27 ～ 29cm，外露长度 3 ～ 5cm。经口气管插管深度为 20 ～ 22cm，外露长度为 10 ～ 12cm。如发现经鼻气管插管外露长度＜ 2cm 或经口气管插管外露长度＜ 8cm 时，提示插入过深。

（3）临床症状：患者呼吸时双侧胸廓运动不对称。如导管插入过深的一侧肺功能比较差，患者可出现喘憋、氧合差、心率加快、血压升高，以及出汗、躁动等现象。如不能妥善处理，将对呼吸循环功能带来不良影响，甚至引起严重后果。

（4）胸部 X 线片：气管插管后，导管尖端应位于气管中下段，在气管隆突上 2 ～ 3cm。

（5）呼吸机参数指标：气道压力高，可能高于 20cmH_2O，有时甚至出现气道压力高限报警等情况。

2. 如何预防导管插入过深？

（1）插管前评估患者的身高、体重、颈部情况，以及双侧肺解剖生理情况等，根据评估结果选择合适型号导管，及时拍摄胸部 X 线片或经纤维支气管镜检查确定导管位置。

（2）妥善固定气管导管，经口气管插管应先将导管与牙垫紧密缠绕。每班评估、测量、记录插管深度，检查固定胶布是否粘贴牢固，班班交接。

（3）严格气囊管理，及时监测气囊压力，气囊注气恰当。

（4）使用简易呼吸器辅助通气时，避免因紧张用力下压导管而造成导管被动下移。

四、气道出血

1. 气道出血的原因有哪些？

（1）原发性出血：一般发生于术后 24h 内。

1）手术原因：创面渗血、术中止血不彻底。置入气管导管时损伤气道黏膜而引起出血。

2）患者原因：①血压高及血管硬化的患者容易发生术后创面渗血；②患者应激状态、营养不良、使用抗凝血药物影响凝血机制，或危重患者出现 DIC；③既往手术史、放疗史等原因导致颈部解剖结构发生紊乱，瘢痕形成使局部血管不易收缩。

（2）继发性出血：一般发生于气管插管或气管切开 24h 后，由于各种原因导致气道黏膜损伤而发生出血。

1）气管套管或气囊摩擦、压迫气道：①气管套管型号不当、弯度过大，套管固定过松、过紧或体位不当加重套管压迫、摩擦气管壁；②气囊护理不当，长期过度充盈，压迫气管壁；③吸痰管刺激或吸痰方法不正确致使气道黏膜损伤，造成出血；④患者躁动使气管套管不断摩擦、压迫气管内壁导致局部组织出血、坏死，可能引发大出血。

2）患者剧烈咳嗽或脑损伤性癫痫发作导致止血后的出血点再次出血。

3）感染因素：切口感染侵犯血管，造成血管破裂出血；气管周围组织及血管发生感染，气管黏膜出现严重炎症反应、坏死出血。

2. 如何判断可能发生了气道出血？

（1）经气道咳出或吸出痰液分泌物呈鲜红色。

（2）经气管插管一侧的鼻孔流出血性液体。

（3）气管切开处鲜血浸湿纱布，可有血凝块。

（4）患者出现胸闷气短、心率加快，重者呼吸困难、血压下降等。

（5）气道出血量大、出血速度快时，可迅速发生气道阻塞，引起窒息。

3. 预防气道出血有哪些护理措施？

（1）患者烦躁时遵医嘱给予镇静药物，减少套管对气道黏膜的机械摩擦。

（2）为患者取适当体位，保持气管套管的正确位置，进行翻身等护理操作时，保持患者头、颈、躯干处于同一轴线移动，防止牵拉管道。

（3）定期监测气囊压力，防止气囊压力过高引起黏膜损伤。

（4）掌握正确吸痰方法，把握吸痰时机，选择合适的吸痰管型号，减少吸痰对气道黏膜的刺激。

（5）严格规范气管切开造口护理等无菌操作，预防感染。
（6）人机对抗和患者剧烈咳嗽时，尽快找到原因并予以处理。
（7）严密观察患者有无出血前兆，如有异常及时通知医师处理。

五、气管软化及气道肉芽肿

1. 气管软化有哪些原因？

（1）气囊充气不当致使气囊量不断增加、压力过高，造成气管软骨环弹性减弱。
（2）气囊长期处于充盈状态，压迫气道黏膜及周围组织，局部组织缺血缺氧、营养不良。
（3）导管切口过小或套管过大，造成黏膜损伤及压迫气管塌陷。

2. 气道肉芽肿的形成有哪些原因？

（1）气管导管随呼吸变化在气道内移动，对气道产生不良刺激，形成肉芽肿。
（2）吸引负压过大、吸痰管直接刺激造成黏膜损伤，并发炎性改变进而形成肉芽肿。
（3）气囊压迫气道壁，使局部组织缺血、营养匮乏，组织修复不良，肉芽增生。
（4）多次气管插管、切开与更换导管，操作中的机械损伤使细胞增生，产生肉芽肿。

3. 预防发生气管软化和气道肉芽肿有哪些护理措施？

（1）机械通气患者尽早撤机拔管，避免呼吸机依赖，减少导管对气道的局部刺激，同时也减少了气囊封闭的时间。

（2）翻身调整体位时脱开呼吸机，不能脱机者使用呼吸机延长管，尽量避免或减少气管导管的机械性损伤。

（3）应用高容低压气囊气管导管，气囊管理采用少量漏气技术和最小闭合技术，气囊压力维持在 25cmH_2O 以下，减轻气囊对气道的压迫。

（4）进行吸痰操作时动作轻柔，严格按照操作规范，每次吸引不超过 15s，切忌在同一部位长时间反复进行提插式吸痰。

（5）长期留置人工气道者，每 3 个月更换一次不同长度的导管，改变气囊在气道内的位置，减少同一部位的长期受压，缓解气道压力性损伤。

（6）加强全身营养支持，遵医嘱给予肠内营养及静脉营养。

六、气压伤

1. 什么是气压伤？

气压伤（lung barotrauma）是指机械通气相关性肺损伤。跨肺压或切变力过大，导致肺泡过度扩张或变形是气压伤的直接原因。当气道峰压＞ 40cmH_2O 时，气压伤风险较高。气胸是机械通气致气压伤中最严重的一种，一旦发生气胸，在继续正压通气条件下可迅速加重，导致张力性气胸，严重威胁患者的生命。

2. 如何判断气压伤的发生？

（1）症状：机械通气过程中，患者突然出现胸痛、烦躁、大汗淋漓、呼吸急促、心率增快，自主呼吸与呼吸机对抗，继而出现低氧血症、发绀、呼吸困难、血压下降。

（2）体征：听诊患侧呼吸音减低，床旁胸部 X 线片可见肺纹理消失、气胸特异性体征，动脉血气分析低氧血症和高碳酸血症。

(3) 呼吸机参数：气道峰压突然增高或进行性增高，气道顺应性下降，气道压力高限报警、呼吸频率高限报警、潮气量低，通气量低限报警、窒息报警。

(4) 出现皮下气肿：常可见颈部、胸部、颜面等处皮肤肿胀，触之明显"捻发音"。

(5) 出现张力性气胸：气管移位，患侧呼吸音消失，叩诊过清音，心浊音界、肝浊音界消失、呼吸减慢、发绀、低血压、心动过速或缓慢、胸部运动不对称。纵隔气肿时出现纵隔摩擦音，心包气肿时出现心脏压塞征象。

3. 发生气压伤后如何处理？

(1) 暂停使用呼吸机，备齐抢救用物，建立静脉通路，根据病情准备急救用物、仪器。

(2) 依据发生气压伤的不同情况，配合医师进行急救处理

1) 气胸患者：应尽快行胸腔闭式引流术，术后观察神志、意识及生命体征变化，做好胸腔闭式引流观察与护理。

2) 张力性气胸：因病情紧急，为抢救患者生命，可用粗针头迅速刺入胸膜腔以达到暂时减压的目的，穿刺部位在气胸侧第二肋间隙腋中线外侧。

3) 气管导管移位造成的气压伤：需立即配合医师更换气管导管，做好管路位置标识，妥善固定导管。

(3) 救治过程中严密观察病情变化，避免诱发因素，做好心理护理。

4. 如何预防气压伤的发生？

(1) 严密观察生命体征，注意心率、呼吸、血压波动情况，避免气道压力骤然升降。

(2) 做好人工气道综合管理，控制气囊压力在理想范围，减少导管对气道刺激与损伤，避免导管因素导致的气压伤。

(3) 在对胸部创伤性检查和治疗时，应按规范慎重操作。

(4) 存在气压伤高风险的患者机械通气时实施肺保护性通气策略，尽量使用小潮气量、低平台压。

七、气囊破裂

1. 发生气囊破裂的原因有哪些？

(1) 气囊使用过久发生老化破损、气囊慢撒气、气囊注气管开胶松脱等。

(2) 患者意外咬破气囊外露端，或外力机械牵拉导致气囊导管根部发生损伤。

(3) 气囊注气过多或注气时损坏气囊注气口导致气囊破裂。

2. 如何判断出现了气囊破裂？

(1) 患者可能出现精神紧张、烦躁不安、呼吸急促、喘憋等症状，气管切开患者造口处可见分泌物伴气泡溢出。心电监护示患者心率增快，脉氧饱和度下降，血压高于安静状态时的水平。

(2) 机械通气时听到明显漏气声。呼吸机参数显示气道压力、潮气量、通气量低限报警，呼吸频率高限报警。

(3) 气囊压力过低，将气囊内气体抽空，给予气囊重新注气后，仍有明显漏气现象。

3. 气囊破裂后如何处理？

（1）发现患者出现缺氧症状，同时监测呼出潮气量下降，呼吸机通气量低限报警，立即报告医师，迅速判断气囊是否破裂。

（2）证实气囊破裂后，提高呼吸机给氧浓度，尽可能保证有效通气。安抚患者，减轻其紧张焦虑情绪。

（3）迅速准备更换气管导管用物及应急抢救物品、药品。

（4）协助医师更换气管导管，积极实施救治措施。

（5）气囊注气管开胶脱落时，可将剪去针头的头皮针细管直接置入原注气管位置，用注射器持续给予气囊充气。

（6）妥善固定导管，监测气囊压力及患者生命体征，做好记录。

（7）协助患者取舒适体位，做好心理护理。

4. 如何预防气囊破裂的发生？

（1）定时监测气囊压力，气囊充气时采用气囊最小闭合技术，防止注气过多导致气囊破裂。

（2）妥善放置气囊外露连接管，避免牵拉损伤。向清醒患者做好宣教，以取得配合。躁动患者适当约束或镇静，以免患者损伤气囊外露端。

（3）长期机械通气的患者，在病情允许的情况下，每3个月更换一次气管导管，避免气囊老化破裂。

（4）防止因患者及操作因素导致的气囊破裂。

（武淑萍　孙　蔚　庄春晓）

第7章

机械通气治疗与护理

第一节　简易呼吸器的应用

1. 什么是简易呼吸器？简易呼吸器的组成有哪些？

简易呼吸器（simple respirator）又称人工呼吸器或加压给氧气囊，是一种通过按压设备上压缩单元（如气囊），帮助患者进行人工通气的简易工具，可维持和增加肺通气量，迅速改善组织缺氧状态。

简易呼吸器的组成包括面罩、单向阀、呼气阀、压力安全阀、自张型气囊、进气阀、储气阀、储氧袋和氧气连接管，具有使用方便、痛苦轻、并发症少、便于携带、有无氧源均可立即通气的特点。

2. 使用简易呼吸器的适应证有哪些？

（1）突发心搏呼吸停止、需要立即进行心肺复苏及人工呼吸急救者。

（2）中毒、电解质紊乱、二氧化碳潴留等各种原因导致的呼吸抑制。

（3）神经、肌肉疾病所致的呼吸肌麻痹。

（4）需要进行全身麻醉手术的患者。

（5）需要机械通气支持的患者转运、检查时。

（6）遇有呼吸机故障、突然断电等特殊情况时。

3. 充分开放气道的方法有哪些？

（1）仰面抬颏法：左手置于患者前额，掌根向后方用力，右手示指及中指置于患者下颏下方，拇指置于下颏上方，同时向上向前用力，使气道开放。

（2）抬颌法：将患者头向后仰起，双手拇指、示指分别放于患者下颌角处同时向上提起，使患者气道开放。

（3）仰头抬颈法：一手以小鱼际侧下压患者前额，另一手抬起患者颈部，使其头后仰，气道开放。

4. 如何正确使用简易呼吸器？

（1）将患者去枕平卧，头偏向一侧，清理口咽部及呼吸道分泌物，取出义齿，保护松动牙齿。紧急抢救时需迅速解开衣服、掀开被子，以便观察患者呼吸运动情况。

（2）移去床头栏，操作者立于床头，保持患者头颈部居正中，采用手法使患者头后仰，充分开放气道。

（3）迅速准确地连接好呼吸面罩、球体、储氧袋及氧气连接管。调节氧流量，紧急抢救时氧流量可调至 8 ～ 10L/min，非紧急抢救时按患者实际需要调节氧流量。

（4）用 EC 手法紧扣面罩于患者口鼻部，防止漏气，同时用力上提下颌保持气道处于持续开放状态。已行气管插管、气管切开的患者，无须面罩，将简易呼吸器出气口直接与气管导管连接。

（5）有规律地挤压球体，将气体压入肺内，见胸廓抬起后松开球体，使球体复原。挤压频率为 12 ～ 16 次 / 分。

（6）在挤压简易呼吸器球体进行人工通气的同时，注意观察通气有效的指征：①单向呼吸活瓣活动正常；②面罩内有雾气；③口唇、颜面、甲床发绀减轻；④患者胸廓有规律起伏；⑤脉氧饱和度上升。

（7）持续挤压简易呼吸器维持有效通气，直至改用其他方式给氧及通气。

5. 使用简易呼吸器过程中挤压频率及潮气量是多少？

在挤压球囊的过程中，保持气道始终处于开放状态，挤压频率应恒定，以免损伤肺组织，影响呼吸功能的恢复。

无人工气道抢救时挤压频率为 12 ～ 16 次 / 分，人工气道时挤压频率 16 ～ 20 次 / 分。一般成人单手挤压球体气量为 750 ～ 800ml，双手挤压气量为 1200 ～ 1300ml，故挤压球囊时压力不可过大，以压扁球囊的 1/3 ～ 2/3 为宜（送气量 500 ～ 600ml），紧急抢救应用面罩通气时，需考虑漏气和无效腔量，通气量可适当增大，人工气道患者简易呼吸器挤压潮气量 400 ～ 600ml。

6. 人工气道患者如何进行简易呼吸器机械通气？

（1）人工气道患者使用简易呼吸器时不需要开放气道。

（2）取下简易呼吸器面罩，直接与导管连接。

（3）行机械通气时注意保持简易呼吸器与导管的紧密连接，可用手扶住连接处，同时要防止牵拉、扭曲导致导管的移位或脱出。

（4）一般成人潮气量为 400 ～ 600ml，挤压频率 16 ～ 20 次 / 分，或按患者所需的呼吸频率进行。

（顾月琴　李双燕）

第二节　有创机械通气护理

1. 什么是有创机械通气？

机械通气（mechanical ventilation，MV）是运用机械装置对患者进行呼吸功能支持的治疗手段，分为有创机械通气和无创机械通气。有创机械通气（invasive mechanical ventilation，IMV）是指将呼吸机预置的压力和容量通过人工气道（经鼻或经口气管插管、气管切开）给患者通气，帮助患者完成通气的支持方式。其目的是为治疗原发病争取时间，改善患者预后；充分的通气和氧合；尽量减少和防止肺损伤；保持稳定的血流动力学状态。

2. 有创机械通气的适应证和禁忌证有哪些？

（1）适应证

1）呼吸停止或呼吸即将停止，是紧急气管插管机械通气的绝对适应证。

2）急性低氧血症型呼吸衰竭、严重低氧血症、发生心动过速、呼吸窘迫、意识状态或血压改变。

3）慢性阻塞性肺疾病急性加重（AECOPD）患者存在明显低氧血症及重度呼吸肌疲劳，二氧化碳分压（$PaCO_2$）升高、显著呼吸功能不良。

4）急性左心衰竭、肺水肿、严重呼吸窘迫、胸腔内压显著增大、心室负荷增加、心排血量减少。

5）急性危重型哮喘患者极度呼吸困难、严重气道阻塞、呼吸肌疲劳等。

（2）禁忌证：在出现致命性通气和氧合障碍时，有创机械通气无绝对禁忌证。相对禁忌证如下。

1）伴有肺大疱的呼吸衰竭。

2）未经引流的气胸和纵隔气肿。

3）严重肺出血。

4）缺血性心脏病及充血性心力衰竭。

5）低血容量性休克未补足血容量者。

3. 有创机械通气应用指征有哪些？

（1）各种原因引起的呼吸衰竭或呼吸功能不全，常规治疗效果差，有病情恶化趋势。

（2）意识障碍，呼吸形式、节律异常，自主呼吸微弱或消失，如呼吸频率＞35～40次/分或＜6～8次/分。

（3）经无创呼吸机治疗后患者病情无改善或仍继续恶化。

（4）血气分析提示严重通气和氧合障碍。PaO_2＜50mmHg，尤其是充分氧疗后PaO_2仍＜50mmHg，$PaCO_2$＞50mmHg呈进行性升高，氧合指数（PaO_2/FiO_2）＜200，pH动态下降。

4. 如何正确连接及使用呼吸机？

（1）正确连接呼吸机进气、出气管路及湿化罐，使呼吸机处于备用状态。使用时连接呼吸机和湿化罐的电源，连接空气源和氧气源。

（2）呼吸机采用密闭式加水，即床头置输液架，灭菌注射用水用输液器连接湿化罐注水口，湿化罐加水至标线，悬挂“呼吸机湿化”标识牌。打开湿化罐开关，调节湿化罐温度。

（3）接通呼吸机电源，连接模肺，检查呼吸机运转情况及呼吸机回路气密性。

（4）根据患者病情需要，设定呼吸机通气模式、通气参数，设置呼吸机报警参数上、下限及报警音量。

（5）观察呼吸机运转情况，检查呼吸机各连接处是否漏气，各指标显示状态。

（6）取下模肺，连接患者人工气道开始机械通气，观察人机配合情况并记录。

（7）听诊双肺呼吸音，检查通气效果。

（8）停机锻炼时呼吸机管道与患者脱开，人工气道连接人工鼻吸氧及湿化，呼吸机接头处避污保存。

（9）机械通气过程中严密监护。及时予以吸痰，保持呼吸道通畅。观察生命体征、脉氧饱和度变化，必要时监测动脉血气等。

5. 使用有创机械通气有哪些注意事项？

（1）预防气压伤和容积伤：机械通气时，如气道压力过高、潮气量过大或患者肺部顺应性差等，易发生肺部气压伤。包括肺间质水肿、纵隔气肿、气胸等。为预防肺部气压伤，可采用小潮气量通气方式。

（2）及时发现通气过度现象：潮气量过大、呼吸频率太快可造成通气过度，短期内排出大量二氧化碳可导致 $PaCO_2$ 骤降和呼吸性碱中毒。处理：①若因患者呼吸过快所致，查找引起呼吸过快的原因并处理；②调节呼吸机参数，减少 VT、MV、呼吸频率（respiratory rate，RR）、吸呼气时间比（inspiratory to expiratory ratio，I ∶ E），缩短呼气时间。

（3）及时纠正通气不足：管道漏气或阻塞均可造成潮气量下降；肺部顺应性下降的患者，如使用潮气量偏小，可造成通气不足；自主呼吸与呼吸机对抗时，通气量也下降。处理：①去除呼吸道分泌物阻塞因素；②排除气管痉挛，导管或套管扭曲因素；③除外呼吸机管道漏气或气胸，支气管胸膜瘘，支气管食管瘘等因素；④调节呼吸机参数，相应提高 I/E、VT、MV、RR 等。

（4）预防呼吸机相关性肺部感染：应用呼吸机后，原有的肺部感染可加重或继发肺部感染，这与气管插管或切开后，上呼吸道失去应有的防卫机制、口腔卫生状况差、气道湿化不足、气囊压力不足致上气道分泌物下移至下呼吸道等多种因素相关。应尽量去除上述危险因素。

（5）预防肺不张：导致肺不张的原因包括通气量严重不足；气管插管过深，插入右支气管，导致左肺无通气而发生萎陷；气道分泌物潴留；肺部感染；吸入纯氧时间过长，导致吸收性肺不张。处理：①保持气道通畅，加强气道管理；②检查导管位置，避免插入过深，及时调整；③避免长时间吸入氧浓度过高的气体。

（6）避免人工气道管路移位或脱出：①根据患者体位调整呼吸机管路的支架位置；②约束患者双手，防止其自行拔管；③躁动的患者适当给予镇静治疗。

（7）避免患者产生呼吸机依赖：①及时降低呼吸机参数，根据患者情况及时调整支持水平；②尽早开始肺康复训练；③营养支持；④患者病情控制的前提下，可考虑尽早终止有创机械通气，必须时给予无创机械通气序贯治疗。

6. 使用呼吸机雾化吸入目的有哪些？

（1）解痉、平喘，缓解支气管痉挛。

（2）止咳、化痰，利于痰液排出。

（3）治疗呼吸道感染，控制炎症。

（4）稀释痰液，湿化气道。

7. 使用呼吸机雾化吸入时有哪些注意事项？

（1）连接雾化器后，要认真检查进气和呼气管道连接是否正确。专用雾化装置连接在吸气端，细菌过滤器连接在呼气端。

（2）雾化过程中始终保持雾化器储药罐处于水平直立状态，不能倾斜。

（3）雾化器储药罐内可加入雾化液 4 ～ 10ml，一般 6ml 比较合适。雾化过程中应注意观察呼吸机管道内是否有雾气通过。

（4）使用呼吸机进行雾化吸入时，要根据患者情况适当调整呼吸机参数。

（5）根据医嘱和药液量设定雾化时间，雾化的时间设定为5min一挡，最长可设定30min，一般以15min为宜。

（6）雾化过滤器内如有凝结水，呼吸机报警会显示PEEP过高；雾化液超过标准或雾化已做完时，呼吸机也会有报警提示。

（7）雾化器用完后用清水清洗，自然晾干，避污保存，定时使用75%乙醇纱布擦拭消毒。

（8）雾化器储药罐和雾化过滤器为一次性使用，专人专用，每日更换。雾化器金属接口和金属导线严禁接触液体类物质。

（9）雾化结束后要及时打开呼吸机湿化罐开关。

（涂国红　杨　娉）

第三节　无创机械通气护理

1. 什么是无创正压通气？

无创正压通气（NIPPV）是指无须建立人工气道的机械通气方式。主要是指经口/鼻面罩将呼吸机与患者相连，在不需要气管插管或气管切开的情况下，由呼吸机提供正压支持而进行辅助通气的方式。NIPPV保留了上气道的防御功能和患者发声及吞咽功能，避免了有创机械通气的损伤及并发症。但无创通气存在同步性差、潮气量不稳定、不利于气道分泌物引流等问题。

2. 无创机械通气的适应证有哪些？

（1）各种原因引起的呼吸衰竭或呼吸功能不全，如慢性阻塞性肺疾病急性发作、Ⅰ型呼吸衰竭、急性呼吸窘迫综合征、心源性肺水肿、哮喘等。

（2）辅助脱机或拔管后的呼吸康复治疗。

（3）撤机方式的选择，有创-无创序贯通气治疗。

（4）睡眠呼吸暂停综合征。

3. 无创机械通气的禁忌证有哪些？

（1）生命体征不稳定，呼吸微弱或停止者。

（2）躁动不配合或出现意识障碍者。

（3）严重脏器功能不全，如上消化道大出血、血流动力学不稳定者等。

（4）上气道阻塞、分泌物过多、排痰障碍或大咯血者。

（5）面颌部损伤、手术、畸形者。

（6）通气量波动大或人机对抗明显者。

4. 无创机械通气常用的通气模式有哪些？

无创机械通气常用的通气模式包括持续气道正压通气模式（CPAP）、双水平气道正压通气（BiPAP）、压力控制模式（pressure control ventilation，PVC）、平均容积保证压力支持模式（average volume assured pressure support，AVAPS）。

目前临床以 BiPAP 最为常用，它包括自主呼吸通气模式（spontaneous triggered，S）和后备时间控制通气模式（timed safety frequency，T），即 PSV+PEEP 和 PCV+PEEP。

5. 无创通气与有创通气相比有哪些优缺点？

无创通气与有创通气的区别主要在于呼吸机与患者的连接方式不同，与有创通气相比，无创通气需要更高患者配合度，并发症较少，但长时间应用需注意患者面部受压皮肤的保护。无创通气与有创通气优缺点的对比见表 7-1。

表 7-1 无创通气与有创通气优缺点的对比

	无创通气	有创通气
人 - 机连接方式	经鼻或口鼻面罩、咬口器	经气管插管或气管切开
气道密封和紧固性	较差	好
气道保护和防止误吸	无此作用	有此作用
吸气触发和人—机同步	要求较高	要求低
提供的吸气压力或容量辅助	较低	高
镇静药、麻醉药的应用	慎用	可用
对患者的配合要求	高	低
气道分泌物的清除	困难	容易
通气无效腔	较大	较小
与呼吸机相关的肺部感染	可避免或减低	较高
人工气道并发症	无	有
适用范围	意识清楚的轻、中度呼吸衰竭	有意识障碍的重度呼吸衰竭

6. 无创机械通气时护理重点是什么？

（1）使用前做好患者及其家属的解释工作，详细说明无创呼吸机的使用方法和优越性，消除患者恐惧和焦虑的心理，取得配合。

（2）检查电源、呼吸机性能及各个管道的密封是否完好，根据患者耐受程度、脸型特征选取合适的鼻 / 面罩。使用鼻罩时要闭口呼吸。

（3）充分清除患者口鼻腔分泌物；协助取半卧位、坐位。指导患者有规律地放松呼吸，鼓励并指导主动咳嗽排痰。

（4）观察患者呼吸频率、血压、心率变化，定时监测动脉血气，密切观察呼吸机的运转和各项指标，如有报警应迅速查明原因，给予及时处理。

（5）注意观察和预防不良反应及并发症，例如，口咽干燥、面罩压迫皮肤损伤、胃胀气、误吸、漏气、排痰不畅等。

（6）备好必要的抢救药物和简易呼吸器、气管插管等物品，随时做好气管插管等有创通气的准备。

7. 如何正确选择佩戴无创呼吸机面罩？

（1）面罩的选择

1）通气面罩：包括鼻罩、口鼻面罩、全面罩、鼻囊管及接口器等。通常轻症患者可先试用鼻罩、鼻囊管或接口器；病情较重的呼吸衰竭患者多需用口鼻面罩；老年或无牙齿的患者口腔支撑能力较差，主张用口鼻面罩。

2）鼻罩：无效腔较小，利于语言交流和进食，耐受性通常较好。而面罩可避免经口漏气，输送的压力较高、潮气量较大，血气的改善也较明显，更适合于急性呼吸衰竭患者。

（2）面罩的佩戴

1）佩戴时应先戴好鼻/面罩，再开机连接呼吸机管路。避免在较高的吸气压力状态下佩戴鼻/面罩而增加患者不适。

2）注意鼻/面罩的密闭性。调整固定带长度，以两侧系带各能放1指为宜。若患者面颊部极度消瘦出现漏气，可在漏气处垫小纱布。

8. 使用无创通气时常见的不良反应有哪些？如何防治？

（1）漏气：主要是由鼻/面罩大小不合适，头带过松或两侧头带牵拉不均衡引起。表现为吸气压下降，呼出潮气量下降，呼吸机报警，脉搏氧饱和度（SpO_2）下降，人机不同步和呼吸困难等。因此要根据患者的脸型选择合适的鼻/面罩，密切监测是否存在漏气并及时调整面罩位置和固定带长度，必要时可用纱布和泡沫塑料垫封闭漏气部位。使用鼻罩通气时，嘱患者尽量保持口腔闭合，用鼻吸气，不能很好配合或口腔漏气较多者，可使用面罩或下颚带避免明显漏气。

（2）面部压迫性损伤：面罩对面部长时间的压迫，影响面部血液循环，导致额部、鼻梁、口周皮肤发红、肿胀、发绀甚至出现水疱、坏死。预防面部压迫性损伤应：①选择合适的鼻/面罩，尽可能选择硅胶面膜通气面罩。调节固定带使松紧度适宜，以两侧系带各能放1指为宜。②易受压损伤部位可使用皮肤保护敷料，必要时局部涂软膏以减少摩擦。③交替使用口鼻罩和面罩，病情允许情况下间断停用无创呼吸机，给予吸氧。④皮肤发生红肿、破损时，保持皮肤局部清洁干燥，及时给予理疗、换药等促进创面愈合。

（3）胃肠胀气：由于反复吞气或气道压力超过食管贲门括约肌的压力，大量气体直接进入胃肠道，会使患者出现腹部不适、膨隆、叩诊呈鼓音的临床症状。正压通气会加重长期卧床患者因胃肠蠕动减慢导致的腹胀、肠麻痹等症状。因此无创通气前要做好宣教，清醒患者取半坐卧位，指导患者进行有规律地闭口呼吸，减少吞咽动作。尽量采用非语言沟通方式，避免说话时把气吸到胃内，造成胃肠胀气。在保证疗效的前提下避免吸气压力过高（$< 25cmH_2O$）。长期卧床的患者给予定时翻身、手法按摩以减轻腹胀，必要时加用胃肠动力药。有明显胃胀气者，可留置胃管持续开放或负压引流。

（4）排痰困难：无创通气的高速气流未得到充分湿化可引起呼吸道干燥，使痰液黏稠不易咳出；患者咳嗽咳痰能力差，造成排痰困难。无创呼吸机采用加热湿化方法使吸入气体加温湿化，即在湿化罐内添加灭菌注射用水，水温控制在31～35℃。保证患者液体摄入充足，病情允许时鼓励患者多饮水，利于气道分泌物排出。鼓励患者自主咳嗽，配合叩背、雾化吸入等方法促进痰液引流，必要时经鼻腔、口腔吸痰，或应用纤维支气管镜吸痰。

（5）误吸：无创机械通气治疗中最严重的并发症是误吸，患者口咽部分泌物、反流的胃内容物或呕吐物误吸可造成吸入性肺炎甚至窒息。为预防误吸患者应在就餐30min后再行机械通气，少食多餐，避免饱餐。卧床患者进食时床头抬高45°或取半坐卧位，必要时服用促进胃动力的药物。及时清理患者口腔分泌物，鼓励患者将痰液吐出，必要时给予负压吸痰，以减少口咽部分泌物引起误吸的危险。

（武淑萍 赵杏丽）

第四节 应用呼吸机监测

一、呼吸机应用中的监测

1. 机械通气的模式有哪些？有何特点？

通气模式是指机械通气时呼吸机送气或呼气的方式。通气模式是应用呼吸机首先需要设置的机械通气参数。选择恰当的通气模式，能提高机械通气的疗效，降低并发症。

（1）控制通气（control mechanical ventilation，CMV）：是指呼吸机完全替代患者自主呼吸的通气方式，通气量及通气方式全部由呼吸机决定，包括容积（容量）控制通气和压力控制通气两种。

1）容积控制通气（volume control ventilation，VCV）：简称控制通气（control ventilation，CV），潮气量（VT）、呼吸频率（RR）、吸气呼气时间比（I ∶ E）和吸气时间完全由呼吸机控制，即呼吸机完全代替自主呼吸。其特点是：能保证潮气量和分钟通气量的供给，完全替代自主呼吸，有利于呼吸肌休息，但不利于呼吸肌锻炼。适用于中枢或外周驱动能力很差及无自主呼吸的患者。此外，由于所有的参数都是人为设置，易发生人机对抗。

2）压力控制通气（pressure control ventilation，PCV）：压力控制通气预设压力控制水平和吸气时间，吸气开始后，呼吸机提供的气流很快使气道压达到预设置水平，之后送气速度减慢，维持预设压力到预设吸气时间结束，之后转向呼气。其特点是：吸气峰压较低，可降低气压伤的发生，能改善气体分布和通气血流比值（ventilation to perfusion ratio，V/Q），有利于气体交换，临床上需不断调节压力控制水平，以保证适当水平的潮气量。适用于较重 ARDS 患者。

（2）辅助通气（assist ventilation，AV）：是指由患者自主吸气触发机械呼吸，潮气量或通气压力由呼吸机决定，但 RR 和 I∶E 随自主呼吸变化。即为控制模式同步化，由患者自主吸气触发，但吸气时间及流量由呼吸机控制，呼吸机承担的呼吸功多于患者所做的呼吸功。可分为容积辅助通气（volume assist ventilation，VAV 或 AV）和压力辅助通气（pressure assist ventilation，PAV）。容量切换提供容积支持，压力切换提供压力支持。患者吸气产生一定压力或气体流速通过传感器发出信号启动呼吸机，吸气回路中压力阈值或流速值称为触发灵敏度。

（3）辅助 / 控制通气（assist-control ventilation A/C）：是在控制通气模式的基础上叠加辅助通气模式，控制通气部分仍有容积控制和压力控制。此模式下自主呼吸触发呼吸机送气后，呼吸机按预置参数送气，如患者无力触发、无自主呼吸或自主呼吸频率低于预置频率，呼吸机则以预置参数通气。具有 CMV 的优点，并提高了人机协调性。目前智能呼吸机基本应用辅助 / 控制通气模式取代了单纯的控制通气和辅助通气。包括容积辅助 / 控制通气（volume assist-control ventilation，V-A/C）和压力辅助 / 控制通气（pressure assist-control ventilation，P-A/C）。

（4）间歇指令通气（intermittent mandatory ventilation，IMV）：是指按预置频率间断发挥指令通气作用，即呼吸机按预设的呼吸频率送气，每个吸气过程皆由预设潮气量（或通气压力）、吸气时间完成，每两次机械通气之间是不受呼吸机影响的自主呼吸，此时呼吸机只提供气流量。但由于呼吸机以固定频率进行呼吸，可能影响患者的自主呼吸，出现人机对抗。

（5）同步间歇指令通气（synchronized intermittent mandatory ventilation，SIMV）：是指呼吸机预设的呼吸频率由患者触发，若患者在预设的时间内没有出现吸气动作，则呼吸机按预设参数送气，间歇控制通气之外的时间允许自主呼吸存在。SIMV 是 IMV 同步化，弥补了 IMV 的缺陷，其特点是支持水平从完全的控制通气到完全自主呼吸，可调范围大，能保证一定的通气量，同时在一定程度上允许自主呼吸参与，防止呼吸肌萎缩，对心血管系统影响较小，增加了人机协调性。

（6）压力支持通气（pressure support ventilation，PSV）：是由自主吸气触发呼吸机送气，由呼吸机给予一定压力辅助的通气模式。即患者吸气触发后，呼吸机提供一个高速气流，使气道压达到预置的辅助压力水平，并维持通气压力至预设置的吸气流速数值，之后吸气转换为呼气。呼吸频率、潮气量、吸气流量受患者自主呼吸能力和通气能力的双重影响，是目前最常用的通气模式。有较好的人机协调性，属自主呼吸模式，患者感觉舒服，有利于呼吸肌休息和锻炼，主要用于有一定自主呼吸能力、呼吸中枢驱动稳定者。一般可与 SIMV 联合应用，也可作为撤机技术应用。自主呼吸能力较差或呼吸节律不稳定者，易发生触发失败和通气不足，无自主呼吸的患者不能触发 PSV 送气，因此不能使用此模式。

（7）持续气道正压 / 呼气末正压：持续气道正压（CPAP）是在自主呼吸条件下，呼吸机在患者整个呼吸周期内，无论吸气还是呼气时均提供一个持续的气道内正压通气，通气过程由患者自主呼吸完成，使气道压在吸气相和呼气相都保持在同一正压水平。

2. 呼气末正压有何优点？

呼气末正压（PEEP）是指在机械通气时，气道持续保持正压。完全自主呼吸提供的为 CPAP，有呼吸机起辅助作用或指令作用的为 PEEP。

呼气末正压有以下优点：①增加肺泡内压和功能残气量，有利于氧向血液内弥散；②防止呼气末时肺泡闭陷，使萎陷的肺泡复张，在整个呼吸周期维持肺泡的通畅；③减少间质水肿，改善肺顺应性。压力水平根据患者病情和治疗的需要，可在 0 ～ 15cmH_2O 选择。

3. 需要设置的呼吸机基本参数有哪些？其临床意义是什么？

（1）潮气量（V_T）：是指平静呼吸时每次吸入或呼出的气量。在容量控制模式中应用，根据理想体重给予潮气量 5 ～ 12ml/kg。潮气量一般分为吸气潮气量和呼气潮气量。吸气潮气量（inspiratory tidal volume）是指静息状态下，每次呼吸时，自主吸入或呼吸机输入 V_T 的多少。呼气潮气量（expiratory tidal volume）是指静息状态下，每次呼出 V_T 的多少，呼出气是经肺内充分湿化、温化的气体，一般情况下是临床上重点观察的参数。

（2）气道压力（airway pressure）：又称气道内压，是气道内压强与大气压的差值。通常情况下，压力感受器在呼吸机连接管路的近患者端，即 Y 形管附近，也有部分在吸气阀或呼气阀附近，故其显示的压力实质是连接管路的压力。压力变化的最高值称为峰压（peak pressure），是为克服全部通气阻力所产生的压力。在密闭管道内，气体停止流动的情况下，气道、肺实质的黏性和惯性阻力皆消失，各个部位的压力相等，即此时的气道压力与肺泡内压相等，称为平台压（plateau pressure），为防止发生气压伤，一般要求气道平台压力不超过 35 ～ 45cmH_2O。

（3）呼气末正压（PEEP）：呼气末正压是机械通气时呼气末气道压大于 0 的状态。呼气末正压在整个呼吸周期皆存在，并影响整个吸气过程和呼气过程，因此 PEEP 不单纯是呼气末才存在的压力。其作用是防止肺泡萎陷，改善氧合。临床设置和调节 PEEP 应根据疾病的不同而异，其原则一般为低压开始、逐渐上调，同时观察患者临床症状的改善，随时调节直至理想水平。PEEP 常规参数设置为 3 ～ 5cmH_2O，治疗性 PEEP 设置为 6 ～ 15cm-H_2O，常用于重症肺炎、ARDS 的辅助治疗，但老年患者在临床应用 PEEP 时需谨慎，尤其是高龄老年患者，一般情况下治疗性 PEEP 设置在 4 ～ 8cmH_2O，不易超过 10cmH_2O。

（4）呼吸频率（RR）：是指成人每分钟呼吸次数。机械通气频率（mechanical ventilation frequency，f）是指呼吸机按预设吸气要求进行通气的次数，根据分钟通气量及目标动脉氧分压（PaO_2）水平选择，一般设置为接近正常生理的呼吸频率，成人一般选择 12 ～ 20 次 / 分，老年患者常选择在 16 ～ 20 次 / 分。

（5）吸呼气时间比（I ∶ E）：是吸气时间与呼气时间的比值。吸气时间（inspiratory time，Ti）是指呼吸机接受吸气触发机制，从开始吸气到呼气装置开放、开始呼气前的时间。呼气时间（expiratory time，Te）是指呼吸机呼气装置开放，开始呼气到下一次开始吸气前的时间。吸 / 呼比的选择应基于患者的自主呼吸水平、氧合状态及血流动力学，适当的设置能保持良好的人机同步性。机械通气患者通常设置吸气时间 0.8 ～ 1.2s，吸呼比为 1 ∶（1.5 ～ 2.0）。

（6）吸气流量（inspiratory flow）：是指在吸气时间内，被患者自主吸气或呼吸机输送气体的速度，包括流量型态和流量大小。常用平均流量和峰流量的概念表示吸气流量大小。平均流量和送气时间的乘积为潮气量。定容型通气模式时流量为预设值，定压型通气模式时流量为监测值。

（7）吸气峰流速（peak inspiratory flow）：是指在吸气时间内，患者自主吸气或呼吸机输送气体的最大瞬间速度。成人常用的流速设置为 40 ～ 60L/min，或流速设置为呼吸周期的 20% ～ 25%，应根据分钟通气量和呼吸系统的阻力和顺应性进行调整。

（8）触发灵敏度（trigger sensitivity）：当患者有自主呼吸且需要呼吸机提供辅助性通气时，呼吸机需要通过压力或流量来检测患者呼吸以调整气流同步输出，依据患者自主呼吸情况来调节灵敏度的大小，触发灵敏度包括流量触发和压力触发。

1）流量触发（flow trigger）：触发的敏感性和稳定性较压力触发好，应作为首选，一般设置为 2 ～ 5L/min，但也应根据吸气能力、气道压力等参数进行调节。目前智能型呼吸机一般均为流量触发。

2）压力触发（pressure trigger）：通过探测患者吸气后引起呼吸环路内压力下降而触发。理论上触发水平接近 0 时触发最敏感，同步时间最短，但也容易导致假触发和人机对抗，因此触发压力常设置在－ 1.5 ～－ 0.5cmH_2O。

（9）吸入气氧浓度（FiO_2）：是指呼吸机通气时患者吸入气体的氧浓度。FiO_2 的设置一般取决于动脉氧分压（PaO_2）水平、呼气末正压（PEEP）水平、平均气道压力及患者血流动力学状态。原则上在保持 PaO_2 较理想的情况下，FiO_2 设置越低越好，即保证 PaO_2 > 60mmHg，SaO_2 > 90% 即可。

（10）窒息通气（apnea ventilation）：是指呼吸机监测患者的呼吸暂停时间，超过预定的呼吸暂停时间，呼吸机报警并自动切换到控制通气模式。窒息通气是一种安全保障功能，常用于自主和支持通气模式。窒息通气时间可选 15 ～ 60s，常选 15s。

4. 机械通气时生命体征的监护要点有哪些？

（1）神志、精神症状：经机械通气和综合治疗后，患者神志转清、精神状态趋于稳定，说明机械通气模式与参数调节合适，治疗适当；若精神状态恶化，人机配合不良或精神好转后又恶化，则可能病情加重、通气不足或通气过度，应监测血气，检查通气，调整呼吸机参数。

（2）心率、血压监测：持续给予心电监护，机械通气开始 20 ～ 30min 时可出现血压轻度下降，心率稍增快；随着低氧血症和二氧化碳潴留的纠正，心率和血压将逐渐恢复至正常范围。若血压明显或持续下降，同时心率增快，应及时通知医师，给予相应的处理，密切观察和记录心率、血压的变化。

（3）呼吸监测：观察患者的呼吸频率、节律、幅度、类型，胸廓活动度，两侧呼吸运动的对称性，辅助呼吸肌活动，自主呼吸与呼吸机的同步性，听诊两侧呼吸音，有无湿啰音、哮鸣音、痰鸣音等。以此了解人工气道的功能并判断气道是否通畅，自主呼吸与呼吸机是否协调。

（4）脉氧饱和度（SpO_2）监测：通过持续监测 SpO_2，及时发现患者有无缺氧及机械通气后缺氧情况是否改善，发绀程度有无减轻。如缺氧症状没有改善或病情进行性加重，应通知医师及时配合处理。可通过调节吸入气体氧浓度，改善低氧血症。但应注意末梢循环差、明显水肿的患者，SpO_2 有时不能完全反映血液氧含量，需进行动脉血气监测来判断。老年患者气道分泌物增多且黏稠，行机械通气时气道廓清能力进一步下降，容易出现气道内分泌物淤积，使氧饱和度下降，应及时进行负压吸引排痰。

5. 循环功能的监测要点有哪些？

（1）尿量：是判断血容量是否充足和机械通气是否合适的较可靠指标。若血容量不足、机械通气不当，将引起尿量的明显减少。每日尿量低于 1000ml 提示细胞外液量的减少、心功能不全、机械通气过度或不足。

（2）血压：血压降低大多是由有效循环血容量不足引起，可能是患者自身疾病所致，也可能与机械通气过度或不足有关。机械通气时回心血量减少，心排血量减低，可导致血压下降。应适当增加血容量，如补充胶体用白蛋白、血浆或血浆代用品皆可。

（3）中心静脉压：是监测循环功能、指导液体复苏和机械通气的常用指标。通过监测中心静脉压可判断心脏功能、有效循环血量情况，指导临床治疗。血压下降可致组织器官灌注不足，实质脏器的缺血缺氧可导致功能障碍，如血压下降可致肾血流量减少，尿量减少，影响肾功能。

（4）血氧饱和度：血氧饱和度一般指动脉血氧饱和度（SaO_2），主要反映末梢组织的血液灌注情况和氧合状态，是呼吸机治疗过程中重要的监测内容，也是监测周围循环功能的常用指标。SaO_2 降低时需及时分析其降低的原因，及时进行处理，如调整通气模式和参数等。

6. 监测患者通气功能的参数有哪些？

（1）潮气量（V_T）：潮气量反映患者的通气功能，吸气潮气量与呼气潮气量的差异反映呼吸机或呼吸环路是否漏气。应观察实际潮气量与设定潮气量是否相符。

（2）分钟通气量（V_E）：分钟通气量为潮气量与呼吸频率的乘积（$V_E=V_T\times f$）；V_E的确定通常按理想千克体重来估算，V_E的监测可反映患者是否存在通气不足或通气过度，并指导机械通气潮气量、呼吸频率等参数的调整。

（3）呼吸频率（RR）：反映患者的通气功能及呼吸中枢的兴奋性。

（4）动脉血二氧化碳分压（$PaCO_2$）：通过动脉血气分析，测定$PaCO_2$，可反映患者的通气功能状态。

7. 监测患者换气功能的参数有哪些？

（1）动脉氧分压（PaO_2）：反映肺换气功能的指标，通过监测PaO_2可指导呼吸机模式的选择和吸入氧浓度的调整。

（2）动脉血氧饱和度（SaO_2）：血氧饱和度反映机体血液氧含量，临床上可进行无创性连续的脉氧饱和度（SpO_2）监测、经皮氧饱和度监测，或采集动脉血进行动脉血气分析监测。

（3）吸入氧浓度（FiO_2）：吸入氧浓度监测可防止氧浓度过高引起氧中毒或氧浓度过低引起缺氧，按照动脉血气调整吸氧浓度。

二、酸碱平衡和血气分析监测

1. 动脉血气分析的临床意义是什么？

动脉血气分析是指对动脉血液中不同类型的气体和酸碱物质进行分析的检验技术。动脉血气是呼吸监测的主要部分，能直接测量动脉血氧分压、二氧化碳分压和酸碱度，是唯一能判断和衡量人体酸碱平衡状况、低氧血症程度的指标。动脉血气分析能正确反映肺的气体交换功能，用于酸碱失衡的诊断和治疗、确定呼吸衰竭的类型、严重程度及判断预后，指导机械通气中呼吸机参数的调节。

2. 常用的动脉血气分析指标有哪些？正常范围是多少？其意义有哪些？

（1）氧合参数

1）动脉血氧分压（PaO_2）：是动脉血中溶解的氧分子所产生的张力。正常值为80～100mmHg，是判断缺氧和低氧血症的客观指标。当在海平面下，呼吸空气时，PaO_2低于正常值提示血氧含量不足，但一般只有当$PaO_2<60$mmHg时，才引起组织缺氧，临床方可诊断为低氧血症、I型呼吸衰竭。

2）动脉血氧饱和度（SaO_2）：是指动脉血液中血红蛋白（Hb）在一定氧分压与氧结合的百分比，即氧合血红蛋白的百分比。SaO_2正常值为95%～100%。SaO_2表示血液中氧与Hb结合的比例，一般情况下可作为缺氧和低氧血症的客观指标。

3）动脉血氧含量（CaO_2）：是指每100ml动脉血液中实际带氧量的毫升数，包括物理溶解在血液中的氧和以化学结合形式存在的氧。CaO_2能真实反映动脉血液中氧的含量，是较可靠诊断缺氧和低氧血症的客观指标。

（2）动脉血二氧化碳分压：动脉血二氧化碳分压（$PaCO_2$）是指以物理状态溶解在血浆中的二氧化碳分子所产生的张力，其正常值为 35 ～ 45mmHg。$PaCO_2$ 是主要的呼吸性酸碱平衡失调的指标，常可反映肺泡通气情况。一般情况下，$PaCO_2$ ＞ 45mmHg 为通气不足，$PaCO_2$ ＞ 50mmHg 为高碳酸血症，诊断为Ⅱ型呼吸衰竭。$PaCO_2$ ＜ 35mmHg 为通气过度。有效机械通气使肺泡通气量增加，CO_2 下降，$PaCO_2$ 下降。

（3）动脉血酸碱度：动脉血酸碱度（pH）是评价血液酸碱度的指标，是未分离血细胞的血浆中氢离子浓度的负对数。其正常值为 7.35 ～ 7.45。pH 基本代表细胞外液的情况，是酸碱失衡的主要诊断指标，对机体的生命活动，尤其是内环境的稳定性，具有重要意义。pH 直接反映机体的酸碱状况，pH ＞ 7.45 为碱中毒，pH ＜ 7.35 为酸中毒。

（4）碱性物质

1）实际碳酸氢根（actual bicarbonate，AB）：是指实际 $PaCO_2$ 及 SaO_2 条件下动脉血浆中的 HCO_3^-浓度。正常值为 22 ～ 27mmol/L，平均 24mmol/L。HCO_3^-是主要的碱性指标，酸中毒时减少，碱中毒时增加。

2）标准碱剩余（standard bases excess，SBE）：简称碱剩余（BE），是指在 37℃时，$PaCO_2$ 为 40mmHg，Hb 完全氧合的标准条件下，将 1L 全血或血浆滴定 pH 至 7.40 时所需的酸或碱的浓度。正常值为－ 3 ～ +3mmol/L。BE 能反映血液缓冲碱绝对量的增减。

3）血浆二氧化碳总量（total plasma CO_2 content，TCO_2）：是指血浆中以化合及游离状态存在的二氧化碳的总量，其中以结合形式存在的二氧化碳占绝大部分。TCO_2 的正常值为 23 ～ 31mmol/L，平均 27mmol/L。TCO_2 也是重要的碱性指标，主要代表 HCO_3^-的含量，＜ 23mmol/L 时提示酸中毒，＞ 31mmol/L 时提示碱中毒。

4）实际碱剩余（actual bases excess，ABE）：是指在实际条件下测定全血或血浆标本时所需酸或碱的量。BE 和 ABE 代表体内碱储备的增加或减少，是判断代谢性酸碱失衡的重要指标。如需用碱滴定，说明血液中碱缺失（相当于酸过剩），用负值表示，ABE ＜－ 3mmol/L 提示代谢性酸中毒；如需用酸滴定，说明血液中碱过剩，用正值表示，ABE ＞ +3mmol/L 提示代谢性碱中毒。

（5）其他指标

1）血细胞比容：男，42% ～ 49%；女，37% ～ 43%。

2）血红蛋白总量：男，120 ～ 160g/L；女，110 ～ 150g/L。

3）钠离子（Na^+）、钾离子（K^+）、氯离子（Cl^-）：① Na^+，135 ～ 150mmol/L，平均 142mmol/L。② K^+，3.5 ～ 5.5mmol/L，平均 4.0 ～ 4.5mmol/L。③ Cl^-，98 ～ 108mmol/L，平均 103mmol/L。

3. 动脉血气酸碱失衡如何判断？

酸碱失衡的类型可通过动脉血气中的 pH、$PaCO_2$、HCO_3、BE 值的变化进行判断，如 pH 低于正常值，$PaCO_2$ 高于正常值，HCO_3 稍高而 BE 在正常范围内可判断为呼吸性酸中毒。所有类型分析见表 7-2。

4. 如何判断低氧血症？

主要根据 PaO_2 和 SaO_2 来判断。一般来讲，PaO_2 ＜ 60mmHg 时，才会使 SaO_2 显著减少，引起组织缺氧，方可诊断为低氧血症。

表 7-2　不同酸碱失衡类型的血气改变

酸碱失衡类型	pH	$PaCO_2$	HCO_3^-	BE
呼吸性酸中毒	↓	↑	（稍↑）	=
呼吸性酸中毒代偿	=	↑	↑	↑
呼吸性碱中毒	↑	↓	（稍↓）	=
呼吸性碱中毒代偿	=	↓	↓	↓
代谢性酸中毒	↓	=	↓	↓
代谢性酸中毒代偿	=	↓	↓	↓
代谢性碱中毒	↑	=	↑	↑
代谢性碱中毒代偿	=	↑	↑	↑
呼酸并代酸	↓	↑	↓	↓
呼碱并代碱	↑	↓	↑	↑
呼酸并代碱	↑ = ↓	↑	↑	↑
呼碱并代酸	↑ = ↓	↓	↓	↓

注：=. 正常范围；↑. 高于正常；↓. 低于正常

（1）轻度低氧血症：$50mmHg \leqslant PaO_2 < 60mmHg$，$80\% \leqslant SaO_2 < 90\%$。

（2）中度低氧血症：$40mmHg \leqslant PaO_2 < 50mmHg$，$60\% \leqslant SaO_2 < 80\%$。

（3）重度低氧血症：$PaO_2 < 40mmHg$，$SaO_2 < 60\%$。

5. 进行机械通气会导致哪些酸碱平衡失调？

（1）呼吸性酸中毒：机械通气可能导致或加重呼吸性酸中毒，通气不当如通气模式的选择和参数的调节不合适、连接管路漏气等可导致通气量不足，不能改善呼吸性酸中毒甚至可能加重，需及时查明原因给予纠正。

（2）呼吸性碱中毒：呼吸性碱中毒是机械通气患者最常见的酸碱平衡失调，主要见于以下情况：①通气量参数设置不当，导致“预设”或“输出”通气量过大，可降低呼吸频率；②人机配合不良，患者代偿性呼吸增强、增快，实际通气量增加，可改用自主性呼吸模式或使用镇静药；③患者呼吸驱动显著增强，如 ARDS、肺水肿、哮喘发作，机械通气不能有效抑制患者的呼吸，一般不需要处理，必要时应用镇静药、肌松药。

（3）代谢性碱中毒：慢性呼吸性酸中毒、肾功能代偿导致 HCO_3^- 浓度升高，机械通气后 $PaCO_2$ 迅速下降，而 HCO_3^- 却不能相应排出，导致代谢性碱中毒。主要表现为通气后神志转清，一般情况好转，但短时间内又出现烦躁不安，意识恶化。

（4）代谢性酸中毒：主要见于严重低氧血症或合并低血压的患者，原因是通气量或通气压力过大进一步加重循环功能抑制，组织供氧不足。在人机配合不良的情况下，可导致氧耗量增加，进而加重供氧不足和酸中毒。

6. 进行机械通气会导致哪些电解质紊乱？

（1）高钾血症：机械通气所致高钾血症并不多见，机械通气导致呼吸性酸中毒或代谢性酸中毒，将导致或加重高钾血症。

（2）低钾血症：低钾血症主要见于慢性呼吸衰竭患者。在呼吸性酸中毒存在的情况下，血钾浓度基本正常或接近正常。一旦机械通气使呼吸性酸中毒迅速纠正，K^+-Na^+ 交换增强，K^+ 进入细胞内增多，经肾小管的排出量增多，从而导致低钾血症。

（3）低氯血症：机械通气后，随着呼吸衰竭的改善，低氯血症逐渐被纠正。若强行补充氯化钠，会导致高钠血症和高钠性高渗血症，并可能加重低钾血症。少部分患者有原发性低氯血症，但程度多较轻。

（4）高钠血症：急性酸中毒使细胞内外 H^+-Na^+ 交换增强，血钠增高，机械通气后，高钠血症随着呼吸性酸中毒的改善可逐渐得以纠正。

（5）低钠血症：低钠血症常见于慢性呼吸衰竭，主要发生原因有摄入不足、应用利尿药后 Na^+ 排出增加、水潴留导致稀释性低钠、低钾血症，以及慢性呼吸衰竭患者可表现为顽固性低钠血症。

（6）低镁血症：低镁血症多合并低钾血症，有碱血症时更明显，一般无须特别补充，随着患者饮食的逐渐增加可以得到纠正。

（7）低钙血症：机械通气后，血钙浓度随着 pH 的恢复而降低。若通气过度导致碱中毒，游离钙水平将会迅速下降，出现明显症状，因此应避免慢性高碳酸血症的迅速纠正。

（8）低磷血症：碱中毒导致血磷迅速转移至细胞内，血磷浓度明显下降可导致低磷血症，故机械通气后应缓慢纠正慢性呼吸性酸中毒。

（武淑萍　魏缨霁）

第五节　呼吸机报警与处理

1. 呼吸机报警分为几级？

报警是机械通气过程中，超过预设的要求及安全范围而发出的警示信号，报警按其危及生命的紧迫程度分为 3 个等级。

（1）第一等级（一类报警）：多为设备功能异常，可能会立即危及生命的情况，需立即处理，呼吸机报警声音设置为连续的尖锐的声光报警，且不能消除。常见问题有断电或供电不足、窒息、气源压力不足或过度等。

（2）第二等级（二类报警）：为功能状态报警，可能危及生命的情况，也需要立即处理，呼吸机报警设置为断续的、声音柔和的、规律的报警音，亦是同时声光报警。常见原因是各种通气参数超过预设值。

（3）第三等级（三类报警）：一般为不危及生命的情况，如发生化学动力改变，报警则大多仅有光报警。

2. 呼吸机常见的报警有哪些？

从呼吸机功能、管路连接和患者方面进行分析，常见的呼吸机报警包括电源或气源故障、窒息、压力过限（包括高压或低压报警）、潮气量或分钟通气量过限、呼吸频率过限、吸气温度过限、吸入氧浓度过限等。从呼吸机参数设置上来分析，一般有压力报警、容量报警、时间报警、呼吸频率报警等。

3. 气道压力高限报警的原因有哪些？如何处理？

气道压力高限报警比较常见，高压设置通常较实际吸气峰压高 10cmH_2O，一般设置为 40 ～ 45cmH_2O。

（1）报警原因

1）气流阻力增加：呼吸机管道受压或扭曲、气管导管位置不当或移位、人工气道阻塞、管路冷凝水积聚；气管插管进入右主支气管。

2）患者病情变化：出现呼吸急促、心率增快、支气管痉挛，患者咳嗽、躁动、屏气、欲说话或气道痰堵时，发生人机对抗导致气道压力高限报警。

3）肺部顺应性降低：急性肺水肿、重症肺炎、肺不张、ARDS 等肺部疾病导致。

4）气道压力高限设置过低。

5）传感器失灵。

（2）处理

1）妥善固定导管，解除呼吸机管路受压扭曲或梗阻，清除管路内的积水。

2）及时彻底吸痰，保持呼吸道通畅，应用解痉平喘药解除气道平滑肌痉挛；避免患者长时间屏气；检查患者的呼吸与呼吸机是否同步，必要时应用镇静药。

3）积极治疗原发病，改善患者肺顺应性。

4）重新正确设置气道压力高限。

5）检查传感器，更换或重新标定。

4. 气道压力低限报警的原因有哪些？如何处理？

（1）报警原因

1）呼吸管路脱开或接口衔接不紧密，呼吸机管道破裂，积水瓶未拧紧。

2）气囊充气不足或气囊漏气。

3）压力报警限值设置不当。

4）呼吸机压力传感器异常，机器内部漏气（呼气阀漏气）。

（2）处理

1）检查人工气道与呼吸机管道连接，有无脱开，及时连接紧密。如有呼吸机管道破损，应及时更换。

2）监测气囊压力，充气不足时重新检查注气，气囊漏气时及时更换导管。

3）重新设置或调整气道压力报警参数。

4）更换压力传感器，或请工程师更换部件。

5. 机械通气患者的分钟通气量一般设置为多少？

分钟通气量（minute volume，MV）是指每分钟吸进或呼出肺的气体总量，等于潮气量（V_T）和呼吸频率（RR）的乘积（$MV= V_T \times RR$）。

机械通气时按患者通气需求设置潮气量，一般为 8 ～ 12ml/kg。呼吸机的潮气量输出量可达 10 ～ 15ml/kg，往往是生理潮气量的 1 ～ 2 倍；分钟通气报警上下限一般设置为 4 ～ 12L/min。病情稳定时，长期机械通气的老年患者潮气量常设置为 350 ～ 450ml，分钟通气量设置为 6 ～ 8L/min。如患者呼吸通气需求加大，通气量可明显增加，可根据患者情况将分钟通气量报警上限设置适当调高。

6. 分钟通气量高限报警的原因有哪些？如何处理？

（1）报警原因

1）呼吸频率加快、潮气量增大，如呼吸急促、深吸气，均可致呼出气潮气量或分钟通气量的增加。

2）患者发生病情变化，如缺氧、发热、酸中毒等所致通气需求加大。

3）呼吸机参数设置不恰当，如呼吸频率、潮气量设置过高，分钟通气量高限设置过低，触发模式或灵敏度设置不当。

（2）处理

1）观察患者临床症状，查找导致呼吸急促或深快呼吸的原因，解决患者的通气需求。

2）积极治疗原发病，如发生病情变化使通气需求加大时，及时调整通气参数。

3）正确设置呼吸机参数，提高分钟通气量高限报警阈值，必要时调整触发灵敏度。

7. 分钟通气量低限报警的原因有哪些？如何处理？

（1）报警原因

1）呼吸机管路衔接不好或有破口，湿化罐密封不严，人工气道与呼吸机脱开。

2）气囊漏气或充气不足，潮气量泄漏，导致分钟通气量不足。

3）气道痰堵、气道肉芽肿、气管软化导致人工气道梗阻，呼吸机管道受压或扭曲，频繁气道压力高限报警导致潮气量、通气量低限报警。

4）流量传感器受潮，所测定的潮气量发生误差。

5）气体流量和吸呼比的设置不恰当。

（2）处理

1）衔接好通气管路和湿化罐，管路有破损及时更换，正确连接人工气道与呼吸机。

2）气囊重新充气，如气囊不能有效封闭气道或气囊破裂时，及时更换气管导管。

3）及时吸痰，观察有无痰堵等气道梗阻问题。及时发现并解除人工气道与呼吸管路受压或扭曲的情况。

4）更换呼吸机配件，如流量传感器。

5）正确设置分钟通气量报警限。

8. 呼吸频率高限报警的原因有哪些？如何处理？

（1）报警原因

1）气管插管机械通气初期患者不适应，出现人机对抗。

2）发生病情变化，肺炎、发热、酸中毒等状态所致呼吸频率加快。

3）患者激动、紧张、躁动、自主呼吸强触发呼吸机导致呼吸频率加快。

4）气道梗阻、呼吸机管道积水等导致气道压力升高、患者呼吸加快。

5）呼气阀单向活瓣失灵。

6）呼吸频率高限设置过低。

（2）处理

1）积极治疗原发病。

2）根据患者病情及时对症处理，安抚患者，必要时应用镇静药。

3）检查人工气道是否通畅，及时清除呼吸机管道内的积水和堵塞物。

4）检查或更换呼吸阀。

5）合理设置呼吸频率高限等参数值。

9. 出现窒息报警的原因有哪些？如何处理？

（1）报警原因

1）主要在呼吸机辅助呼吸模式时出现。

2）患者自主呼吸频率过低或无自主呼吸，患者吸气动作未能触发呼吸机。

3）呼吸机回路内存在大量漏气。

4）呼吸机发生故障，如流量传感器检测功能不良或损坏，流量传感器安装不妥。

5）窒息时间和窒息通气设置不当。

（2）处理

1）根据患者病情，考虑更换通气模式。

2）调整呼吸机相关参数，使患者易于触发呼吸机。

3）及时纠正各种原因导致的呼吸回路漏气问题，如衔接或更换管路、气囊充气等。

4）正确进行窒息时间和窒息通气的设置。

5）及时处理机器故障，必要时更换呼吸机。

10. 机械通气时出现人机对抗的临床表现有哪些？应如何处理？

（1）临床表现

1）患者自主呼吸强，与呼吸机抵抗导致潮气量不足，出现分钟通气量低限、气道压力高限报警。

2）患者自主呼气时呼吸机送气，气道压力升高导致气道压力高限报警，分钟通气量低限报警。

3）呼吸机送气过程中患者出现自主吸气，可使气道压力明显降低，引起气道压力低限报警。

4）患者明显烦躁、憋气，呼吸频率快、节律紊乱，心率增快，血压升高。严重者出现呼吸过速、心动过速等，甚至出现低血压和心律失常。

5）常发生于人工气道机械通气初期，患者不耐受机械通气或气管插管。

6）患者病情发生变化，肺部病变加重或出现并发症。

7）呼吸机参数设置不恰当。

（2）处理

1）立即查找原因，针对不同原因积极处理。提高呼吸机给氧浓度，处理呼吸机报警情况。

2）检查人工气道状态，评估是否发生痰堵、导管扭曲、梗阻等人工气道并发症，确保呼吸道通畅。

3）密切监测患者生命体征变化，观察呼吸机参数及运转情况。

4）保护人工气道管路，防止人机对抗状态下患者躁动导致意外脱管。

5）患者对气管插管机械通气不耐受时，给予其镇静与约束，必要时使用肌松药。

6）准确记录呼吸机模式、通气参数、报警阈值等呼吸参数调整情况。

7）必要时脱开呼吸机，应用简易呼吸器进行人工辅助通气。

8）遵医嘱及时准确用药，做好应急抢救准备。

9）清醒患者做好心理护理，稳定患者情绪。

11. 呼吸机突然停止运转时如何处理？

（1）脱开呼吸机，对于能短暂脱机的患者给予吸氧，不能脱机的患者立即应用简易呼吸器维持通气。

（2）分析呼吸机停机原因，如果是突然停电、呼吸机电源插头松开或脱落，则立即启用备用电源或重新接通呼吸机电源；如果是呼吸机发生机械故障，停止工作，则立即更换呼吸机。

（武淑萍　顾月琴）

第六节　机械通气撤离与拔管

1. 撤机前如何对患者进行评估？

撤机前，需要从一般情况、神志意识状态、呼吸功能、营养状况及血气分析等方面评估患者是否符合以下撤机条件。

（1）神志清楚，未使用镇静药的情况下能够予以配合，一般情况好转或稳定，感染得到控制，循环系统功能稳定，未使用血管活性药物，无心肌缺血，心率、血压平稳。

（2）患者呼吸功能明显改善：①自主呼吸增强，出现呼吸机对抗，呼吸节律均匀整齐；②降低通气量时患者能自主代偿，进行吸痰等暂时断开呼吸机的操作时患者无明显呼吸困难、缺氧的表现；③患者咳嗽有力，能自主排痰，气道分泌物减少。

（3）氧合良好：吸氧浓度≤ 40% 时 PaO_2 ＞ 60mmHg，氧合指数（PaO_2/FiO_2）＞ 200mmHg。血气分析参数稳定，酸碱失衡得到纠正，水、电解质平衡，肾功能基本恢复正常。

（4）营养状况较好：血红蛋白一般维持在 90 ～ 140g/L（老年患者需适当放宽），血清白蛋白＞ 30g/L。

2. 临床常用的撤机方法有哪些？

（1）直接撤机法：直接撤机是指不经过器械或辅助方法来完成整个撤机过程。此种方法适用于机械通气时间不超过 24h 的患者，如外科手术后患者、高血压导致的心源性肺水肿、速发型支气管哮喘、痰堵和咯血导致窒息的患者。因病因迅速去除，呼吸阻力迅速降低或患者的自主呼吸能力恢复，一般可直接撤机。

（2）间断脱机法：是一种患者交替依靠机械通气支持呼吸和完全自主呼吸的撤机手段。在撤机过程中逐渐增加患者自主呼吸的时间，直至患者能够适应长期自主呼吸状态并保持较好的通气和氧合功能。患者能完全依靠自主呼吸 12 ～ 24h 而无呼吸功能不全表现，说明撤机成功。

（3）气道正压（CPAP）间断脱机：CPAP 属于一种自主通气方式，它使气道内压始终保持在正压范围内，从而可以促进氧的弥散，防止肺泡萎陷。当 CAPA 水平减至 3 ～ 5cmH_2O 以下，患者能够较长时间（2 ～ 4h 以上）维持良好自主呼吸时，即提示撤机已基本成功。

（4）同步间歇指令（SIMV）方式撤机：SIMV 撤机方法是经典的撤机方法之一，其过程包括逐渐减少通气次数，减少呼吸机做功，同时使患者做功逐步增加，增加自主呼吸次数。指令性辅助通气与自主呼吸相互交替，有益于逐渐完成撤机过程。短期机械通气患者，SIMV 频率可以在数小时内迅速下调撤机。长期机械通气者则需较长的过程。撤机开始时 SIMV 频率宜接近原控制呼吸频率或稍低，根据患者的耐受情况，按每小时下调 1 ～ 3 次 / 分的速度渐减 SIMV 的频率，直到频率达 2 ～ 4 次 / 分后维持 2 ～ 4h，若情况稳定，可以脱离呼吸机。

（5）支持通气（PSV）方式撤机：PSV 属自主性通气模式，其支持压力还能对抗气管插管和呼吸管路所增加的呼吸功，补充导管阻力增大所致的自主呼吸不足，使患者更为舒适，有助于提高患者的依从性和撤机成功率。这种通气方式起始压力水平因人而异，宜使潮气量达 10 ～ 12ml/kg。撤机中吸气辅助压力的下调速度取决于下调中患者的耐受性和呼吸循环的监测结果，其中以潮气量和呼吸频率的变化最具参考价值。当吸气辅助压力调至恰能克服通气管路阻力的水平（一般为 5 ～ 7cmH_2O），稳定 4 ～ 6h 后可考虑脱机。

（6）SIMV 与 PSV 方式并用撤机：是目前临床上较为常用的撤机手段。它可以使撤机过程更加平稳，尤其适合于撤机指标处于边缘状态的患者。在 SIMV 通气的间期仍向自主呼吸提供一定水平吸气辅助压力。撤机开始时将 SIMV 频率调至可提供 80% 分钟通气量的水平，PSV 辅助压力调至可以克服通气管路阻力的水平以上（至少＞ 5cmH_2O），然后先将 SIMV 的频率下调，其速度与单纯 SIMV 方式相仿或稍快，当调至 0 ～ 4 次 / 分后，再将 PSV 压力水平下调，直至 5 ～ 7cmH_2O，稳定 4 ～ 6h 后可考虑脱机。

（7）自主呼吸试验（SBT）方式撤机：自主呼吸试验（spontaneous breathing trial, SBT）：是用于预测撤机成败的安全、简单、有效的方法，是撤机的金标准。SBT 的实施可采用 T 形管法、低水平持续气道正压 CPAP（5cmH_2O）或低水平的压力支持通气 PSV（5 ～ 7cmH_2O）。通过以上方式进行短时间（30 ～ 120min）的动态观察，以评价患者完全耐受自主呼吸的能力，是确定患者是否可以撤机的一种技术。

3. 患者停机锻炼期间的护理要点有哪些？

（1）停机锻炼之前，必须全面评估，做好各项停机准备。停机锻炼宜在白天进行，及时评估患者反应，观察停机效果。停机前彻底吸痰，吸痰后调高氧浓度，继续机械通气 10 ～ 20min 后行停机锻炼。

（2）停机时接用人工鼻吸氧，吸氧浓度与应用呼吸机时的给氧浓度水平相当，停机初期一般氧流量在 3L/min，也可应用高流量湿化治疗仪吸氧。

（3）停机锻炼应循序渐进，以患者能耐受为宜，第一次停机锻炼时间根据患者情况可控制在 30 ～ 60min，由短及长，逐渐延长停机时间直至完全停机。

（4）停机期间密切观察患者生命体征的变化，监测动脉血气。患者心率、呼吸平稳，咳嗽有力，说明自主呼吸能力及咳嗽咳痰能力良好，能够耐受停机锻炼。当患者烦躁不安、心率增快、呼吸急促、脉氧饱和度降低时，应立即判断是否为不能耐受停机锻炼的表现，及时接用呼吸机。

（5）做好心理护理。告知患者停机锻炼过程及停机时的注意事项，消除患者紧张情绪，指导患者深呼吸，全身放松，使其有效配合停机。

4. 患者停机锻炼时需要接机的指征有哪些？

（1）呼吸频率＞ 30 次 / 分或增加 10 次 / 分以上，或出现呼吸节律、深浅度明显异常；

心率＞120次/分或增加20次/分以上，或出现节律异常，如频发房性或室性期前收缩、心房颤动等。血压收缩压升高或降低＞20mmHg或舒张压升高或降低＞10mmHg，以及血氧饱和度低于90%。

（2）患者出现烦躁不安、出汗，动脉血气分析提示明显低氧血症或高碳酸血症，动脉血pH＜7.30。

（3）患者出现严重心律失常或心电图改变，如心动过速、频发室性期前收缩、或疑有心肌缺血性改变时。

（4）注意患者个体差异，在实践操作中根据患者具体病情灵活掌握接机指征，老年患者机体反应能力和应急能力下降，实施停机锻炼时需要严密观察，确保停机安全。

5. 撤机失败的原因及其对应的处理方法是什么？

（1）气道内分泌物潴留

1）原因：肺部感染没有得到有效控制，自主咳痰能力未恢复，若气道吸痰不及时，则容易发生分泌物阻塞气道。

2）处理：加强呼吸道管理，及时吸痰保持呼吸道通畅。加强吸入气体的湿化和温化，使吸入气体温度维持在35℃左右。遵医嘱应用抗生素及祛痰药，控制感染及稀释痰液，也可通过雾化吸入促进痰液的稀释。指导患者学会有效咳嗽。

（2）气道阻力过大

1）原因：气管插管的管腔过细，气道分泌物阻塞或导管位置不当，气道痉挛或水肿，导管内有痰痂等均可导致气道阻力增大。

2）处理：选择合适型号的气管导管并妥善固定。操作时避免牵拉呼吸机管路，防止导管移位。加强气道的湿化和痰液的引流，防止导管内痰痂形成。对气道痉挛、水肿导致的气道阻力增大，应给予气道扩张药、糖皮质激素等药物。

（3）呼吸肌疲劳与衰弱

1）原因：机械通气患者长期卧床，身体功能减退，肌肉失用性萎缩。慢性肺功能不全、长期缺氧的患者代偿性用力呼吸，呼吸做功增加，引起呼吸肌疲劳，可导致或加重呼吸功能不全，因此，撤机后短时间内容易再次发生呼吸衰竭。

2）处理：实施机械通气分期康复训练，当患者病情稳定时协助其被动活动或指导其主动锻炼。病情允许的情况下帮助患者尽早坐起，进而可戴呼吸机下床活动。根据患者恢复情况及时合理调整机械通气模式及呼吸机参数。脱机锻炼时可选择半坐位或坐位，以减轻呼吸时腹腔脏器对膈肌运动的影响，增加肺活量，提高患者舒适度。做好患者心理护理，缓解其紧张焦虑情绪。

（4）营养不良及代谢障碍

1）原因：机械通气时机体处于高分解状态，耗能量增加20%～30%，大多数患者存在负氮平衡，营养支持不足。当患者出现贫血、低蛋白血症、电解质紊乱、碱中毒或高血糖等症状时，容易导致呼吸肌力量和耐力的减退，呼吸肌疲劳易导致撤机失败。

2）处理：全面评估机械通气患者的营养状况，给予足够的营养支持，提供足够的能量。注意机械通气患者不可过多摄入糖，以免增加二氧化碳的产生和通气支持的需求，不利于撤机。营养的补充方式分为肠内和肠外营养。肠内营养主要是给予鼻饲匀浆膳、肠内营养液，肠外营养时注意静脉输入氨基酸时应和脂肪乳同时输入，以足够的热量保证氨基酸充分发挥合成蛋白质的作用。

（5）镇静药或肌松药使用剂量过大、时间过长

1）原因：患者药物半衰期延长，特别是肝、肾功能状况不良的患者，药物消除速度慢，药物在脂肪中蓄积时间较长。另外，糖皮质激素和肌松药联合应用易发生肌无力。

2）处理：应根据患者的情况严格控制药物应用的剂量和时间。如老年肥胖患者，尽可能少用或不用肌松药，必须使用时要有计划地逐渐减小剂量，或每日中断给药并重新调整剂量。镇静治疗期间应严密监测患者生命体征，观察呼吸、循环及神经系统症状，使镇静治疗达到预期效果，最大程度地减少各种不良反应。

（6）心理障碍

1）原因：由于原发病的影响、机械通气时间过长、对呼吸机产生心理上的依赖等原因，撤机后患者会出现不适，表现为呼吸功能不全，尤其是病情反复多次进行机械通气的患者，对撤离呼吸机存在恐惧感，造成撤机困难。

2）处理：对有心理障碍的患者做好思想工作，向患者充分说明其病情，使患者相信自己已具备了自主呼吸能力，解释长期机械通气的并发症和危害，强调撤机的必要性。撤机时医护人员在床旁守护，做好解释、安慰、鼓励工作，让患者了解撤机计划和呼吸运动训练计划，取得患者的主动配合。

6. 撤机时应注意哪些问题？

（1）根据患者的情况制订撤机计划，备好所需的药品、器材。实施撤机时合理安排医护人员，分工明确，相互配合。

（2）撤机时间宜选择早上 8 ～ 10 时，因经过良好睡眠，此时患者体力、精力较充足，有利于对撤机的耐受。

（3）帮助患者选择合适的体位。撤机时一般取坐位或半坐位，以减小腹腔脏器对膈肌的压迫，改善膈肌运动。停用呼吸机后改用其他方式给氧。

（4）撤机过程中注意评估患者的呼吸、循环、中枢神经状态；观察呼吸频率、节律、胸廓起伏状态、双肺呼吸音的变化；监测心率、心律、血压、脉氧饱和度变化；观察患者意识、口唇颜色、皮肤温度色泽、肢端的变化；检测呼吸功能及血气的有关指标，以此评价患者的停机反应。

（5）掌握撤机不耐受的判断方法，需要注意以下几点：①窒息。表现为呼吸停止或呼吸频率过慢。②严重的心律失常。心肌缺血、出现心律失常或异位心律。③严重通气不足。呼吸浅快、反常呼吸、氧饱和度下降。出现上述表现时应立即终止撤机。

（6）撤机前做好应急准备，备好急救物品，如气管插管用物、气管切开包、负压吸引装置、吸氧面罩、简易呼吸器、开口器、喉镜、急救药品等。

（7）长期机械通气的患者撤机前应充分评估，掌握好撤机时机，循序渐进，逐步延长自主呼吸时间，不能操之过急。

7. 成功拔管需要具备哪些条件？

拔管是指机械通气的病因已去除，患者能脱离呼吸机并拔出气管内导管。拔管需要具备以下条件。

(1) 患者神志清楚，生命体征平稳，无酸碱失衡，导致插管和呼吸支持的病因已去除或得到基本控制。

(2) 上呼吸道通畅，吞咽功能良好。咳嗽有力，痰液稀薄，能自行排痰。

(3) 撤离呼吸机后 1 ～ 2d，FiO_2 < 40% 时血气分析指标正常，或低流量吸氧条件下自主呼吸 2h，动脉血 pH > 7.30，PaO_2 ≥ 60mmHg。

(4) 停机吸氧条件下，自主呼吸时无口唇、肢端发绀，呼吸频率（RR）≤ 30 次 / 分。

(5) 平静状态时，患者自主呼吸时潮气量（V_T）> 5ml/kg，肺活量（VC）> 10ml/kg，最大吸气压（MIP）≤ − 25cmH_2O。

8. 拔管后应如何进行护理？

(1) 拔管后应密切观察患者的生命体征、脉氧饱和度，是否出现“三凹征”、发绀、烦躁不安等。

(2) 拔管后若出现明显的吸气性呼吸困难或喉部有哮鸣音，应考虑喉头水肿，遵医嘱静脉应用糖皮质激素，首选甲泼尼龙或琥珀酸氢化可的松，必要时再次行气管插管。

(3) 有气道阻塞征象者，遵医嘱给予雾化吸入糖皮质激素治疗，必要时全身用药。

(4) 部分呼吸功能较差的患者，拔管后可以给予无创正压通气序贯治疗。

(5) 协助患者进行有效咳嗽的训练，可应用体位引流方法及咳痰机、振动排痰仪等设备促进患者排痰，不能自行咳痰时，及时给予经口鼻吸痰，保持呼吸道通畅。

(6) 观察患者声音有无嘶哑，必要时用气管镜或者喉镜检查声带损伤的程度和恢复情况。发声嘶哑者可训练发声，并延长雾化吸入糖皮质激素的时间。

(7) 患者若无明显异常，可于拔管后 30min、2 ～ 4h 和 24h 复查动脉血气。

(8) 根据患者的脉氧饱和度给予适当氧疗，拔管后不宜使用抑制呼吸或咳嗽反射的药物。

9. 拔管失败需恢复机械通气的标准是什么？

拔管失败是指拔管后 48h 内需要重新气管插管的情况。拔管失败需恢复机械通气的标准如下。

(1) 患者出现烦躁不安、发绀、呼吸频率明显增快，出现“三凹征”、鼻翼扇动等呼吸困难表现。

(2) 动脉血气检验：PaO_2 < 60mmg，$PaCO_2$ > 55mmHg，pH < 7.30。

(3) 血压：收缩压改变 > 20mmHg 或舒张压改变 > 10mmHg；脉搏 > 120 ～ 140 次 / 分，或每分钟增加 20 次以上，或突然出现心律失常、心肌缺血等异常心电图表现；呼吸频率 > 30 ～ 35 次 / 分，或每分钟增加 10 次以上；潮气量 < 250 ～ 300ml。

(4) 拔管后喉头痉挛导致通气困难。

(5) 患者拔管后发生低心排血量综合征。

10. 拔管后的并发症有哪些？应如何处理？

(1) 喉痉挛：表现为吸气性或呼气性呼吸困难并伴有尖调气流通过声，有缺氧征象。轻度喉痉挛通过托起下颌或面罩吸氧后即可解除。喉痉挛持续发作不止时可遵医嘱静脉注射地西泮 10 ～ 20mg 或琥珀胆碱 20 ～ 50mg 后加压给氧，必要时重新插管。重度喉痉挛可造成完全性上呼吸道阻塞，危及生命，应立即保持呼吸道通畅，进行吸痰、再次气管插管和心肺复苏。

（2）胃内容物反流误吸：多见于饱胃、消化道梗阻或出血、虚弱的患者。立即将患者头偏向一侧清理呼吸道。面罩给氧，必要时采用头低位。严重误吸且无法咳出者应再次插管进行气道内吸引。

（3）咽部疼痛：主要由于咽喉部的黏膜损伤引起，如果疼痛较轻，可在 2 ～ 3d 自行好转。如果疼痛严重，遵医嘱给予雾化治疗。

（4）吞咽障碍：长期机械通气的患者，正常吞咽的生物力学特性改变，高龄患者年龄与原发病的影响使这种改变加重，导致机体调节失代偿，产生拔管后吞咽障碍。早期应对患者吞咽功能进行评估，通过训练参与吞咽的神经肌肉功能来改善患者吞咽功能。吞咽功能未恢复的患者继续留置鼻胃管进行肠内营养。

（5）喉头水肿：是拔出气管插管后最严重的并发症，一般在气管插管拔出后立即出现，水肿在数小时内达到极限后逐渐缓解。主要表现为吸气相喘鸣、呼吸困难，并进行性加重。一旦怀疑喉头水肿，应立即遵医嘱给予静脉注射甲泼尼龙或氢化可的松等糖皮质激素类药物，局部可雾化吸入肾上腺素等血管收缩药物，同时密切观察患者的症状和体征。仍不能缓解者，应立即重新气管插管。

（顾月琴　武淑萍）

第七节　机械通气的感染防控管理

1. 机械通气过程中的感染防控主要包括哪些内容？

机械通气过程中的感染防控内容主要包括病房环境与物品的管理、呼吸机使用与管理及患者的气道管理。做好机械通气人工气道感染防控能最大限度地减少相关并发症，减少机械通气患者的感染发生率，提高危重患者抢救及撤机拔管的成功率。

2. 机械通气患者的病房环境与物品清洁消毒有哪些要求？

（1）机械通气患者应安置于单间病房，每天开窗通风 2 ～ 3 次，每次 20 ～ 30min，保持室内空气的流通，寒冷季节避免冷空气直接对流。房间内不允许放置土培植物，物品不宜摆放过多，生活用物与医疗物品按照使用区域分类规范放置。

（2）病房内医用垃圾和生活垃圾应标记明显，分开放置。多重耐药菌感染患者，房间门口应设有醒目标志，每天用 500mg/L 的含氯消毒剂擦拭床、桌椅、地面、台面两次。

（3）医务人员和患者接触的物品表面，如心电监护仪、微量泵、输液泵、呼吸机等医疗器械的表面等，应每日使用消毒剂清洁消毒。对床栏、床头桌、床把手、床沿、电话、门把手等高频接触的部位也应使用消毒剂进行擦拭消毒。

（4）出院及死亡患者的床单位应使用臭氧床消毒机进行终末消毒，室内被褥、窗帘、沙发套均应进行彻底清洗消毒或更换。

（5）对于多重耐药菌感染患者，替换下来的被服应单独放置，使用医疗专用袋包装，标明“耐药菌感染”，通知后勤管理部门或被服中心加强消毒处理。

（6）尽量减少病房人员流动，治疗护理操作有计划地集中时间进行。对探视人数和探视时间进行严格管控，患者家属在探视患者前和结束探视离开时，均应洗手或手消毒；探视期间应戴口罩，尽量避免触摸患者周围物体表面。探视人员疑有或证实呼吸道感染时，应避免进入病房探视。

3. 如何加强医务人员的手卫生？

（1）严格按照六步洗手法进行洗手或手消毒。双手搓揉时间不少于 15s，腕部存在污染时需搓揉腕部，使用洗手液和流动水洗手时间为 40 ～ 60s。戴手套不能替代手卫生，戴手套前、后均应严格执行手卫生。

（2）严格遵守洗手和手消毒的指征，即直接接触患者前后、进行无菌技术操作和侵入性操作前，接触患者使用的物品或处理其分泌物、排泄物后，离开病房环境后必须洗手或使用速干手消毒剂进行手消毒。

（3）肉眼可见污染物时应立即使用洗手液和流动水洗手，无可见污染物则推荐使用含醇类的速干手消毒剂擦拭双手。医院感染管理与疾病控制科应当加强手卫生培训、监测与督促，设立手卫生消毒站，提高医务人员的手卫生依从性。

4. 呼吸机如何进行清洁与消毒？

（1）呼吸机外表面：呼吸机外表面包括界面、万向臂架、空气及氧气连接管路、电源线、主体支撑架等，应使用消毒湿纸巾擦拭，每日 1 次。当呼吸机外表面有明显污物、病区内有耐药菌及呼吸道传染病暴发流行或患者撤机拔管停用呼吸机时，可用 75% 乙醇擦拭消毒。屏幕可用过氧化氢或洁尔灭湿巾擦拭。

（2）呼吸机外置回路：包括呼吸机呼吸管路、螺纹管、湿化器、集水杯、雾化器等，需每周更换 1 次，有明显分泌物污染时应及时更换。换下的管路应进行彻底清洗消毒，有条件时应送消毒供应中心集中处理。消毒时各连接部件均应脱开，以达到充分消毒并避免消毒液残留。消毒后应干燥密闭保存待用，并注明消毒日期和时间。特殊感染及传染病患者使用一次性呼吸机管路，使用完毕后按照一次性医疗废物进行销毁处置。

（3）空气过滤网：包括主机过滤网和散热风扇过滤网。清洗时，将过滤网从机器上拆出，用流动水冲洗或小型吸尘器吸净灰尘，干燥后重新安装。主机过滤网一般 24 ～ 48h 清洁一次，散热风扇过滤网一般 1 个月清洁一次。可针对环境随时调整，如雾霾或沙尘天气，过滤网需每天进行清洁。

（4）呼吸机冷凝水：呼吸机冷凝水属于高污染物，必须按感染物处理，将集水杯内冷凝水倾倒入含氯消毒液的专用容器中，浸泡消毒 30min 后方可倒入污水系统，防止造成环境污染。一般含氯消毒液浸泡后的有效消毒浓度为 500mg/L，特殊致病菌感染者可增加至 2000mg/L。集水杯应处于呼吸回路的最低位置，必须低于患者的呼吸道和呼吸机湿化罐，以防呼吸机管路积水回流至患者呼吸道造成误吸。呼吸机管路集水杯中冷凝水量达 1/2 满时应及时倾倒，以免积聚过多反流向患者气道造成感染。

（5）加热湿化器：加热湿化器的湿化罐应使用一次性封闭式自动加水装置，也可采用自制的半自动封闭式湿化罐加水装置，即将输液装置的一端与灭菌注射用水瓶相连，另一端输液管经湿化罐上的小孔插入以加载湿化水。呼吸机湿化液使用灭菌注射用水，使用中应适时添加保持一定水位，湿化罐及滤纸每周更换。

（6）呼吸机其他特殊部件：在日常使用中应按要求及时更换空气过滤网、氧电池、呼出端过滤器、吸入端过滤器、流量传感器、细菌过滤器等易耗部件。管路中的细菌过滤器

24h 更换。当呼吸机工作 1000h 后，应由工程师进行保养及检修，氧电池通常使用 6 ～ 12 个月，呼出端过滤器、吸入端过滤器消毒 100 次或 1 年更换，同时记录每次更换消耗品的名称和更换时间。

5. 呼吸机消毒后的监测要求有哪些？

（1）消毒后的呼吸机应当至少每 3 个月监测一次，并做好监测记录。

（2）消毒后的呼吸机合格标准参考值为菌落计数≤ 20cfu/ ㎡。

（3）如高度怀疑医院感染暴发或发生呼吸机相关感染时应及时进行监测（建议采样部位：外表面板、外管路、湿化罐、积水杯、流量传感器、吸气和呼气端细菌过滤器、呼吸机内部可拆卸的呼气管路等）。

6. 什么是呼吸机相关性肺炎？呼吸机相关性肺炎的诊断标准是什么？

呼吸机相关性肺炎（VAP）是指气管插管或气管切开患者在接受机械通气治疗 48h 后，或停用机械通气、拔出人工气道 48h 内发生的肺实质的感染性炎症反应，是医院获得性肺炎最常见的类型，是接受机械通气患者最常见的并发症之一。VAP 可以大致分为两类，第一类是气管插管或人工气道建立≤ 4d 发生的，为早发性 VAP，约占 VAP 的 1/2，其致病菌为口咽部寄生菌群，如肺炎链球菌、嗜血流感杆菌、金黄色葡萄球菌等；第二类是气管插管或人工气道建立 4d 以上的，为晚发性 VAP，常由肠道革兰氏阴性细菌，如肠杆菌科、不动杆菌属和假单胞菌属细菌所致。

VAP 的诊断标准：①机械通气 48h 后发生的肺炎；②与机械通气前胸部 X 线片比较，出现肺内浸润性阴影或显示新的炎症病灶；③肺实变征和（或）湿啰音，并具备以下条件之一者：血白细胞＞ 10.0×10^9/L 或＜ 4.0×10^9/L，伴或不伴核左移；体温＞ 37.5℃，呼吸道分泌物增多且呈脓性；起病后从支气管分泌物中分离到新病原体。

7. 呼吸机相关性肺炎相关的危险因素有哪些？

呼吸机相关性肺炎（VAP）的主要危险因素分为患者自身相关因素、人工气道的直接影响、抑酸剂的使用、医务人员操作因素等 4 个方面。

（1）患者相关因素

1）年龄因素：患者年龄是引发 VAP 的高危因素，老年机械通气患者机体脏器功能退化，自身抵抗力较低，营养状况差，基础疾病多，进行机械通气侵入性操作，机体防御屏障破坏，再加上长期卧床或意识不清，广谱抗生素或激素的使用，大大提高了 VAP 发生的风险。

2）体位因素：机械通气患者长时间卧床，体位固定、活动范围受限，导致痰液引流不畅，需要反复进行吸痰等操作。长期卧床还会使胃肠蠕动减弱、产生肠胀气及胃内食物的反流误吸，这些都是 VAP 发生的重要相关因素。

3）口腔、咽喉部、胃内病原菌的定植：机械通气时呼吸道黏膜抗菌能力较弱，处于易感状态，病原微生物通过口咽部定植菌移行、胃内容物误吸等方式侵入下呼吸道，从而发生肺部感染。此外，留置胃管的患者食管括约肌功能下降，更易引起消化道内食物反流，发生 VAP 的概率明显升高。

（2）机械通气的影响：气管置管和机械通气是 VAP 的主要危险因素，机械通气患者上呼吸道的屏障作用丧失，防御功能衰减，咳嗽反射及呼吸道内壁的纤毛运动减弱或停滞，增加了细菌的黏附和定植，易诱发肺部感染。机械通气持续时间与 VAP 发病率呈正相关，机械通气时间每增加 1d，VAP 发生率增加 1% ～ 3%，通气时间越长，机体呼吸屏障保护机制破坏越严重，细菌经外界进入肺内的概率越高。

（3）抑酸药的使用：为预防应激性溃疡和消化道出血，机械通气患者常使用质子泵抑制剂（proton pump inhibitor，PPI）、组胺 H_2 受体拮抗药（histamine 2 receptor antagonist，H_2RA）及硫糖铝等药物。此类药物易使胃酸 pH 升高，导致胃液杀菌能力减弱，革兰氏阴性菌增殖与定植率增加。细菌向上逆行性移动进入呼吸道，增加了 VAP 发生的风险。

（4）医务人员操作因素：医务人员实施操作时无菌观念不强、操作不规范，如呼吸机管路消毒不规范或呼吸机冷凝水处理不及时，均会增加 VAP 的发生率。病区环境消毒、隔离措施不当，对床旁监护设备、辅助呼吸球囊、负压吸引装置、血压计袖带、听诊器等消毒不严格，均可成为 VAP 病原菌的来源。污染的手是最主要的传播媒介，医务人员要加强手卫生。

8. 呼吸机相关性肺炎的防控措施有哪些？

（1）控制外源性感染：加强环境管理，减少探视，注意通风，保证病房内空气循环畅通。每天应用消毒液擦拭病房中的地面、床头柜、床档、扶手等部位。必要时对患者实行床旁隔离以达到预防交叉感染的目的，严格执行无菌操作原则和消毒、灭菌、隔离制度。接触患者和操作前后要严格执行手卫生。接触不同患者及患者的体液、血液时要戴手套，去除手套后，均应使用肥皂或洗手液用流动水清洗双手。病区走廊、病房门口、机械通气患者床单位旁均应放置快速手消液，以供随时进行洗手（手消毒），减少以医务人员手作为媒介的传播，预防 VAP 发生。

（2）加强人工气道的管理

1）加强气道湿化：如果气道湿化不足，易形成痰栓，会增加 VAP 的发生率。因此要加强气道湿化，及时吸痰。除利用呼吸机湿化罐加温加湿外，还可根据医嘱使用湿化液气道内滴入或采用雾化吸入治疗。人工气道患者应采用多种方法加强气道湿化，促进痰液的稀释。

2）加强气道分泌物清除：采用按需吸痰方法，及时评估吸痰指征，清除呼吸道分泌物，保持气道通畅，改善患者氧合。一般在应用雾化吸入、振动排痰仪、体位引流或变换体位后加强吸痰。机械通气患者尽可能采用密闭式吸痰装置，应用密闭式痰液收集袋，避免或减少开放式吸痰对环境的污染。

3）加强气囊管理：气囊是气管导管的重要组成部分，起固定和密封气道的作用。可防止气道漏气、口咽部分泌物流入下呼吸道，以及胃内容物的反流误吸。定时监测气囊压力，采用可吸引可冲洗式气管导管，清除声门下及气囊上滞留物，可有效预防 VAP 发生。

（3）加强呼吸机使用管理：应遵照消毒管理规定和呼吸机的使用说明书，进行清洁和消毒。擦拭清洁呼吸机表面，清洗过滤网。呼吸机管路是患者呼吸道细菌寄居的重要部位，可使用一次性呼吸管路，每周更换一次管路和湿化罐。注意将集水杯的位置保持在呼吸环路的最低部，及时倾倒呼吸机管路中的冷凝水，变换患者体位时勿使冷凝水倒流。冷凝水应集中消毒处理，处理后及时洗手，严禁将呼吸机冷凝水倾倒于病区室内地面。

（4）肠内营养及鼻饲的护理：机械通气患者常存在胃肠道革兰氏阴性肠杆菌定植，选择经鼻肠管进行营养支持可减少胃内容物反流的风险，降低 VAP 的发病率。正确掌握鼻饲的方法：①应在鼻饲前进行彻底吸痰，鼻饲时抬高床头 30°～45°，先检查胃管位置，回抽胃液监测胃潴留量以防胃胀气；②鼻饲营养液温度控制在 38～42℃，采取少量多食，鼻饲量每次 200ml 左右，可采用鼻饲泵匀速泵入，降低胃内容量，防止胃内容物反流；③鼻饲后保持床头抬高至少 30min，期间应避免气道内深部吸痰；④鼻饲用的注射器每 24 小时更换 1 次，鼻胃管每月更换 1 次；⑤密切观察痰液性状及量的变化，及时发现胃内容物反流导致的误吸，必要时停止鼻饲；⑥鼻饲过程中患者如出现呼吸急促、呛咳时应停止鼻饲。

（5）口腔护理：口咽部定植菌误吸是机械通气患者合并下呼吸道感染最主要的发病因素，机械通气患者需加强口腔护理，并增加口腔护理次数，每 6～8 小时 1 次。一般采用生理盐水定时进行口腔护理，必要时可应用碳酸氢钠溶液、过氧化氢溶液或硼酸溶液等，同时注意观察有无口腔黏膜溃疡、真菌感染等，并及时给予相应处理。

（6）体位的管理：根据患者病情对符合条件的机械通气患者尽可能采取半卧位，抬高床头 30°～45°，使患者膈肌下降，胸腔容积相对增大，有利于增加机械通气效果，改善氧合，纠正呼吸衰竭和减轻各脏器功能紊乱。做好体位管理是及早脱机拔管，降低 VAP 发生的重要措施。

（7）药物相关预防

1）抗菌药的合理使用：应注意抗菌药物的使用策略，未发生感染时可不进行预防性抗生素使用，避免增加细菌耐药性。使用抗菌药物前进行痰细菌、口腔感染菌培养，根据培养结果选择合适的药物。当患者 VAP 症状明显加重时，可使用广谱抗菌药。

2）控制血糖：由于感染、抢救时糖皮质激素等药物的使用和患者罹患糖尿病等疾病的影响，机械通气危重患者血糖水平明显升高，不利于对感染的控制，因此患者应通过定时监测血糖，及时口服降糖药物、静脉或皮下注射胰岛素等措施调节血糖，将其控制在适宜范围，以降低 VAP 发生的风险。

3）限制抑酸药的使用：临床治疗中避免滥用抑酸药。定时监测胃液酸碱度，及时调整抑酸药的使用。必要时应用制酸药进行对症治疗，促进胃泌酸功能，减少胃内细菌繁殖，避免胃内容物反流导致 VAP 的发生。

4）免疫增强剂的使用：基础条件差，合并疾病多，长期卧床，抵抗力差的患者，可适当应用免疫增强剂，必要时静脉输入新鲜血浆、人血白蛋白等药物以增加患者抵抗力，同时要保证患者营养状况良好。

（赵杏丽　陈少华　周冬蕊）

第8章

呼吸系统常用药物

第一节　镇咳、祛痰、平喘药物

1. 镇咳药物有哪些类别？

镇咳药物是一类作用于咳嗽反射弧的不同环节，抑制咳嗽反射，减轻咳嗽频度和强度的药物。

（1）根据作用部位分类

1）中枢性镇咳药：通过直接抑制延髓咳嗽中枢而产生镇咳作用，其中又可分为成瘾性和非成瘾性两种，中枢性镇咳药主要用于无痰干咳者。

2）外周性镇咳药：通过抑制咳嗽反射弧中的感受器、传入神经、传出神经或效应器中任何一环节而达到止咳作用。

3）兼具中枢性和外周性双重镇咳药：既能抑制咳嗽中枢，又能抑制肺及胸膜牵张感受器引起的肺 - 迷走神经反射。

（2）根据药物成分种类

1）单方剂型：是指与原料药名一致，单一的一种药物制成的制剂。

2）复方制剂：复方制剂是指 2 种或 2 种以上的药物混合制剂，可以是中药、西药或中西药混合。与其单方药相比有改善患者用药依从性、增强疗效、降低毒副作用等优点。

2. 什么情况下需要使用镇咳药物？

咳嗽为一种保护性生理反射，可以排除呼吸道的分泌物和异物，改善氧合。但是频繁而剧烈的咳嗽会给患者带来痛苦，影响情绪、休息和睡眠，增加体力消耗，甚至促进病症的发展，或导致其他并发症，因此需应用镇咳药，以缓解咳嗽。镇咳药物的应用指征如下：①存在咳嗽的并发症或潜在高风险；②严重咯血；③阵发性剧烈干咳，影响休息和睡眠；④“精神性”咳嗽，阻断咳嗽周期以减轻气道水肿和炎症；⑤等待特异治疗发挥作用期间；⑥减少某些特殊操作（气管镜治疗、气管插管）或外科手术的风险；⑦脑水肿；⑧频繁咳嗽对抗呼吸机。

3. 常用的中枢性镇咳药有哪些？

（1）成瘾性中枢性镇咳药

1）磷酸可待因：直接抑制延髓咳嗽中枢，止咳作用强而迅速，同时也具有镇痛和镇静作用，口服易吸收，20 ～ 30min 起效，但可抑制支气管腺体的分泌和纤毛运动，使痰液黏稠不易咳出。适用于各种原因所致的剧烈干咳和刺激性咳嗽，尤其适合伴有胸痛的剧烈干咳（如胸膜炎等）。长期使用易产生耐受性及成瘾性，适合短期应用。可抑制咳嗽反射，痰多黏稠者应用会导致大量痰液阻塞呼吸道，故忌用。对支气管有收缩作用，支气管哮喘者禁用。复方制剂有复方磷酸可待因口服溶液、可愈糖浆等。

2）福尔可定：又称吗啉吗啡，本品与磷酸可待因相似，也有镇痛、镇静作用，但成瘾性较可待因弱，禁用于痰多者。复方制剂有复方福尔可定口服溶液、复方福尔可定糖浆等。

（2）非成瘾性中枢性镇咳药

1）氢溴酸右美沙芬：作用强度与可待因相当或略强，治疗剂量不抑制呼吸，长期应用未见成瘾性及耐药性，口服吸收好。适用于感冒、急慢性支气管炎、咽喉炎、肺结核等引起的咳嗽。痰多者慎用，有精神病史者禁用。与单胺氧化酶抑制剂并用要注意避免 5- 羟色胺综合征。有片剂、分散片、胶囊剂、颗粒剂、糖浆剂等，复方制剂有氨酚伪麻美芬片Ⅱ / 氨麻苯美片、复方盐酸伪麻黄碱缓释胶囊、酚麻美敏混悬液等。

2）喷托维林：对咳嗽中枢有选择性抑制、轻度阿托品样和局部麻醉作用，大剂量对支气管平滑肌有解痉作用，故兼有中枢性和末梢性镇咳作用。镇咳强度约为可待因的 1/3，无成瘾性。主要用于上呼吸道感染引起的干咳及百日咳等，对儿童疗效优于成人。痰量多者宜与祛痰药并用，青光眼和心功能不全者禁用。有片剂、滴丸、冲剂、糖浆剂等，复方制剂有喷托维林氯化铵糖浆、喷托维林愈创甘油醚片等。

3）磷酸苯丙哌林：作用是可待因的 2 ～ 4 倍，除了抑制咳嗽中枢，亦可阻断肺 - 胸膜的牵张感受器产生的肺 - 迷走神经反射，并具有平滑肌解痉作用。主要用于刺激性干咳和各种原因引起的阵咳，是剧烈咳嗽时的首选药物。本品粉末对口腔可引起麻木感，故服用时应整片吞服，勿嚼碎。偶有口干、乏力、头晕、嗜睡、胃腹部不适、药疹等不良反应。

4. 外周性镇咳药有哪些？

外周性镇咳药也称末梢性镇咳药。主要包括局部麻醉药和黏膜防护剂。

（1）二氧丙嗪：具有较强的镇咳作用（强于可待因），还有抗组胺、解除平滑肌痉挛、抗炎和局部麻醉作用，未见耐药性和成瘾性。主要用于慢性支气管炎，也可用于过敏性哮喘、荨麻疹、皮肤瘙痒症等。常用的复方制剂有复方二氧丙嗪茶碱片。

（2）那可丁：通过抑制肺牵张反射、解除支气管平滑肌痉挛，而产生外周镇咳作用，且具有呼吸中枢兴奋作用，无成瘾性。作用与可待因相当，用于阵发性咳嗽。有片剂、糖浆剂，但临床常用其复方制剂，如复方甲氧那明胶囊。

（3）甘草流浸膏：为黏膜保护性镇咳药，口服后部分残留在咽喉黏膜上，覆盖感觉神经末梢的感受器而减弱对咽黏膜的刺激，从而缓解咳嗽。复方制剂有复方甘草合剂、复方甘草片。合剂放置后可有少量沉淀，服用前应摇匀。甘草代谢物甘草次酸有升高血压的作用，因此，高血压患者在使用此类药物的时候需要特别谨慎。

5. 常用的镇咳复方制剂有哪些？

咳嗽伴有多痰者，镇咳药物与祛痰药如氯化铵、溴己新、乙酰半胱氨酸等合用，以利于痰液排出和镇咳效果。常用的复方制剂如下。

（1）复方甲氧那明：胶囊内含盐酸甲氧那明、那可丁、氨茶碱、马来酸氯苯那敏。可以减轻咽喉及支气管炎症等引起的咳嗽及哮喘发作时的咳嗽。需注意的是，有心脏疾病、高血压、高龄、青光眼、甲状腺功能亢进、排尿困难者服用需谨慎。另外，本品可引起困倦，服药后不可驾驶或操作机械。

（2）可愈糖浆：具有明显的祛痰镇咳作用。其中的可待因长期或大剂量应用有一定成瘾性，愈创甘油醚为刺激性祛痰药，能使痰液稀释，易于咳出。

6. 如何选择及使用镇咳药物？

可依据咳嗽的性质、程度、咳嗽发作时间及伴随症状等不同情况进行选择。

（1）咳嗽的性质

1）刺激性剧烈干咳为主，宜选用苯丙哌林、喷托维林、右美沙芬等，首选苯丙哌林，为非麻醉性强效镇咳药，起效迅速，其镇咳效力是可待因的 2 ～ 4 倍，次选右美沙芬，镇咳效力与可待因相当。咳嗽较弱者选用喷托维林，其对咳嗽中枢有直接抑制作用，其镇咳作用为可待因的 1/3。

2）对于轻、中度咳嗽、痰量较少者，可选用止咳化痰的复方制剂。剧烈干咳应选用以镇咳为主的药物，咳嗽伴咯血的患者要慎用强镇咳药。痰量较多或者痰液比较黏稠，应选用黏液溶解药，慎用镇咳药，禁用中枢性镇咳药。痰液为黄色或绿色脓痰时，说明伴有感染，除选用止咳祛痰药外，还需加用抗生素治疗。

（2）咳嗽发作时间：白天咳嗽者宜选用苯丙哌林，夜间咳嗽者宜选用右美沙芬，后者有嗜睡副作用且镇咳作用显著，可以控制夜间咳嗽以保证睡眠。

7. 使用镇咳药时需要注意哪些问题？

（1）用药之前一定要明确病因或诱因，重视病因治疗，切忌盲目长时间滥用镇咳药。如血管紧张素转化酶抑制药（angiotensin-converting enzyme inhibitor，ACEI）引起的咳嗽必须停用该药，咳嗽变异型哮喘应避免接触变应原或进行其他病因治疗。由食管反流引起的咳嗽，应使用胃动力药和抗酸药治疗。

（2）对持续 2 周以上的咳嗽，并伴有反复发热、皮疹、哮喘及肺脓肿症的持续性咳嗽，应明确诊断。

（3）选用中枢依赖性镇咳药物需慎重，由于此类药物有依赖性，使用中一定要严格掌握用药指征，尽量限制用药或短期限量使用，以防药物的依赖性。

（4）避免重复用药，临床常用的复方止咳祛痰药中多含有镇咳药、祛痰药、抗组胺药及解热镇痛药物，使用前应了解其组成和剂量，避免重复用药，防止不良反应发生。

（5）糖尿病患者禁用含糖的止咳合剂，如急支糖浆、强力枇杷露、蜜炼川贝枇杷膏。

（6）驾车者及操作机器者慎用抗组胺药，因一般治疗剂量对中枢神经系统有轻度抑制作用，表现为困倦、乏力等，如二氧丙嗪。

（7）孕妇及哺乳期女性慎用中枢性镇咳药，如妊娠前 3 个月的孕妇、哺乳期女性慎用右美沙芬、喷托维林。多种中药合剂孕妇禁用，如急支糖浆、强力枇杷露。

8. 祛痰药物种类有哪些？

祛痰药物也称为黏液促动剂，其作用机制是改善痰液的理化特性，降低痰液黏稠度，使痰液易于咳出；恢复气道上皮黏液层的正常结构，促进纤毛清除功能；抑制黏蛋白产生和分泌，破坏痰液中的黏性结构，降低痰液黏滞度；抗炎性损伤或加强抗菌效果。根据作用机制，祛痰药物的分类如下。

（1）恶心性祛痰药：口服后能刺激胃黏膜迷走神经传入纤维，引起轻度恶心，反射性兴奋支配支气管、支气管黏膜腺体的迷走神经传出支，促进腺体分泌，使痰液稀释，易于咳出。这类药物主要包括氯化铵、碘化钾、愈创甘油醚（愈创木酚甘油醚）、桔梗等。

（2）刺激性祛痰药：大多具有挥发性，其蒸气刺激呼吸道黏膜，增加腺体分泌，使痰液变稀，易于咳出。常用药物包括桉叶油、安息香酊等。因给药不方便，目前已很少应用。

（3）黏液溶解剂

1）蛋白分解酶：使糖蛋白的蛋白质部分裂解，直接使痰液黏稠度降低。糜蛋白酶是最常用的一种蛋白分解剂，对氨基酸羟基肽键具有分解作用，能使痰液稀释，对脓性或非脓性痰均有效，多用于呼吸道化脓性炎症时的祛痰治疗。

2）酸性糖蛋白溶解剂：这类药物可使痰液中的酸性痰蛋白的纤维裂解，从而降低痰液黏稠度，主要药物为链激酶、溴己新及氨溴索等。溴己新及氨溴索还具有一定的镇咳作用。

3）二硫键裂解剂：此类药物结构中具有含巯基的氨基酸，通过巯基与黏蛋白的二硫键互换作用使黏蛋白分子裂解，同时对脱氧核糖核酸纤维有一定裂解作用，从而降低痰液黏稠度，主要药物有乙酰半胱氨酸、羟甲司坦、厄多司坦。

（4）其他祛痰药物：挥发性植物油也是祛痰药物的一类，主要药物为稀化黏素，系桃金娘科树叶的标准提取物，又称桃金娘油。可通过调节气道分泌，增加浆液比例，改善黏液清除功能；可调节黏液 pH，降低黏稠度；可促进纤毛运动，加快黏液运送，同时具有一定的抗炎和杀菌作用。

9. 常用的祛痰药及其作用是什么？

（1）氯化铵：口服后刺激迷走神经末梢，反射性地引起气管、支气管腺体的分泌增加。部分氯化铵吸收入血后，经呼吸道排出，由于盐类的渗透压作用而带出水分，使痰液变稀，易于排出，常与其他止咳祛痰药制成复方制剂。用于急性呼吸道炎症初期痰少而黏稠不易咳出者。不良反应可致胃刺激性症状，宜饭后服用，溃疡病患者禁用。

（2）愈创甘油醚：作用与氯化铵相似，口服后刺激胃黏膜，反射性引起支气管分泌增多，稀释痰液，并可减少痰液的恶臭味，具有镇咳、解痉、抗惊厥作用。可用于慢性支气管炎的多痰咳嗽、肺脓肿、支气管扩张、痰液不易咳出等情况。禁用于肺出血、急性胃肠炎和肾炎患者。

（3）乙酰半胱氨酸：可使痰液中糖蛋白多肽链的二硫键（-S-S）断裂，使糖蛋白分解，黏痰液化，同时对 DNA 纤维也有裂解作用，无论对白色黏痰或脓痰，均可产生溶解效应，作用较强，使痰液黏度下降，易于咳出。用于痰液黏稠、量多的呼吸系统疾病，如急性支气管炎、慢性支气管炎急性发作、支气管扩张症。对呼吸道黏膜有刺激作用，支气管哮喘患者慎用。可降低抗生素的抗菌作用，不宜与青霉素等抗生素合用，必要时间隔 4h 使用。

（4）溴己新：作用于支气管黏膜腺体细胞，能使痰液中酸性糖蛋白的多糖纤维等裂解，还能使呼吸道的黏液腺和杯状细胞中合成酸性糖蛋白减少，致使痰液黏稠度降低，易于咳出。适用于各种支气管炎、肺气肿、支气管扩张等有黏痰不易咳出者，尤其对白色黏痰效果好，有脓痰者应与抗感染药物合用以控制感染。

（5）羧甲司坦：主要通过细胞水平影响支气管腺体的分泌，使低黏度的唾液黏蛋白分泌增加，而高黏度的岩藻糖蛋白产生减少，降低痰液黏稠度，使之易于咳出，适用于慢性支气管炎、支气管哮喘等疾病引起的痰液黏稠、咳痰困难等。

（6）氨溴索：为溴己新体内的活性代谢产物，毒性更小，耐受性更好。能促使呼吸道表面活性物质的形成，痰中的黏多糖蛋白纤维断裂，促进黏液溶解，降低黏滞度，增强支气管黏膜纤毛运动，促进痰液排出。适用于伴有痰液分泌过多及排痰功能不良的急、慢性呼吸道疾病，特别是慢性支气管炎。

（7）中成药类

1）蛇胆川贝液：具有驱风镇咳、除痰散结之功效，用于风热咳嗽、痰多、气喘、胸闷、咳痰不畅或久咳不止。

2）蜜炼川贝枇杷膏：清热润肺，止咳平喘，理气化痰。适用于肺燥之咳嗽、痰多、胸闷、咽喉痛痒或声音沙哑。

3）鲜竹沥：药性偏寒，有清热润肺、化痰止咳作用，适用于肺热咳嗽痰多，气喘胸闷，中风舌强，痰涎壅盛，小儿痰热惊风。

4）消咳喘：止咳、祛痰、平喘，用于慢性支气管炎及感冒咳嗽等。

5）百日咳糖浆：药性偏温，适用于伤风感冒引起的咳嗽，若是风热感冒引起的咳嗽，则不可服用。

6）非那根糖浆：以止咳为主，兼顾祛痰，并有镇静作用，适用于夜间咳嗽多痰、影响睡眠及由于过敏引起的支气管炎等。

10. 平喘药物有哪些？其作用如何？

平喘药物是指能作用于哮喘发病的不同环节，以缓解或预防喘息发作的一类药物，主要用于支气管哮喘和喘息性支气管炎的预防和治疗。

（1）β 肾上腺素受体激动药：通过选择性激动支气管平滑肌上的 β_2 受体，产生松弛支气管平滑肌作用，还可抑制肥大细胞与中性粒细胞释放炎症介质，增强气道纤毛运动与黏液清除、降低血管通透性、减轻气道黏膜下水肿，从而发挥平喘作用。

（2）茶碱类药物：茶碱及其衍生物对气道平滑肌有直接松弛作用。茶碱能拮抗腺苷的支气管平滑肌收缩作用，能刺激肾上腺素髓质释放内源性儿茶酚胺，间接发挥拟肾上腺素作用。可增强膈肌和肋间肌的收缩力，减少呼吸肌疲劳。

（3）M 胆碱受体拮抗药：可阻断呼吸道内迷走神经支配的 M 胆碱受体，通过降低迷走神经张力而舒张支气管，黏液分泌减少，并减少炎性细胞聚集，从而发挥平喘作用。其舒张支气管作用比 β_2 受体激动药弱，起效也较慢，但长期应用不易产生耐药，与 β_2 受体激动药联合应用具有协同、互补作用。

（4）肾上腺糖皮质激素：是抗炎平喘药中抗炎作用最为有效的抗变态反应炎症药物。作用机制：①抑制参与炎症反应的免疫细胞如 T 或 B 淋巴细胞、巨噬细胞、嗜酸性粒细胞的活性和数量；②抑制过敏反应；③干扰花生四烯酸代谢，减少白三烯和前列腺素的合成，抑制介质释放；④增强机体对儿茶酚胺的反应性，减少血管渗出及通透性；⑤提高 β_2 受体的表达和抑制 M 受体功能。治疗哮喘，可以改善患者肺功能、降低气道高反应性、降低发作的频率和程度，改善症状。

（5）过敏介质阻释药：稳定肺组织肥大细胞膜，抑制免疫球蛋白 E 介导的肥大细胞释放介质，抑制巨噬细胞、嗜酸性粒细胞、单核细胞等炎症细胞的活性，发挥抗过敏作用和轻度的抗炎作用，阻断引起支气管痉挛的神经反射，降低哮喘患者的气道高反应性。

（6）抗白三烯类：抑制 LTD4 引起的支气管收缩，显著降低变应原引起的速发期和迟发期变态反应，抑制炎症细胞和炎症介质的聚积，并降低气道高反应性，抑制运动诱发的气道痉挛，明显改善肺功能。

11. 常见的 β 肾上腺素受体激动药有哪些？有什么作用及不良反应？

（1）非选择性 β_2 受体激动药：主要包括肾上腺素、麻黄碱及异丙肾上腺素，平喘作用强大而迅速，但选择性差，对 β_1 和 β_2 受体兴奋性均较强，因而副作用较多，如心率加速、心肌耗氧量增加，甚至引起致死性心律失常，并影响血压（肾上腺素使血压升高），一般适用于控制急性发作。

（2）选择性 β_2 受体激动药

1）长效 β_2 受体激动药：作用时间为 10 ～ 12h。

①福莫特罗

作用：具有强而持续的支气管扩张作用，吸入 2min 后可扩张支气管，减少气道阻力，还有抗过敏及抑制毛细血管通透性作用。适用于慢性哮喘与慢性阻塞性肺疾病的维持治疗与预防运动性哮喘的发作。单剂量吸入后可持续 12h，因其为长效制剂，特别适用于哮喘夜间发作患者。

不良反应：偶见心动过速、室性期前收缩、面部潮红、胸部压迫感、头痛、头晕、发热、嗜睡、盗汗、震颤、腹痛、皮疹等。高血压、心脏病、糖尿病、心功能不全者慎用；孕妇及哺乳期女性慎用；严重肝硬化患者、对乳糖过敏者禁用；心律失常伴心动过速、特发性主动脉瓣下狭窄、肥厚型阻塞性心肌病、甲状腺功能亢进或危象患者禁用；儿童不宜应用。

②沙美特罗

作用：选择性长效 β_2 受体激动药，一次剂量其支气管扩张作用可持续 12h。且有抑制肺肥大细胞释放过敏反应介质作用，可抑制吸入抗原诱发的早期和迟发相反应，降低气道高反应性。用药后 5 ～ 15min 可扩张支气管，持续 12h，适用于长期常规治疗的哮喘、慢性支气管炎、须常规使用支气管扩张药的患者，预防夜间哮喘发作或控制日间哮喘的不稳定（如运动前或接触致敏原前）。

不良反应：偶见震颤、心悸、头痛、有潜在的低血钾作用。可能导致异常支气管痉挛，喘鸣加剧，此时应立即停用，改用其他短效的 β_2 受体激动药（如硫酸沙丁胺醇）。患有心功能不全、心律失常、甲状腺功能亢进、高血压、糖尿病患者慎用；孕妇、早产儿、新生儿慎用。

2）短效 β_2 受体激动药：作用时间为 4 ～ 6h。

①硫酸沙丁胺醇

作用：选择性激动支气管平滑肌上的 β_2 受体，使支气管平滑肌松弛，从而解除支气管平滑肌痉挛。口服后 15 ～ 30min 起效，吸入后 1 ～ 5min 起效，药效持续 4 ～ 6h。适用于支气管哮喘、喘息型支气管炎及肺气肿等。

不良反应：主要是对心脏及中枢神经系统的兴奋作用，如头痛、头晕、失眠，偶见肌肉和手指震颤、心悸、血压波动等。长期、单一使用 β_2 受体激动药，会使受体下调，表现为临床耐受现象。心血管功能不全、高血压、甲状腺功能亢进、糖尿病及妊娠患者慎用。

②硫酸特布他林

作用：选择性激动 $β_2$ 受体而舒张支气管平滑肌、抑制内源性致痉挛物质的释放及内源性介质引起的水肿，提高支气管黏膜纤毛上皮廓清能力，口服后 30min 起效，吸入后 5 ～ 15min 起效。适用于支气管哮喘、哮喘型支气管炎和慢性阻塞性肺部疾病所致支气管痉挛。

不良反应：少数可有手指震颤、头痛、心悸及胃肠障碍。甲状腺功能亢进、冠心病、高血压、糖尿病患者慎用。大剂量应用可使有癫痫病史的患者发生酮症酸中毒。长期应用可形成耐药，降低疗效。

12. 使用 $β_2$ 受体激动药时应注意哪些问题？

使用 $β_2$ 受体激动药时应按医嘱间断使用，不宜长期、单一、大剂量使用。因长期使用可引起 $β_2$ 受体功能下降和气道反应性增高，出现耐药性，加重气道炎症导致反常支气管痉挛，使哮喘病情恶化。用药过程中注意观察有无骨骼肌震颤、低血钾、心律失常等不良反应。不宜与 β 受体阻滞药如普萘洛尔合用。心血管功能异常、高血压及甲状腺功能亢进患者慎用。

13. 常见的茶碱类药物有哪些？有什么作用及不良反应？

茶碱类药物主要用于治疗慢性阻塞性肺疾病和哮喘，具有松弛支气管平滑肌、抑制支气管平滑肌的钙离子转运、促进支气管黏膜的纤毛清除及抑制肥大细胞释放炎症介质等作用。目前临床最常用的茶碱类药物有茶碱、氨茶碱、多索茶碱、二羟丙茶碱等。

（1）氨茶碱

1）作用：为茶碱与乙二胺复盐，含茶碱 77% ～ 83%，乙二胺可增强茶碱作用及其水溶性，可松弛支气管平滑肌，对支气管黏膜的充血、水肿有缓解作用；增加心排血量，增加肾小球滤过率和肾血流量，抑制远端肾小管重吸收钠和氯离子；在慢性阻塞性肺疾病情况下，改善呼吸肌如膈肌和肋间肌的收缩力。适用于支气管哮喘、心源性哮喘、喘息型支气管炎，与 β 受体激动药合用可提高疗效。

2）不良反应：常见的不良反应为恶心、胃部不适、呕吐、食欲缺乏，也可见头痛、烦躁、易激动。中毒时其表现为心律失常、心率增快、肌肉颤动或癫痫。急性心肌梗死伴有血压显著降低的患者禁用。与影响肝药酶的药物合用时要注意避免毒性反应或者疗效降低。

（2）茶碱

1）作用：药理及适应证同氨茶碱。用于缓解或预防成人及 3 岁以上儿童的支气管哮喘发作。也适用于缓解慢性支气管炎和肺气肿伴有的支气管痉挛。

2）不良反应：茶碱的常见不良反应是胃肠道刺激症状和中枢神经刺激症状，如恶心、呕吐、易激动、失眠等，毒性反应常出现在血清浓度在 15μg/ml 以上时，高于 20μg/ml 时发作次数和严重程度增加，急性心肌梗死伴有血压降低者和未经控制的惊厥性患者禁用。

（3）二羟丙茶碱

1）作用：平喘作用与氨茶碱相似，对胃肠道刺激较小，口服更容易耐受，心脏兴奋作用是氨茶碱的 1/20 ～ 1/10，对心脏和神经系统的影响较小。其代谢不经过肝脏微粒细胞色素 P450 代谢，所以不存在很多药物相互作用。主要以原型从尿中排泄，肾功能减退者使用需要注意。

2）不良反应：服用后可有头痛、失眠、心悸、恶心呕吐等胃肠道症状，但较氨茶碱刺激性小。过量时出现中枢兴奋、心律失常、肌肉颤动或癫痫、高血糖症、代谢性酸中毒、横纹肌溶解等。妊娠期和哺乳期女性慎用。

14. 使用茶碱类药物的注意事项有哪些？

（1）静脉注射茶碱类药物时，浓度不宜过高、速度不宜过快、注射时间宜在10min以上，以防中毒症状发生。

（2）茶碱类药物常见的不良反应有恶心、呕吐等胃肠道症状，心律失常、血压降低和兴奋呼吸中枢作用，严重者可致抽搐甚至死亡，用药时要监测血药浓度以防不良反应的发生。

（3）合用喹诺酮类、大环内酯类、西咪替丁等药物可影响茶碱代谢，使其排泄减慢，血药浓度升高；合用卡马西平、苯巴比妥和苯妥英钠、利福平、两性霉素B、钙通道阻滞药（如硝苯地平、维拉帕米）、双嘧达莫（潘生丁）、泼尼松龙等药物可引起茶碱类药物浓度下降，因此，使用上述药物时应加强观察。

（4）茶碱缓（控）释片有控释材料，不能嚼服，必须整片吞服。

15. 常见的胆碱受体拮抗药有哪些？有什么作用及不良反应？

（1）异丙托溴铵：是对支气管平滑肌M受体有较高选择性的强效抗胆碱药，松弛支气管平滑肌作用较强，对呼吸道腺体和心血管系统的作用较弱，其扩张支气管作用的剂量仅及抑制腺体分泌和加快心率剂量的1/20～1/10。适用于缓解慢性阻塞性肺疾病引起的支气管痉挛、喘息症状，可防治哮喘，口服不吸收，气雾吸入后5min左右起效，维持4～6h，常与β受体激动药合用以增强疗效，但联合使用时需注意同时规避两者禁忌证。

常见不良反应有口干、头痛、鼻黏膜干燥、咳嗽、震颤；偶见心悸、支气管痉挛、眼干、眼调节障碍、尿潴留；极少见过敏反应。应注意青光眼、前列腺增生患者慎用；幽门梗阻患者禁用。

（2）噻托溴铵：是一种长效抗胆碱药，通过与支气管平滑肌上的毒蕈碱受体结合，抑制副交感神经末端释放乙酰胆碱所造成的气管收缩。能长时间阻滞胆碱能神经介导的支气管平滑肌收缩，持久地扩张支气管，有效改善肺功能，缓解呼吸困难，降低慢性阻塞性肺疾病加重的频率，遏止病情恶化。适用于慢性阻塞性肺疾病的维持治疗、伴随性呼吸困难的维持治疗及急性发作的预防。

最常见的不良反应是口干和咳嗽，多数患者继续治疗过程中症状消失，不必中断治疗。其次为咽炎、上呼吸道感染、口苦、短暂性变态反应、头痛、神经过敏、兴奋、眩晕。窄角型青光眼、前列腺增生或膀胱颈梗阻患者慎用。对阿托品及其衍生物（如异丙托溴铵、氧托溴铵）过敏者禁用。

16. 常见的过敏介质阻释药有哪些？有什么作用及不良反应？

（1）色甘酸钠：能稳定肥大细胞的细胞膜，阻止肥大细胞脱颗粒，从而抑制组胺、5-羟色胺、慢反应物质等过敏反应介质的释放，进而阻抑过敏反应介质对组织的不良作用。用于预防过敏性哮喘的发作，改善主观症状，增加患者对运动的耐受能力，对于依赖皮质激素的患者，服用此药后可使皮质激素减量或停用。色甘酸钠不仅对变态反应因素起主要作用的过敏性哮喘有效，对变态反应作用不明显的慢性哮喘也有效，口服极少吸收，主要用其微粒粉末吸入给药。一般应于接触抗原前1周给药，运动性哮喘应在运动前15min给药。

不良反应较少见，偶有恶心、呕吐、头痛、头晕及关节痛和肿胀。肾功能不全者及妊娠期、哺乳期女性慎用。

（2）酮替芬：强效抗组胺和过敏介质阻释剂，不仅能抑制抗原诱发的肺和支气管组织肥大细胞释放的组胺和白三烯等炎症介质，还可抑制抗原、血清或钙离子介导的嗜碱细胞及中性粒细胞释放组胺和白三烯，还具有较强的 H_1 受体拮抗作用。适用于支气管哮喘、喘息性支气管炎、过敏性咳嗽、过敏性鼻炎等，对外源性、内源性和混合性哮喘均有预防发作效果。

不良反应有与抗组胺药物相类似的中枢抑制作用，服用后可出现困倦感、乏力感，少数患者有口干、恶心、胃肠不适等反应。个别患者可出现过敏症状，主要表现为皮疹瘙痒、局部皮肤水肿等。

17. 抗白三烯类药物有哪些？

（1）孟鲁司特钠：是一种高选择性白三烯受体拮抗药，通过抑制 LTC4、LTE4 与受体结合，可缓解白三烯介导的支气管炎症和痉挛状态，减轻白三烯所致的激惹症状，改善肺功能，适用于成人和儿童哮喘的预防和长期治疗，包括预防白天和夜间的哮喘症状，治疗对阿司匹林敏感的哮喘患者及预防运动引起的支气管收缩。一般耐受性良好，不良反应轻微，有过敏反应（如血管性水肿、皮疹、荨麻疹等）、头痛、头晕、胃肠道反应等。

（2）扎鲁司特：为长效高度选择性半胱氨酸白三烯受体拮抗药，口服有效，作用机制和适应证与孟鲁司特基本相同。主要适用于慢性轻中度哮喘的预防和长期治疗，可维持对哮喘发作的控制或减少糖皮质激素的用量。不良反应有轻微头痛或胃肠道反应，偶见肝功能异常。

（3）齐留通：为选择性口服有效的 5- 脂氧合酶（5-LOX）抑制剂，通过抑制白三烯生物合成途径中的起始酶 5-LOX 的活性，抑制白三烯的合成，也可抑制白三烯产物的作用，对体内、体外均有明显抗过敏和抗炎作用。应用于支气管哮喘尤其是抗原、阿司匹林引起的气管、支气管痉挛性收缩，可改善肺功能。此药耐受性良好，偶见肝药酶升高，停药后可恢复。

18. 平喘药的给药途径有哪些？

（1）口服给药：吸收较慢，血药浓度要经过一段时间后达到稳定的水平，一般仅用于预防及轻微哮喘，或者肺疾病的长期症状控制。

（2）静脉注射：作用快，可用于急性发作和哮喘持续状态。

（3）吸入给药：使药物直接到达气管，并在气管内形成高浓度，具有速效性、安全性和方便性。

（田玉洁　梁锦湄　陈　艳）

第二节　吸入治疗药物

1. 常用吸入治疗药物有哪几类？

常用吸入药物主要有吸入性糖皮质激素、支气管扩张药及黏液溶解剂三大类。常用的糖皮质激素类有布地奈德、氟替卡松、丙酸倍氯米松、丙酸氟替卡松等；支气管扩张药有 β_2 受体激动药与 M 胆碱受体拮抗药两类；黏液溶解剂有盐酸氨溴索、乙酰半胱氨酸等。通过吸入治疗（inhalation therapy）可将气雾或干粉状的高浓度药物直接输送入气道，用药剂量小、药物副作用小，可减少或避免全身用药的不良反应。吸入用药物需通过传送装置吸入呼吸道，包括气雾剂、喷雾剂与粉雾剂。

2. 吸入糖皮质激素有哪些作用与副作用？

吸入糖皮质激素是抑制气道炎症反应的有效药物，一般采用定量气雾剂、干粉剂吸入或溶液雾化吸入的方法。药物吸入后可迅速、直接地作用于气道靶位，抑制炎症细胞释放炎症介质，减轻气道黏膜水肿，抑制黏膜腺体过度分泌，增加气道黏液清除，降低气管高反应状态，解除支气管痉挛。吸入用糖皮质激素可单独应用或与其他平喘药联合应用，一般无全身性不良反应，可能有咽喉部不适、声音嘶哑等局部刺激症状，长期应用亦可能并发口腔、咽部念珠菌感染，吸入后应及时漱口，以减少局部刺激、防止真菌生长。

3. 常用吸入 β_2 受体激动药有哪些？

β_2 受体激动药是一种支气管扩张药，可舒张气道平滑肌，缓解哮喘症状，是缓解支气管痉挛的首选药物。β_2 受体激动药吸入后兴奋气道平滑肌和肥大细胞膜表面的 β_2 受体，减少肥大细胞和嗜碱性粒细胞脱颗粒及其介质的释放、降低微血管通透性。此类药物分为短效和长效，前者作用可维持 4 ～ 6h，后者药效可维持 12h。心血管功能不全、冠状动脉供血不足、高血压、糖尿病和甲状腺功能亢进患者慎用。常用的 β_2 受体激动药吸入药有以下几种。

（1）沙丁胺醇：具有亲水性，能快速、直接到达膜上 β_2 受体，是一种短效激动药，吸入后 1 ～ 5min 生效，1h 达高峰，药效可维持 4 ～ 6h。能有效抑制组胺等致敏物质释放，缓解支气管痉挛。急性哮喘发作时应用，适用于各型支气管哮喘及伴有支气管痉挛的各种支气管及肺部疾患。不良反应有手指震颤、恶心、头痛、头晕、心率增快或血压波动。一般减量即恢复，严重时应停药。但是在哮喘的长期治疗中频繁、规则使用速效吸入型 β_2 受体激动药常不能很好的控制哮喘的症状、呼气流量峰值的变异或气道高反应性。

（2）福莫特罗：具有中度亲脂性，既可直接活化受体，又能穿过细胞膜，故起效迅速且作用力强，具有持续的支气管扩张作用。吸入后数分钟起效，约 2h 达高峰。可扩张支气管，减少气道阻力，比同等剂量的沙丁胺醇作用强，同时还具有抗过敏及抑制毛细血管通透性作用。适用于慢性哮喘与慢性阻塞性肺疾病的维持治疗与预防发作，因其为长效制剂，特别适用于哮喘夜间发作患者，并能有效预防运动性哮喘的发作。不良反应有心动过速、室性期前收缩、面部潮红、头痛、头晕等。

（3）沙美特罗：新型选择性长效 β_2 受体激动药，吸入后支气管扩张作用可持续 12h，可抑制肺肥大细胞释放过敏反应介质，抑制吸入抗原诱发的早期和迟发相反应，降低气道高反应性。用于哮喘、喘息性支气管炎和可逆性气道阻塞。不良反应有震颤、心悸、头痛等，还可能引发低血钾。

（4）班布特罗：是一种长效 β_2 受体激动药，是特布他林的前体药物，吸收后在体内经肝脏代谢为有活性的特布他林，可以松弛支气管平滑肌，起效迅速，吸入 1 ～ 3min 即可起效，维持时间长，平均药效持续 12h 左右。用于直接或间接刺激导致呼吸道痉挛的患者，预防和治疗可逆性的气道阻塞，在维持治疗中可用于治疗急性支气管炎引发的气道痉挛、慢性阻塞性肺疾病急性加重、支气管哮喘、咳嗽变异型哮喘、过敏性支气管痉挛等引起的喘息症状。不良反应有头痛、心悸、震颤、失眠、肌肉痉挛等。

4. 常用吸入胆碱 M 受体拮抗药有哪些？

胆碱 M 受体拮抗药是一种支气管扩张药，能阻断节后胆碱能神经所支配的效应器细胞上的 M 受体，降低迷走神经兴奋作用，可舒张支气管平滑肌，缓解哮喘症状。常用的药物有异丙托溴铵、噻托溴铵等。

（1）异丙托溴铵：又称为异丙托品或溴化异丙阿托品，是一种对支气管平滑肌 M 受体具有较高选择性的强效抗胆碱药，松弛支气管平滑肌的作用较强，对呼吸道腺体和心血管系统的作用较弱。吸入剂为压力定量气雾剂型，使用时借助抛射剂的压力将药物呈雾状物喷出，经口吸入至肺部。吸入后约 5min 起效，30 ～ 60min 作用达峰值，维持 4 ～ 6h。用于缓解慢性阻塞性肺疾病引起的支气管痉挛、喘息症状。常见的不良反应有口干、头痛、鼻黏膜干燥、咳嗽、震颤，偶见心悸、支气管痉挛、眼干、尿潴留等，青光眼、前列腺增生患者慎用，对阿托品类药物过敏者禁用。本品可与 β_2 受体激动药组成复方制剂，即吸入用复方异丙托溴铵溶液，适用于需要联合应用多种支气管扩张药的患者，用于治疗气道阻塞性疾病有关的可逆性支气管痉挛，复方制剂的不良反应亦包括与 β_2 受体激动药相关的不良作用，如头痛、眩晕、焦虑、心动过速等。

（2）噻托溴铵：是长效的抗胆碱能药物，具有支气管扩张作用。通过和平滑肌上的 M3 受体结合，对支气管平滑肌有选择性的扩张作用，具有剂量依赖性，可持续 24h 抑制乙酰胆碱诱导对支气管收缩作用。噻托溴铵作为每日 1 次维持治疗的支气管扩张药，不能应用于支气管痉挛急性发作的初始治疗。吸入剂为每粒 18mg 的胶囊剂型，不得吞服，推荐剂量为每日吸入一次，需应用专用的吸入给药装置（Helioeast 粉雾吸入器）吸入用药。适用于慢性阻塞性肺疾病的维持治疗，包括慢性支气管炎和肺气肿，伴随性呼吸困难的维持治疗及急性发作的预防。常见不良反应为口干、便秘、鼻窦炎、心悸、排尿困难，少见有恶心、声音嘶哑、头晕等，也有诱发青光眼和 Q-T 间期延长的报道。

5. 常用于吸入治疗的黏液溶解药有哪些？

（1）乙酰半胱氨酸：为黏液溶解药，其分子结构中的巯基基团能使痰液中糖蛋白多肽链中的双硫键断裂，从而降低痰液的黏滞性，使痰液稀化易于排出。本品黏痰溶解作用较强，对于一般祛痰药无效的患者，使用本品仍可有效，适用于治疗浓稠黏液分泌物过多的呼吸道疾病，如急性支气管炎、COPD、支气管扩张症等。吸入剂溶液剂型为每支 300mg/3ml，使用时可根据患者临床反应和治疗效果调整雾化吸入剂量和次数。不良反应偶见鼻咽部黏膜刺激症状、胃肠道反应、过敏反应如荨麻疹。用药后可液化气管内分泌物，并刺激分泌物增加，应及时清理呼吸道，可通过有效咳嗽、体位引流，或通过支气管内吸痰方式将分泌物排出，避免分泌物潴留阻塞气道。与支气管扩张药或其他药物混合使用时，应现用现配，不能存放。喷雾吸入治疗时应采用塑胶和玻璃制喷雾器，使用后及时清洗喷雾器。

（2）盐酸氨溴索：为临床常用的黏液溶解药，可用于经气道吸入治疗，可促进呼吸道黏稠分泌物的排除，显著促进排痰。其作用原理可调节呼吸道上皮浆液与黏液的分泌，刺激肺泡Ⅱ型上皮细胞合成与分泌肺泡表面活性物质，维持肺泡的稳定，增加呼吸道上皮纤毛的摆动，从而使痰液易于排出。用于伴有痰液分泌黏稠及排痰功能不良的急性、慢性呼吸系统疾病患者的祛痰治疗。盐酸氨溴索为选择吸入剂型，成人每次 30 ～ 60mg，每日 2 ～ 3 次行雾化吸入。不良反应偶见轻微的胃部灼热、消化不良及恶心、呕吐等胃肠道反应，皮疹等过敏反应。

6．如何使用硫酸沙丁胺醇气雾剂？

硫酸沙丁胺醇气雾剂，为定量吸入剂型，使用时操作如下吸气后：①移去喷口的盖子，使用前轻摇储药罐，使吸入剂混匀。②头略后仰缓慢地呼气，尽可能呼出肺内空气。③立即将吸入器吸口紧紧含在口中并通过口部深深地、缓慢地吸气，吸气的同时按下药罐将药品释出，继续吸气，吸气时间最好大于 5s。④吸气后尽量屏气 10s 或在没有不适的感觉下尽量屏息久些，然后才缓慢地呼气，使药物充分分布到下气道，以达到良好的治疗效果。⑤移开气雾剂，正常呼吸，将盖子套回喷口上，用清水漱口，去除口咽部残留的药物。若需要多吸一剂，应等待至少 1min 再重做②③④步骤，简要操作步骤见图 8-1。

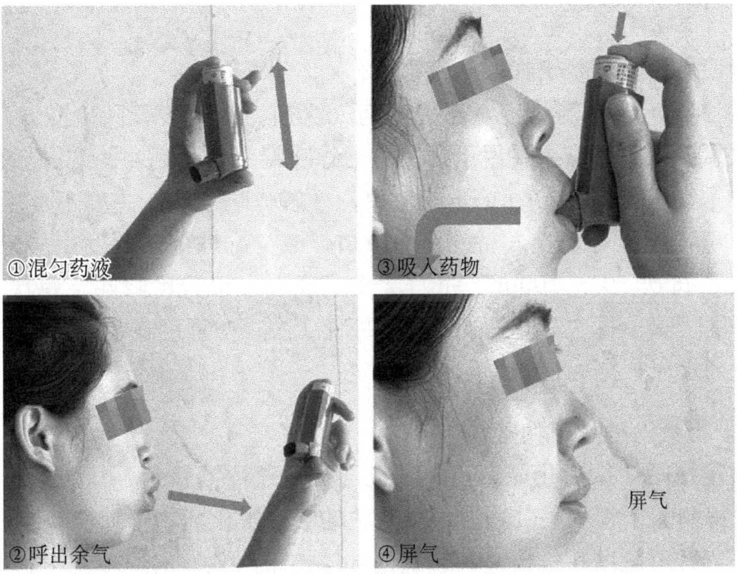

图 8-1　硫酸沙丁胺醇气雾剂使用方法

7. 如何掌握硫酸沙丁胺醇气雾剂用量？

硫酸沙丁胺醇气雾剂用于缓解哮喘、慢性阻塞性肺疾病（可逆性气道阻塞疾病）、支气管痉挛，预防运动诱发的急性哮喘、变应原诱发的支气管痉挛。

（1）成人用药：成年人用于缓解哮喘或支气管痉挛急性发作用药时，以 1 揿 100μg 作为最小起始剂量，如有必要可增至 2 揿。用于预防过敏原或运动引发的症状时，运动前或接触过敏原前 10 ～ 15min 给药。长期治疗者最大剂量为每日给药 4 次，每次 2 揿。

（2）老年人用药：老年患者起始用药剂量应低于推荐的成年患者用量，如果未能达到充分的支气管扩张作用，可逐渐增加使用剂量。

（3）儿童用药：儿童患者用于缓解哮喘急性发作用药时，支气管痉挛、或在接触变应原之前、运动前给药的推荐剂量均为 1 揿，如有必要可增至 2 揿。长期治疗，最大剂量为每日给药 4 次，每次 2 揿。

8. 使用硫酸沙丁胺醇气雾剂时需要注意哪些问题？

患者需要使用硫酸沙丁胺醇气雾剂，应对吸药方式加以指导，使其掌握正确的用药方法，使药物最大程度地达到肺部。

(1) 在医师指导下用药，不能自行增加用药剂量或用药频率。如果在先前有效的剂量下，症状缓解时间维持不足3h，建议患者寻求医师帮助，以增加其他必要的治疗措施。

(2) 使用前注意摇匀，确保每喷药物剂量准确。

(3) 使用时喷嘴向上，确保按压喷雾时与吸气同步进行，喷药前深呼气，吸药后屏气。

(4) 首次使用前或超过1周未被使用时，当先向空气中试喷。

(5) 定时清洗吸入器，先将药罐拔出，用温水彻底清洗吸入器，晾干后将药罐放回，建议至少每周清洗1次。

(6) 使用超过推荐的剂量会增加药物不良反应风险。

(7) 药罐内有压缩气体，即使是空罐也不可试图将它戳穿或烧掉。

(8) 不可将药罐浸入水中。

9. 如何正确使用丙酸氟替卡松吸入气雾剂？

丙酸氟替卡松吸入气雾剂为定量压力给药气雾剂，使用步骤同硫酸沙丁胺醇气雾剂。该药为糖皮质激素吸入制剂，主要用于预防性治疗哮喘，用药后4～7d显效，应在医师指导下用药，根据医嘱需配合支气管扩张药使用，缓解哮喘症状。主要不良反应为口腔及咽喉的念珠菌病、声音嘶哑等。吸入后应及时漱口，减少念珠菌病的发生。使用时注意正确把握剂量，儿童：每次50～100μg，每日2次。成人：①轻度哮喘：每次100～250μg，每日2次。②中度哮喘：每次250～500μg，每日2次。③重度哮喘：每次500～1000μg，每日2次。起始剂量应根据病情的严重程度而定。

10. 常见的干粉吸入剂型有哪些？

干粉吸入剂是指固体微粉化原料药单独或与合适载体混合后，以胶囊、泡囊或多剂量储库形式，采用特制的干粉吸入装置，由患者主动吸入雾化药物至肺部的制剂。

(1) 储库型：有定量供料机构，其装置内部结构采用独特的通道使出料端与吸嘴相连，气流在局部产生湍流，以利于药物颗粒分散，增加小粒子的输出量和肺部沉积量，如布地奈德福莫特罗粉吸入剂，适用于5岁以上儿童。

(2) 泡囊型：目前应用最广泛的为碟式吸纳器，药碟由4～8个含药的泡囊组成。刺针刺破泡囊后，由吸嘴吸入药物，转盘可自动转向下一个泡囊。如沙美特罗替卡松粉吸入剂。

(3) 胶囊型：该类装置的药物干粉装于硬胶囊中，使用时载药胶囊被金属刀片或小针刺破，药物粉末便从胶囊中释放进入药室中，在气流作用下进入患者口腔，如噻托溴铵粉吸入剂。

11. 使用布地奈德福莫特罗粉吸入剂有哪几个关键环节？

布地奈德福莫特罗粉吸入剂（都保）是储库型吸入剂，是布地奈德和福莫特罗的复合吸入制剂。正确使用时要掌握“装药、吸入、漱口”3个关键环节（图8-2）。

(1) 装药：①一手持红色旋柄，另一手持白色外壳，拧松并拔出外盖露出白色瓶身；②查看刻度指示窗，确定剩余药物剂量；③保持装置直立，一手持红色旋柄，另一手持白色瓶身中间部分，向可转动一侧旋转至底，此过程会听到一次“咔嗒”声；④再向反方向旋转至底，此时即完成一次装药。

（2）吸入：①调整呼吸，先将气慢慢呼出，此时注意不可对着装置吸嘴呼气，持装置的手不要将瓶身下方的两个进气孔堵塞；②将装置吸嘴部分放在上、下牙之间，双唇完全包住吸嘴，经口用力且深长地吸气；③吸气完成后移开吸嘴并屏气 5 ～ 10s，然后恢复呼吸。

（3）漱口：吸入药物后，以清水漱口 3 ～ 5 次，清除口咽部残留的药物。

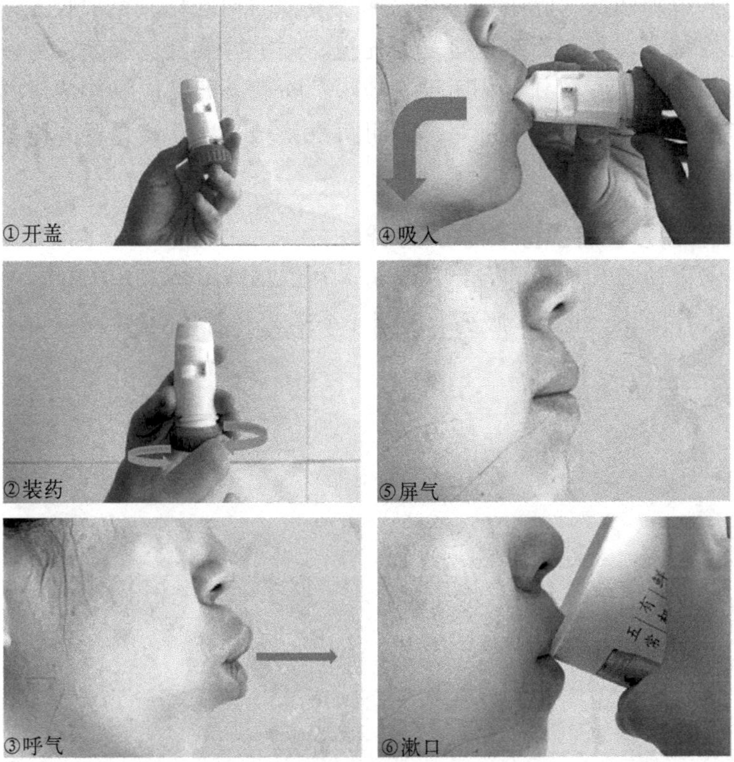

图 8-2　布地奈德福莫特罗粉吸入剂使用方法

12. 使用布地奈德福莫特罗粉吸入剂要注意哪些问题？

（1）吸药前做深呼气，吸药时一定要用力且深长地吸气，越用力吸气药物的肺沉积量效果越好，吸药后屏气。

（2）每次用药后要用清水漱口，尽量仰头漱尽咽喉局部残留药物，以免长期药物残留导致声音嘶哑及咽喉局部真菌感染。

（3）避免向装置内呼气，潮湿会导致粉状药物结块而堵塞药物通道。

（4）用药后用干纸巾擦拭含嘴，不要用湿纸巾擦拭，也不要用流水清洗装置。避免将装置放在潮湿的环境中，不使用时将外壳盖好，保持清洁干燥，以防受潮。

（5）每次使用后应旋紧盖子，不要自行拆装装置的任何部分。使用后用干纸巾擦拭吸嘴，至少每周擦拭 1 次，不可用水或其他液体冲洗吸嘴。如需要多次吸入，必须遵循医嘱。

（6）由于药粉剂量很少，每次吸入时可能感觉不到，按照上述步骤操作即可确保吸入所需的剂量。

（7）当红色记号 0 到达指示窗中部时，吸入器内药物用空，将不再给出正确的药量，该吸入器即可丢弃。

13. 布地奈德福莫特罗粉吸入装置使用前如何进行初始化？

新包装在使用前需进行初始化，方法：打开瓶盖，将红色旋钮（底盖）置于下方，保持装置直立，握住下方红色旋钮和白色中间部分，向某一方向旋转到底，再向反方向旋转到底，此过程会听到"咔嗒"声，再重复1次。即拿直装置，旋转开盖，依次向左右方向，旋转到底两遍，共听到两次"咔嗒"声即完成了装置的初始化。每次吸入前，旋转并移去瓶盖，检查剂量指示窗，判断药物剂量是否充裕。一手握住红色底盖，另一手拿白色中间部分，先向右转到底再向左转到底，听到"咔嗒"一声，即完成一次剂量的充填。如果不确定自己在操作过程中是否听到了咔嗒声，可再次旋转一次，该装置的设置会保证每次吸入的药粉不会超过一次剂量。

14. 如何正确使用沙美特罗替卡松粉吸入剂？

沙美特罗替卡松粉吸入剂是泡囊型干粉吸入剂，是沙美特罗和丙酸替卡松组合成的复方制剂，使用方法有打开、上药、吸药、关闭4个环节（图8-3）。

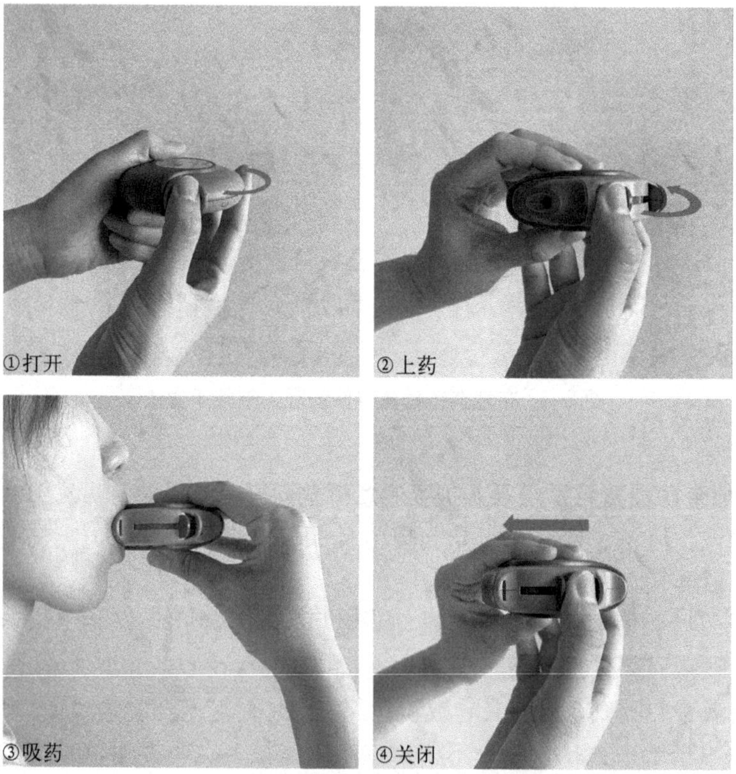

图8-3 沙美特罗替卡松粉吸入剂的使用方法

（1）打开：左手握住准纳器外壳深色部分，右手拇指放在外壳浅色部分的拇指柄上，向外推动拇指柄直至盖子完全打开。

（2）上药：握住准纳器使吸嘴对着自己，向外推动滑杆直至发出咔嗒声，提示准纳器已经上好药。每次向外推动滑杆时，即有一个剂量的药物准备好以供吸入，在剂量指示窗口也有相应的显示，不要随意推动滑杆，以免造成药物的浪费。

（3）吸药：握住准纳器并使之远离嘴，调整呼吸，先将气体慢慢呼出（不可对着装置吸嘴呼气），再将吸嘴放入口中，双唇完全包住吸嘴，深深地平缓地吸入药物（切勿从鼻子吸入），将准纳器从口中拿出，继续屏气 5 ～ 10s，在无不适的情况下尽量屏住呼吸，然后经鼻将气体慢慢呼出。

（4）关闭：将拇指放在拇指柄上，尽量快速地向后拉。当关上准纳器时，发出“咔嗒”声表明关闭，滑杆自动返回原有位置，并复位。准纳器又可用于下一吸药物的使用。

15. 使用沙美特罗替卡松粉吸入剂需要注意哪些问题？

沙美特罗替卡松粉吸入剂，适用于对哮喘进行常规治疗的联合用药，包括：①接受有效维持剂量的长效 β_2 受体激动药和吸入型皮质激素治疗的患者；②接受吸入型皮质激素治疗，症状未被充分控制的患者；③接受支气管扩张药规则治疗但仍然需要使用吸入型皮质激素的患者。使用时注意：①将滑动杆推到底，确保上药成功，不要随意拨动滑动杆，以免造成药物的浪费；②吸药前应做深呼气，尽量呼出肺内空气，呼气时不要对着准纳器吸嘴；③吸入后要屏气数秒钟，以便药物充分作用于气道黏膜；④吸药后及时以清水漱口 3 ～ 5 次；⑤如果需要重复吸入 2 吸药物时，必须按照医嘱进行，关上准纳器后再重复上述步骤；⑥使用后用干净的软布擦拭吸嘴，准纳器不可水洗。

16. 如何正确使用噻托溴铵粉吸入剂？

噻托溴铵粉吸入剂是胶囊吸入剂型。正确使用噻托溴铵粉吸入剂，有打开、备药、吸药、检查、关闭 5 个环节（图 8-4）。

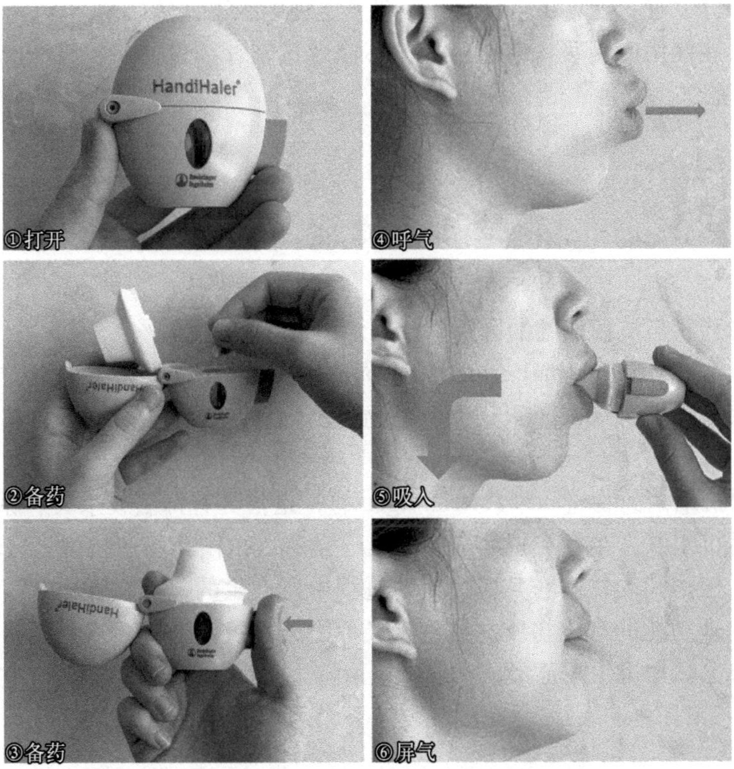

图 8-4　噻托溴铵粉吸入剂的使用方法

（1）打开：一手持吸入器外壳的下半部分，另一手持外壳的上半部分并向外打开，露出白色吸嘴，手持吸嘴下缘向外打开（同外壳打开方向），露出胶囊放置孔。

（2）备药：取一粒胶囊直立放入胶囊孔，然后将吸嘴关上，直到听到“咔嗒”声，表明放药完毕。保持装置直立，右手拇指用力按压吸入器外壳边缘的针柄 1 ～ 2 次，此时，胶囊表面会被刺穿数个小孔。

（3）吸药：握住吸入器，保持装置直立，调整呼吸，先将气体慢慢呼出，再将吸嘴放入口中，双唇完全包住吸嘴，保持头部垂直，缓慢地深吸气，其速率应足以能听到胶囊振动，将吸入器从口中拿出，继续屏气 5 ～ 10s，在无不适的情况下尽量屏住呼吸，然后经鼻将气体慢慢呼出。

（4）检查：将胶囊孔打开，查看胶囊内的药粉是否完全吸尽，如还有药粉，则重复步骤（3），如已吸尽，则把胶囊空壳取出丢弃。

（5）关闭：将吸嘴、吸入器外壳依次盖好。

17. 使用噻托溴铵粉吸入剂需要注意哪些问题？

噻托溴铵粉吸入剂适用于 COPD 的维持治疗，包括慢性支气管炎和肺气肿，伴随性呼吸困难的维持治疗及急性发作的预防。

（1）吸入准备过程中刺破胶囊时，一手握紧吸入器以免晃动，刺孔按钮应完全按下 1 ～ 2 次。

（2）每次吸入用药后用清水漱口，以免咽喉处残留药物引发局部刺激症状。

（3）吸入器每个月清洁 1 次，以便清洁残留药粉。具体方法：打开防尘帽和吸嘴，向上推起刺孔按钮打开基托，用温水全面淋洗吸入器以去除粉末，将吸入器置于纸巾上吸去水分，之后保持防尘帽、吸嘴和基托敞开，置于空气中晾干，然后避污保存，专人专用。

（4）本品只能使用专用吸入装置吸入。不应超过推荐剂量使用，噻托溴铵胶囊仅供吸入使用，不得吞服。

（武淑萍　梁锦湄　王元元）

第三节　抗菌药物

1. 抗微生物药物与抗菌药物的区别是什么？

抗微生物药物（antimicrobial drugs），也称抗病原微生物药，指用于治疗各种病原微生物所致感染性疾病，能抑制或杀灭病原微生物的药物。主要包括抗菌药、抗真菌药及抗病毒药。

抗菌药物即抗细菌药物（antibacterial agents），是指具有抑制或杀灭病原微生物能力的化学物质。包括抗生素、半合成抗菌药物和全化学合成抗菌药物。抗生素（antibiotics）是生物（微生物、植物和动物）在其生命活动过程中所产生的，能在低微浓度下有选择地抑制或影响细菌生理功能的有机物质。抗生素又称为天然抗菌药。后来将其半合成衍生物及其他微生物产物也归为抗生素范围。一般把抗菌抗生素简称为“抗生素”，它是种类最多的一类抗生素。

2. 抗生素包括哪几类？

（1）β- 内酰胺类：是临床上应用最为广泛的一类抗菌药物，作用机制为抑制细菌壁黏肽合成酶，即青霉素结合蛋白，从而妨碍细菌细胞壁黏肽的合成，造成细胞壁缺损导致细菌死亡。具有血药浓度高、抗菌谱广和毒性低等特点。包括青霉素类、头孢菌素类、β- 内酰胺酶抑制药及其他 β- 内酰胺类（头霉素、氧头孢烯类、碳青霉烯类等）。

（2）氨基糖苷类：作用机制为抑制细菌蛋白质的合成，主要抑制革兰氏阴性杆菌，对铜绿假单胞菌、肠杆菌科细菌、沙雷菌孢菌素等具有强大的抗菌活性。包括链霉素、庆大霉素、卡那霉素及半合成的妥布霉素、阿米卡星、奈替米星、异帕米星、依替米星等。本类药物对静止期细菌的杀灭作用较强，为静止期杀菌剂。

（3）四环素及氯霉素类：属广谱抗生素，对革兰氏阳性菌和阴性菌均有作用，同时也可用于支原体、衣原体、立克次体及军团菌感染。包括多西环素、米诺环素、替加环素、氯霉素等。

（4）大环内酯类：作用机制为抑制细菌蛋白质合成，起快速抑菌作用，有些在高浓度下也有杀菌作用。主要抑制需氧的革兰氏阳性球菌、军团菌、支原体、衣原体及部分流感杆菌。对铜绿假单胞菌、大多数肠杆菌科细菌无效。包括红霉素、克拉霉素、麦迪霉素、阿奇霉素等。

（5）林可霉素类：作用机制为抑制细菌蛋白质的合成，抗菌谱与大环内酯类相同，对厌氧菌有强大的抗菌作用。包括林可霉素、克林霉素。

（6）糖肽类：作用机制为抑制细菌细胞壁合成，抗革兰氏阳性菌效果显著，主要治疗耐甲氧西林金黄色葡萄球菌和耐甲氧西林表皮葡萄球菌，难辨梭状芽孢杆菌所致的肠道感染和耐氨苄西林的肠球菌感染。包括万古霉素、去甲万古霉素、替考拉宁。

（7）其他类　包括磷霉素、多黏菌素 B、多黏菌素 E、达托霉素、夫西地酸等。磷霉素、达托霉素阻断细胞壁合成达到杀菌目的，夫西地酸通过抑制细菌蛋白质合成而产生杀菌作用。

3. 化学合成的抗菌药物有哪些？

（1）喹诺酮类：主要是通过抑制细菌的 DNA 回旋酶，干扰 DNA 复制，从而产生快速杀菌作用。此类药物共有 4 代，第一代、第二代抗菌谱窄，已被第三代和第四代喹诺酮类替代。第三代代表药物有氧氟沙星、诺氟沙星、环丙沙星、左氧氟沙星、洛美沙星、氟罗沙星等。第四代代表药物有莫西沙星、加替沙星、司帕沙星等。临床主要应用于泌尿生殖系统感染，胃肠道、胆道感染，呼吸道感染（克雷伯杆菌、军团菌、支原体引起的肺炎），骨骼系统感染，耐药菌株所致伤寒及其他沙门菌属感染，革兰氏阴性杆菌所致皮肤软组织、外科伤口感染。左氧氟沙星还有抗结核作用。

（2）磺胺类：代表药物有磺胺嘧啶、磺胺异噁唑、磺胺甲氧嘧啶等。是广谱抑菌药，对多种革兰氏阳性和革兰氏阴性菌及其他病原体都有抑制作用。临床主要应用于泌尿道、消化道和呼吸道的感染。

（3）硝咪唑类：代表药物有甲硝唑、替硝唑及奥硝唑。其硝基在无氧环境中被还原成活性产物而显示抗厌氧菌作用，对需氧菌或兼性需氧菌无效。抗菌谱包括拟杆菌属、梭形杆菌属、梭状芽孢杆菌属、部分真杆菌、消化球菌和消化链球菌。

（4）恶唑烷酮类：代表药物有利奈唑胺，抑制细菌蛋白质合成，对耐药的革兰氏阳性球菌有效，口服利用度高。应用于菌血症、肺炎及复杂性皮肤组织感染。

（5）甲氧苄啶类：代表药物有甲氧苄啶，抗菌谱和磺胺类相似，抗菌作用强，单独使用易引起细菌耐药性，与磺胺类合用可增强磺胺类药物的抗菌作用。

（6）硝基呋喃类：代表药物有呋喃妥因、呋喃唑酮。抗菌谱广，对各种革兰氏阳性和革兰氏阴性菌均有效，对铜绿假单胞菌、克雷伯菌属等不敏感，主要用于泌尿系统、消化道感染。

4. 常用青霉素类抗生素包括哪些？

（1）天然青霉素：如青霉素、普鲁卡因青霉素、苄星青霉素、青霉素 V（苯氧甲基青霉素）。

（2）耐青霉素酶青霉素：如甲氧西林（现仅用于药敏试验）、苯唑西林、氯唑西林等。

（3）广谱青霉素：除抗革兰氏阳性菌外，还包括对部分肠杆菌细菌有抗菌活性者，如氨苄西林、阿莫西林。

（4）抗革兰氏阴性杆菌青霉素：如哌拉西林、阿洛西林、美洛西林。

5. 如何预防出现青霉素过敏反应？

（1）临床表现：主要临床表现有药疹、喉头水肿、药物热和过敏性休克等，可见速发反应和迟缓反应两种形式。①速发反应：在做皮试或注射后数秒或数分钟即出现全身过敏反应。表现为胸闷、心悸、口舌发麻、气短、呼吸困难、发绀、面色苍白、出冷汗、四肢厥冷、脉弱、血压急剧下降，继而神志丧失、大小便失禁、昏迷或抽搐。②迟缓反应：注射数小时或 2 ～ 3d 后才出现红疹，偶有用药后数日突然发生过敏性休克。

（2）预防措施

1）仔细询问青霉素过敏史，凡有过敏史者，禁做过敏试验。

2）初次使用、停药 72h 以上或者使用过程中更换药物批号，均应重新做过敏试验。

3）近 4 周内发生过速发性过敏反应者禁做青霉素皮试。

4）青霉素注射液应现用现配，因青霉素溶液在室温下超过 4h 其效价迅速降低，其青霉素 G 分子在水溶液中很快经分子重排成为青霉素烯酸，和人体蛋白质上氨基结合成全抗原，易引起过敏反应。

5）避免局部用药或饥饿情况下注射。

6）青霉素阳性反应者，应在病历上做特殊标记并告知患者及其家属。

7）每次用药后观察 20min，无异常反应方可离开。

6. 青霉素过敏性休克的抢救要点有哪些？

（1）立即停药，迅速就地平卧，建立静脉通路。

（2）0.1% 盐酸肾上腺素 0.5 ～ 1ml 皮下注射，同时可静脉滴注地塞米松或氢化可的松。

（3）心搏骤停者，立即行胸外心脏按压。

（4）给予吸氧、保暖，若血压不回升，可遵医嘱使用右旋糖酐扩充血容量或使用升压药物。

（5）出现呼吸抑制可用呼吸兴奋药，必要时行人工呼吸或气管插管。

（6）注射抗组胺类药，如盐酸异丙嗪、苯海拉明等。

7. 头孢菌素类抗生素有哪些？

头孢菌素类抗生素（cephalosporins），属于β- 内酰胺类抗生素，是β- 内酰胺类抗生素中的 7- 氨基头孢烷酸的衍生物，因此它们具有相似的杀菌机制。通过抑制细菌细胞壁的生成而达到杀菌的目的，属繁殖期杀菌药，对细菌的选择作用强，具有抗菌谱广、抗菌作用强、耐青霉素酶、过敏反应较青霉素类少等优点，根据抗菌谱、抗菌活性、β- 内酰胺酶的稳定性差异，目前可将头孢菌素分为 5 代。第一代头孢菌素到第四代头孢菌素，对革兰氏阳性菌的抗菌作用越来越弱，而对革兰氏阴性菌的抗菌作用越来越强。

（1）第一代头孢菌素：对 β- 内酰胺酶稳定性差。对金黄色葡萄球菌、肺炎球菌、溶血性链球菌等革兰氏阳性球菌抗菌活性较第二、第三代强，对革兰氏阴性杆菌的作用不如第二、三代，仅对少数肠道杆菌有作用。对铜绿假单胞菌、变形杆菌、不动杆菌等无效，包括头孢氨苄、头孢唑林、头孢拉定、头孢羟氨苄等。

（2）第二代头孢菌素：抗菌谱较第一代有所扩大，对革兰氏阳性球菌与第一代相似或略弱，对革兰氏阴性菌所产生的 β- 内酰胺酶稳定性较第一代强，但不如第三代，对铜绿假单胞菌、沙雷菌、不动杆菌无效，包括头孢呋辛、头孢克洛、头孢替安、头孢孟多、头孢丙烯等。

（3）第三代头孢菌素：抗阳性菌效能不如第一代，抗阴性菌作用比第二代强，抗菌谱更广，抗菌活性更强。对肺炎链球菌、化脓性链球菌具有良好抗菌活性，对大肠埃希菌、肺炎克雷伯菌、奇异变形菌等阴性菌有较强抗菌活性，对沙雷菌属、假单胞菌属、肠杆菌属则不同品种间差异较大，包括头孢他啶、头孢噻肟、头孢唑肟、头孢曲松、头孢哌酮等。

（4）第四代头孢菌素：抗革兰氏阳性菌和阴性菌更加平衡，对肠杆菌属和葡萄球菌属的活性较第三代强，对阴性菌产生的超广谱 β- 内酰胺酶稳定性优于第三代。对铜绿假单胞菌作用与第三代头孢他啶相仿，临床常用品种包括头孢吡肟、头孢匹罗等。

（5）第五代头孢菌素：包括头孢罗磷、头孢吡普。抗菌谱范围更广，对部分阴性菌仍有良好抗菌活性，对有耐药性的革兰氏阳性球菌包括耐甲氧西林金黄色葡萄球菌、甲氧西林凝固酶阴性葡萄球菌、青霉素耐药肺炎链球菌具有良好抗菌活性。

8. 使用头孢类抗生素时有哪些注意事项？

（1）正确执行医嘱，合理安排给药时间，使药物在患者体内达到最佳血药浓度，取得最佳疗效。

（2）注意配伍禁忌，掌握其药物特性，合理选择溶媒及溶媒的剂量，预防和减少头孢菌素类抗生素的拮抗作用、不良反应和毒性。

（3）仔细询问患者药物过敏史，在首次使用后的 0.5 ～ 1h 应严密观察患者生命体征，动态了解患者病情变化情况，一旦出现过敏反应，应立即配合医师积极处理。

（4）根据患者感染情况选择合适的用药方式，对于轻度细菌感染应首选口服药物治疗。较严重感染者，考虑静脉给药治疗，当患者病情稳定后，逐步改为口服给药，从而减少不良反应的发生。

（5）严格控制输液速度，开始时滴速宜控制在 20 滴 / 分，观察 15 ～ 20min，如无不适可调整滴速至 40 ～ 60 滴 / 分，并随时备好急救药物。

（6）嘱患者用药后禁酒及含有酒精的食物，并告知其可能出现的不安全事件。

（7）头孢菌素类药物使用时均可抑制肠道菌群产生维生素 K，导致维生素缺乏，治疗过程中如果药物使用不当，容易增加消化道出血的可能。对于营养不良、肝肾功能异常、血友病患者应特别关注其是否并发消化道出血。

(8) 头孢菌素在溶液中呈偏酸性，在碱性条件下不稳定，因此，头孢类应避免与碱性药物如碳酸氢钠等同时使用，以免影响疗效。

9. 什么是双硫仑样反应？如何处理？

双硫仑样反应，也被称为戒酒硫样反应，是由于服用化学结构中含有甲硫四氮唑侧链（如头孢美唑、头孢唑林、头孢克洛、头孢米诺、头孢哌酮）药物期间饮用含酒精的饮品或食用含酒精食物，使人体内乙醛蓄积引起中毒反应，出现一系列血管运动性和神经、精神症状。典型的症状为面部潮红、胸闷、气短、心率加快、呼吸困难、血压下降、四肢乏力及头晕头痛，也可出现眼花、幻觉、恍惚、意识模糊，甚至出现过敏性休克。

出现双硫仑样反应时，可采取以下措施：①指导患者取平卧位，头偏向一侧，给予心电监护、吸氧，保持呼吸道通畅。②对症状较为明显的患者建立 1 ～ 2 组静脉通路，及时纠正患者体内水、电解质平衡紊乱，维持有效循环。③对血压正常而意识不清的患者给予纳洛酮静脉注射或静脉推注，对血压较低患者给予多巴胺等升压药物，呼吸困难患者要辅助吸氧。④密切观察患者的生命体征，对患者的意识、体温、脉搏、呼吸、心率、血压等进行监测和记录。要特别注意心血管疾病、肝功能异常、肾功能不全、年老体弱患者。在临床诊疗过程中，做好对患者的药物使用史的问诊，及时提醒患者或家属，在使用头孢菌素药物时或停药后 7d 内避免接触含酒精饮品、食品、药物等。

10. 什么是细菌耐药性？

细菌耐药性或称抗药性，指细菌对抗菌药物不敏感的现象，是自然界优胜劣汰规律的体现。耐药性分为固有耐药性、获得性耐药性、多重耐药性及交叉耐药性。

11. 什么是二重感染？

使用抗菌药物治疗过程中，体内对抗菌药物敏感的细菌被杀灭，而抗药菌株得以繁殖，引起新的感染现象，称为二重感染或菌群失调。引起新感染的细菌可以是在正常情况下对身体无害的寄生菌，其他能抑制该菌生长的无害菌为药物所抑杀，原无害寄生菌转变为致病性菌，或者原发感染菌的耐药菌株繁殖致病。使用广谱抗生素时较易发生的二重感染有难辨梭状芽孢杆菌肠炎、真菌性肠炎、口腔真菌感染、白念珠菌阴道炎等。二重感染的观察要点有口腔黏膜及舌体有无溃疡、白色斑点，女性阴道分泌物增多、外阴瘙痒、发热、腹泻等。

12. 静脉输注抗菌药物有哪些注意事项？

(1) 配制要求：配制环境最好在层流净化台和有层流通风设备的环境下进行，在治疗室配液时，应保证物体表面、空气清洁，做好消毒工作。严格执行查对制度，遵循无菌技术操作原则，现用现配，放置时间不宜超过 2h。

(2) 溶媒的选择：选择药物溶媒时，要了解药物、溶媒的理化性质及其相互作用。β-内酰胺类如青霉素类宜选择 0.9% 氯化钠注射液做溶媒，头孢菌素类宜选择 0.9% 氯化钠注射液，也可用 5% 葡萄糖注射液，不能与碱性药物如碳酸氢钠溶液混合。某些抗菌药物如红霉素、乳糖酸阿奇霉素，需先用适量灭菌注射用水溶解后再加入 0.9% 氯化钠注射液或 5% 葡萄糖注射液。头孢哌酮钠、头孢曲松钠、头孢拉定等不宜用含钙的溶液做溶媒，易产生沉淀。

（3）输液量的选择：输注药物的浓度过大时，静脉刺激加大，药品的稳定性下降。输液量太大，会影响药物的稳定性。一般情况下，在液体量许可的情况下，以药品最适宜浓度配制，使用青霉素、氨苄西林等药物时，液体量不能太大，因为输液超过 2h，药物就会分解，降低疗效。

（4）给药间隔：合适的给药间隔时间是发挥抗菌药物疗效、减少不良反应和细菌耐药的关键因素之一。根据药物的功效、半衰期、血药浓度严格按时给药。β- 内酰胺类、碳青霉烯类、大环内酯类为时间依赖性抗菌药物，如青霉素类、头孢菌素类一般推荐每日多次给药。碳青霉烯类抗菌药物如亚胺培南、美罗培南等可延长给药间隔，每日给药 2 ～ 3 次。大环内酯类抗菌药物有较长的抗生素后效应，如阿奇霉素可每日给药 1 次。氨基糖苷类、氟喹诺酮类属于浓度依赖性抗菌药物，其杀菌作用取决于峰浓度，单次给药就可以获得较高的抗菌活性和临床疗效。氟喹诺酮类具有较长的抗生素后效应，每日给药 1 ～ 2 次。

（5）给药速度：根据患者病情和年龄，成人一般 40 ～ 60 滴 / 分，儿童 20 ～ 40 滴 / 分，心、肺、肾功能不全患者≤ 30 滴 / 分，大出血、严重脱水患者应快速滴入，速度控制在 90 滴 / 分。根据药物的性质，如万古霉素每次静脉滴注时间要求在 1h 以上，青霉素类抗菌药物宜 0.5 ～ 1h 输完。头孢哌酮、头孢噻肟、头孢曲松、头孢他啶静脉输注速度过快可引起静脉炎。亚胺培南西司他丁钠静脉给药时患者如发生恶心，可减慢滴速，每次滴注时间不宜少于 40 ～ 60min。林可霉素、克林霉素未经稀释直接推注或大剂量快速静脉滴注，可引起血压下降、心搏骤停等严重抑制心血管和呼吸的不良反应。氨基糖苷类抗菌药物进入血流过快，可由于神经肌肉阻滞而导致呼吸抑制，不可直接静脉推注。阿奇霉素注射液每次的滴注时间不少于 60min。

13. 静脉输注左氧氟沙星的主要不良反应和护理措施有哪些？

（1）消化道反应：消化道反应是左氧氟沙星最常见的不良反应之一，主要表现为恶心、呕吐、上腹不适、腹泻、食欲缺乏、腹痛、腹胀等症状，一般较轻。用药前向患者解释药物的作用及不良反应，尽量避免空腹用药，如出现消化道症状时可停用本药。

（2）过敏反应：主要表现为皮疹、荨麻疹、颜面潮红、局部红肿、四肢奇痒、光敏感、渗出性多形性红斑。严重者有喉头水肿、呼吸困难、血管性水肿及过敏性休克等。用药前详细询问患者有无过敏史，告知患者用药期间避免日光暴晒和紫外线照射。经常巡视、严密观察，一旦发生过敏反应立即停药，给予抗组胺药和糖皮质激素类药，如发生过敏性休克，抢救方法同青霉素过敏性休克。

（3）中枢神经系统反应：左氧氟沙星亲脂性强，能透过血 - 脑脊液屏障，使中枢神经系统兴奋性增高，患者可有头痛、失眠、头晕，严重者出现抽搐、癫痫大发作、谵妄、精神异常等神经系统症状。因此要告知患者用药期间避免驾驶、机械操作或高空作业。有中枢神经系统疾病者慎用此药，有癫痫病史者，应加强观察，注意保护，以防发生意外。

（4）静脉炎：左氧氟沙星对血管的刺激性较强，输液后易出现皮肤发红、静脉条索状改变、局部瘙痒等静脉炎表现。静脉输注时，严格控制滴速，给药速度不宜过快，以 30 ～ 40 滴 / 分滴注，静脉滴注时间不少于 60min。输液期间经常巡视，注意观察患者输液近端静脉红肿情况及是否出现胸闷、心悸、头晕等不适情况，一旦出现立即处理。穿刺部位注意保暖以减少药液对血管壁的刺激，勿用力搔抓，以免抓伤皮肤引起破损感染。出现静脉炎时，抬高患肢并制动，局部用 50%硫酸镁溶液湿敷。每日 2 次，每次 20min。

（5）其他不良反应：少数患者出现胸闷、心悸、心率加快、血糖紊乱等，用药期间应观察心率、血压、脉搏、血氧饱和度等变化，糖尿病患者及时测血糖，若出现上述症状立即吸氧，停止用药，对症处理。

14. 抗真菌药物有哪些种类？

（1）多烯类：作用机制是与真菌细胞膜上的固醇结合，增加细胞膜的通透性，导致细胞内容物如核苷酸、氨基酸等外漏，使真菌细胞的正常代谢遭受破坏，抑制生长。常用药物有两性霉素 B、两性霉素 B 脂质体等。

（2）嘧啶类：5- 氟胞嘧啶可渗入真菌细胞内形成 5- 氟尿嘧啶，干扰嘧啶代谢，抑制真菌的核酸合成。抗菌谱较窄，仅对白念珠菌和新型隐球菌有较强抗菌作用，对其他真菌作用不强。易产生耐药性，故治疗深部真菌病时常与两性霉素 B 或咪唑类药合用。

（3）咪唑类：抗菌谱广，主要通过影响麦角固醇合成，使真菌细胞膜合成受阻，导致许多与膜相关的细胞功能发生改变，真菌细胞受到抑制或死亡。常用药物有酮康唑、氟康唑、伊曲康唑、伏立康唑、泊沙康唑等。

（4）棘白菌素类：为葡聚糖合成酶抑制剂，抑制真菌细胞壁酶的合成，破坏真菌细胞壁的骨架结构。此类药物有卡泊芬净、米卡芬净、阿尼芬净，抗菌谱很广，对曲霉菌属、白念珠菌属和非白念珠菌属均具有强大的杀菌活性。

15. 静脉输注抗真菌药物时有哪些注意事项？

（1）抗真菌药物分子大、治疗周期长，宜选择前臂、较粗直的静脉进行穿刺，避免多次穿刺，选用静脉留置针进行输注，有计划地使用和保护静脉。

（2）根据抗真菌药物输注要求，合理安排输注顺序，输注前后用适宜液体冲洗管路，必要时应选择单独静脉通路进行输注。两性霉素 B 需使用灭菌注射用水溶解，静脉输注时只能用 5%葡萄糖溶液稀释，避光缓慢静脉滴注。伏立康唑可用 5%葡萄糖溶液或 0.9% 氯化钠溶液稀释，配好后必须立即使用，使用单独输液通道，禁止与其他药物（包括肠道外营养剂、血制品或任何电解质补充剂）同时滴注。卡泊芬净静脉滴注时不可用 5%葡萄糖溶液稀释，不可将此药与其他药物混合或同时输注。

（3）加强巡视，输注抗真菌药物时应每小时巡视 1 次，若输注两性霉素 B，则每 30min 巡视 1 次，必要时应用心电监测。

（4）注意观察患者用药期间的不良反应，监测肝、肾功能，遵医嘱给予保肝药物，按时记录 24h 出入量，观察尿液颜色、质、量，若尿量减少需及时通知医师。

（梁锦湄　张　力　崔冬华）

第四节　降温药物

1. 常用的降温药物有哪些？

目前常用影响体温的药物包括解热镇痛药、中药及糖皮质激素。从剂型上说，有口服制剂、静脉制剂、肌内注射制剂、栓剂等。

（1）解热镇痛药物：是指一类具有解热、镇痛，且大多数还有抗炎、抗风湿作用的药物。

作用部位是体温调节中枢，抑制前列腺素合成和释放，使丘脑体温调节中枢前列腺素合成减少。临床常用的解热镇痛药物有阿司匹林、对乙酰氨基酚、吲哚美辛、双氯芬酸钠、布洛芬、洛索洛芬钠、赖氨匹林等。

（2）中药降温药：因解热镇痛药物降温作用较强，使用后易大量出汗，可以使体温在短时间内迅速下降，易导致脱水、水和电解质紊乱，甚至出现休克等情况，且有一定的副作用。故中药降温药就成为老年人、儿童、体质虚弱者的首选。口服的中药降温药有柴胡、羚羊角（代）、安宫牛黄丸、紫雪丹、至宝丹等，中药和西药的复方制剂有新癀片、银翘片等。

（3）糖皮质激素：作用机制为抑制细菌或病毒感染时具有内源性致热作用的细胞因子释放，抑制下丘脑致热源反应，使体温下降，具有明显的降温和抗炎作用。

2. 发热患者如何选择解热镇痛药物？

临床上引起发热的原因很复杂，而解热药物只是一种对症治疗药，不能消除病因，在没有明确诊断前，不要随意滥用降温药物，以免掩盖病情，影响诊断，延误治疗。在药物选择方面，应根据患者的机体状况及药物的适应证、禁忌证等综合因素考虑选择用药。

（1）一般选用疗效确切、毒性低的药物，如首选对乙酰氨基酚、布洛芬，次选阿司匹林和洛索洛芬钠或复方制剂。

（2）儿科用药一般使用对乙酰氨基酚、布洛芬。老年人、幼儿或体弱者使用解热镇痛药时易因出汗增多、体温骤降而引起虚脱，可先考虑物理降温，用药时应适当减量。

（3）妊娠期女性、肾炎、消化性溃疡、血友病及其他出血性疾病者，或对阿司匹林不能耐受者，应慎用解热镇痛药，必要时可选用对乙酰氨基酚。

（4）使用降温药物时重复给药间隔 4 ～ 6h，如退热效果不佳可适时换药，给药后补充丢失水分，非必要应尽量避免交替应用不同的解热镇痛药，并严格执行合理的服用时间间隔。

3. 解热镇痛药物常见的不良反应有哪些？

（1）胃肠道损害：主要表现为胃十二指肠的糜烂性溃疡、胃肠穿孔和出血，也可以导致上腹疼痛、消化不良、恶心呕吐。因此，在使用解热镇痛药时必须最先考虑不良反应小的药物，可用肠溶制剂来替代常规制剂。宜饭后服用，老年人可考虑同时使用胃黏膜保护药和质子泵抑制药等。

（2）肝脏损害：主要的临床表现为转氨酶升高，严重者肝细胞损害致死。大剂量使用解热镇痛药可以导致黄疸、肝炎等。

（3）肾脏损害：主要表现为间质性肾炎、急性肾功能不全、肾乳头坏死、水钠潴留、高血钾等。因此，合并肾脏损害的患者必须慎用此类药物，在用药的过程中要及时对肾功能进行监测，一旦发现异常，立刻停止用药。

（4）变态反应：主要的临床表现为荨麻疹、皮疹、剥脱性皮炎、光敏性皮炎、瘙痒等皮肤反应，有时也可见哮喘、黏膜水肿及血管神经性水肿。其中诱发哮喘以阿司匹林较常见。

（5）其他：如出血时间延长、抑制血小板聚集、粒细胞减少。偶尔可引起中枢神经疾病、视神经炎、耳鸣、头晕、头痛等。布洛芬偶见无菌性脑膜炎。

4. 哪些患者使用解热镇痛药物时需谨慎？

（1）有活动性溃疡病、溃疡性结肠炎及其他消化道疾病者应慎用，以免病情恶化。当患者发生胃肠道出血或溃疡时，应禁忌使用。

（2）有心血管疾病或心血管疾病危险因素、心功能不全及高血压病史的患者应慎用。解热镇痛药可导致水钠潴留，引起严重的心血管不良事件，导致新发高血压或使已有的高血压症状加重。使用该药时注意观察有无胸痛、气短、无力、言语含糊等症状，密切监测血压变化。

（3）肝、肾功能不全的患者应慎用，因药物由肝脏代谢，经肾脏排泄，对肝、肾均有一定的毒性。如长期用药，要定期进行尿液、血液学及肝、肾功能等临床检查。

（4）出血性疾病、再生障碍性贫血、粒细胞减少等患者应慎用。此类药可使出血时间延长，加重出血倾向，对造血系统有抑制作用。

（5）癫痫、帕金森病、精神病患者应慎用，以免病情加重。

（6）老年患者使用解热镇痛药易发生毒副作用，应慎用。用药时遵循小剂量、短疗程、少种类的原则，同时尽量避免使用中枢神经系统毒性大的药品。应用于因感染而引起的炎症时，要选用适当的抗菌药物，并仔细观察，慎重给药。

（7）儿童使用解热镇痛药物时需谨慎，患流感或水痘后应用此类药物可能诱发瑞氏综合征（Reye syndrome，RS），严重者可致死，不作为儿童的用药选择。使用对乙酰氨基酚或布洛芬时，用药时间间隔不少于 4 ～ 6h，如果一次用药量过大或间隔时间过短，会使体温下降过快，出汗过多，导致虚脱。

（8）妊娠和哺乳期患者应谨慎使用解热镇痛药物。

5. 使用新癀片时应注意哪些问题？

新癀片属中药和西药复方组合的解热药，由肿节风、三七、人工牛黄、肖梵天花、珍珠层粉、水牛角浓缩粉、红曲、吲哚美辛组成，具有清热解毒，活血化瘀，消肿止痛的功效。用于热毒瘀血所致的咽喉肿痛、牙痛、胁痛、黄疸、无名肿毒等症。使用时应注意以下事项。

（1）宜于饭后服用，或与食物、制酸药同服，以减少药物对胃肠道的刺激。

（2）此药物为中西复方制剂，每片含吲哚美辛 6.8mg，应避免与吲哚美辛等非甾体抗炎药物同时服用。

（3）解热作用强，一般一次用量不超过 2 片，一日不超过 3 次，降温期间应补充足量液体，防止大汗导致虚脱。

（4）14 岁以下儿童一般不宜使用此药。

6. 使用药物降温后护理措施有哪些？

（1）病情观察：使用降温药物后，每 10 ～ 15min 巡视 1 次，密切观察降温的效果及不良反应。如体温、脉搏、血压的变化，出汗的情况，有无不适主诉、脱水症状、皮疹等。大汗 1h 以上者，要及时报告医师。

（2）及时补液：发热患者补液量要根据患者的失液量而定。如果患者大汗淋漓，1h 失水可达 3000ml，汗水湿透衣裤时，失水约为 1000ml。因此，要鼓励患者多饮水，必要时静脉补充液体。

（3）基础护理：患者发热时需要绝对卧床休息，期间要满足患者的生活需要。患者寒战后会出现发热甚至高热，除密切监测患者的体温外，还要为患者增加衣被，做好保暖工作。督促患者有效漱口，做好口腔护理，以免发生口腔炎及黏膜溃疡。体温下降出汗较多时，要及时擦干汗液，更换衣被，保持皮肤及床铺干燥、清洁。

(4) 保温护理：患者在体温急骤降低、大量出汗、面色苍白及四肢发冷时，应立即采取保温措施，以免体温持续下降引起虚脱，一般体温不低于 36℃。此外，高龄体弱或体温＞40℃的患者，使用解热镇痛药时，宜采取小剂量，避免体温骤降造成虚脱、大汗淋漓、血压下降、体温不升等。

(梁锦湄　窦轲轲)

第五节　抗结核病药物

1. 常用的抗结核病药物有哪些？

结核病是由结核分枝杆菌感染引起的一种慢性传染病，抗结核病药物能抑制或杀灭结核分枝杆菌，是综合治疗结核病的主要措施之一。根据药物本身的特点分为：①抗生素，如链霉素（口服难吸收、副作用大现已很少用）、利福平；②合成药物，如异烟肼；③中草药，如大蒜、百部等，作为辅助治疗。根据临床治疗作用分为一线药物和二线药物：①一线抗结核药物，如异烟肼、利福平、比嗪酰胺、盐酸乙胺丁醇。特点是疗效好，毒性低，能有效治疗大部分结核患者，为常规首选药。②二线抗结核药物，如丙硫异烟胺、卡那霉素、对氨基水杨酸、乙硫异烟胺、环丝胺酸、卷曲霉素、氟喹诺酮类。疗效较差，毒性较大，用于对一线抗结核药产生抗药性或不耐受的患者。其中，异烟肼和利福平能杀灭细胞内、外的结核菌，为全杀菌剂；吡嗪酰胺可杀灭细胞内结核杆菌，为半杀菌剂；乙胺丁醇、对氨基水杨酸、环丝胺酸、丙硫异烟胺和乙硫异烟胺等为抑菌性抗结核药。抗结核药物分组见表 8-1。

表 8-1　世界卫生组织对抗结核药物的分组

第 1 组	一线口服抗结核药物	异烟肼、利福平、乙胺丁醇、吡嗪酰胺、利福平、利福喷丁、利福布汀
第 2 组	注射用抗结核药物	卡那霉素、丁胺卡那霉素、卷曲霉素、链霉素
第 3 组	喹诺酮类药物	莫西沙星、左氧氟沙星、氧氟沙星
第 4 组	口服抑菌二线抗结核药物	乙硫异烟胺、丙硫异烟胺、环丝氨酸、特立齐酮、对氨基水杨酸
第 5 组	疗效不确切的抗结核药物	氯法齐明、利奈唑胺、阿莫西林 / 克拉维酸、氨硫脲、亚胺培南西司他丁，大剂量异烟肼、克拉霉素

2. 抗结核病药的用药原则是什么？

抗结核病药的使用要坚持早期、联合、适量、规律、全程用药的原则。

(1) 早期：结核病早期，病灶血液供应丰富，有利于药物的渗透和分布，同时巨噬细胞活跃，可吞噬大量结核菌，有利于促进组织的修复和有效杀灭结核菌，早期发现的病变具有可逆性，化疗对可逆性病变疗效最好，此时患者身体抵抗力也强，及早用药病变易控制，有利于治愈。

（2）联合：是指根据不同病情和抗结核药的作用特点联合 2 种或 2 种以上药物，以增强抗菌效果、延缓细菌耐药、减少不良反应、交叉消灭耐药菌株。目前的化疗方案以三至四联用的最多，重症者可用五至六联，继续期可用二至三联。

（3）适量：是指用药剂量要适当。药量不足，组织内药物难以达到有效浓度，且易诱发细菌产生耐药性使治疗失败；药物剂量过大，则易产生严重不良反应而使治疗难以继续。

（4）规律：按照化疗方案，规律用药可保持相对稳定的血药浓度，以达到灭菌的作用。不规律用药，时服时断，导致血药浓度高低不一，在低浓度下达不到灭菌的作用，反而会诱发细菌的耐药性。

（5）全程：是指肺结核患者从确诊治疗到临床治愈的过程，一般新发患者为 6 ～ 8 个月。疗程短，患者依从性高，容易做到规律治疗，提高治愈率，反之则相反。未完成规定疗程则会增加治疗的失败率、复发率和耐药率。

3. 一线抗结核病药的特点有哪些？

（1）异烟肼

1）药理作用：是一种具有杀菌作用的合成抗菌药，对结核杆菌有很强的活性，主要是对生长繁殖期的细菌有效，能够抑制结核杆菌 DNA 和细胞壁合成，并且抑制分枝菌酸的合成（分枝菌酸是结核杆菌细胞壁所特有的重要成分），其减少会使细菌丧失耐酸性、疏水性和增殖力而死亡。

2）适应证：适用于各型各期肺结核和肺外各种结核病的治疗，包括结核性脑膜炎及其他分枝杆菌感染。除早期轻症肺结核或预防应用外，均宜与其他第一线药合用。单用时结核杆菌易产生耐药性，如与其他抗结核药联用，则能延缓耐药性的发生。

3）不良反应：发生率较高者有步态不稳或麻木针刺感、烧灼感或手指疼痛（周围神经炎）；深色尿、眼或皮肤黄染（肝毒性，35 岁以上患者肝毒性发生率增高）；食欲缺乏、异常乏力或软弱、恶心或呕吐（肝毒性的前驱症状）。发生率极少者有视物模糊或视力减退，合并或不合并眼痛（视神经炎）；发热、皮疹、血细胞减少及男性乳房发育等。偶可因神经毒性引起抽搐。

（2）利福平

1）药理作用：利福平为利福霉素类半合成广谱抗菌药，对多种病原微生物均有抗菌活性。对结核分枝杆菌和部分非结核分枝杆菌（包括麻风分枝杆菌等）在宿主细胞内外均有明显的杀菌作用。抗结核作用与异烟肼相近，而较链霉素强。广谱（对需氧革兰氏阳性菌、需氧革兰氏阴性菌、某些病毒和沙眼衣原体也有抑制作用），是继异烟肼之后最为有效的抗结核药物，也是初治肺结核治疗方案中不可缺少的组成药物。

2）适应证：与其他结核病药联合用于各种结核病的初治与复治；也可与其他药物联合用于麻风、非结核分枝杆菌感染的治疗；与万古霉素（静脉给药）可联合用于甲氧西林耐药葡萄球菌所致的严重感染。

3）不良反应：①消化道反应。最为多见，可出现厌食、恶心、呕吐、上腹部不适、腹泻等胃肠道反应。②肝脏损害。少数患者可出现血清氨基转移酶升高、肝大和黄疸，大多为无症状的血清氨基转移酶一过性升高，在疗程中可自行恢复，老年人、酗酒者、营养不良、原有肝病或其他因素造成肝功能异常者较易发生。③变态反应。大剂量间歇疗法后，偶可出现“流感样症候群”，表现为畏寒、寒战、发热、呼吸困难及肌肉疼痛等，发生频率与剂量大小及间歇时间有明显关系。④其他。偶见白细胞减少、凝血酶原时间缩短、头痛、疲乏、嗜睡、眩晕、视力障碍等。

（3）乙胺丁醇

1）药理作用：干扰结核杆菌的 DNA 和 RNA 合成，对生长繁殖期结核杆菌有较强的抑制作用，与其他抗结核药无交叉耐药性。长期服用可缓慢产生耐药性。临床用于对链霉素或异烟肼产生耐药的患者，与利福平或异烟肼联用，可增强疗效并延缓耐药性的产生，治疗各型活动性结核病。

2）适应证：适用于与其他抗结核药联合治疗结核杆菌所致的肺结核，亦可用于结核性脑膜炎及非典型分枝杆菌感染的治疗。

3）不良反应：①发生率较高者为视物模糊、眼痛、红绿色盲或视力减退、视野缩小（视神经炎每日按体重剂量 25mg/kg 以上时易发生），视力变化可为单侧或双侧。②发生率较低者为畏寒、关节肿痛（尤其踇趾、髁、膝关节）、病变关节表面皮肤发热拉紧感（急性痛风、高尿酸血症）。③发生率极低者为皮疹、发热、关节痛等过敏反应，或出现麻木、针刺感、烧灼痛或手足软弱无力（周围神经炎）等。

（4）吡嗪酰胺

1）药理作用：对结核分枝杆菌具有杀菌作用，在 pH 5 ～ 5.5 时杀菌作用最强，尤其对处于酸性环境中缓慢生长的吞噬细胞内的结核菌是目前最佳杀菌药物。在中性、碱性环境中几乎无抑菌作用。为半效杀菌剂，单用时易产生耐药性，需与其他抗结核药联合应用。口服迅速吸收，分布于各组织与体液，经肝代谢、尿排泄。

2）适应证：仅对结核分枝杆菌有效，与其他抗结核药（如链霉素、异烟肼、利福平及乙胺丁醇）联合用于治疗结核病。

3）不良反应：肝损害最常见。由于高尿酸血症引起的关节痛，常为轻度，有自限性，发生率较少；偶见过敏反应，如发热、皮疹和其他皮肤反应。

4. 抗结核病药的正确服用方法是什么？

抗结核病药物的服用方法是否正确，直接影响药物的疗效，即使是统一剂型的药物，由于服药方式和服药时间不同，所获得血药浓度和高峰时间各异。口服抗结核药一般采用 1 日 1 次，空腹顿服的方式最佳。顿服，是指一日量在同一时间一次服用。异烟肼、利福平、乙胺丁醇、吡嗪酰胺四药联合顿服，有利于杀灭快速生长、繁殖的菌群，对结核病的痊愈有重要意义。

（1）利福平：正确服用方法是在餐前 2h 空腹顿服。空腹口服利福平吸收迅速，1 ～ 2h 即可达高峰血浓度，有效血浓度维持 8 ～ 12h。而用牛奶冲服利福平者，服药后 1 ～ 2h 血药浓度近乎于 0，延长至 6h 才出现较低的高峰血浓度，而维持时间并不延长，这将大大影响利福平的治疗效果。利福平也应避免与豆浆、米汤同服。对难以耐受利福平造成胃肠道刺激的患者可改为晚间睡前顿服。服用该药后，尿、唾液、痰液、泪液等可呈橘红色，是利福平的代谢产物造成，属正常现象，应告知患者不必紧张，可多饮水加速排泄。

（2）异烟肼：为水溶性制剂，主要在小肠内以扩散方式透过黏膜被机体吸收。异烟肼宜空腹服用，为提高血药浓度，以一日量一次顿服为佳，并应避免与制酸药物尤其是氢氧化铝同时服用。无论早晨或晚间服用异烟肼，只要采用顿服方法，血药浓度峰值和达峰时间均有增加，有利于最大限度发挥该药的药效。

（3）吡嗪酰胺：以空腹顿服为佳，不但有利于发挥抗菌作用，而且与其他抗结核药联用有利于发挥协同作用，但由于该药可引起不同程度的胃肠反应，不能适应者可考虑分次服用。

（4）乙胺丁醇：在口服后 75% ～ 80% 经胃肠道吸收，进食者对吸收及血浓度的影响较小。

5. 抗结核病药有哪些副作用，如何防范？

抗结核病药物的不良反应发生率排序为胃肠道反应、肝损害、神经系统反应、过敏反应、关节损害、血液系统反应等，其中以胃肠道反应所占比例较大，肝损害最为重要，其他不良反应少见。

（1）胃肠道反应：具体表现为恶心、顽固性呕吐、食欲明显减退、上腹部烧灼不适，部分患者进药则呕致使药剂量不足，不但影响治疗还减少营养摄入，机体抵抗力下降，不利于结核病治愈。应遵医嘱予以患者胃黏膜保护药，合理调整用药间隔时间、用药次数，告知患者饭后服用药物，必要时可与氢氧化铝或碳酸氢钠同服，减少药物刺激胃肠黏膜。多吃易消化、清淡、高营养的食物，禁食刺激、辛辣、冰冷等易产气的食物。

（2）肝功能损害：肝功能损害具体表现为化学性肝损伤、总胆红素升高、转氨酶升高、乏力、食欲缺乏、欲吐、上腹不适、目黄、身黄、尿黄等肝病症状。抗结核药中的利福平具有毒性，极易损伤患者肝功能，发病率较高，且以老年人居多，用药需谨慎，要定期检查或复查肝功能。若有中度或轻度肝功能损害，立即辅以保肝降酶治疗直至肝功能正常，若有严重异常并明显黄疸，应立即停用全部抗结核药，保肝治疗至恢复正常，方可重新开始抗结核治疗。

（3）神经系统反应：链霉素会损伤患者听觉神经、前庭神经，导致患者出现平衡失调、失眠、耳鸣、头晕等症状，用药剂量不宜大，用药时间不可过长。护理人员应做好预防跌倒宣教，根据患者具体情况，遵医嘱及时调整药物剂量。

（4）过敏反应：链霉素极易引发过敏反应，表现为皮肤瘙痒、皮疹等，少数出现药物热、呼吸困难。因此在用药之前，患者需要先进行过敏试验，对于试验结果为阳性者，则应针对性调整治疗方案，用乙胺丁醇替换链霉素。对于用药后出现剥脱性皮炎、瘙痒等症状的患者，应遵医嘱予以抗过敏药物治疗，较严重过敏必须停药，过敏状态消除后需逐个药物小剂量试用。注意保持皮肤清洁、干燥，防止皮损，皮肤瘙痒者予以炉甘石洗剂外涂，不能用手抓挠，以免抓破皮肤造成感染。同时及时补充水分及维生素等。

（5）视神经炎：是一种少见但严重的毒性作用，表现为复视、视物模糊、视力下降，若未能及时处理可能造成终身致盲。故在服药期间一旦患者有视物模糊、看不清的症状，应立即做眼科检查。检查视敏度，包括视力、色觉、视野及眼底，停用乙胺丁醇药物，同时加用营养神经药物，排出毒物，改善视神经，促进视力恢复。

（6）其他不良反应：抗结核治疗期间，患者还会出现四肢麻木、关节疼痛、血尿酸增高等不良反应，主要是由于异烟肼及吡嗪酰胺会引发神经炎、高尿酸血症，导致患者出现关节疼痛症状，疼痛会累及四肢、肩胛等部位，出现烧灼感或者针刺痛感。应及时遵医嘱予以患者降尿酸药物治疗，定期检查血尿酸值，告知患者严格卧床休息。少数病例可出现白细胞、血小板减少，严重者可导致骨髓抑制，应停用相关药物，给予升白细胞对症治疗。

6. 抗结核病药发生肝损害的防治措施有哪些？

药物性肝损害是抗结核病药物最常见的毒副作用之一，也是结核患者停止化疗的最常见原因之一。联用利福平、异烟肼等，在肝损害等不良反应的发生上有协同效应，采用该种方案治疗时，应警惕不良反应的发生。

（1）一般为药物的毒性反应或肝脏对药物的一时性不适应，大多不需更改方案，但要加强保肝、降酶的药物，大多数患者可在短期内恢复正常。单项转氨酶升高至 250 ～ 350U/L 时，则必须停药观察，同时增加保肝药物治疗，在肝功能恢复正常后，再行抗结核治疗。单项转氨酶轻至中度升高持续 2 周以上者可在使用护肝药物的情况下继续原方案治疗，每周评价一次患者的肝功能，也可适当减少用药种类（包括非抗结核药物）或减少某一种到几种药物的剂量或延长用药间隔时间，如有恶化，应停药。

（2）对高危人群，如老年人、营养不良、嗜酒、乙肝病毒携带、既往有肝病病史者应密切观察或于抗结核初始加用适当保肝药物预防肝损害，如还原型谷胱甘肽、联苯双酯、甘草酸单铵等。

（3）中毒性肝损害引起凝血因子异常者，可以补充维生素 K，促进Ⅱ、Ⅶ、Ⅸ、Ⅹ因子的合成。若纤维蛋白原含量低，只补充维生素 K 效果不明显，可酌情使用新鲜全血或血浆。

（4）重度转氨酶升高或伴黄疸时应慎重考虑。大多主张及时停用抗结核药物。

（5）低蛋白血症者及时适当补充白蛋白。

7. 抗结核病药漏服一次如何补救？

患者日常生活中，常会由于种种原因漏服药物，有的患者认为一次不吃没什么关系，或漏服一次后服用 2 倍剂量的药物，这些都是不正确的做法。

漏服一次抗结核病药的补救方法为：①应立即将漏服的药物补上；②同时下次的抗结核药物按时间间隔，至少 4h 依次类推；③切忌不可加倍服用；④可以借助工具设置服药提醒或用药品分装盒，按顿分装，避免漏服。

8. 痰菌培养转阴可以立即停用抗结核病药物吗？

在痰菌转阴后的一段时间内，仍应继续使用抗结核药直至规定疗程结束。这是因为结核分枝杆菌在体内和巨噬细胞内可以长期存活，痰菌转阴只说明体内结核分枝杆菌量减少，对外界已无明显的传染性，治疗方案有效，但并不代表体内的结核分枝杆菌已彻底消灭。若此时停药，剩余的结核分枝杆菌可迅速繁殖，结核病灶可再次增多，痰菌也可复阳，且易产生耐药菌使化学治疗失败，变成难治性肺结核。临床实践中，若肺结核的治疗不严格按规定用药，往往使病情变得复杂而顽固。因此，不可在痰菌转阴后盲目停药。

9. 左氧氟沙星适用于什么样的结核治疗？

左氧氟沙星属于喹诺酮类药物，是抗生素类药物，也是二线抗结核病药物，一般用于结核治疗强化期，或一线治疗方案过程中存在耐药性，临床如咳嗽、咳痰、潮热盗汗、痰中带血，尤其是影像学检查病灶吸收不明显，痰中查抗酸杆菌反复阳性的治疗。注意在服药过程中是否出现肝功能损害，要密切监测肝功能情况，以尽量减轻毒副作用，小于 18 岁的患者不能服用左氧氟沙星，以免影响生长发育。

10. 氟喹诺酮类药物在抗结核治疗中应注意什么？

本类药是一组化学合成抗菌药，抗菌谱广，抗菌活性强，主核是喹诺酮。对结核分枝杆菌有效的主要有氧氟沙星、环丙沙星、左氧氟沙星、司帕沙星、莫西沙星和加替沙星等。适用于各种类型的初治和复治肺结核及非结核分枝杆菌肺病的治疗，不易通过血 - 脑屏障。司帕沙星片、莫西沙星是其中活性最强的，左氧氟沙星是不良反应少且作用较强者，使用最普遍。

（1）特点：特性之一是体内分布广，组织浓度高，可达有效杀菌浓度；其次是单用容易产生耐药性，相互间有交叉耐药，必须与其他抗结核药联合应用。与其他抗结核药间无交叉耐药。

（2）不良反应：①中枢神经系统。轻者失眠、头痛、头晕，重者可引发惊厥。②变态反应和光敏反应。我国皮疹发生率 0 ～ 2%，可逆；光毒性国外多见，达 28%。③胃肠反应。恶心、呕吐、胃部不适、腹泻、腹痛等，发生率 3% ～ 5%。④关节病变。所有喹诺酮类药物都可以引起未成年动物关节软骨的损害，但人类尚未发现。人类可以出现骨关节疼痛。⑤肝肾毒性。0.8% ～ 4.3% 可出现肝肾功能异常。⑥血液系统毒性。可有血细胞及血小板减少，溶血性贫血等，以莫西沙星突出。

（3）注意事项：① 18 岁以下青少年、未成年及孕妇不适宜用；②有精神病史、癫痫病史慎用或禁用；③用药后避免日光照射；④禁用于喹诺酮药品过敏者；⑤避免与含铝、铁、锌、镁离子的药物同服，不可与茶碱、咖啡因同服；⑥可引起血糖波动，需注意调节降糖药用量。

（李春燕　韩亚亮　孙　蔚）

第六节　化疗药物

1. 什么是化疗？

化疗（chemotherapy）是一种使用化学抗癌药物将癌细胞杀灭的治疗方法。这些抗癌药物是特殊的化学药物，可杀灭癌细胞，也称为细胞毒药物。大部分化疗药物是人工合成的，也有些化疗药物来自于自然界。不同类型的肿瘤要选择不同的化疗药物，通常需要 2 ～ 3 种药物联合应用。化疗药物的给药途径分为口服、静脉注射、肌内注射、皮下注射、鞘内注射（脊髓腔内注入）。最常用的给药方式是静脉注射，可在数分钟内完成，也可放在大容积的液体内滴注数小时。

2. 常用的化疗药物有哪些种类？

（1）传统分类方法是根据药物的来源和化学结构，分为烷化剂、抗代谢药、抗癌抗生素、植物类、激素类和杂类。

（2）根据药物对细胞增殖动力学影响的不同分为细胞周期特异性药物和细胞周期非特异性药物。细胞周期特异性药物只作用于细胞周期的某一时期，作用时间慢；细胞周期非特异性药物作用于细胞周期的所有时相，作用快而强。

（3）根据疗效机制分为直接作用于肿瘤细胞本身的药物和通过增强机体的免疫功能或

内分泌功能等间接起效的药物。

3. 常见化疗药物的作用机制是什么？

（1）烷化剂：烷化剂直接作用于 DNA 上，防止癌细胞再生。此类药物对慢性白血病、恶性淋巴瘤、霍奇金病、多发性骨髓瘤、肺癌、乳腺癌和卵巢癌具有疗效。常见药物有环磷酰胺、异环磷酰胺。

（2）抗代谢药：抗代谢药干扰 DNA 和 RNA 的合成。这类药物与正常代谢物质相似，能与同一系列酶互相竞争，并与其特异酶相结合，使酶反应不能继续完成从而阻断代谢过程，抑制肿瘤细胞的生长与增殖。用于治疗慢性白血病、乳腺癌、卵巢癌、胃癌和结直肠癌。常用药物有 5- 氟尿嘧啶、甲氨蝶呤、培美曲塞二钠。

（3）抗肿瘤抗生素：抗肿瘤抗生素可直接嵌入 DNA 分子，改变 DNA 模板性质，阻止转录过程，抑制 DNA 及 RNA 合成，为细胞周期非特异性药物，但对 S 期细胞有更强的杀灭作用。常用药物有多柔比星（阿霉素）、表柔比星（表阿霉素）。

（4）植物类抗癌药：植物类抗癌药都从植物中提取，作用于微管蛋白，使肿瘤细胞停止于有丝分裂中期，从而杀伤肿瘤细胞。植物类抗癌药常与其他抗癌药合用于多种癌瘤的治疗。常见药物有伊立替康、紫杉醇、依托泊苷、长春新碱。

（5）激素：皮质类固醇可用于治疗淋巴瘤、白血病和多发性骨髓瘤等癌症。当激素用于杀死癌细胞或减缓癌细胞生长时，可以归为化疗药物。性激素包括雌激素、抗雌激素、黄体酮和男性激素，用于减缓乳腺癌、前列腺癌和子宫内膜癌的生长。常用药物有甲地孕酮、三苯氧胺、来曲唑、戈舍瑞林。

（6）免疫制剂：免疫制剂可以刺激癌症患者的免疫系统，更有效地识别和攻击癌细胞，属于特殊的化疗范畴。

4. 治疗肺癌常用的化疗药物有哪些？

（1）烷化剂

1）典型烷化剂：异磷环酰胺为环磷酰胺的同分异构体，其抗瘤谱与环磷酰胺不完全相同，因而不能互相代替，异环磷酰胺在非小细胞肺癌中有应用。骨髓抑制情况较为严重，血尿是剂量限制性毒性反应。

2）非典型烷化剂：铂类药物作用于 DNA，引起 DNA 复制障碍，从而抑制癌细胞的分裂，属于细胞周期非特异性药物，是肺癌化疗的常用药。

①顺铂：顺铂具有抗癌谱广、作用强与多种抗肿瘤药有协同作用，且无交叉耐药等特点，为当前联合化疗中最常用的药物之一，也是治疗肺癌最常用的化疗药。常见的不良反应有胃肠道反应、肾脏毒性和听神经毒性，胃肠道反应如恶心、呕吐、食欲缺乏等，一般静脉注射 1 ～ 2h 后发生。肾脏毒性和听神经毒性是剂量限制性毒性反应，大剂量及反复用药时可加剧。在使用较大剂量顺铂时，必须同时进行水化和利尿。

②卡铂：卡铂为第二代铂类抗癌药，也是肺癌最常用的化疗药物之一。与顺铂的作用机制相似，但肾毒性、胃肠道反应、耳毒性和神经毒性较顺铂轻，但骨髓毒性较顺铂更重。卡铂使用时不需要水化，但必须用 5% 葡萄糖注射液 250 ～ 500ml 稀释。

③草酸铂：即奥沙利铂，为第三代利铂类化疗药，抗癌谱与顺铂及卡铂不同。一般用于结、直肠癌患者，但对于某些对顺铂、卡铂耐药的肺癌细胞系，草酸铂治疗有效。

（2）抗代谢类药物

1）抗叶酸类：培美曲塞二钠，必须补充维生素以减少毒性反应，可服用低剂量叶酸或其他含有叶酸的复合维生素制剂。与顺铂联合有协同作用，用于与顺铂联合治疗无法手术的恶性胸膜间皮瘤。使用后皮疹发生率较高，预服皮质类固醇、地塞米松等药物可以降低皮肤反应的发生率及严重程度。

2）抗嘧啶类：吉西他滨是治疗肺癌，特别是非小细胞肺癌的重要药物，在局部晚期（Ⅲ期）和已经有转移（Ⅳ期）的非小细胞肺癌治疗中作为一线药物应用。

（3）抗肿瘤抗生素：蒽环类药物是一类细胞周期非特异性化疗药，是临床常用的抗肿瘤抗生素药物，一般应用于一线或二线标准化疗方案中，主要包括多柔比星、表柔比星等。①多柔比星：对小细胞肺癌及非小细胞肺癌均有效，但目前多用于小细胞肺癌，主要副作用是心脏损害。②表柔比星：比多柔比星的心脏毒性小，临床应用与多柔比星相似。

（4）植物类抗癌药

1）紫杉类药物：紫杉醇是从紫杉的树干、树皮或针叶中提取或半合成的有效成分，是治疗非小细胞肺癌的主要药物。多数患者在较大剂量使用紫杉醇时会出现明显的中性粒细胞减少，此为剂量限制性副作用，一般不需停药，在 5 ～ 10d 后可恢复正常。如在紫杉醇之前先给予顺铂，紫杉醇的清除率将降低 33%，且发生骨髓抑制更为严重，所以临床一般给予紫杉醇 1h 后给予顺铂。当紫杉醇剂量较大时，特别是累积剂量较大时，会发生感觉性神经病变。过敏反应特别是过敏性休克，是紫杉醇用药过程中最严重的不良反应，所有患者在接受紫杉醇治疗之前都须预防用药，包括地塞米松、苯海拉明、西咪替丁或雷尼替丁等，以防止发生严重的过敏反应。

2）喜树碱类药物：伊立替康是半合成喜树碱的衍生物，抗瘤谱较广，可用于治疗非小细胞肺癌。

3）鬼臼毒素类药物

①足叶乙苷：即依托泊苷，主要用于小细胞肺癌，有效率较高，有静脉注射及口服两种方式，口服疗效较静脉注射好，是常用的一线药物，也可用于非小细胞肺癌。不良反应有骨髓抑制、恶心、呕吐等，脱发较明显，但具可逆性。

②替尼泊苷：是半合成鬼臼毒素的衍生物，作用机制与足叶乙苷相似，用于恶性淋巴瘤、中枢神经系统肿瘤和膀胱癌。由于能透过血 - 脑屏障，有一定的脑脊液浓度，临床主要用于脑转移患者。

4）长春碱类

①长春新碱：天然植物抗肿瘤药，用于治疗急性白血病、恶性淋巴瘤及乳腺癌。不良反应有剂量限制性神经系统毒性，骨髓抑制和消化道反应较轻。

②长春地辛：对非小细胞肺癌、小细胞肺癌等恶性肿瘤有效。神经毒性反应介于长春碱与长春新碱之间，骨髓抑制主要表现为白细胞减少，对血小板影响不明显。

③长春瑞滨：适用于非小细胞肺癌、乳腺癌。不良反应主要表现为白细胞下降，另有贫血等。胃肠道反应、外周神经毒性及脱发发生率均较长春新碱低。

5. 注射化疗药物时的注意事项有哪些？

（1）化疗前应了解化疗用药方案及每种化疗药物的刺激性，避免局部静脉反应的发生。

(2) 经常按摩四肢末梢血管，以增加局部血液循环及血管弹性，保护好局部血管。

(3) 告知患者在注射化疗药物过程中如有疼痛或其他异常感觉，必须及时告诉护士，不可勉强忍受，以免因药物对局部的强刺激或药液渗出引起并发症。

(4) 严密观察局部皮肤，如有丘疹、发红或疼痛等异常情况，可进行冰敷，局部皮肤涂擦氢化可的松尿素软膏、多磺酸粘多糖乳膏（喜辽妥）等，必要时进行局部封闭，严禁热敷。

(5) 注药后 24h 内最好不要洗热水澡，注药部位局部皮肤不要烫洗，擦洗时夏天可用凉水，冬天用温水。

6. 化疗药物的不良反应有哪些？

(1) 局部毒性反应：化疗药物输注过程中，由于药物刺激，局部血管渗透压改变，穿刺静脉周围常出现肿胀及急性烧灼样疼痛。静脉部位出现红、肿、热、痛的炎症反应或沿静脉走行，整条静脉发红或色素沉着、疼痛、血管呈条索状以致血流受阻，出现栓塞性静脉炎。因中心静脉置管的普及，化疗药物导致的局部血管病变明显降低。

(2) 过敏反应：化疗药物可能会引起过敏反应。过敏反应多为 I 型变态反应，表现为支气管痉挛性呼吸困难、喘鸣、瘙痒、皮疹、面部潮红、血管水肿、肢体痛、低血压等，严重时引起过敏性休克。过敏反应多数发生在用药后最初 10min 内，严重过敏反应常发生在用药后 2 ～ 3min。

(3) 血液系统毒性反应：大多数化疗药物均有不同程度的骨髓抑制，表现为白细胞、中性粒细胞、血小板减少或血红蛋白减少，严重的骨髓抑制可引起感染或中枢性神经系统异常、胃肠道及呼吸道出血。

(4) 消化系统毒性反应：大多数化疗药物可引起胃肠道反应，表现为口干、食欲缺乏、饮食量减少、恶心、呕吐、口腔黏膜炎或溃疡、吞咽困难、腹痛、腹泻、便秘、麻痹性肠梗阻、胃肠出血等。

(5) 肾毒性反应：部分化疗药物可引起肾损伤，主要表现为肾小管上皮细胞急性变性、坏死、间质水肿、肾小管扩张，严重时出现肾衰竭。患者可出现腰痛、水肿、尿化验异常等，尿中可出现红细胞、白细胞、颗粒管型或蛋白。

(6) 神经系统毒性反应：主要表现为剂量相关的、蓄积的、可逆转的外周神经毒性。最常见为轻度麻木，还可能有麻刺感、疼痛、不能行走、腱反射消失。偶可见急性喉痉挛，一般在用药后几小时内出现，多发生于遇冷时，表现为主观感觉呼吸及吞咽困难，无呼吸道梗阻。

(7) 免疫抑制：化疗药物多是免疫抑制药，对机体免疫功能有不同程度的抑制作用。机体免疫系统在消灭体内残存肿瘤细胞上起重要作用，当免疫功能低下时，肿瘤不易被控制，反而加快复发或转移进程，甚至出现第二种癌症。

(8) 其他毒性反应：部分化疗药物可引起严重脱发、皮疹、发热、疲乏等其他毒性表现。皮疹表现为全身多发的红色皮疹，伴或不伴瘙痒，部分皮疹可自行破溃。若化疗后出现发热，应及时到医院进行检查，并注意戴好口罩预防交叉感染。长期化疗可导致患者周身疲乏无力、精神萎靡、出虚汗、头晕、头痛、嗜睡、体重减轻、虚弱等，应做好生活护理，保障患者安全，防止患者跌倒，增加营养摄入，鼓励其适当活动。

7. 化疗后出现局部毒性反应的表现，如何护理？

(1) 化疗药物评估：评估化疗药物的性质，确定配药溶媒正确、稀释药液的浓度准确、无配伍禁忌、给药方法及输注速度正确，根据医嘱合理安排化疗药物给药途径、输入顺序，以提高疗效或减轻化疗药物的毒性反应。

（2）合理选择输液通路及输液部位：原则上首选中心静脉导管或者静脉输液港，因其保留时间长，可满足多个化疗周期治疗的需要，减小化疗药物对血管造成的损伤。选择外周表浅静脉进行化疗时，应建立系统的静脉使用计划，由远心端到近心端选择管径粗、弹性好、走行直、易固定的血管，避开手背、腕部和肘窝、关节韧带及行过广泛切除性外科手术的肢体末端。建议使用静脉留置针，保证静脉输液的安全。忌用末梢循环静脉，尤其是输入发疱性化疗药时。输入化疗药物的静脉建议使用不超过24h。

（3）安全用药：化疗给药必须由经验丰富的护士执行或指导。严格执行无菌操作，防止化疗药物外漏。同时使用多种化疗药物时，不同药物给药间隔应用0.9%氯化钠溶液或5%葡萄糖注射液冲洗管道。确保静脉管路通畅，如怀疑发生药物外渗，应更换0.9%氯化钠溶液或5%葡萄糖注射液继续观察，如仍不能确保无外渗，应按外渗进行处理，并重新建立静脉通路。

（4）发生药物外渗时的处理措施

1）立即停止输液并报告护士长及主管医师。

2）保留针头，抽吸出残留在针头、套管针中的药物。通过原输液针给予相应解毒剂，然后拔除针头。若针已穿出血管则应通过皮下注射解毒剂。

3）患肢制动，抬高患侧肢体至少48h。密切观察局部变化，做好记录并班班交接。

4）应用解毒药物进行局部封闭。常用0.9%氯化钠溶液将0.2%利多卡因溶液2ml稀释至10ml局部封闭注射，既可以稀释外漏的药液、阻止药液扩散，又起到镇痛作用。封闭液的量可根据需要配制。局部封闭的方法：局部皮肤消毒，沿红肿皮肤的边缘呈环形封闭，封闭范围超过渗出部位外周0.5～1cm多点逐渐向中心部位边注射边进针。注射量以红肿范围明显突出皮肤，使药物均匀向四周扩散，进针深度不能过深或过浅，边注射边抽血，防止注入血管。

5）发生外渗24h内可以用冰袋局部间断冷敷，冷敷可使血管收缩，减少药液向周围组织扩散。冷敷期间加强观察，防止冻伤。24h后改用热敷，以改善深部的血液循环，促进组织恢复，减轻肿胀。

6）适当药物外涂。外涂多磺酸黏多糖乳膏等药物，并按摩至吸收，每日多次，覆盖外渗区域外周3cm。

8. 化疗后出现过敏反应，如何护理？

（1）给药前做好预防措施，准备好盐酸肾上腺素等抗过敏药物及气管插管等抢救物品。

（2）化疗前了解患者的药物、食物过敏史。

（3）化疗过程中要密切观察患者，大多数过敏反应发生在给药5～30min。

（4）如果患者在之前的治疗中出现过较轻的过敏反应，再次发生过敏的可能性较高，可以给予预处理用药。

（5）特异性脱敏疗法是指将可引起患者过敏反应的变应原提取后配制成不同的浓度，定期给患者反复使用，使患者体内产生相应的封闭性抗体，防止变应原对靶细胞的攻击和细胞介质释放，使机体不出现或仅出现轻微的过敏反应。临床上可用于对铂类化疗药物过敏的患者。

（6）若出现过敏反应立即停药，同时更换输液器及液体，给予抗过敏处理。①遵医嘱给予组胺 H 受体拮抗药（如苯海拉明 20mg，肌内注射）或盐酸异丙嗪 25mg 肌内注射；②过敏性休克时给予盐酸肾上腺素注射液 0.5 ～ 1mg 皮下注射或肌内注射，必要时重复；③如持续低血压，可给予扩容治疗；④支气管痉挛可用糖皮质激素等；⑤若过敏反应不严重，可在医护监护下继续缓慢滴注，出现严重过敏反应者禁止再用。

9. 化疗后出现血液系统毒性反应的表现，如何护理？

（1）白细胞减少的护理：①注意保暖，观察患者有无发热、感染等伴随症状及体征，高热时给予物理或药物降温，鼓励患者多饮水；②严格执行消毒隔离制度和无菌技术操作防止各种医源性感染；③防止体内细菌传播，做好口腔护理、会阴肛门护理，预防各种感染；④保持病室环境清洁卫生，定期进行空气消毒，限制探视，防止交叉感染，白细胞过低时进行保护性隔离，警惕感染性休克；⑤对于中性粒细胞缺乏伴发热的患者，按医嘱给予抗感染预防或治疗，合理配制抗生素，观察药物效果及不良反应；⑥对患者及其家属做好预防感染的宣教。

（2）血小板减少的护理：①当患者的皮肤黏膜有出血症状时，注意观察出血部位和范围；②做好应急措施，避免内脏出血的发生，当患者内脏出血时，要严密观察出血量和出血是否停止，对伴有便秘、剧烈咳嗽的血小板减少性紫癜患者，应及时处理，以防颅内压升高，导致脑出血的发生；③注意患者的心理护理，注意休息并适当限制活动；④合理饮食，根据患者的病情选用流食、半流食或正常饮食，避免刺激性食物，防止消化道出血。

（3）贫血的护理：①观察贫血症状，如面色、睑结膜、口唇、甲床苍白程度，注意有无头晕、眼花、耳鸣、困倦等中枢缺氧症状；②注意有无心悸、气促、心前区疼痛等贫血性心脏病的症状；③严重时要卧床休息，限制活动，避免突然改变体位后发生晕厥，注意保护患者的安全；④需要输血时认真做好查对工作，严密观察输血反应，重度贫血者输血时速度宜缓慢，以免诱发心力衰竭；⑤贫血伴心悸气促时应给予吸氧；⑥给予高热量、高蛋白、高维生素食物，促进患者食欲。

10. 化疗后出现消化系统毒性反应的表现，如何护理？

（1）恶心、呕吐的护理：化疗引起恶性、呕吐，严重时可导致患者脱水、电解质紊乱、疲乏、体重减轻，影响患者生活质量，甚至使患者拒绝化疗。护理措施：①化疗前给予止吐的药物，如甲氧氯普胺、昂丹司琼等；②禁忌空腹化疗，指导患者进食营养丰富、清淡、易消化、高蛋白、维生素丰富、热量充足的饮食，少量多餐，避免过热、粗糙、刺激性食物对消化道的刺激；③创造良好环境，督促患者饭前、饭后、睡前刷牙，保证患者有充足的休息和睡眠；④安慰患者，给予心理护理。

（2）腹泻的护理：①腹泻超过每日 5 次或出现血性腹泻时，必须立即停止化疗；②应用止泻药，减弱胃肠蠕动，严重腹泻者可给予洛哌丁胺，首剂量 4mg，后每 2 小时给予 2mg，直至腹泻停止后 12h；③化疗引起腹泻的原因主要为大肠埃希菌感染，抗感染治疗可选用 β- 内酰胺类抗生素，如青霉素类、头孢菌素类药物；④补充足够的营养，维持水及电解质平衡，防止出现低钾；⑤饮食上以少渣、易消化食物为主，避免生冷、多纤维、味道浓烈的刺激性食物。急性腹泻遵医嘱给予禁食、流食、半流食或软食；⑥排便频繁时可导致肛周皮肤损伤，引起皮肤糜烂及感染。排便后应用温水清洗肛周，保持清洁干燥，涂抹无菌凡士林或抗生素软膏以保护肛周皮肤或促进损伤处愈合。

（3）便秘的护理：①对患者进行全面评估，安排科学的个体化用药方案，减少或避免药源性便秘的发生。②保证患者饮食中纤维素的含量和充足的水分摄入，进行适当的运动。③提供隐蔽环境，协助患者采取最佳的排便姿势，合理利用重力和腹内压。④进行适当的腹部按摩，顺结肠走行方向做环行按摩，刺激肠蠕动，帮助排便。⑤指导或协助患者正确使用简易通便法，如使用开塞露、甘油栓等；指导患者正确使用缓泻药，告知患者长期使用缓泻药会使肠道失去自行排便的功能，甚至造成生理、心理上的依赖。⑥必要时给予灌肠。

11. 化疗后出现肾毒性反应如何护理？

（1）化疗前评估肾功能。

（2）化疗前和化疗期间嘱患者多饮水，使尿量维持在每日 2000 ～ 3000ml，减少泌尿系统的不良反应。

（3）使用泌尿系保护剂，如在使用环磷酰胺时，巯乙磺酸钠（美司钠）可作为泌尿系保护剂。巯乙磺酸钠的巯基与丙烯醛形成无活性的复合物，可减轻环磷酰胺对膀胱黏膜的损伤，预防出血性膀胱炎。

（4）对于尿酸性肾病的防治，除每日给予大量液体促使尿液增多外，还可口服碱性药物，促进尿酸溶解。别嘌醇可用于预防尿酸性肾病，同时应少食嘌呤含量高的食物，如肉类、动物内脏、花生、瓜子等，多食用新鲜蔬菜水果。

（5）认真观察尿液的性状，准确记录出入量。

12. 化疗后出现神经系统毒性反应如何护理？

（1）顺铂：减少剂量或延长用药间隔周期是防治顺铂神经毒性的唯一有效措施。细胞保护剂氨磷汀对于顺铂引起的神经毒性可能具有预防作用。

（2）长春花生物碱类：一旦出现症状，及时调整用药剂量和给药频率，严重时停药。

（3）紫杉类药物：一旦发生神经毒性，减量或停药是最主要的方法，大部分患者经较长时间后症状可缓解。

（4）奥沙利铂：①禁止饮用冷水及接触冷的物体，防止皮肤遇冷时引发急性神经毒性反应。天气寒冷的季节，从化疗开始当天佩戴手套，以免接触床档、输液架等冷的金属表面；②因低温可以刺激诱发咽喉痉挛，因此建议患者刷牙、漱口时用温开水，洗头、洗手、沐浴时均用热水；③若患者诉四肢麻木较重，可采取按摩、热敷的方法减轻不适感；④在病情允许的范围内增加活动量，既可防止肌肉挛缩，又可促进局部血液循环。

13. 化疗后出现其他毒性反应如何护理？

（1）皮疹的护理

1）皮疹较重、伴有发热等症状者应卧床休息。避免进食辛辣刺激性食物。注意观察患者生命体征，意识状态，皮疹性质、数量、部位的变化，伴随症状的变化，治疗及护理效果等。病室应保持整洁，定时通风、消毒。

2）保持皮肤清洁，每日用温水轻擦皮肤，禁用肥皂水、乙醇擦拭。有皮肤瘙痒者应避免搔抓，防止抓伤皮肤造成感染。皮肤剧痒者可用 5% 碳酸氢钠或炉甘石洗剂等涂抹。皮肤结痂后让其自行脱落。疹退后若皮肤干燥可涂液状石蜡润滑皮肤。

（2）脱发的护理：在化疗期间补充维生素 E。维生素 E 可抵抗毛发衰老，促进细胞分裂，使毛发生长。给予患者心理安慰，做好心理疏导。

（3）发热的护理

1）评估发热的原因，排除影响体温的生理因素。体温在 39℃以上的高热患者，应给予物理降温或药物降温。在退热过程中患者如大量出汗，应及时擦干汗液，帮助其更换衣被，保持清洁和舒适。

2）保持室内空气新鲜，加强通风。条件允许时应洗头、洗澡以保持皮肤清洁，同时避免空气对流，防止着凉。每日早晚应进行口腔护理，饮食前、后漱口，保持口腔卫生。高热患者注意休息，限制活动。

3）应进食营养丰富、高热量、高蛋白、高维生素、低脂肪、易消化的清淡流质、半流饮食，少量多餐。鼓励患者多饮水，每日摄入量不少于 3000ml，必要时按医嘱静脉补充液体。

4）高热患者有时会躁动不安、谵妄，应注意防止坠床、舌咬伤，必要时用床档、约束带保护患者。

5）在发热期间因寒战、面色苍白、头痛、出汗等导致患者出现紧张、恐惧的心理，护理人员应经常巡视关心患者，做好心理护理。

（韩亚亮　崔伯艳　王晓倩）

第七节　糖皮质激素类药物

1. 什么是糖皮质激素？

糖皮质激素（glucocorticoid，GC）是由肾上腺皮质中束状带分泌的一类甾体激素，主要为皮质醇，它对机体的发育、生长、代谢及免疫功能等起着重要调节作用，是机体应激反应最重要的调节激素。具有调节糖、脂肪、蛋白质的生物合成和代谢作用，还具有抑制免疫应答、抗炎、抗过敏、抗纤维化、抗毒素、抗休克、非特异性抑制免疫及退热作用。临床上常见的糖皮质激素类药物有氢化可的松、泼尼松、泼尼松龙、甲泼尼松、地塞米松、倍他米松、丙酸倍氯米松、布地奈德、氟替卡松等。

2. 糖皮质激素的主要临床作用有哪些？

（1）抗炎作用：具有快速、强大、非特异性，对各种因素引起的炎症都有对抗作用（包括物理、化学、生物、免疫因素）。对炎症的各个时期都有抑制作用，在炎症早期，增强毛细血管扩张，降低毛细血管通透性，可减轻渗出、水肿，减少白细胞浸润、抑制吞噬反应，改善红、肿、热、痛等症状；在炎症后期可抑制毛细血管和纤维母细胞的增生，延缓肉芽组织生成，防止粘连及瘢痕形成，减轻后遗症。注意在控制炎症的同时，降低机体防御功能，可致感染扩散，阻碍伤口愈合。

（2）抗过敏作用：糖皮质激素能缓解许多过敏性疾病的症状，抑制因过敏反应而产生的病理变化，如过敏性充血、水肿、渗出、皮疹、平滑肌痉挛及细胞损害等。

（3）免疫抑制作用：糖皮质激素对免疫反应的许多环节有抑制作用，包括抑制巨噬细胞吞噬和处理抗原；阻碍淋巴母细胞转化，破坏和解体淋巴细胞。小剂量主要抑制细胞免疫，大剂量可抑制体液免疫。

(4) 抗休克作用：可解除小动脉痉挛、扩张血管，增强心脏收缩力；降低缩血管活性物对血管的敏感性，改善微循环，致微循环血流动力学恢复正常，缓解休克状态；稳定溶酶体膜，减少心肌抑制因子形成。

(5) 抗毒素作用：糖皮质激素虽然不能中和细菌内毒素，但可通过稳定溶酶体膜、减少内热原的释放和降低体温调节中枢对热原的敏感性，提高机体对细菌内毒素的耐受力，减轻其对机体的损害。

(6) 退热作用：糖皮质激素有迅速而良好的退热作用，可用于各种严重中毒性感染，如肝炎、伤寒、脑膜炎、败血症及晚期癌症的发热。注意在发热诊断未明前，不可滥用糖皮质激素，以免掩盖症状使诊断困难。

3. 呼吸科常用的糖皮质激素类药物有哪些？

呼吸科使用糖皮质激素类药物主要用于支气管哮喘、特发性间质性肺炎、变态反应性支气管肺曲菌病、结节病、放射性肺炎、慢性阻塞性肺疾病、嗜酸粒细胞性支气管炎、重症肺炎等。常用的药物主要有以下几种。

(1) 口服激素类药物：应选用短效、对水盐代谢影响小的药物，便于调节炎症与免疫过程。常用有泼尼松、泼尼松龙、甲泼尼松、醋酸可的松。

(2) 注射用激素类药物：能获得快速、确切的疗效，多用于重症患者的短期治疗。常用有地塞米松、氢化可的松、甲泼尼松、甲泼尼龙琥珀酸钠。

(3) 吸入用激素类药物：吸入型糖皮质激素（ICS），是目前控制气道炎症最有效的药物，局部浓度高，起效快，全身副作用少。多用于哮喘、重度及极重度慢性阻塞性肺疾病。常用有布地奈德、氟替卡松、丙酸倍氯米松。

4. 长期使用糖皮质激素导致的不良反应有哪些？

(1) 医源性肾上腺皮质功能亢进：也称库欣综合征，因物质代谢和水盐代谢紊乱所致，表现为向心性肥胖、满月脸、水牛背、皮肤紫纹、多毛、痤疮、低血钾、肌肉萎缩无力、水肿、高血压、糖尿病等。多在停药后逐渐消失或减轻。

(2) 诱发或加重感染：是糖皮质激素的主要不良反应。长期应用能降低机体的免疫功能，诱发继发性感染，或使体内潜在的病灶扩散。常见有金黄色葡萄球菌、真菌和病毒感染，以及结核病灶的扩散、恶化。

(3) 诱发和加重溃疡：消化性溃疡是激素常见的不良反应之一，与剂量有关。由于糖皮质激素可增加胃酸和胃蛋白酶的分泌，抑制胃黏液分泌，因而减弱了胃黏膜的抵抗力，如胃肠道出血、胰腺炎、消化性溃疡，少数患者可诱发胰腺炎和脂肪肝。

(4) 心脑血管系统并发症：长期应用可引起高血压、高血糖和血脂异常，长期用药可能导致颅内高压。

(5) 神经系统并发症：产生欣快感、激动、失眠、谵妄，也可表现为抑制或诱发精神病，偶可出现癫痫发作。

(6) 骨骼肌系统：可引起骨质疏松、自发性骨折、骨坏死（如股骨头无菌性坏死），骨质疏松与糖皮质激素积蓄用量及使用时间有关，因此长期使用糖皮质激素时，要权衡补充钙盐及维生素 D 制剂，必要时加用双膦酸盐制剂。

(7) 对生殖系统的影响：糖皮质激素可引起月经周期紊乱，青春期延迟，胎儿发育迟缓，性腺功能减退等。

（8）抑制儿童生长发育：糖皮质激素影响儿童生长发育，多数患自身免疫性疾病的儿童，在使用标准大剂量激素治疗后，会影响其生长发育。因此，对于儿童自身免疫性疾病的治疗，需要注意避免过分使用激素，而代之以免疫抑制剂、激素助减剂等，以缩短激素疗程。

5. 什么是糖皮质激素的停药反应和反跳现象？

糖皮质激素减量应在严密观察病情与糖皮质激素反应的前提下个体化处理，要注意可能出现以下现象。

（1）停药反应：长期中或大剂量使用糖皮质激素时，减量过快或突然停用可出现肾上腺皮质功能减退样症状，轻者表现为精神萎靡、乏力、食欲缺乏、关节和肌肉疼痛，重者出现发热、恶心、呕吐、低血压等，危重者甚至发生肾上腺皮质危象，需及时抢救。应及时恢复原来使用激素的种类和剂量，待症状平衡后缓慢减量，逐步停药。

（2）反跳现象：在长期使用糖皮质激素类药物，症状已完全控制、缓解，但因减量过快或突然停用可使原发病复发或加重的现象称为反跳现象。多由患者对激素产生依赖，体内激素浓度突然下降所致，此时应恢复糖皮质激素治疗并需加大剂量，稳定后再慢慢减量。为避免此现象，应用激素 1 周以上患者应缓慢减量，直至停药。

6. 糖皮质激素药物使用时有哪些注意事项？

（1）对糖皮质激素类药物过敏、有严重精神病史、癫痫、活动性消化性溃疡、新近胃肠吻合术后、严重高血压及糖尿病、未控制的感染（如水痘、真菌感染）、活动性肺结核、较严重的骨质疏松等情况应尽量谨慎使用糖皮质激素，若合并上述情况，必须用此类药物才能控制疾病挽救生命时，可在积极治疗原发疾病、严密监测病情变化的同时，做好对症处理措施。

（2）防止交叉过敏，对某一种糖皮质激素类药物过敏者也可能对其他糖皮质激素过敏。

（3）防止各种感染的发生，特别是防止多重感染的发生。在做激素治疗前，应先做结核菌素试验，排除潜在的结核病，以免结核扩散或急性发作。

（4）肌内注射时，宜深注于臀大肌，每次更换注射部位，注意观察注射点情况，不可肌内注射三角肌，防止局部肌肉萎缩。局部用药时，用药不可过多，时间要短，以免皮肤萎缩。静脉滴注时，速度宜慢，不可超过 25mg/min。

（5）使用糖皮质激素的患者应进食低钠高钾高蛋白饮食；补充钙剂和维生素 D，尤其是老年患者；加服预防消化性溃疡及出血等不良反应的药物；如有感染，应同时应用抗生素以防感染扩散及加重。

（6）注意根据不同糖皮质激素的药代动力学特性和疾病具体情况合理选择糖皮质激素的品种和剂型。短期治疗时选择起效快、抗炎性强、排泄较快的激素（如甲泼尼龙）；长期治疗时选用抗炎性强及下丘脑 - 垂体 - 肾上腺轴（HAP 轴）抑制较弱的激素（如泼尼松、泼尼松龙、甲泼尼龙等）。

（7）注意与其他药物间的相互作用：①与非甾体抗炎镇痛药物合用时，可加重消化道出血和溃疡的发生概率。②与降糖药物如口服降糖药和胰岛素合用时，可使血糖升高，应适当增加降糖药物剂量。③与强心苷合用，可增加洋地黄毒性及心律失常的发生。④与肝药酶抑制剂如西咪替丁、大环内酯类抗生素、酮康唑等药物合用，可增加糖皮质激素药理作用和不良反应；与肝药酶诱导剂如苯巴比妥、卡马西平、苯妥英钠、扑米酮或利福平等药物合用，可能会增强代谢并降低全身性皮质激素的作用，应适当增加剂量。⑤皮质激素增加血液抗凝效应，与口服抗凝药合用可能增加出血风险，应适当调整抗凝药剂量。⑥长期与碳酸酐酶抑制剂合用，易发生低血钙和骨质疏松，与两性霉素 B 合用，可加重低钾血症。

7. 口服糖皮质激素类药物时有哪些注意事项？

（1）必须按医嘱服药，不得擅自增减剂量、变更服药次数和时间或停止服药，以免出现停药反应或反跳现象使原发病复发或加重，严重者可出现肾上腺皮质危象而危及生命。

（2）一般采用全天量顿服，维持用药期间，2d 量隔天 1 次顿服。早晨为激素的最佳服药时间，可减少对下丘脑 - 垂体 - 肾上腺轴（HAP 轴）的抑制，可于餐时或餐后服药，以减轻胃部不适。

（3）用药期间，勿饮酒及咖啡，并避免服用非甾体抗炎药，避免消化道反应。

（4）长期用药者应限制钠摄入量，多食清淡及高钾食物（香蕉、绿叶蔬菜、芦笋、全麦片及柑橘等）。

（5）较长时间用药后，出现向心性肥胖是常见不良反应，停药后可逐渐恢复，不必服用减肥药。

8. 使用糖皮质激素后的护理措施有哪些？

（1）皮肤护理：大部分患者使用激素期间会出现不同程度的皮肤变薄、毛细血管扩张、皮肤干燥、激素性粉刺等，容易引发皮肤病。注意皮肤的清洁、完整是预防感染的重点。应做好交接班，每日观察患者皮肤黏膜，加强基础护理，保持口腔清洁，勤剪指甲，以免抓伤皮肤；应穿着宽松、柔软的棉质衣物，保持床单位的整洁，避免潮湿、排泄物的刺激，定时翻身，保持皮肤的完整性。

（2）观察精神状态：患者除了对自身疾病的担心、焦虑而导致精神过度紧张、失眠外，应用糖皮质激素亦可引起患者兴奋、入睡困难、行为异常、幻觉、妄想等症状。应加强巡视，保证患者安全，防止意外发生，同时应提供良好的睡眠环境，避免声、光等刺激，保证患者的正常休息。

（3）预防感染：激素类药物在使用过程中会引起患者的免疫力下降。应尽可能避免各种感染源，观察患者体温变化，若出现发热，及时报告医师，遵医嘱给予对症处理。及早发现潜在感染原因，加强基础护理，保持病房通风，环境的清洁、卫生，减少探视人员，防止交叉感染。

（4）心理护理:应用激素类药物可导致脂肪分布障碍，引起满月脸、水牛背、体重增加、痤疮等。由于患者自我形象受损，会使一些患者放弃治疗、突然停药等，因此护理人员应做好心理疏导，告知患者待病情好转，停用激素后症状会有所减轻。

（5）定期监测血糖和尿糖：应用激素类药物应定期监测血糖和尿糖，若出现血糖和尿糖升高应给予对症处理，避免发生低血糖或酮症酸中毒。

（6）应激性溃疡的护理：注意观察患者口腔黏膜有无破溃及胃部不适、恶心、腹痛、黑便等，以便早期发现消化性溃疡、出血或穿孔等严重并发症，加强口腔护理，每日 2 次，静脉滴注雷贝拉唑或泮托拉唑，口服奥美拉唑等保护胃黏膜。

（7）监测血压的变化：应重视患者主诉，定时监测血压。如出现头晕、头痛、鼻出血等症状时，立即卧床休息，及时报告医师，对症处理。

（8）饮食护理：指导患者规律饮食，少量多餐，多食低盐、低糖、低胆固醇、富含维生素、易消化的食物及新鲜蔬菜、水果等，避免生、冷、硬、烫及辛辣食物的刺激。

（9）观察有无青光眼症状：糖皮质激素在起到治疗作用的同时，对眼睛也会产生局部不良反应，易引起眼压升高，严重者会引起糖皮质激素性青光眼，出现光晕、渐进性视力下降、眼胀、眼痛、头痛等症状时，及时报告医师，遵医嘱给予相应的调整治疗。

9. 糖皮质激素治疗哮喘的作用机制是什么？

支气管哮喘是一种以 T 淋巴细胞、嗜酸性粒细胞和肥大细胞等多种炎症细胞参与的气道慢性炎症性疾病。这种炎症使易感者对各种激发因子具有气道高反应性，并引起气道缩窄。糖皮质激素是目前防治哮喘最有效的药物。主要的作用机制如下。

（1）抑制参与炎症反应的免疫细胞如 T 淋巴细胞或 B 淋巴细胞、巨噬细胞、嗜酸性粒细胞的活性和数量。

（2）干扰花生四烯酸代谢，减少白三烯和前列腺素的合成。

（3）抑制炎症细胞因子如白细胞介素（IL-18）、肿瘤坏死因子（TNF-α）及干扰素（IFN）的生成。

（4）稳定肥大细胞溶酶体膜，减少细胞黏附分子、趋化因子等炎症递质的合成与释放。

（5）增强机体对儿茶酚胺的反应性，减少血管渗出及通透性。

（6）其他：可能与抑制磷酸二酯酶、增加细胞内环磷酸腺苷含量、增加肺组织中 β_2 受体的密度、具有黏液溶解作用等有关。

10. 如何根据哮喘类型选择糖皮质激素类药物及途径？

急性哮喘发作可全身使用糖皮质激素。给药途径包括吸入、口服和静脉应用。非应急治疗时吸入给药为首选途径，吸入型糖皮质激素是哮喘长期治疗的首选药物。

（1）吸入给药：适用于绝大多数慢性持续哮喘患者，吸入小剂量糖皮质激素即可较好地控制。中重度持续哮喘可选用吸入糖皮质激素和长效 β_2 受体激动药的联合制剂。当哮喘控制并维持至少 3 个月后，逐步减量，直至达到吸入糖皮质激素的最小有效剂量并维持。

（2）口服给药：适用于轻、中度哮喘急性发作，常用激素药物有泼尼松、泼尼松龙、甲泼尼龙。症状缓解后逐渐减量至停用，可根据病情的严重度适当调整剂量和疗程。

（3）静脉给药：适用于严重急性哮喘发作及危重哮喘。尽早使用全身激素，静脉及时给予琥珀酸氢化可的松（400 ～ 1000mg/d）或甲泼尼龙（80 ～ 160mg/d）。无激素依赖倾向者，可在短期（3 ～ 5d）内停药，有激素依赖倾向者应延长给药时间，控制哮喘症状后改为口服给药，逐步减少剂量。根据患者病情，及时调整激素给药途径及使用剂量 。

11. 慢性阻塞性肺疾病急性加重期如何使用激素治疗？

慢性阻塞性肺疾病急性加重（AECOPD）患者全身应用糖皮质激素可缩短康复时间，改善肺功能 FEV_1 和氧合，降低早期反复和治疗失败的风险，缩短住院时间。口服糖皮质激素与静脉应用激素疗效相当。AECOPD 住院患者宜在应用支气管扩张药的基础上，加用糖皮质激素口服或静脉治疗。目前推荐使用泼尼松 30 ～ 40mg/d，疗程 9 ～ 14d。与静脉给药相比，首选口服泼尼松。

临床上也可单独雾化吸入布地奈德混悬液替代口服激素，对患者吸气配合的要求不高，起效较快，雾化时间和输出药量取决于流速、雾化器容积和药液容量。单独应用布地奈德雾化吸入不能快速缓解气流受限，因此需联合应用短效支气管扩张药吸入。

（杜　建　田玉洁　梁锦湄）

第八节　靶向药物

1. 什么是肿瘤的分子靶向药物治疗？

靶向药物治疗，又称靶向治疗（targeted therapy），主要是指在细胞分子水平上，针对已经明确的致癌位点（该位点可以是肿瘤细胞内部的一个蛋白分子或一个基因片段）来设计相应的治疗药物，药物进入体内会进行特异性地选择与致癌位点相结合发挥作用，导致肿瘤细胞特异性死亡，而不波及肿瘤周围正常组织细胞，又形象地称为“生物导弹”。靶向治疗是治疗癌症的主要方式，具有治疗效果显著、起效较快、不良反应发生率较低等特点。

2. 肺癌患者为何要做基因检测？

肿瘤是指原本在正常细胞中发挥重要生理作用的基因，在某些条件下，如病毒感染、化学致癌物或辐射作用等，被异常激活，转变为致癌基因，诱导细胞发生癌变。基因检测就是针对肿瘤的基因图谱进行测试，从而确定到底发生了哪些突变的过程。随着基因分子水平研究的不断深入，越来越多的肿瘤细胞信号通路被发现，通路中特定基因的扩增、突变、表达状态与靶向药物的有效性密切相关，因此，基因检测能针对性地为每位肿瘤患者制订最适合的治疗方案，从而最大程度地提高治疗的有效性，减少药物的毒副作用。如果诊断为非小细胞肺癌，可进行基因检测。小细胞肺癌由于靶向药物较少，基因检测的价值相对较小。

3. 治疗肺癌常用的靶向药物有哪些？

（1）以表皮生长因子受体为靶点：一是细胞内的酪氨酸激酶抑制药（tyrosine kinase inhibitor，TKI），通过抑制肺癌细胞内的酪氨酸激酶区激活从而促进细胞的凋亡，如吉非替尼、厄洛替尼和埃克替尼；二是细胞外的单克隆抗体，通过阻断配体和受体结合，从而发挥抗肿瘤作用，如西妥昔单抗。

（2）以血管生成相关的基因为治疗靶点：该靶点的药物有贝伐珠单抗和重组人血管内皮抑制素注射液，这类药物主要是通过抑制与血管形成相关的内皮细胞，从而抑制肿瘤新生血管的生成，最终来达到抑制肿瘤的目的。

（3）以间变性淋巴瘤激酶基因为靶点：间变性淋巴瘤激酶（anaplastic lymphoma kinase，ALK）在肿瘤细胞生长和发展过程中起关键作用，ALK 基因外显子与棘皮动物微管相关蛋白样 4（echinoderm microtubule-associated protein-like 4，EML4）基因外显子融合，形成 EML4-ALK 融合酪氨酸激酶，EML4-ALK 融合变异体具有高度的致癌性，且 ALK 在多种肿瘤细胞中高表达。存在 EMIA-ALK 融合基因的患者，ALK 抑制药克唑替尼为该类患者的靶向药物。

4. 使用靶向药物的适应证有哪些？

（1）基因突变阳性：通过肿瘤组织标本检测基因突变结果，肿瘤组织标本包括手术切下的组织、活检穿刺的组织、胸腔积液中找到的癌细胞等。如果患者情况较差，不允许行 CT 引导下穿刺活检、EBUS-TBNA 活检或其他活检，可抽血行循环肿瘤 DNA（circulating tumor DNA，ctDNA）检测。

（2）中晚期不能手术的患者：主要指肿瘤很大，或有转移的、不能做手术的Ⅲ B ～Ⅳ期的患者，是靶向治疗最初的适应证。可根据用药过程中肿瘤大小、淋巴结大小的变化、胸腔积液是否减少，来评估靶向药是否有效。

（3）术后患者：主要是做完手术，分期为Ⅱ A ～Ⅲ A 的患者（淋巴结转移阳性者）进行术后辅助靶向药物治疗。

（4）没有淋巴结转移的早期患者：由于身体原因、肿瘤位置等原因不能全部手术切除者，在观察剩下病灶的同时可以考虑行靶向治疗。

（5）没有条件检测，经验用药。

5. 使用靶向药物的禁忌证有哪些？

（1）经相关检测（基因检测、免疫组化检查等）不符合使用条件。多数靶向药要先做基因检测，有相应的“驱动基因”突变才能使用相应的靶向药。

（2）经评估有某些合并症或禁忌，如果勉强使用，风险很大。

（3）出现严重的不良反应而导致不得不停药。

6. 静脉输入靶向药物的一般护理措施有哪些？

（1）用药前测量生命体征，也可使用心电监护仪持续监测。

（2）用药前 30min 遵医嘱给予抗组胺药、糖皮质激素等。

（3）严格执行无菌操作，准确配制药物，勿剧烈振荡，现配现用。

（4）严格按照药品使用方法控制输注速度，静脉滴注前后必须使用生理盐水冲洗输液管。

（5）治疗过程中严密观察，倾听患者主诉，如发现异常及时报告医师，并积极配合处理。

（6）及时记录患者病情、生命体征、不适主诉、处理措施及效果。

7. 口服靶向药物的注意事项有哪些？

（1）严格按医嘱服用，如漏服一次，可以补服，但是两次服药时间间隔不可少于 12h，不可因漏服而一次加倍剂量服用。

（2）服药期间不建议服用西柚类水果和果汁，因为西柚类主要被肝脏细胞色素 P450 酶系统中 CYP3A4 酶代谢，它同时也能抑制 CYP3A4 酶的活性，从而使经 CYP3A4 酶代谢的药物的代谢下降，毒副作用增加。

（3）很多靶向药物会引起肝功能损伤，建议服用靶向药物 1 ～ 2 周后，检测肝功能，如果出现肝功能异常，需要同时应用保肝药物，但不要轻易停药。轻度的肝功能异常，通过保肝药物治疗一般可以控制；严重的肝功能异常，可能需要停药，具体需要咨询医师。

（4）注意药物间的相互作用。与 CYP3A4 酶抑制药（如酮康唑、伊曲康唑、红霉素、维拉帕米等）联用可能减少靶向药物的代谢，导致血药浓度的增加，此时需减少靶向药物的剂量以防止发生严重不良反应。而与 CYP3A4 酶诱导剂联用（如地塞米松、苯巴比妥、苯妥英、卡马西平、利福平、异烟肼等）可能增加靶向药物的代谢，导致血药浓度降低，此时可适当增加靶向药物的剂量。因此服用靶向药物期间，如与上述药物联用，应予以注意，药物剂量的增减需在医师指导下进行。口服其他药物时，尽量避免与靶向药物同时服用，推荐至少间隔 2h 以上服用。

（5）服用靶向药期间，每 2 ～ 3 个月需复查一次 CT，以监测病情变化。

8. 使用靶向药物后出现皮肤的不良反应有哪些，如何对症处理？

（1）皮疹、皮肤瘙痒：80% 以上患者使用西妥昔单抗等靶向药物后会出现皮肤反应。以 EGFR 为靶点的抗肿瘤药物，如吉非替尼和厄罗替尼，痤疮样皮疹是最常见的不良反应，大部分为轻度。皮疹的发生率呈剂量依赖性，即用量越大、时间越长，皮疹越明显。皮疹主要分布在面部、下背部、颈部和耳后等，一般在用药后 1 周出现，3 ～ 5 周达到最严重的程度，而停药 4 周内皮疹基本消失。处理措施：①注意保持皮肤清洁，勤剪指甲，勿抓挠皮肤，晚间睡觉时戴手套以防止抓伤皮肤。②避免挤压、日晒。③勿使用易导致皮肤干燥的物品，沐浴后或睡眠前涂抹润肤露。④可外用软膏处理皮疹，必要时加抗生素软膏和含激素类软膏，若皮疹较重，可酌情减量甚至停药。⑤预防性应用米诺环素能有效减轻皮疹的发生。⑥出现脓疱性皮疹时，除做好基础护理、加强营养等一般护理外，局部可用氧化锌、炉甘石止痒，莫匹罗星软膏涂于疹面，涂抹湿润的软膏于疹周。

（2）手足综合征：手足综合征是肿瘤患者在分子靶向治疗过程中出现的一种皮肤毒性反应，主要发生于体表受压区域，表现为手掌 - 足底感觉迟钝等，其特征为麻木、感觉迟钝、感觉异常、麻刺感、无痛感或疼痛感、皮肤肿胀或红斑、脱屑、皲裂、硬结样水疱或严重疼痛等。多靶点药物索拉非尼和舒尼替尼易引起手足综合征。根据加拿大国立癌研究所的毒性分级标准，将手足综合征分为Ⅰ度、Ⅱ度、Ⅲ度。

1）临床上当出现Ⅰ、Ⅱ度手足综合征后，处理措施：①指导患者保持受累皮肤湿润，如将双手或足在温水中浸泡 10min，然后在湿润的皮肤上涂凡士林软膏或芦荟汁、尿素软膏，避免接触过冷、过热和尖锐多刺的物体，以免发生冻伤、烫伤和外伤；②保持卫生，防寒、防冻，穿柔软、合适的鞋袜、手套，鞋袜不宜过紧，以防摩擦；③避免做剧烈运动或用力捆绑的动作，避免接触碱性洗涤剂。

2）若经上述处理后患者症状仍未减轻，出现Ⅲ度手足综合征，处理措施：①遵医嘱给予索拉非尼减量治疗，并给予 300mg 维生素 B_6 静脉滴注每日 1 次；1.5mg 腺苷钴胺肌内注射每日 1 次，以营养神经，同时以莫匹罗星乳膏（百多邦）外敷。②疼痛剧烈时适当应用镇静、镇痛药物。③协助患者做好生活护理，指导患者不要挠抓局部皮肤及撕去痂结，破溃处经消毒后用无菌油纱覆盖，尽量少换油纱，以免反复损伤伤口而影响愈合。④红肿、皲裂处涂以凡士林软膏。⑤指导患者睡觉时用枕头适当垫高上下肢体，以促进肢体静脉回流。

（3）毛发异常：分子靶向药物可导致脱发，胡须生长缓慢，头发和体毛变卷、易断的现象。护士应告诉患者脱发是暂时的，一旦停药后毛发会复生。处理措施：①注意保持床单、枕套的洁净；②及时清除掉发，减少脱发对患者的不良刺激；③可为患者选择合适的假发或帽子；④平时应减少梳头次数，且用软梳子梳头，以减少脱发。

（4）甲沟炎：表现为甲侧肉芽组织形成并向甲内生长，伴有红斑、压痛感，指甲外侧部隆起、裂开，甚至会导致化脓性肉芽形成。处理措施：①穿宽松布鞋，经常剪指甲，保持指甲卫生；②可在指甲周围涂抹抗生素软膏；③甲沟炎初期局部红肿、疼痛，应及时用热盐水烫洗，或用莫匹罗星乳膏、鱼石脂外敷软膏控制炎症。

（5）皮肤干燥：个别痤疮样囊泡型皮疹有轻中度的皮肤干燥和瘙痒，经对症治疗后症状可缓解，但应坚持用药。皮肤干燥症发生在手、足，严重者会造成指（趾）关节处皮肤裂开。处理措施：①避免使用肥皂；②尽量使用微温的水淋浴并缩短淋浴时间，皮肤应经常涂抹无酒精润肤露；③非常干燥者可以使用含尿素成分润肤露。

9. 使用靶向药物后出现消化系统的不良反应有哪些，如何对症处理？

（1）腹泻：腹泻是厄罗替尼和吉非替尼常见的不良反应之一，但发生程度轻微，患者能耐受，无须停药。个别腹泻严重者也可采取对症治疗的方法，只须短期停药，不必长期停药。处理措施：①告知患者腹泻多为一过性，以消除患者的紧张及焦虑情绪；②饮食宜清淡，减少油腻、难消化及刺激性的食物，适当多饮水；③记录排便情况，加强病情观察；④严重者服用盐酸洛哌丁胺；⑤重度腹泻导致脱水或病情恶化者暂停用药，并予以静脉补液；⑥严重腹泻导致肛周皮肤红肿者，每次排便后应予以温水冲洗和氧化锌软膏外涂肛周。

（2）呕吐和食欲缺乏：该类反应在分子靶向治疗中较常见。处理措施：①通过饮食调节可减轻症状，建议吃高蛋白、高热量、清淡的饮食，且应少量多次进食；②轻度症状者可用甲氧氯普胺、地塞米松和苯海拉明治疗；③症状严重者可用 5- 羟色胺 3 受体拮抗药（如昂丹司琼、格拉司琼和托烷司琼等）治疗；④严重脱水者要适当补充水和电解质。

（3）口腔黏膜炎、口腔溃疡：厄罗替尼、吉非替尼和索拉非尼等均可引起口腔黏膜炎和口腔溃疡。处理措施：①嘱患者保持口腔清洁，早、晚用软毛刷刷牙，每次餐后用漱口液漱口；②保持口腔湿润，避免黏膜干燥；③饭后不可剔牙，以免损伤牙龈；④指导患者进食高蛋白、高维生素、清淡易消化的食物，多食新鲜水果和蔬菜，不吃辛辣、坚硬和带刺的食物，以避免口腔黏膜损伤；⑤口腔疼痛者应予以生理盐水 250ml+ 庆大霉素 16 万 U+ 普鲁卡因 4 ～ 6ml 于进餐前含漱 3 ～ 5min，对咽部疼痛者，嘱其将此漱口液 5ml 缓缓咽下后再进餐，这样可明显减轻患者的疼痛，也可避免因进食造成的口腔黏膜炎不易愈合；⑥若出现真菌感染可用 4% 碳酸氢钠溶液含漱。

10. 使用靶向药物后引起高血压应如何处理？

血压升高是靶向药物治疗过程中常见的副作用之一，特别在最初应用的 6 个周期，降压治疗可以选用血管紧张素转化酶抑制药（如卡托普利、依那普利和贝那普利等）。引起血压升高通常发生于治疗的早期，应密切监测患者血压变化，保持病区安静，减少探视，去除一切不良刺激及引起血压升高的因素，如情绪激动、焦虑、饱餐、输液过快和用力等。

11. 使用靶向药物后出现血液系统的不良反应有哪些，如何对症处理？

（1）骨髓抑制：部分靶向药物可引起骨髓抑制及贫血，因此既往曾行骨髓抑制治疗（包括放疗和化疗）的患者在应用该类药物时应谨慎，要密切监测血常规及生命体征的变化。处理措施：①指导患者适当休息，不做剧烈活动。②出现严重感染、败血症者，应予以严格的消毒隔离措施。③当血液中白细胞（WBC）$\leqslant 1\times10^9/L$、中性粒细胞（ANC）$\leqslant 0.5\times10^9/L$ 时应对患者进行保护性隔离措施，进行特殊隔离护理。严格病室消毒及无菌技术操作，严密监测体温，必要时给予预防性抗生素，治疗项目应尽量一次完成，以减少出入隔离室的次数。④饮食方面不宜吃生冷水果，所有食物均应经过消毒处理。

（2）出血和其他不良反应：常见的出血有鼻出血、肺咯血、胃肠道出血、子宫出血和脑出血等，鼻出血最常见，但一般比较轻微。嘱患者卧床休息，协助其取半坐卧位或头部前倾位，头部及鼻根部予冷敷。同时将床头摇高，保持床铺清洁、干燥，使患者卧位舒适。乏力也是常见不良反应，应提醒患者注意休息，避免剧烈运动，加强陪伴，预防跌倒。

（李春燕 崔伯艳 韩亚亮）

第九节 呼吸兴奋药

1. 什么是呼吸兴奋药？

呼吸兴奋药（respiratory stimulant）属于中枢兴奋药，主要通过兴奋呼吸中枢或刺激颈动脉窦和主动脉体化学感受器，反射性地兴奋呼吸中枢，使呼吸加深加快，增加通气量，提高动脉血氧分压，降低二氧化碳分压，改善呼吸功能，用于防止或治疗肺泡通气降低，在呼吸中枢处于抑制状态时兴奋作用尤为明显。用于治疗各种危重疾病和呼吸抑制药物引起的呼吸抑制或呼吸衰竭，但对呼吸肌麻痹所致的呼吸衰竭无效。

2. 常用的呼吸兴奋药有哪些？

呼吸兴奋药按作用部位可分为作用于呼吸中枢的药物，如多沙普仑、二甲弗林；作用于外周化学感受器的药物，如洛贝林、阿米三嗪;对呼吸中枢和外周感受器均有作用的药物，如尼可刹米、贝香草二乙胺。以下为常用的呼吸兴奋药。

（1）多沙普仑：小剂量静脉注射能刺激颈动脉体化学感受器反射性兴奋呼吸中枢，大剂量静脉注射能直接兴奋延髓呼吸中枢，使潮气量加大，呼吸频率加快。与其他呼吸兴奋药相比，多沙普仑作用强且安全范围广。常用于解救麻醉药、中枢抑制药引起的中枢呼吸抑制。用药时需要监测血压、脉搏和深肌腱反射，防止药物过量。静脉滴注速度太快有引起溶血的危险；滴注时间太长能导致血栓性静脉炎或局部皮肤刺激；剂量过大时，可引起心血管反应如血压升高、心率加快甚至出现心律失常。用药期间若出现惊厥、不能控制的震颤或躯体妄动、反射亢进等现象时应立即停药。

（2）洛贝林：洛贝林对呼吸中枢无直接兴奋作用，其作用是通过刺激颈动脉窦和主动脉体的胆碱受体，反射性地兴奋呼吸中枢，对迷走神经中枢和血管运动中枢也有反射性兴奋作用，对自主神经节先兴奋后阻断。洛贝林的作用迅速而短暂，作用弱，但安全范围大，常用于新生儿窒息、一氧化碳中毒、吸入麻醉药或其他中枢抑制药中毒、传染病引起的呼吸衰竭等。副作用可见恶心、呕吐、呛咳、头痛、心悸等，过量可引起心动过速、传导阻滞、呼吸抑制甚至惊厥。

（3）尼可刹米：尼可刹米选择兴奋延髓呼吸中枢，也可以通过刺激颈动脉窦和主动脉体化学感受器反射性兴奋呼吸中枢，并提高呼吸中枢对二氧化碳的敏感性。对大脑皮质、血管运动中枢及脊髓也有较弱的兴奋作用。主要应用于中枢性呼吸抑制、各类继发的呼吸抑制、慢性阻塞性肺疾病伴高碳酸血症及吗啡引起的呼吸抑制、肺源性心脏病引起的呼吸衰竭，以及麻醉药或其他中枢抑制药的中毒解救。使用过程中常见不良反应包括出现面部刺激征、烦躁不安、肌肉抽搐、恶心、呕吐，大剂量时可出现多汗、恶心、血压升高、心动过速、心律失常、肌肉震颤、僵直甚至惊厥，出现上述症状应及时停药，如出现惊厥可及时注射苯二氮䓬类或小剂量硫喷妥钠、苯巴比妥钠等。

3. 使用呼吸兴奋药的适应证有哪些？

呼吸兴奋药主要适用于中枢抑制为主、通气不足引起的呼吸衰竭。

（1）危重疾病，如严重感染、创伤等引起的呼吸抑制或呼吸衰竭。

（2）肺性脑病时，如无机械通气条件，可以使用呼吸中枢兴奋药。当二氧化碳分压（PCO_2）> 75mmHg 时，对于Ⅱ型呼吸衰竭患者即使无意识障碍也可酌情使用呼吸中枢兴奋药。

（3）新生儿窒息、小儿感染性疾病引起的呼吸衰竭及一氧化碳中毒。

（4）中枢对二氧化碳敏感性降低，但在趋于恢复的过程中。

（5）自主呼吸频率 < 10 次 / 分，而潮气量 > 300ml。

4. 使用呼吸兴奋药的禁忌证有哪些？

（1）以肺炎、肺水肿、弥漫性肺纤维化病变引起的肺换气功能障碍为主所导致的呼吸衰竭患者，不宜使用。

（2）有呼吸肌麻痹的患者。

（3）中枢性呼吸衰竭的早期应禁用，如镇静催眠药中毒早期。

（4）自主呼吸频率 > 20 次 / 分，而通气量不足的患者，使用后反而会加速呼吸肌疲劳，应禁用。

（5）尼可刹米对心搏骤停所致的呼吸功能不全无效，使用后反而会增加脑缺氧，早期应禁用。

5. 使用呼吸兴奋药时的注意事项有哪些？

（1）部分呼吸兴奋药持续应用会产生耐药现象，一般应用 3 ～ 5d，或给药 12h 后间歇 12h。

（2）呼吸兴奋药的作用剂量与引起惊厥的剂量相近，在出现惊厥之前患者可有不安、自口周开始的颤抖、瘙痒、呕吐、潮红等表现，应密切观察，预防惊厥。

（3）为防止用药过量，除严格控制用药剂量和给药间隔时间外，可以交替应用多种呼吸兴奋药。

（4）呼吸兴奋药的使用使机体耗氧量增大，因此，慢性呼吸衰竭患者使用呼吸兴奋药时剂量不宜偏大，使用时应注意保持呼吸道通畅，必要时可增加吸氧浓度。

（5）呼吸兴奋药对大脑皮质、血管运动中枢和脊髓有较弱的兴奋作用，应注意观察。

（张　力　梁锦湄）

第十节　促凝血药

1. 什么是促凝血药？

促凝血药即止血药，是指能加速血液凝固或降低毛细血管通透性，促使出血停止的药物。促凝血机制主要包括 4 个步骤：①在血管或组织损伤后，经一系列凝血因子的递变形成因子Xa。②在后者与 Ca^{2+}、因子Ⅴ和血小板磷脂的作用下，使凝血酶原（因子Ⅱ）变成凝血酶（Ⅱa）。③在凝血酶的作用下，纤维蛋白原（因子Ⅰ）变成可溶性纤维蛋白，继而在因子Ⅲa作用下成为难溶性纤维蛋白，产生凝血块而止血。④纤维蛋白在纤维蛋白溶酶的作用下，成为纤维蛋白降解产物，而使纤维蛋白（凝血块）溶解。

2. 常用促凝血药物的分类有哪些？

根据血液凝固与溶解原理，临床常用促凝血药分为止血药和抗纤溶药两大类。

（1）止血药：保证良好止血功能的三大要素为血管通透性及收缩功能；血小板数量及质量；凝血因子系统、抗凝系统。止血药也分别通过上述3个环节发挥效应。

1）作用于血管的常用止血药有肾上腺色腙、垂体后叶素等。

2）促血小板生成药及增强血小板功能的药物，如某些蛇毒制剂巴曲酶。

3）具有促凝活性的药物有维生素K、凝血质、酚磺乙胺、硫酸鱼精蛋白等，可影响某些凝血因子，促进或恢复凝血过程而止血。

（2）抗纤溶药：通过抑制纤维蛋白溶解系统而止血，称抗纤溶药，包括氨基己酸、氨甲苯酸、氨甲环酸等。其通过抑制纤维蛋白（即凝血块）的溶解，增加凝血块的强度协助止血。

3. 常用的促凝血药及其适应证有哪些？

（1）止血药

1）维生素K：是肝脏合成因子Ⅱ、Ⅶ、Ⅸ、Ⅹ所必需的物质。一旦缺乏可引起这些凝血因子合成障碍或异常，临床可见出血倾向和凝血酶原时间延长。天然维生素K分为维生素K_1及维生素K_2，维生素K_3及维生素K_4均为人工合成品。其中维生素K_1、维生素K_2为脂溶性的，其吸收有赖于胆汁的正常分泌，维生素K_3为水溶性的，吸收不依赖胆汁，口服可直接吸收。临床用于维生素K缺乏引起的出血，阻塞性黄疸、胆瘘、慢性腹泻、广泛肠切除所致肠吸收功能不良患者，早产儿、新生儿、新生儿低凝血酶原血症，香豆素类或水杨酸类过量及其他原因所致凝血酶原过低等引起的出血。亦可用于预防长期口服广谱抗生素类药物引起的维生素K缺乏症。

2）酚磺乙胺：能增加血液中血小板数量，增强其聚集性和黏附性，促使血小板释放凝血活性物质，缩短凝血时间，加速血块收缩。尚可增强毛细血管抵抗力，降低毛细血管通透性，减少血液渗出。止血作用迅速，静脉注射后1h作用达到高峰，作用维持4～6h。适用于预防和治疗外科手术出血过多，血小板减少性紫癜或过敏性紫癜及其他原因引起的出血，如脑出血、胃肠道出血、泌尿道出血、眼底出血、牙龈出血、鼻出血和皮肤出血等。

3）垂体后叶素：由猪、牛、羊等动物的脑神经垂体中提取的水溶性成分，内含催产素及升压素。对平滑肌有强烈收缩作用，小剂量催产素可增强子宫的节律性收缩，大剂量能引起强直性收缩，使子宫肌层内血管受压迫而起止血作用。同时对肠道及膀胱亦能增强张力而使其收缩，此外，尚能抑制排尿。用于肺支气管出血（如咯血）、消化道出血（呕血、便血），并适用于产科催产及产后收缩子宫、止血等。对于腹腔手术后肠道麻痹等亦有效。对尿崩症有减少排尿量的作用。

4）蛇毒制剂（血凝酶）：血凝酶是以巴西矛头蛇的毒液中分离、精制所得的一种巴曲酶制成的制剂。它是一种单链糖蛋白，由17种氨基酸组成，此类药具有类凝血酶样作用及类凝血激酶样作用。可用于需减少血流或止血的各种医疗情况，也可以用来预防出血，如手术前用药，可避免或者减少手术部位及手术后出血。

（2）抗纤溶药

1）氨甲苯酸：能抑制纤维蛋白溶酶原的激活因子，使纤维蛋白溶酶原不能激活为纤维蛋白溶酶，从而抑制纤维蛋白的溶解，产生止血作用。主要适用于纤维蛋白溶解过程亢进所致出血，如肺、肝、胰、前列腺、甲状腺、肾上腺等手术时的异常出血，妇产科和产后出血及肺结核咯血或痰中带血、血尿、前列腺增生症出血、上消化道出血等。对一般慢性渗血效果较显著，但对癌症出血及创伤出血无止血作用。此外，尚可用于链激酶或尿激酶过量引起的出血。

2）氨甲环酸：本品化学结构与赖氨酸相似，可竞争性阻抑纤维蛋白原吸附在纤维蛋白上，从而防止其激活，保护纤维蛋白不被纤溶酶所降解和溶解，最终达到止血效果。同时本品尚能直接抑制纤溶酶活力，减少纤溶酶原激活补体的作用，从而达到防止遗传性血管神经性水肿的发生。两种机制决定其止血作用比氨甲苯酸略强。主要用于急慢性、局限性或全身性纤维蛋白溶解亢进所致的各种出血。弥散性血管内凝血所致的继发性高纤溶状态，在未肝素化前，慎用本品。

3）氨基己酸：能抑制纤维蛋白溶酶原的激活因子使纤维蛋白溶酶原不能激活为纤维蛋白溶酶，从而抑制纤维蛋白的溶解，产生止血作用。用于纤溶性出血、如脑、肺、子宫、前列腺、肾上腺、甲状腺等外伤或手术出血。术中早期用药或术前用药，可减少手术中渗血，并减少输血量。亦用于肺出血、肝硬化出血及上消化道出血。

4. 使用促凝血药的注意事项有哪些？

（1）酚磺乙胺可以与其他类型的止血药如氨甲苯酸、维生素 K 并用，本品毒性低，不良反应可有恶心、头痛、皮疹、暂时性低血压等。

（2）垂体后叶素对于患有肾炎、心肌炎、血管硬化、骨盆过窄、双胎、羊水过多、子宫膨胀过度等患者不易应用。在子宫颈尚未完全扩大时亦不宜使用此药。高血压及冠状动脉病患者慎用，用药后如出现面色苍白、出汗、心悸、胸闷、腹痛、过敏性休克应及时停药。

（3）血凝酶弥散性血管内凝血及血液病所致的出血不宜使用；血凝酶没有代偿作用，血液中缺乏血小板或某些凝血因子（如凝血酶原）时，宜在补充血小板、缺乏的凝血因子或输注新鲜血液的基础上应用此药。不良反应发生率较低，偶见过敏样反应，如出现类似情况，可给予抗组胺药或糖皮质激素对症治疗。

（4）氨甲苯酸用量过大可促进血栓形成。对有血栓形成倾向或有血栓栓塞病史者禁用或慎用。一般不单独用于弥散性血管内凝血所继发的纤溶性出血，必要时，在肝素化的基础上应用以防止血栓进一步形成。氨甲苯酸可致继发性肾盂和输尿管凝血，故血友病患者发生血尿时或肾功能不全者慎用。

（5）氨甲环酸与青霉素或尿激酶等溶栓药有配伍禁忌。口服避孕药，雌激素和凝血酶原复合物与此药合用，有增加血栓形成的危险。不良反应偶有药物过量所致颅内血栓形成或出血。个别有腹泻、恶心及呕吐症状；较少见的有经期不适（经期血液凝固所致）。由于氨甲环酸可进入脑脊液，注射后可有视物模糊、头痛、头晕、疲乏等中枢系统症状，较少见，与注射速度有关。

（6）氨基己酸偶有腹泻、腹部不适、结膜充血、鼻塞、皮疹、低血压、呕吐、胃灼热感及尿多等反应。由于排泄较快，须持续给药，否则其血浆有效浓度迅速降低。不能阻止小动脉出血，术中如有活动性动脉出血、仍须结扎止血。由于其经肾脏排泄，且能抑制尿激酶，可引起血凝块阻塞尿路，故泌尿道手术后血尿的患者慎用。有血栓形成倾向或过去有栓塞性血管病者慎用。

5. 咯血的用药方案有哪些？

鉴于临床上咯血多由支气管动脉或肺动脉血管破裂所致，故咯血的药物选择以垂体后叶素、催产素及血管扩张剂为主，其他止血药物只能作为辅助治疗措施。止血药物的应用应注意个体化，特别是注意患者咯血的发生机制及合并症。

（1）垂体后叶素：含有催产素及升压素，具有收缩支气管动脉和肺小动脉的作用，使肺内血流量减少，降低肺循环压力，从而达到止血的目的，是治疗咯血，尤其是大咯血的首选药物。

1）通常以 5 ～ 10 U 垂体后叶素加入到 5% 葡萄糖溶液 20 ～ 40ml，缓慢静脉注射，继之以 10 ～ 20 U 的垂体后叶素加入到 5% 的葡萄糖溶液 250 ～ 500ml 中，缓慢静脉滴注，直至咯血停止后 1 ～ 2d 后停用。

2）用药期间需要严格掌握药物的剂量和滴速，并严密观察患者有无头痛、面色苍白、出虚汗、心悸、胸闷、腹痛、便意、血压升高等不良反应，如出现上述不良反应，应及时减慢输液速度，并给予相应处理。

3）对于同时患有冠心病、动脉粥样硬化、高血压、心力衰竭及妊娠期女性应慎用或禁用。

（2）6- 氨基己酸：通过抑制纤维蛋白溶解起到止血作用，可将 6- 氨基己酸 4 ～ 6g 加入到 5% 葡萄糖溶液 250ml 中静脉滴注，每日 1 ～ 2 次。

（3）氨甲苯酸（止血芳酸）：促凝血药物，通过抑制纤维蛋白溶解起到止血作用。可将 100 ～ 200mg 的止血芳酸加入到 5% 葡萄糖溶液 20 ～ 40ml，缓慢静脉注射，每日 1 ～ 2 次；或将 200mg 的止血芳酸加入到 5% 葡萄糖溶液 250ml 中静脉滴注，每日 1 ～ 2 次。

（4）酚磺乙胺（止血敏）：酚磺乙胺能增强毛细血管抵抗力，降低毛细血管通透性，并可增强血小板的聚集性和黏附性，促进血小板释放凝血活性物质，缩短凝血时间，达到止血效果。

1）可用酚磺乙胺 0.25 ～ 0.5g，肌内注射，每日 2 次；或将 0.25g 的酚磺乙胺加入到 5% 葡萄糖溶液 40ml 中静脉注射，每日 1 ～ 2 次，或酚磺乙胺 1 ～ 2g 加入到 5% 葡萄糖溶液 500ml 中静脉滴注，每日 1 次。

2）氨甲苯酸和酚磺乙胺疗效有限，目前尚无循证医学证据，有时可能会引起血栓形成。

（5）巴曲酶（立止血）：该药是由蛇毒中分离提纯的凝血酶，可以静脉注射或肌内注射，成人每日用量 1 ～ 2 kU。

（6）其他药物：包括肾上腺色腙（安络血）、维生素 K_1、鱼精蛋白等。

（梁锦湄　韩亚亮）

呼吸系统疾病的康复与护理

第一节　常见呼吸疾病康复训练方法

1. 什么是呼吸训练？

呼吸训练（respiratory training）是受训者主动按照一定的呼吸模式（如频率、深度、呼气 / 吸气时间比、胸式 / 腹式等）进行的训练。此训练能够强化呼吸肌，建立有效呼吸模式，改善通气功能，提高肺部、胸部弹性，维持和增大胸廓活动度，增加肺活量，帮助相关呼吸肌群放松，提高呼吸效率。常用的呼吸训练方法有吸气阻力训练、腹式呼吸、缩唇呼吸、全身呼吸操、有效咳嗽训练等。

2. 呼吸训练的适应证与禁忌证有哪些？

（1）适应证

1）慢性阻塞性肺疾病，如支气管炎、肺气肿等。

2）慢性限制性肺疾病，如胸膜炎后、胸部手术后。

3）慢性肺实质肺疾病，如肺结核、尘肺等。

4）哮喘或其他慢性呼吸系统疾病伴呼吸功能障碍者。

（2）禁忌证

1）临床病情不稳、感染未控制。

2）合并严重肺动脉高压或充血性心力衰竭。

3）呼吸衰竭患者。

4）训练时可能导致病情恶化的其他临床情况，如不稳定型心绞痛及近期心肌梗死；认知功能障碍；明显肝功能异常；癌转移；近期脊柱损伤、肋骨骨折、咯血等。

3. 如何进行吸气肌阻力训练？

使用呼吸训练器（图 9-1）进行吸气肌阻力训练（inspiratory resistive muscle training），能使胸廓扩张，有利于肺的膨胀和促进萎缩的小肺泡再度膨胀，预防肺不张；利于气体交换，改善肺通气功能，减少和预防术后并发症。适用于肺不张、慢性阻塞性肺疾病患者；上腹部手术、胸腔手术患者；存在与四肢瘫痪或功能障碍性膈肌相关的限制性肺缺陷等患者。

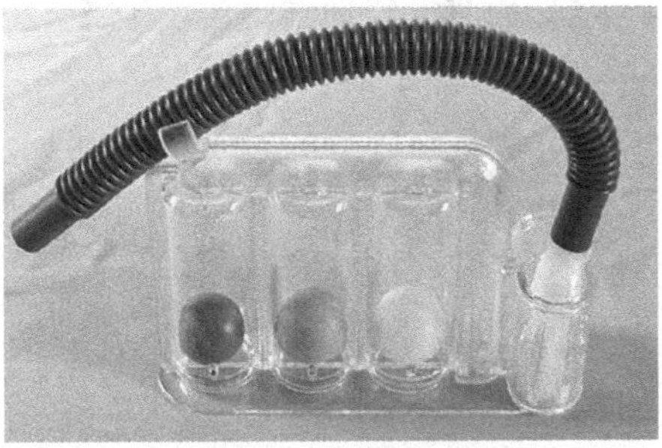

图 9-1　呼吸训练器

（1）操作步骤

1）取出呼吸训练器，将连接软管和外壳的接口、咬嘴连接，垂直摆放。

2）含住咬嘴吸气，以深长均匀的吸气流使浮子逐渐升起，并使浮子尽量长时间地保持升起状态。

3）移开训练器呼气。

4）不断重复第 2 步、第 3 步进行吸气 / 呼气训练，10 ～ 15min 后正常呼吸休息。

（2）注意事项

1）在训练过程中，若出现头晕，立即停止训练，头晕缓解后酌情决定是否继续进行训练。

2）避免憋气和过分减慢呼吸频率，以免诱发呼吸性酸中毒。

3）训练要遵循适量负荷、循序渐进、持之以恒的原则。

4）呼吸训练器专人专用，保持清洁，避免交叉感染。

4. 什么是腹式呼吸？适用于哪些患者？

腹式呼吸（abdominal respiration）是指呼吸时通过膈肌运动使胸腔纵向延伸扩大的呼吸运动锻炼方法。腹式呼吸训练能够提高膈肌移动度，吸气时横膈下降，腹部膨胀，吐气时横膈上升，吐出较多易停滞在肺底部的二氧化碳。腹式呼吸可以增加患者潮气量及肺泡内有效通气量，减少功能残气量，改善肺功能，减少肺部感染；可使胸腔扩大，利于心肌供血、供氧，改善心血管功能；改善腹部脏器功能，促进肠蠕动。腹式呼吸适用于以下患者。

（1）患有以气流受限为特征的疾病，如慢性阻塞性肺疾病的患者。

（2）肺功能下降，需要改善通气功能的患者。

（3）呼吸系统疾病稳定期或康复期的患者。

（4）肺癌术后需要进行呼吸功能锻炼的患者。

（5）正接受运动康复或呼吸肌锻炼的患者。

5. 如何进行腹式呼吸训练？

（1）操作步骤

1）根据患者病情可取卧位、坐位或站立位。双足着地分开，与肩同宽。

2）一手放于胸部，另一手放于腹部。

3）用鼻缓慢深吸气，同时尽力挺腹，使膈肌最大程度地下降，置于腹部的手随腹壁上抬，胸部的手尽力保持不动。

4）用口匀速缓慢呼气，腹肌收缩，同时置于腹部的手加压、下降。

5）如此反复训练，每次 15 ～ 20min，锻炼结束后，协助取舒适体位休息。

（2）注意事项

1）吸气与呼气的时间比约为 1 ∶ 2，强调适当深呼吸，以减慢呼吸频率，提高通气效率。

2）腹式呼吸的要点是吸气伴随腹肌放松，使膈肌下降，腹部凸起；呼气时腹肌收缩，膈肌上抬，腹部凹陷。

3）锻炼时间、频率视患者病情和体力情况而定，循序渐进，逐渐延长至每次 15 ～ 20min，每日 3 ～ 4 次。

4）腹式呼吸会增加能量消耗，应注意患者病情及身体状况，在疾病恢复期和稳定期进行训练。

6. 什么是缩唇呼吸技术？如何进行训练？

缩唇呼吸（pursed lips breathing）技术是指通过呼气时缩唇形成的微弱阻力来延长呼气时间，提高支气管内压，防止呼气时小气道过早陷闭，促进肺泡内气体排出，减少二氧化碳潴留，改善肺功能，缓解病情。适用于慢性阻塞性肺疾病等以气流受限为主要特征的疾病。与腹式呼吸配合进行锻炼，其效果优于单一方式的锻炼。

（1）操作步骤

1）患者取坐位或卧位，身体放松。

2）双手放在上腹部，感受自己呼吸时腹部的变化。

3）嘱患者用鼻吸气，舌尖轻点上腭，吸至深吸气量的 1/2 ～ 2/3 时，屏住呼吸 1 ～ 2s。

4）呼气时将嘴巴噘起缩成吹口哨样，舌尖自然放松，慢慢向前吹气，由 1 默数到 6，维持吐气时间是吹气时间的 2 ～ 3 倍。

5）每次锻炼 15 ～ 20min，每日 3 ～ 4 次。

（2）注意事项

1）吸气：呼气为 1 ∶ 2 或 1 ∶ 3，指导患者呼气时要保持一定的流速。

2）气流大小以能使距口唇 15 ～ 20cm 处，与口唇水平等高的蜡烛火焰倾斜又不至于熄灭为宜。

3）如果患者配合较差，可以在患者面前放一张纸，让患者呼气时将纸吹起。

4）患者端坐位进行锻炼，每次吸气后不宜立即呼出，稍屏气片刻再进行呼气。

7. 如何进行全身呼吸操训练？

全身呼吸操训练是通过锻炼呼吸肌，改善胸廓活动度，提高肺活量，从而减少呼吸道感染，预防和治疗并发症的训练方法，也可增加四肢肌肉力量，改善因慢性呼吸疾病而引起的骨骼肌功能障碍，从心理上减轻患者对体力活动的恐惧和焦虑，增强锻炼的信心。适用于慢性阻塞性肺疾病稳定期、呼吸系统疾病恢复期患者及其他情况需要呼吸功能锻炼的患者。

（1）操作步骤

1）患者选择适宜场地，身体正直站立，全身肌肉放松。

2）用鼻吸气，用口呼气。呼气深长，直至把气呼尽，然后自然吸气。吸气要求有入小腹感，呼与吸时间之比为 2 ∶ 1 或 3 ∶ 1，以不头晕为度。为了增加通气量，宜取慢而深的呼吸，一般以每分钟 16 次左右为宜。

3）常见体式

①伸展运动：伸展胸廓站立且双臂下垂，两足尖与肩同宽。吸气，双手经体侧缓慢向上方伸展，尽量扩展胸廓，同时抬头挺胸，呼气时还原。

②下蹲呼吸：两足并拢，身体前倾下蹲，双手抱膝呼气，还原时吸气。

③屈腰呼吸：两臂腹前交叉，向前屈腰时呼气，上身还原两臂向双侧分开时吸气。

④抱胸呼吸：患者取坐位，两臂在胸前交叉后缩胸部，身体向前倾，深吸气同时两臂逐渐上举，扩张胸部，呼气时还原。

⑤压腹呼吸：患者取坐位，双手叉腰，拇指朝后，其余四肢压住上腹部，身体向前倾，

深吸气同时两臂逐渐上举，呼气时还原。

⑥抱膝呼吸：患者取坐位，一腿向腹部弯曲，以双手捆抱曲腿，以膝压腹时呼气，还原时吸气。

4）以上各节每种练 10 ～ 20 次，每节中间可穿插自然呼吸 30s。全部结束后可原地踏步、前后摆动双手、踢腿、放松四肢关节。

（2）注意事项

1）告知并指导患者进行呼吸锻炼，保持正确姿势和动作，动作柔和缓慢，轻松自然，不可过于用力。

2）根据患者不同情况制订训练动作，训练量根据患者病情，由少到多，循序渐进。

3）保证安全，训练时密切观察患者的面色、神态和生命体征，不可强行训练。

4）耐心认真地向患者讲授训练方式及注意事项，说服患者长期坚持，并定期随访。

8. 使用膈肌起搏器有哪些益处？

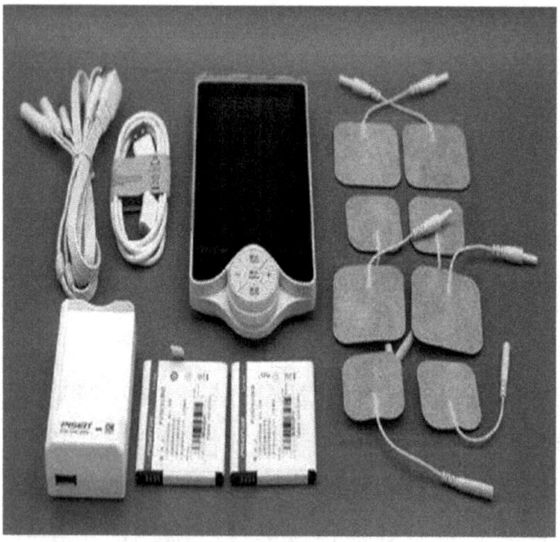

图 9-2 膈肌起搏器

膈肌的功能状况除取决于本身肌力与耐力外，还取决于支配膈肌的神经（中枢神经和膈神经）功能。通过电脉冲刺激膈神经，引起膈肌有节律地收缩称为膈肌起搏。膈肌起搏器（图 9-2）通过脉冲电流刺激膈神经，改善膈肌循环，增加膈肌的血液和能量，消除膈肌疲劳，增加膈肌收缩力，使胸廓容量扩大，潮气量增加，肺通气功能得到改善，呼吸肌紧张度降低，从而提高动脉血氧分压，降低二氧化碳分压。

9. 如何使用体外膈肌起搏器为患者进行膈肌起搏治疗？

（1）清洁贴电极片处的皮肤。

（2）将膈肌起搏器开机，在相应的位置贴上电极片（上面两个电极片在胸锁乳突肌外缘下 1/3 位置，下面两个电极片在第二肋间与锁骨中线交点处）。

（3）将刺激强度归零，根据患者的病情选择适合的参数（治疗时间、起搏次数、脉冲频率、刺激强度等），设置好参数即可开始治疗。

（4）当剩余时间归零后即结束治疗，关机。

（5）将治疗用物擦拭干净后备下次使用。

10. 什么是有效咳嗽技术？适用于哪些患者？

有效咳嗽（effective cough）是通过深吸气进行咳嗽并将气管内的痰液咳出体外，以保持呼吸道通畅的一项重要的呼吸道护理技术。正确应用有效咳嗽，才能提高咳嗽效率，促进气道远端分泌物排出，改善肺通气，维护呼吸道通畅，减少反复感染。有效咳嗽技术适用于以下患者。

（1）呼吸道感染性疾病导致痰液黏稠难以排出时。

（2）年老体弱、痰液潴留的部位较深、咳嗽无力者。

（3）在进行胸部物理治疗，如雾化吸入、振动排痰、胸部叩击等操作后。

（4）长期卧床的患者或手术后为预防肺部感染时。

11. 如何进行有效咳嗽训练？

（1）操作步骤

1）协助患者尽可能采取坐位，病情重、体弱者可取半坐位。

2）使患者双手置于腹部在呼气时做 3 次哈气，感觉腹肌收缩。

3）使患者练习发“K”音，感觉声带绷紧、声门关闭及腹肌收缩。

4）嘱患者缓慢吸气，做深而慢的腹式呼吸 5 ～ 6 次。

5）然后深吸气至膈肌完全下降，并屏气 3 ～ 5s，加强气道内压力。

6）身体尽量前倾，突然打开声门，形成由肺内冲出的高速气流，进行 2 ～ 3 次短促有力的咳嗽，促使痰液移动排除。

7）评估有效咳嗽效果，观察痰液的量、颜色及性状。监测生命体征及脉氧饱和度。

（2）注意事项

1）屏气需适度，避免长时间用力憋气引发不适。

2）避免阵发性咳嗽，连续咳嗽 3 声后应注意平静呼吸片刻。有脑血管破裂、栓塞或血管瘤病史者应避免用力咳嗽。

3）一般情况下安排在患者进餐前 1 ～ 2h 或餐后 2h 训练，持续鼻饲患者咳嗽训练前 30min 应停止鼻饲。

4）胸腹部外伤或其部位的手术后，应局部加压轻咳，以免影响伤口愈合。

5）训练时间可选在清晨，患者经过一夜休息体力较好，且由于夜间持续卧位状态，分泌物易沉积在气道，需要及时排出。

12. 如何辅助患者咳嗽？

（1）腹部推挤辅助法

1）患者平卧位，操作者手掌交叠，掌根置于剑突下方。

2）患者先深吸气，然后在指令下咳嗽，咳嗽同时操作者向内、向上推挤腹部。

（2）肋膈辅助咳嗽法

1）患者平卧，操作者双手呈蝶状置于患者两肋，拇指指向剑突，另四指与肋骨平行。

2）在吸气末，嘱患者屏气、用力咳嗽，同时操作者快速施加手部力量，增加咳嗽终末的气流。

（3）诱导性咳嗽：诱导性咳嗽主要分为导管刺激法和气管按压法两种。导管刺激法主要是向鼻腔插入吸痰管以刺激会厌诱导咳嗽，气管按压法是用拇指指腹快速推压患者胸骨上窝或环状软骨下缘，刺激患者产生咳嗽反射。

辅助患者咳嗽时需注意操作者施加外力的位置，应避免对肋骨和剑突施加暴力，以免造成骨折，尤其是老年患者和明确的骨质疏松病史者更需警惕。屏气需要适度，避免长时间用力憋气。肋膈辅助咳嗽法适用于无法耐受腹部推挤动作但又有可能从手动辅助深呼吸中获益的患者。

（田玉洁　赵　瑛）

第二节 机械通气患者康复训练方法

1. 机械通气患者为什么要实施康复训练？

机械通气患者由于长时间卧床，双手约束，身体部分制动，往往会产生失用性萎缩，生活不能自理，给脱机拔管后回归社会带来困难，同时长期带管增加了呼吸机相关性肺炎等并发症的发生概率。因此，在行机械通气期间给予患者行之有效的康复训练，能够降低带管期间并发症的发生率，减少机械通气的时间，提高脱机拔管的成功率，缩短住院时长，大大减少患者的经济支出，并且能帮助患者恢复或重建受损的功能，包括呼吸功能、肢体功能及心理认知等，提高了患者的生存质量，使之重新回归到社会和家庭。

2. 机械通气患者分期康复训练实施方案如何制订？

机械通气患者康复训练方案的制订应遵循个性化、连续性、渐进性、整体性的原则。从插管到拔管或切开，根据患者的情况可以分为不同时期，每个时期患者的身体条件、心理反应及生理需求均有所不同，因此应根据患者的情况采用不同的康复训练方案。

（1）急性期：患者处于插管初期，病情及生命体征尚不平稳，可能会应用镇静药或升压药物，同时心理上会有焦虑抑郁的情绪。患者及其家属均需要时间接受此种状态，此阶段的主要目标是维持患者生命体征的稳定，保持肢体功能位，适时进行心理疏导，让患者及其家属认识到康复训练的重要性和必要性，防止抵触情绪的发生，可适当进行肢体功能被动运动，但不能影响基本生命体征，以患者不疲惫为宜。

（2）稳定期：此阶段患者病情稳定，生命体征平稳，患者及其家属都希望能够通过积极的治疗及康复训练，尽快脱机拔管，心理上处于积极配合的状态。医护人员要合理利用此期，积极进行功能训练。此阶段主要进行被动训练及辅助主动训练，帮助机体恢复功能，尽快进入康复期。被动训练包括上下肢各关节活动、屈伸、旋转训练，各部位做 4 个八拍，扩胸及直腿抬高 5 ～ 10 次，肌肉按摩。辅助主动训练包括协助患者翻身、坐起。

（3）康复期：此期患者已行脱机训练，可部分或完全脱开呼吸机，机体功能已在逐渐恢复。应鼓励患者多进行主动训练，增强肌肉肌力及耐力，并配合呼吸操训练，以提高心肺功能，并逐渐从床上活动过渡到床边活动再到下床活动，逐步恢复机体的正常生理功能。

1）主动训练：指导患者按节拍进行上、下肢活动（节拍快慢应根据患者病情及耐受度调整），左右协调，交替进行。如扩胸与屈膝，指导患者自行翻身，借物坐起。主动训练每次 20 ～ 30min，每日 2 次，训练结束后，进行相应部位的肌肉按摩，同时进行呼吸操运动。

2）带机下床活动训练：在监护状态下，每日协助患者坐于床边，将一张高矮适中的移动桌子放于床旁，嘱患者双手抱胸，双肘支撑在桌上，双足垂下，在足下垫高度适宜的凳子，尽量不要悬空，训练双足能踢到双足上方 40cm 的皮球 10 次以上。根据患者情况，可协助患者离床，转坐于床旁椅，或在患者耐受情况下协助步行，每日 1 ～ 2 次，每次 10 ～ 15min，循序渐进。

在训练过程中要密切观察患者的生命体征及脉氧饱和度变化，如患者出现心慌、呼吸增快、血压上升等不耐受表现时应立即停止训练。

3. 对机械通气患者实施肢体功能训练有哪些适应证与禁忌证？

（1）适应证

1）失用性肌萎缩：由制动、运动减少或其他原因引起的肌肉失用性改变，导致肌肉功能障碍；肌源性肌萎缩、肌肉病变引起的肌萎缩。

2）神经源性肌萎缩：由神经病变引起的肌肉功能障碍。

3）关节源性肌无力：由关节疾病或损伤引起的肌力减弱，肌肉功能障碍。

4）其他：由于其他原因引起的肌肉功能障碍等。

（2）禁忌证：各种原因所致关节不稳、骨折未愈合又未做内固定、骨关节肿瘤、全身情况较差、病情不稳定者、严重的心肺功能不全等。

4. 长期机械通气患者肢体功能位如何摆放？

肩关节保持外展 45°，前屈 30°，内旋 15°，肘关节保持屈曲 90°。腕关节保持背伸 20°～30°，尺倾 5°～10°。髋关节保持屈曲 15°～20°，髋外展 15°～20°，外旋 5°～10°，膝关节保持屈曲 5°～15°，踝关节保持背伸 90°（图 9-3）。

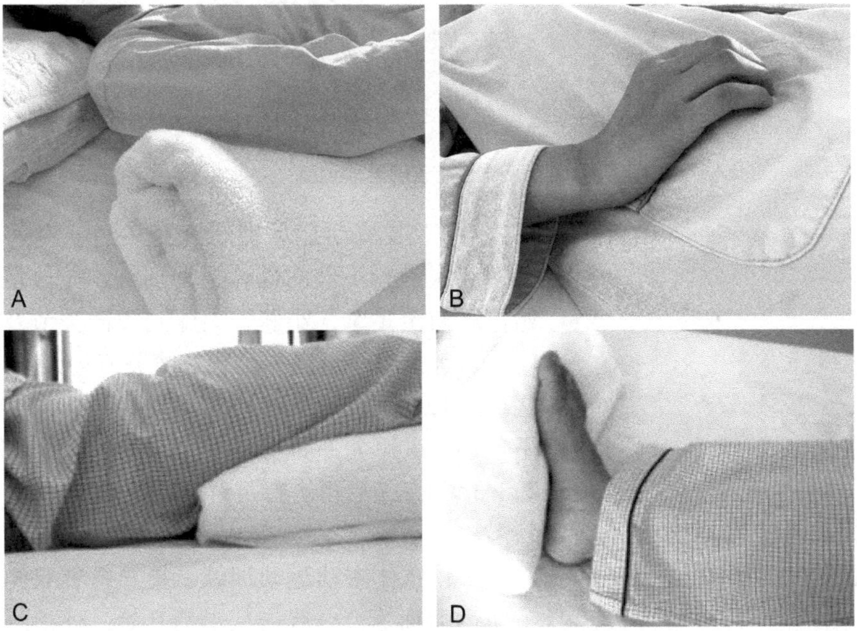

图 9-3　长期机械通气患者肢体功能位摆放

5. 如何通过患者肌力分级实施肢体功能训练？

（1）肌力 0～1 级：0 级，无可测知的肌收缩；1 级，有轻微收缩，但不能引起关节运动。采取被动训练，被动训练的原则是按照从肢体的近端到远端，从上肢到下肢的顺序进行的。

（2）肌力 2 级：在减重状态下能做关节全范围运动，采取辅助训练或主动辅助训练。在被动训练的基础上，让患者自行用力，治疗师辅助进行活动。

（3）肌力 3 级：能抗重力做关节全范围运动，但不能抗阻力运动。此时患者可以抗自身重力进行活动，可以给予患者主动活动训练，与被动活动最大的不同在于，活动的主体由治疗师变成了患者，治疗师只需要在床旁指导患者并且保证患者的安全，适时地给予患者言语上的鼓励，帮助患者恢复自信，提高患者的配合度。

（4）肌力 4 ～ 5 级：4 级，能抗重力、抗中等阻力运动；5 级，能抗重力、抗充分阻力运动。采取抗阻训练，主要由训练器械施加阻力，以增加患者的肌力和肌肉耐力，恢复肢体运动功能的训练方法。可采用沙袋、哑铃、弹力带、握力器等进行训练。

6. 机械通气患者肢体运动训练实施方法有哪些？

（1）肢体被动运动训练

1）上肢被动运动训练（图 9-4）：由远心端至近心端依次进行上肢的肢体运动训练。先从指掌关节运动开始，逐渐至手腕、前臂、上臂及肩部关节及肌肉。顺序：指间关节—腕部—前臂—肘部—上臂—肩部，逐项进行屈曲、伸展、旋转运动，每项内容、各个部位分别训练 2 ～ 3min 及肌肉按摩 2 ～ 3min，最后再进行握拳运动 20 次。

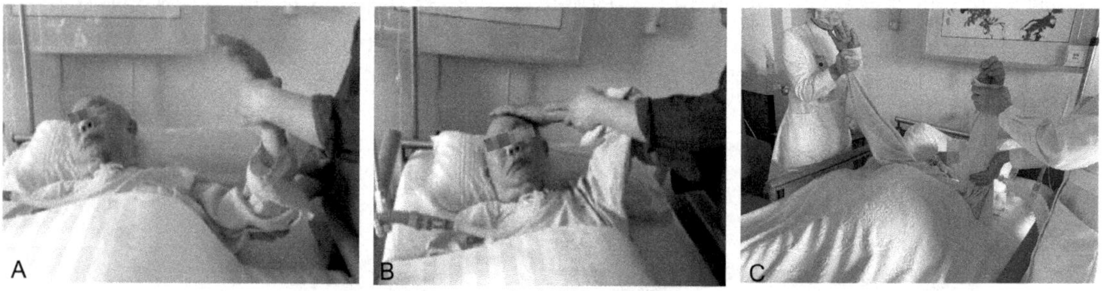

图 9-4 上肢被动运动训练

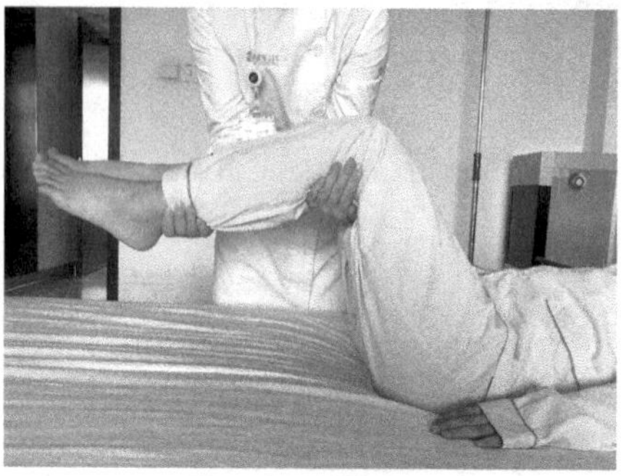

图 9-5 下肢被动运动训练

2）下肢被动运动训练（图 9-5）：由远心端至近心端依次进行下肢的肢体运动训练。先从足趾关节开始，逐渐至足掌、小腿、大腿及髋部关节及肌肉。顺序：足趾关节—足踝—小腿—膝关节—大腿—髋关节。逐项进行屈曲、伸展、旋转运动，每项内容（膝关节不旋转）、各个部位分别训练 2 ～ 3min 及肌肉按摩 2 ～ 3min，最后再进行足背背伸 5 ～ 10 次，直腿抬高 5 ～ 10 次。

（2）肢体主动运动训练：指导患者双侧肢体进行主动运动训练，一般先从单侧开始，逐渐过渡到双侧肢体同时进行训练，左右协调。同时指导患者自行翻身。

1）双侧上肢主动运动训练（图 9-6）：从上肢小关节开始进行运动训练。训练顺序：指掌关节（握拳）—腕部—肘部—肩部，逐个部位进行屈曲、伸展、旋转运动训练，每个部位每个项目训练 2 ～ 3min，最后进行扩胸运动 10 次。逐渐增加训练时间和强度，上肢训练完成后休息 10 ～ 15min，协助上肢各个部位进行肌肉按摩 2 ～ 3min。

2）双侧下肢主动运动训练（图 9-7）：从下肢小关节开始进行运动训练。训练顺序：足趾关节—足踝—膝部—髋部关节。逐个部位进行屈曲、伸展、旋转运动训练，每个部位每个项目训练 2 ～ 3min，最后进行直腿抬高运动 10 次。逐渐增加训练时间和强度，下肢训练完成后休息 10 ～ 15 min，协助下肢各个部位进行肌肉按摩 2 ～ 3min。

（3）带呼吸机下床活动（图 9-8）：在肢体运动康复训练的基础上，患者能适应在床上

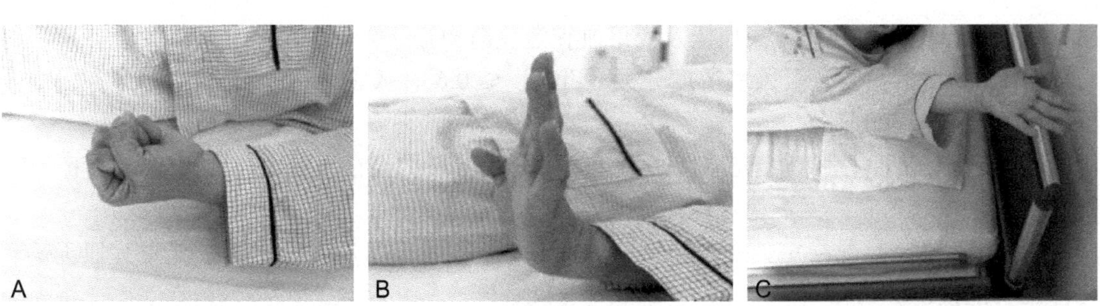

图 9-6　双侧上肢主动运动训练

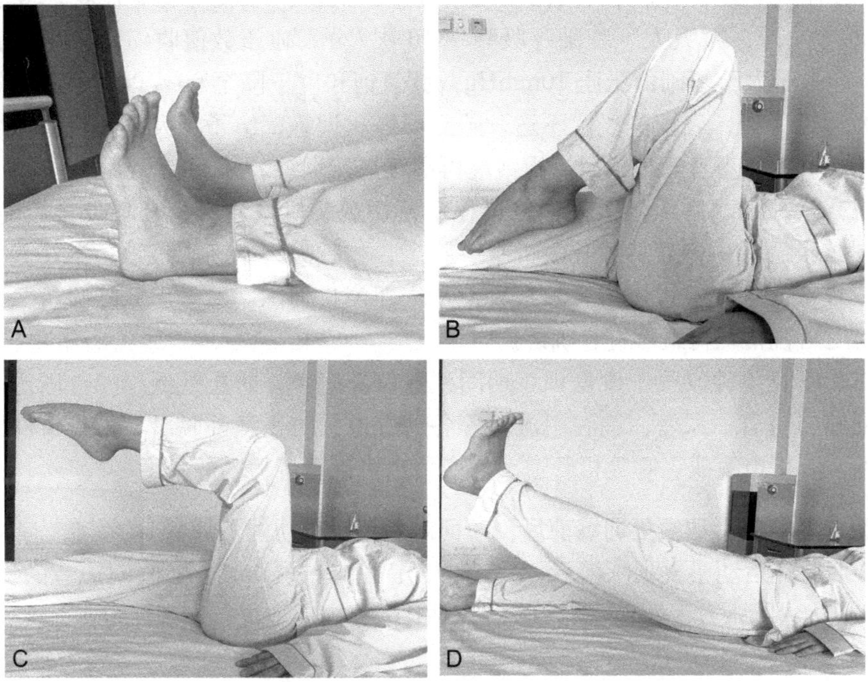

图 9-7　双侧下肢主动运动训练

半坐位、坐位，逐渐过渡到床边坐立位、下床坐沙发或坐轮椅。在病情稳定情况下，可以带呼吸机下床室内外活动，根据患者情况逐渐站立、借助助行器步行等，每日 2 次，每次 10 ～ 15min，循序渐进，逐渐增加训练时间和强度，直至在监护下完全独立活动。

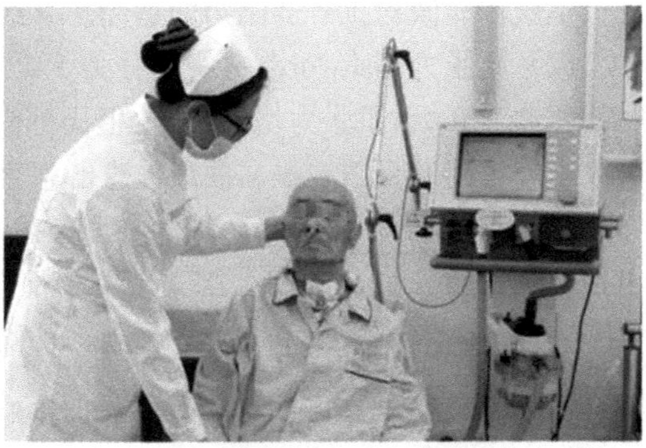

图 9-8　带呼吸机下床活动

7. 实施分期康复训练时，如何对患者的病情进行观察与评估？

（1）评估：对机械通气患者进行康复训练前需要先对患者进行安全性评估，符合适应证的才能进行康复训练。

1）患者意识清楚，生命体征（心率、血压、呼吸）平稳，血流动力学稳定（没有直立性低血压、急性心肌缺血、高血压及应用血管活性药物）。

2）呼吸指标稳定，吸入氧浓度分数（FiO_2）≤ 0.6 时脉氧饱和度保持稳定，呼气末正压（PEEP）≤ 10cmH_2O。

3）排除缺血性心脏病、充血性心力衰竭、急性冠脉综合征、低血压或严重高血压、多脏器功能衰竭的患者。无不稳定的骨折，如髋骨或颈椎骨折。

4）患者神经状况稳定，颅内压＜ 20mmHg，24h 内无癫痫发作。患者无重症肌无力，无神经功能损伤。

（2）观察生命体征：训练过程中密切监测生命体征变化，患者出现如下情况立刻终止康复训练。出现心率、呼吸加快，发绀、喘憋、大汗、呼吸困难等症状，或心率大于基础心率 20 次 / 分、呼吸大于基础呼吸频率 10 次 / 分，血压数值收缩压大于基础收缩压 20mmHg、舒张压大于基础舒张压 10mmHg，脉氧饱和度下降至 90% 以下。有明显的人机对抗，患者通过手势、表情等表示不适，须立即停止训练，给予加大呼吸机氧浓度，停机患者接用呼吸机。待患者病情稳定后视情况再继续进行训练。

（3）观察机械通气呼吸参数：训练过程中密切观察机械通气患者呼吸参数动态变化，如患者出现呼吸急促，伴有持续呼吸机报警状态，如呼吸频率高限报警，潮气量、通气量参数过高或过低报警，气道压力高限报警，须立即停止训练，给予加大呼吸机氧浓度，待患者病情稳定后视情况再继续进行训练。

（4）防止不良事件发生：康复训练期间注意保护患者，防止跌倒。妥善固定好气管导管及液体通路、胃管、尿管、胸腔引流管等各种管道，防止意外脱出等不良事件发生。患者所有管道、监护电缆线、呼吸机管道，均应留出可供患者运动的长度。

8. 实施分期肢体运动康复训练前后，如何对患者进行功能测评？

实施分期肢体运动康复训练前后，需专业人员对患者进行功能测评，对患者的疾病状态、身体素质、肌力、肌张力、关节活动度进行评估，治疗前后各进行 1 次评定，每次测定 3 次，取其平均值。

（1）肌力分级：肌力分为 6 级。0 级：完全瘫痪，不能做任何自由活动。Ⅰ级可见肌肉轻微收缩。Ⅱ级：肢体能在床上平行移动。Ⅲ级：肢体可以克服地心吸引力，能抬离床面。Ⅳ级：肢体能做对抗外界阻力的运动。Ⅴ级：肌力正常，运动自如。

（2）肌张力 Ashworth 分级：分为 5 级：0 级：无肌张力增强。Ⅰ级：肌张力轻度增加，局部屈曲。Ⅱ级：肌张力增加明显，但局部尚易屈曲。Ⅲ级：肌张力重度增加，被动活动困难。Ⅳ级：肢体屈伸受限，呈屈曲或伸直的强直状态。

（3）关节活动度（range of motion，ROM）：用关节角度测量仪记录主动关节活动度，包括肩部关节、肘部关节、腕关节、手部关节、踝关节。测量时患者取舒适体位，暴露测量的关节，确定测量关节的骨性标志，正确找准运动轴、固定臂、移动臂，专人测量。

9. 对机械通气患者实施肢体康复训练时需要注意哪些问题？

（1）做好患者心理护理，解释康复训练的目的及意义，缓解紧张情绪，使其主动配合，更好的完成康复训练运动。

（2）康复训练需取得家属的配合和支持。

（3）告知患者及其家属康复训练应循序渐进，以患者能耐受为宜，不可操之过急。

（4）训练过程中密切观察患者的生命体征，患者发生病情变化或生命体征不平稳时，应立即停止训练，待病情稳定重新评估后再继续进行。

（5）操作者应经过统一培训，保证训练方法一致。

（6）选择适合患者的训练方案及训练强度，病情、基础条件不一样的患者不可同一标准，以避免不必要的损伤。

（7）康复训练以饭后 2h 进行为宜，以免引起反流误吸。

（8）多鼓励患者进行主动锻炼，对患者的进步及时给予鼓励和肯定，增加患者训练的毅力和康复的信心。

10. 如何对机械通气患者实施戴呼吸机下床活动？有哪些注意事项？

戴呼吸机下床活动是在肢体运动康复训练的基础上，患者能适应在床上半坐位、坐位，逐渐过渡到床边坐立位、下床坐沙发或坐轮椅。在病情继续稳定情况下，可以戴呼吸机下床室内外活动，根据患者情况逐渐训练站立、借助助行器步行等，每日 2 次，每次 10 ～ 15min，循序渐进，逐渐增加训练时间和强度，直至在监护下完全独立活动。戴呼吸机下床活动时需注意以下问题。

（1）戴机下床活动者需经过医师评估，通过整体评估患者的情况，制订具体的运动计划和方案，每天按计划落实。

（2）医师调整好便携式呼吸机参数后方可进行。

（3）长期卧床患者首次下床活动时应先在床边活动，待机体适应后逐渐室内活动。

（4）患者坐起前彻底清理呼吸道分泌物，以免活动时痰液增多，引起不适。

（5）检查患者胃排空情况，停止肠内营养，防止剧烈咳嗽引起的反流误吸。

（6）密切观察各项生命体征变化，尤其是血氧饱和度。

（7）妥善固定好气管插管及液体通路、胃管、尿管等各种管道，防止意外脱出。患者所有管道、监护电缆线、呼吸机管道，留出可供患者运动的长度。

（8）密切监测呼吸机各项参数的变化，出现报警提示立即查找原因并及时处理。

（9）活动时间以患者能耐受为宜，最长不超过 1h。如患者出现不适，应立即停止，协助其卧床休息。次日重新评估，制订运动方案。

（10）观察并记录患者的生命体征、运动持续时间、不良反应的处理等。

11. 机械通气患者躯干肌如何训练？

目前主要应用桥式运动（bridging activity）进行躯干肌力的训练，桥式运动能帮助卧床患者增加躯干运动，增强核心力量。桥式运动中，相关肌肉的收缩及收缩的比率取决于任务和其所需的稳定性，支撑面的稳定与否也会改变肌肉收缩的水平及肌肉的协调收缩。桥式运动变化以后，其参与的肌肉会产生相应的收缩变化，可对患者的姿势稳定与协调性产生积极的影响。患者如能熟练掌握，就可随意抬起臀部，进而减少压疮的发生，增加对关节的控制能力，为以后的坐和站打下基础，防止伸髋困难而引起的行走不便。

双侧桥式运动标准动作：①起始期。治疗师辅助患者将两腿屈曲，双足在臀下平踏床面，双手平放于体侧，若患侧下肢不能支撑时，治疗师可帮助将患膝定位。②抬离期。让患者伸髋将臀部缓慢抬离床面至最高位(图 9-9)。③中间期。患者臀部在最高位保持 3 ～ 6s。④放离期。患者缓慢将臀部放下，回到起始位。

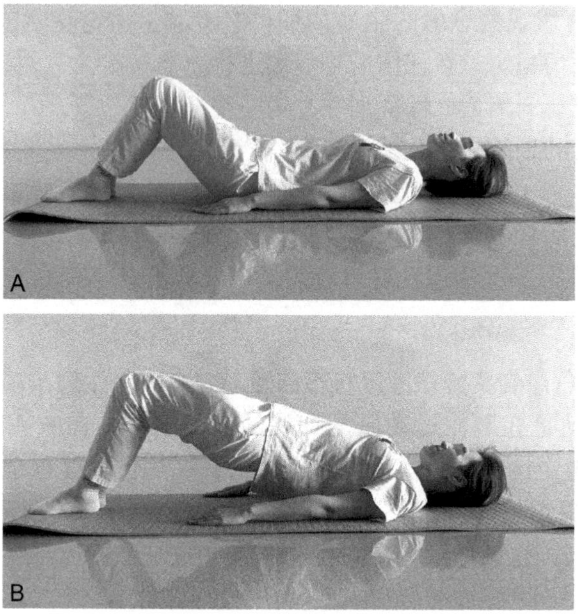

图 9-9 双侧桥式运动抬离期标准动作

桥式运动变化（速度及节奏变化）：①缩短抬离期、中间期和放离期的时间，让患者快速完成桥式运动，注意患者是否能承受变化后的运动强度。②起始期改变膝关节向内或外的位置，即髋关节内旋或外旋的角度，也可在两膝间夹一枕头或一本书。③起始期改变足掌接触床面的位置或膝关节屈曲的角度。④中间期，一腿支撑不动，另一腿做髋关节的内收、外展动作，幅度可根据患者情况调整。⑤单侧桥式运动，起始期将一侧下肢抬起，悬空或架于另一侧下肢大腿上。

（于江丽 袁焘娜 谷红俊）

第三节 呼吸系统疾病营养支持与饮食护理

1. 营养物质对呼吸功能有哪些影响？

（1）矿物质：矿物质缺乏可影响呼吸肌功能，呼吸肌做功负担加重，能量消耗大导致磷和镁的消耗增加，呼吸肌疲劳，易发生低磷血症和低镁血症；低钙和低钾血症也影响膈肌的力量。一些微量元素和维生素的缺乏使肺对氧化损伤的发生和呼吸道感染的易患性增加，从而影响肺病感染的恢复和抗生素治疗的效果。

（2）糖类：糖类呼吸商（respiratory quotient，RQ），即二氧化碳与吸收氧气的体积之比为 1，肌纤维的动力物质是肌糖原，呼吸功能不全时不能以呼出的二氧化碳来评价糖类的需要量，因为呼吸衰竭患者体内二氧化碳的产出量大于氧气消耗量，如糖类摄入过多，其呼吸商（RQ）大于 1，二氧化碳产出多，肺通气负担加重。

（3）蛋白质：呼吸功能不全患者常发生蛋白质 - 能量营养不良，适当增加蛋白质的摄入量可改善呼吸肌的收缩力。

（4）脂肪：脂肪可提供较多的能量，其呼吸商小于 1，最低为 0.7，对呼吸的负担较轻。

充足的必需脂肪酸对改善肺组织结构及免疫功能有益。

2. 营养不良对呼吸系统有哪些影响？

（1）对呼吸肌的影响：营养不良的情况下，骨骼肌、胃肠肌肉等组织的蛋白分解充当能量来源，蛋白质耗能增加 15% ～ 25%，肌肉蛋白的消耗达每日 75g，肌蛋白耗尽，呼吸肌收缩力和耐力被削弱，患者最大吸气压、最大呼气压、每分钟最大通气量、肺活量下降，COPD 患者合并营养不良则尤为明显。血液中蛋白的减少使正常血浆胶体渗透压不得以维持，组织间隙水肿，肺脏含水增加，影响氧的弥散。另外，血液白蛋白减少，对于胸腔积液患者亦是不利，其可导致积液渗出增加。同时营养不良可使呼吸中枢对缺氧的反应能力下降，从而进一步降低了肺的弥散功能。

（2）脂肪代谢对呼吸系统的影响：营养不良时将动用体内的脂肪库，脂肪成为能量的重要来源，同时肝脏中三酰甘油和胆固醇合成增加，血浆中游离脂肪酸和甘油水平增高，脂肪酸经过连续的氧化过程生成酮体，大量酮体可造成代谢性酸中毒，加重呼吸系统的负担，导致代偿性的过度通气，出现呼吸性碱中毒。

（3）免疫功能对呼吸系统的影响：营养不良会使免疫球蛋白合成减少，中性粒细胞杀菌活性减退，淋巴细胞减少，机体免疫功能下降，呼吸系统组织的防御与修复功能减退，使呼吸系统感染难以控制或出现新的感染，肺损伤后的修复能力降低。

（4）激素水平对呼吸系统的影响：营养不良时机体激素水平分泌异常，如交感神经 - 肾上腺髓质兴奋，体内应激类激素大量产生，胰高血糖素、糖皮质激素等在血中的浓度大大高于正常值，肝糖原分解，糖异生作用增加，同时组织对血糖的利用受到抑制，血糖升高常见，致使机体难于抵御感染等的侵袭，甚至感染迁延不愈。

（5）电解质对呼吸系统的影响：电解质紊乱亦影响呼吸功能，如低磷血症影响红细胞代谢，降低其对氧的运输功能，还直接影响骨骼肌功能而导致呼吸衰竭。机械通气的患者在纠正低磷血症后，可以增加跨膈压及膈肌收缩力。此外，低镁、低钾、低钙可导致膈肌收缩力下降。维持电解质平衡是维持呼吸功能正常的基本条件之一。

3. 如何对患者进行营养风险筛查？

营养风险筛查是临床营养诊疗的第一步，判定是否存在营养风险，评估营养状况，决定是否开展肠内肠外营养支持。应用营养风险筛查工具可以及时、快速发现营养不良或有潜在营养风险的患者。目前临床采用 NRS2002、MNA、SGA 和 MUST 进行规范的营养筛查。

（1）营养风险筛查评估表（nutritionriskscreening-2002，NRS-2002）：营养风险筛查工具推荐应用于住院患者营养风险筛查。NRS-2002 主要从疾病评分、营养状况和年龄 3 个方面进行评分，总分为 7 分，≥ 3 分者存在营养风险。该法简单易行，通过营养受损、疾病、创伤、年龄等因素对患者进行营养状况的综合评价，可快速判断患者是否需要营养支持，尤其适用于并发急症的患者，对临床营养支持决策具有直接指导意义。但 NRS-2002 不是专为老年人设计的，且当患者有水肿或交流障碍等情况时该工具的使用受到限制。

（2）微型营养评定法（mini nutritionaal assessment，MNA）：MNA 主要由人体测量、整体评估、饮食评估及主观评估 4 个方面共 18 项指标组成，总分 30 分，结果评定分为 3

个等级：营养正常，MNA ≥ 24 分；潜在营养不良，17 分≤ MNA ＜ 24 分；营养不良，MNA ＜ 17 分。MNA 4 个方面主客观指标均衡性较好，能预测患者的病死率和住院费用，且能够在患者的体重、血清蛋白水平发生明显变化前，更早地提示患者已存在发生营养不良的危险，适用于评估 65 岁以上的老年患者，尤其是严重营养不良群体的营养状况。有学者修订形成了微型营养评价精简表（short-form mini-nutritional assessment，MNA-SF），简化后的量表包含 6 个项目，临床实施仅耗时 1 ～ 3min，与传统 MNA 相比，MNA-SF 使得营养不良评估过程更加快速、易行。

（3）主观综合评定法（subjective global assessment，SGA）：SGA 主要通过近期患者的体重变化、饮食改变、胃肠道症状、活动力改变、应激反应、肌肉消耗、三头肌皮褶厚度、踝部水肿来评估其营养不良程度，分为 3 个等级：A、B、C，5 项属于 C 或 B 级者，可分别评定为重度或中度营养不良。SGA 灵敏度、特异度较好，通过询问患者病史及进行体格检查即可完成营养评估，但因其主观性较强，老年患者常发生回忆偏倚，如脑卒中伴意识障碍者不能应答，将会影响测量结果的真实性。

（4）营养不良通用筛查工具（malnutrition universall screening tool，MUST）：MUST 主要从患者 BMI、近 3 个月至半年内体重减轻程度，以及急性疾病对饮食的影响进行评分，总分 0 分为低营养风险，1 分为中等营养风险，≥ 2 分为高营养风险。这种方法操作极为简便，仅需测定身高和体重。MUST 能够预测疾病死亡率和住院时间，而且将急性疾病对饮食的影响纳入考虑范围，能够体现短期内营养状况的急剧变化。适用于对住院患者进行营养状况初步筛查，尤其适用于因急症入院的老年患者，以及无法测量体重的卧床患者。

4. 如何对患者进行营养评价？

营养评价（nutritional assessment）是通过膳食调查、人体测量、临床检查、实验室检查及多项综合评价方法等手段，判定人体营养状况，确定营养不良的类型及程度，估计营养不良后果的危险性，并监测营养支持的疗效。

（1）膳食调查：通过对患者饮食习惯，每日各种食物摄入量的计算，结合受试者当时疾病、生活环境和生理活动的特殊需要，评定膳食构成的主要优缺点，找出存在的问题，为制订合理的营养治疗方案和平衡膳食提供依据。

（2）人体测量：主要包括身高、体重、体重指数（BMI）、三头肌皮褶厚度、腰围、臀围、腰臀比等。体重是临床最常用的检查指标。3 个月内非自愿体重减轻是评价营养状况的有效指标。理想体重（kg）= 身高（cm）－ 105 或 [身高（cm）－ 100] × 0.9。世界卫生组织（WHO）推荐 BMI 作为营养评价指标，BMI= 体重（kg）/ 身高（m）^{2}，并把 BMI ＜ 18.5kg/m^2 作为体重不足的分界点，适宜的 BMI 范围为 18.5 ～ 23.9kg/m^2。BMI 在 17.0 ～ 18.4kg/m^2 为轻度营养不良，16.0 ～ 16.9kg/m^2 为中度营养不良，＜ 16.0kg/m^2 为重度营养不良。

（3）实验室检查：实验室检查指标包括内脏蛋白含量（血清白蛋白、前白蛋白、转铁蛋白、视黄醇结合蛋白、纤维连接蛋白）、血肌酐水平、血淋巴细胞计数、氮平衡等。实验室指标相对较为客观，能更好地反映患者的营养变化情况。体重、BMI 和血清白蛋白水平是评定住院患者营养不良最常用的 3 个指标。

（4）其他指标：肌力、生活质量及营养相关因素等。握力反映上肢肌肉的力量和功能，与骨骼肌增长和减少有密切关系，可用于监测患者手术前后肌力的变化或长期随访。

生活质量可以反映营养功能的变化。老年住院患者的营养相关因素是综合评估患者病理、心理和生理情况的重要指标。

5. 慢性阻塞性肺疾病（COPD）患者的营养及饮食有何要求？

COPD 患者由于感染、细菌毒素及炎症介质的作用引起机体内分泌紊乱，使患者处于严重的应激及高代谢状态，能量消耗显著增加，需要供给足够的能量。应采用高蛋白、高脂肪、低碳水化合物、充足能量、多种必需微量营养素充足的营养治疗原则。

（1）补充优质蛋白质，COPD 患者能量消耗大，蛋白质分解亢进，为促进合成代谢应供给高蛋白饮食，蛋白质供给量可按每日 1.2 ～ 1.5g/kg 体重计算，占总能量的 15% ～ 20%，以优质蛋白为主。若患者继发呼吸道感染甚至呼吸衰竭等应激状态时，能量消耗增加，蛋白质可适当提高至 1.5 ～ 2g/kg 体重。在平日的膳食中应多摄入富含蛋白质的食物如牛奶、鸡蛋、虾、瘦肉、鱼类、牛肉等。

（2）高脂肪饮食：脂肪具有较低的呼吸商，在体内彻底氧化后产生二氧化碳最少，对 COPD 患者有利，尤其是有高碳酸血症及通气受限的患者。稳定期 COPD 患者脂肪供给可占总能量的 20% ～ 30%；应激状态时采用肠内营养者的脂肪供给可增加至总能量的 40% ～ 50%。但是摄入高脂肪膳食时应注意调整脂肪酸的构成，以防止高脂血症的发生。

（3）合理补充糖类：对于有严重通气功能障碍，特别是伴高碳酸血症的患者，过高的糖类摄入会引起或加重二氧化碳潴留，导致酸中毒和加剧缺氧，加重呼吸困难，甚至进一步抑制呼吸中枢，导致呼吸衰竭。

（4）补充丰富的维生素和微量元素，尤其是富含维生素 C、维生素 E、钙、镁的食物，补充食物纤维素，如牛奶、荞麦、豆类、芹菜、菠菜、花菜及水果等。食物不可太精细，做到粗细搭配。

（5）给予温和、软细、易消化、富于营养的饮食，提倡少量多餐，多选用煮、清炖、蒸、焖、熬等烹调方法。爆炒或煎炸时，产生的刺激性烟雾，会加重 COPD。

（6）禁忌烟酒，避免使用辛辣刺激性食品，如辣椒、花椒、大葱、大蒜、生姜。不宜吃过热、过冷的食品。

6. 支气管哮喘患者的营养及饮食有何要求？

因饮食对哮喘的作用是双重的，一方面，摄入某些食物可能诱发哮喘；另一方面，饮食调整可能有助于控制哮喘发作。哮喘患者大多体质差、消瘦而热量消耗又大，要注意引导患者充分认识合理饮食对增强抗病能力的重要性。

（1）哮喘患者在哮喘发作时，应禁食可诱发哮喘的食物，少吃难消化的食物。饮食宜清淡，保证各种营养素的充足和平衡，注重食用富含维生素和矿物质的食物，及时食用新鲜水果与蔬菜，补充富含蛋白质的瘦肉、豆制品、食用菌等食品，增强抵抗能力。

（2）不吃太油腻及不易消化的食物，不食过咸、过甜食品，忌生冷、烟酒、辛辣等刺激性食物，少吃虾、蟹等海产品及蚂蚱、蚕蛹等含有异体蛋白的食品，以防过敏诱发病情加重。

（3）平时应多食用松软、清淡、易消化的食物，注意少食多餐。

7. 肺炎患者的营养及饮食有何要求？

（1）高能量：肺炎患者因有较长时间高热，体力消耗严重。因此，每天供给能量应为8.4～10.0MJ（2000～2400kcal）。

（2）供给充足的蛋白质：供给充足的蛋白质，以1.5g/（kg•d）为宜，其中优质蛋白质比例保证在1/3以上，可给予牛奶、豆制品、蛋类及瘦肉等，以提高机体抗病能力，防治呼吸系统感染转向恶化，维持机体的消耗。

（3）适当限制脂肪：由于肺炎患者发热及频繁咳嗽，导致患者食欲缺乏。故应适当限制脂肪，给予清淡易消化的饮食。

（4）供给充足的糖类：糖类摄入量要充足，以占总能量50%～60%为宜。

（5）供给足量的矿物质：水和电解质及酸碱失调是肺炎常见症状，应多给新鲜蔬菜或水果，以补充矿物质，有助于纠正水电解质失调。给予含铁丰富食物，如肉、禽、鱼、动物血、动物心脏、肝脏、肾脏等。给予含铜量高的食物，如牛肝、芝麻酱、猪肉等，也可给予虾皮、奶制品等高钙食品。

（6）注意补充维生素：注意各种维生素尤其是维生素A、维生素C及B族维生素的补充。维生素A最好的来源是动物肝脏、鱼肝油、鱼卵、全奶、奶油、禽蛋等。植物中部分类胡萝卜素在体内可以转化为维生素A，良好来源是深绿色或红黄色的蔬菜和水果，如西蓝花、菠菜、空心菜、莴笋叶、芹菜叶、胡萝卜、豌豆苗、辣椒、玉米、芒果、杏子、柿子及红心红薯等。谷类是B族维生素的重要来源。维生素C主要来源为新鲜蔬菜和水果，一般叶菜类含量比根茎类多。

（7）多饮水：每日饮水量约2000ml，促进气道分泌物稀释和清除。

（8）适量限制膳食纤维：因缺氧、呕吐、腹泻、甚至有肠麻痹的症状，严重时可能有消化道出血，故膳食纤维不应过高，尤其是不溶性纤维应予限制。

（9）经口饮食为主：急性发热期以清淡、易消化的半流质饮食为主，少量多餐。日常摄食无法满足需要者，可选择口服营养补充（oral nutritional supplements，ONS）特殊医学用途配方食品。恢复期可用润肺生津的食物，勿食用煎炒爆热动火食物，不宜过甜、过咸。

8. 肺结核患者的营养及饮食有何要求？

肺结核是慢性消耗性疾病，咳嗽、咳痰、咯血、发热及盗汗等症状都会使组织蛋白和热能严重消耗，同时病灶的愈合也需要大量蛋白质、维生素、矿物质等。肺结核患者饮食应遵循高热量、高蛋白、高维生素、易消化的原则，并同时补充足够的矿物质，来增强抵抗力，补偿疾病所致的高消耗。合理的饮食可以提供人体足够的热量，同时增强人体的免疫力，促进病灶钙化，减少抗结核药物的副作用，使患者早日恢复健康。应注意以下几点。

（1）蛋白质的增加可直接提高人体的免疫力，每天要补充充足的优质蛋白，如瘦肉、家禽、乳类、蛋类等。一个体重50～60kg的患者，每日进食鸡蛋2～3个，瘦肉100g左右，牛奶200～400ml，每周进食适量鱼、虾1～2次即可。

（2）要供给充足的热量，因为肺结核患者经常有低热或高热，热能消耗比正常人高，每日每千克体重应供给热能40～50kcal。饮食要多样化，粗细粮要合理搭配。要求主食每日需400～500g，油类每日25～30g。

（3）要食用富含多种维生素和钙剂的食物，每天进食500g左右新鲜蔬菜，如青菜、油菜、芹菜、西红柿、胡萝卜等。可再适当进食水果，如苹果、梨、杏、柑橘、草莓、桃等。进食量应根据个人情况而定。结核病灶的钙化，需要大量的钙，因此，除了每天喝些牛奶及吃些蔬菜补充钙外，还应进食海产品、豆制品等。

（4）肺结核患者常有咳嗽、咳痰、痰中带血等症状，此时除了给予营养丰富的饮食外，还可选用一些杏仁、海蜇、荸荠、百合、塘藕、莲子、梨、白木耳、核桃等止咳化痰、养阴润肺的食物。

（5）有咯血症状时，应适当增加铁质的供应，如鼓励患者多吃绿叶蔬菜、各式粗细粮搭配食用、豆类及豆制品、动物血、肝脏、瘦肉、葡萄干、木耳、大枣等。

（6）肺结核患者饮食宜清淡、易消化、少食多餐、不要偏食，做到食物多样化，荤素搭配，还应色、香、味俱全，以刺激患者的食欲，增加饮食量。

（7）肺结核患者服药期间的饮食还应注意忌口，服用异烟肼的患者不宜吃海鱼、动物肝脏、扁豆、茄子、啤酒等食物，避免造成酪胺在人体内不能分解而蓄积中毒；口服利福平的患者不宜喝酒、茶、牛奶、豆浆和米汤，因为这些食物可减少利福平的吸收而降低疗效。

（8）对因抗结核药物副作用导致药物性肝病患者，应避免进食过高热量的食品，如煎、炸食物、巧克力等，以防肝脏脂肪变性，妨碍肝细胞的修复。

9. 肺癌患者的饮食指导有哪些？

肺癌属于消耗性疾病，患者常出现营养不均衡，因此，增进食欲、加强营养对肺癌患者非常重要。

（1）一般患者的饮食指导

1）早中期的肺癌患者：①早中期肺癌患者消化系统功能健全，在消化吸收能力允许的条件下应尽可能补充各种营养素，如优质的蛋白质、糖类、脂肪、无机盐和多种维生素。以提高身体素质，增强抵抗力，防止或延缓恶病质的出现。如果在临床治疗以前营养素被吸收较充分，机体状况较好的患者对化疗、放疗的耐受力较强，治疗效果亦较好。②肺癌切除术后的膳食应以补充足够的营养为主要目的，以便改善病者的体质，增强抵抗力，有效防止肿瘤细胞的浸润和转移，延缓恶病质的出现，增强手术耐受力。手术后，饮食也不必过多限制，以免造成营养不良。③术后 1 周内是手术创伤调养期，在拔除气管插管后 6h 左右，可开始饮少量温开水（一两口）。若无恶心、呕吐、呛咳等，间隔 2 ～ 3h，可进食少量流质饮食（50ml 左右），然后每次逐渐加量，直至 300 ～ 500ml。

2）晚期肺癌患者：晚期肺癌患者会出现发热、消瘦、乏力等症状，常伴有不同程度的营养不良、低蛋白血症，甚至恶病质。此时的饮食搭配要多样化、多菜谱、不能偏食，需给予高蛋白、高热量、易消化、低脂肪饮食，少食多餐，注意色、香、味搭配，以增进食欲。在烹饪菜肴时，根据患者的口味在色、香、味上多下功夫。进食时如有恶心，可在餐前喝一些生姜汁。避免食用肥腻厚味的食物，以免引起食欲缺乏、消化不良。

（2）肺癌化疗患者的饮食指导

1）化疗期间：①肺癌患者使用的化疗药一般以铂类药物为基础，由于铂类药物在一定程度上会导致恶心、呕吐，建议患者在化疗前 2 ～ 3h 进餐，给药时胃内容物基本排空，胃腔内压力较低，发生呕吐的概率降低。②少量多餐，以高热量、高蛋白、少油腻、清淡易消化、富含维生素食物为主，如流食或半流食，清汤、稀饭、软面条、小米粥等。蛋白质可考虑鸡蛋、牛奶、鱼肉、鸡肉、豆腐等优质蛋白。避免油腻、产气的食物，如油炸食品、肥肉、猪油、红薯、白萝卜、洋葱等。避免刺激性食物，如浓茶、咖啡、酒等。烹饪方式不局限于炖，可清蒸、水煮、凉拌等。③多饮水，每日饮水量 2000 ～ 3000ml，以促进排除体内毒素。适当运动、按摩腹部，鼓励进食含膳食纤维丰富的蔬菜及水果，可促进食欲，改善腹胀、便秘等症状。腹泻的患者进食少渣、易消化吸收的食物，腹泻严重时可能需要禁食。在饮食中加用清热解毒食物，如生梨汁、绿豆汤、百合汤等。④食欲缺乏时可尝试进食山楂、泡菜等开胃的食物。恶心的患者，可口含生姜片来缓解。进食不足可在营养师的指导下口服肠内营养补充剂。

2）化疗后：①饮食需注意保证充足的能量及蛋白质。肺癌化疗可造成骨髓抑制，尤以白细胞下降最为明显。白细胞低下时，饮食需注意卫生，现吃现做，避免生冷食物，必要时高温或微波炉消毒，以防止消化道源性的感染。②贫血时可以适当增加“红肉”（如猪肉、牛肉、动物肝脏等）、深色蔬果摄入（如菠菜、油菜、西红柿、南瓜），以补充铁、叶酸、维生素 B_{12} 等造血原料。③血小板减少时，避免食用坚硬、大块、温度高的食物，防止出血。④对气血两亏患者，应注意补充动物肝脏、肉类蛋白等有益补气生血的食物，同时也可多吃一些五黑食品，如黑芝麻、黑米、黑豆、黑枸杞子和黑木耳等。⑤使用培美曲塞的患者注意额外补充叶酸 400μg/d。⑥发生严重黏膜炎时，可以吃流食或半流食，如牛奶、鸡蛋羹、米粥、果蔬汁、匀浆膳、口服肠内营养补充剂等，避免过冷、过热、酸辣等刺激性食物。⑦肾功能有异常时，在营养师指导下调整蛋白质的摄入量。

10. 无创机械通气患者如何进行饮食护理？

急性期不能脱机者可给予肠内营养或肠外营养。应保证患者摄入足够的热量、蛋白质及维生素。可留置胃管，在实施肠内营养时需半卧位，注意观察患者消化吸收情况，有无胃内容物潴留，防止反流误吸。

病情稳定可摘下面罩更换吸氧设备进行饮食、饮水等，应给予高热量、高蛋白、高维生素、易消化的饮食。每日入量保持在 2500ml 以上，以利于痰液稀释与排出。

11. 机械通气患者如何进行肠内营养支持治疗？

（1）早期肠内营养支持治疗：机械通气患者一般肺部感染严重，常合并多种基础疾病，机体常处于一种高分解代谢状态，各种营养物质代谢改变，对能量和蛋白质的需求量显著增加，易出现营养不良。营养不良可导致呼吸肌疲劳、通气驱动力下降、呼吸肌纤维体积缩小、呼吸肌力减弱、增加肺部感染、损害呼吸道上皮细胞再生、肺表面活性物质减少、细胞免疫功能下降，最终导致呼吸机依赖性，造成脱机困难。应早期给予肠内营养利于患者呼吸功能的恢复，常通过鼻饲进行肠内营养支持治疗，早期营养干预可满足机体高代谢的需求，缩短机械通气时间，降低病死率和 VAP 的发生率。

（2）肠内营养的方法

1）在严重的低氧血症和（或）休克纠正之前，每日补充葡萄糖宜限制在 150g，即可以满足肝糖原储备的基本需要；可酌情给予脂肪乳剂以补充热量所需，使非蛋白热量（糖类 / 脂肪）中的脂肪比例略微提高，但需监测血三酰甘油水平；氮源的供应宜低，以必需氨基酸为主，并适当提高可被外周（肌肉）组织直接利用的支链氨基酸比例，因为此时机体各器官难以利用足够的保护性非蛋白热量，且组织分解剧烈，应避免加重肝、肾代谢负担。

2）一般急性应激患者不宜给予过多热量，可控制在 15 ～ 25kcal/（kg • d），而慢性恢复期则可增至 30 ～ 40kcal/（kg • d）。糖类与脂肪的比例、非蛋白热量与氮的比例上，需采取个体化的调整。近年来，针对患者的免疫功能保护，还强调了补充谷氨酰胺双肽、精氨酸等条件必需氨基酸，以及鱼油（ω-3 脂肪酸）、单不饱和脂肪酸，维生素 E（抗氧化剂）等个体化方案。一般商业制剂的热卡含量多为 1kcal/ml，对于容量限制较严的患者，可选用 1.5 ～ 2.0kcal/ml 的品种，COPD 患者应适当减少糖类比例，而糖尿病患者则可选用含支链淀粉的制剂。

3）正压机械通气改变了生理呼吸状态下胸腔的压力，从而间接增加了腹腔内压。特别是当气道压力和呼气末正压（PEEP）较高时，原有的腹式呼吸显著减弱。这些都会影响胃肠道特别是上消化道的运动，在实施肠内营养时需注意胃肠道内有无营养液的潴留，尤其要及时发现和防止误吸入气道。

（3）肠内营养的监测与护理

1）体位的管理：由鼻胃管或胃造瘘进食的患者宜将床头抬高至 30° ～ 45°，以便于食物通过幽门进入小肠，减少胃内容物潴留，从而有效降低反流及误吸。鼻饲推注过程宜缓慢，鼻饲后 30min 内不宜翻身、叩背。

2）胃残余量（gastric residual volume，GRV）监测：及时评价患者胃肠道排空情况，每 4 ～ 6 小时抽吸一次胃残留量，并针对患者的监测情况制订相应的肠内营养喂养量方案。可对患者进行腹部按摩促进肠蠕动，加速食物在胃肠道的排空。

3）气囊的管理：注意监测气囊压力，气囊压力维持在理想压力值，防止压力不足，胃内反流物进入气道内引起误吸或气囊上分泌物下移发生微误吸导致 VAP 的发生。

4）血糖的管理：危重患者在应激状态下会出现糖代谢异常，可选择糖尿病型肠内营养乳剂。应注意血糖的监测，根据血糖监测数值随时调整胰岛素用量。

5）管路的管理：①防止堵管。输注营养液与喂药前后均应用温开水 30 ～ 50ml 脉冲式正压冲洗营养管。连续输注过程中常规每 4 小时用 30ml 温开水冲洗管道。给予流质膳食时，应评估黏稠度，并酌情加水稀释混匀，经肠内营养管道给药时，需将药粉充分研碎并溶解到溶剂中，与食物分开供给，以防附壁发生堵塞。不宜输注含油量丰富的汤类作为营养液，以免油脂附着在营养管管壁，增加堵管风险。②防止导管滑脱。进行导管滑脱风险评估，给予预见性护理，床头悬挂警示标识并班班交接，加强巡视。妥善固定，随时观察导管置入的深度，必要时可同时给予两种方法固定，及时更换固定胶布。合理使用有效约束，要保证患者双手距离导管至少 20cm，在约束的同时为患者双手戴上防拔管的手套。在进行翻身、搬运等护理操作时，先进行评估并妥善固定导管。对于造瘘管道，应在每次输注之后将营养管末端用无菌纱布包好并妥善固定。

6）营养液输注管理：①每次鼻饲前采用回抽胃液或听气过水声等方式确保营养管的末端位于正确的位置后再开始进行喂养。②肠内营养液温度控制在 37 ～ 40℃，太冷刺激肠道易引起腹泻；太热易引起营养液凝结成块，导致管路堵塞。营养液开启后放置冰箱，24h 内有效。③肠内营养泵输注时，控制输注速度从低到高，一般 40 ～ 60ml/h 至 120 ～ 150ml/h，危重患者起始输注速度可从 20 ～ 30ml/h 开始。注意观察患者有无腹痛、呕吐等症状，患者不能耐受时，可减慢输注速度或停止输注。

（谷红俊　李　涛　马雪薇）

主要参考文献

陈灏珠，林果为，王吉耀 .2017. 实用内科学 .15 版 . 北京：人民卫生出版社

陈新谦，金有豫，汤光 .2018. 新编药物学 .18 版 . 北京：人民卫生出版社

丁淑贞，姜秋红 .2016. 呼吸内科临床护理 . 北京：中国协和医科大学出版社

葛均波，徐永健 .2017. 内科学 .8 版 . 北京：人民卫生出版社

李俊红，叶丽云 .2018. 实用呼吸内科护理手册 . 北京：化学工业出版社

刘梅娟，王莉慧 .2013. 内科护理细节问答全书 . 北京：化学工业出版社

马燕兰，侯惠如 .2013. 老年疾病护理指南 . 北京：人民军医出版社

孟威宏，侯晓娜 .2014. 临床医院感染防控与质量管理规范 . 沈阳：辽宁科学技术出版社

皮红英，陈海花，田晓丽 .2013. 军队医院护士必读 . 北京：人民卫生出版社

皮红英，王玉玲 .2014. 专科护理技术操作规范与评分标准 . 北京：人民军医出版社

王建荣，马燕兰 . 皮红英 .2019. 重症监护技能 . 北京：科学出版社

王建荣，皮红英，张稚君 .2016. 基本护理技术操作规程与图解 .3 版 . 北京：人民军医出版社

王秀华，聂菲菲 .2017. 结核病护理新进展 . 北京：北京科技出版社

吴欣娟，赵艳伟 .2016. 呼吸内科护理工作指南 . 北京：人民卫生出版社

武淑萍，杨晶，杨阳 .2019. 老年呼吸专科护理技术 . 北京：科学出版社

武淑萍，杨晶 .2018. 老年人工气道护理管理规范 . 北京：科学出版社

杨霞，孙丽 .2016. 呼吸系统疾病护理与管理 . 武汉：华中科技大学出版社

尤黎明，吴瑛 .2017. 内科护理学 .6 版 . 北京：人民卫生出版社

俞森洋，蔡柏蔷 .2017. 呼吸内科主治医生 760 问 . 北京：中国协和医科大学出版社

张素，韩春燕 .2018. 中国成人慢性呼吸疾病患者护理管理指南 . 北京：人民卫生出版社

张素 .2017. 呼吸科护士规范操作指南 . 北京：中国医药科技出版社

郑彩娥，李秀云 .2012. 实用康复护理学 . 北京：人民卫生出版社

钟南山 .2012. 呼吸病学 . 北京：人民卫生出版社

朱蕾 .2017. 机械通气 .4 版 . 上海：上海科学技术出版社

Sean C Sweetman 主编，李大魁，金有豫，汤光等译 .2014. 马丁代尔药物大典（第 37 版），化学工业出版社

中英文对照（二维码）